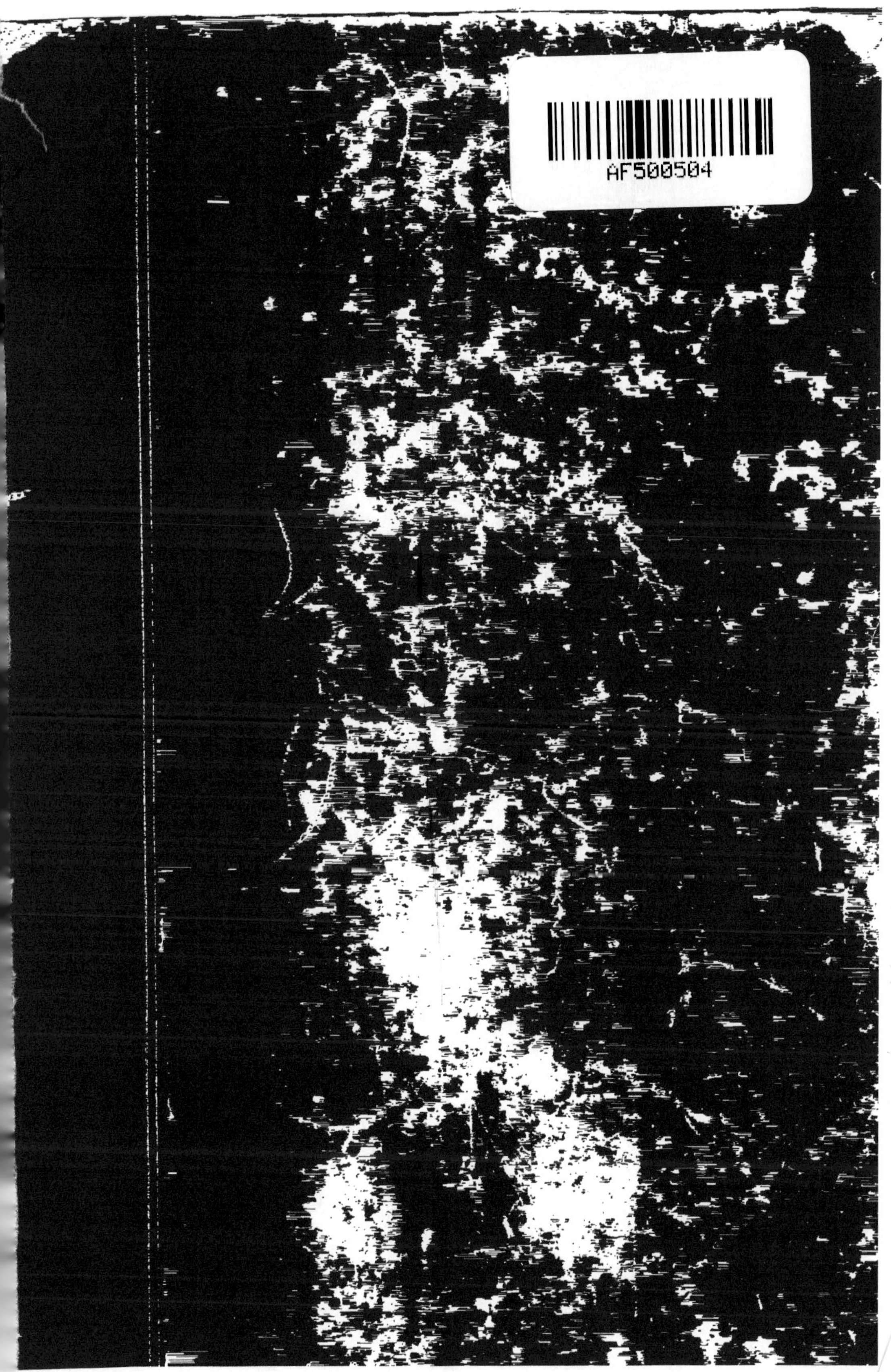
AF500504

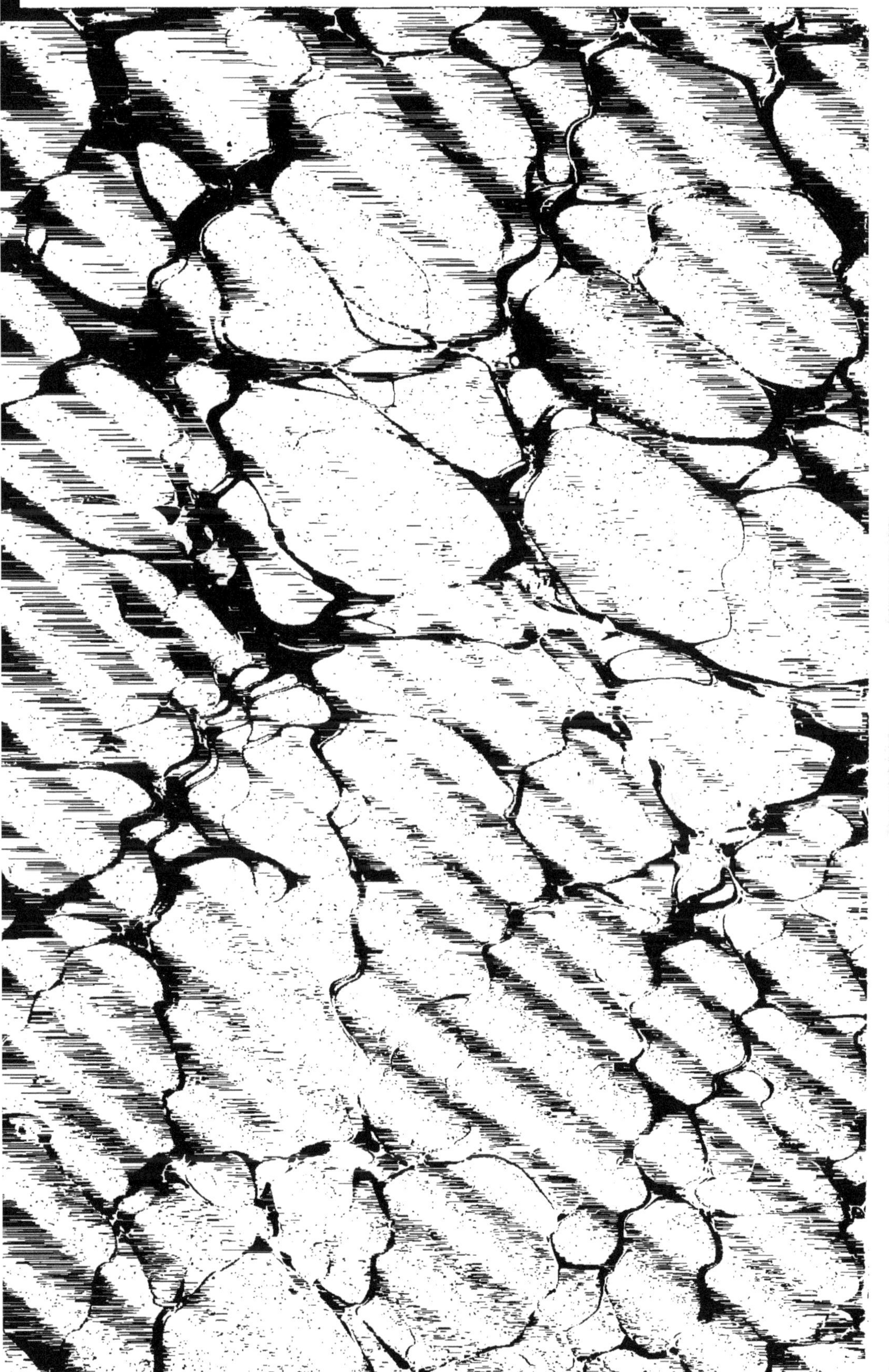

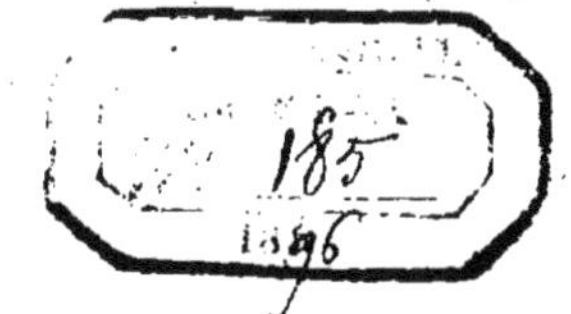

TRAITÉ D'ANATOMIE HUMAINE

PUBLIÉ SOUS LA DIRECTION DE

PAUL POIRIER

PROFESSEUR AGRÉGÉ A LA FACULTÉ DE MÉDECINE DE PARIS
CHEF DES TRAVAUX ANATOMIQUES, CHIRURGIEN DES HOPITAUX,

PAR MM.

A. CHARPY
Professeur d'anatomie
à la Faculté de Toulouse

A. NICOLAS
Professeur d'anatomie
à la Faculté de Nancy

A. PRENANT
Professeur d'histologie
à la Faculté de Nancy.

P. POIRIER
Professeur agrégé
Chef des travaux anatomiques
Chirurgien des Hôpitaux.

P. JACQUES
Professeur agrégé
à la Faculté de Nancy
Chef des travaux anatomiques

TOME DEUXIÈME

DEUXIÈME FASCICULE :

ANGÉIOLOGIE (Cœur et Artères) : P. POIRIER.

---

145 Dessins originaux par MM. Ed. **CUYER** et **LEUBA**.

ANCIENNE MAISON DELAHAYE
L. BATTAILLE ET Cie, ÉDITEURS
PLACE DE L'ÉCOLE DE MÉDECINE
PARIS

TRAITÉ
D'ANATOMIE HUMAINE

II

DIJON, IMPRIMERIE DARANTIERE

65, RUE CHABOT-CHARNY, 65

TRAITÉ
D'ANATOMIE HUMAINE

PUBLIÉ SOUS LA DIRECTION DE

PAUL POIRIER

PROFESSEUR AGRÉGÉ A LA FACULTÉ DE MÉDECINE DE PARIS
CHEF DES TRAVAUX ANATOMIQUES, CHIRURGIEN DES HOPITAUX,

PAR MM.

A. CHARPY
Professeur d'anatomie
à la Faculté de Toulouse

A. NICOLAS
Professeur d'anatomie
à la Faculté de Nancy

A. PRENANT
Professeur d'histologie
à la Faculté de Nancy.

P. POIRIER
Professeur agrégé
Chef des travaux anatomiques
Chirurgien des Hôpitaux.

P. JACQUES
Professeur agrégé
à la Faculté de Nancy
Chef des travaux anatomiques

TOME DEUXIÈME

DEUXIÈME FASCICULE :

ANGÉIOLOGIE (Cœur et Artères) : P. POIRIER.

---

145 Dessins originaux par MM. Ed. CUYER et LEUBA.

ANCIENNE MAISON DELAHAYE
L. BATTAILLE ET Cie, ÉDITEURS
PLACE DE L'ÉCOLE DE MÉDECINE
PARIS

ANGÉIOLOGIE

CŒUR ET ARTÈRES

Par Paul POIRIER

L'angéiologie (de ἀγγεῖον, vaisseau, et λογος, discours) est cette partie de l'anatomie qui étudie le *système vasculaire*.

Par système vasculaire, on entend l'ensemble des canaux, de calibres divers et de fonctions différentes, dans lesquels circulent les liquides nourriciers, sang et lymphe.

On sait que, dans les organismes tout à fait inférieurs (êtres monocellulaires), la circulation se fait dans les vacuoles intraprotoplasmiques de l'unique cellule qui constitue l'animal. Chez un grand nombre d'invertébrés, elle se fait dans les lacunes intercellulaires. — Chez tous les vertébrés, les liquides nourriciers circulent dans un système de canaux qui portent le nom de vaisseaux. Ces vaisseaux sont de deux ordres : les uns contiennent du sang, ce sont les *vaisseaux sanguins*, les autres de la lymphe, ce sont les *vaisseaux lymphatiques*.

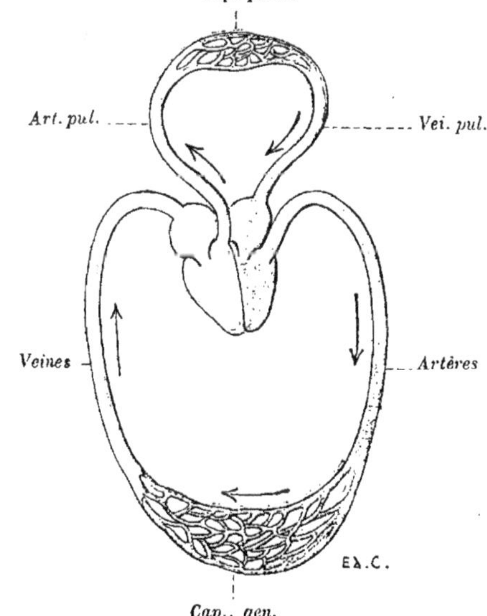

Fig. 313. — Schéma des deux circulations.

Chez les vertébrés inférieurs, le système des vaisseaux sanguins présente sa plus grande simplicité : on peut le considérer, très schématiquement, comme formé par un tube annulaire constituant un circuit absolument fermé ; une partie de ce tube se différencie par des propriétés contractiles : c'est le *cœur*, qui, par un système de valvules, met en mouvement le sang dans un sens déterminé, toujours le même. De plus, en deux points donnés de ce circuit, sont intercalés deux systèmes de vaisseaux extrêmement déliés, qui constituent les *vaisseaux capillaires*. Au niveau de l'un de ces systèmes capillaires, le sang abandonne aux organes les éléments de leur nutrition et se charge en même temps des produits de leur combustion. Au niveau de l'autre de ces systèmes, le sang se met en rapport avec le milieu extérieur, eau ou air, dans lequel il rejette les déchets des combustions organiques et auquel il emprunte l'oxygène, élément indispensable à ces derniers. Par suite des modifications chimiques qu'il éprouve pendant son passage dans les capillaires, le sang varie dans sa composition et dans son aspect. Après qu'il s'est oxygéné au contact de l'air, il prend une teinte rutilante : c'est le *sang rouge* ou *artériel;* lorsqu'il a reçu les déchets des combustions organiques, il prend une couleur noirâtre : c'est le *sang veineux.*

Chez les vertébrés supérieurs, la disposition générale du système circulatoire reste identique ; mais, grâce à d'importantes modifications qui se produisent graduellement dans la série, le circuit circulatoire primitif se dédouble en deux circuits secondaires, à chacun desquels appartient l'un des systèmes capillaires indiqués. En même temps, l'organe central d'impulsion, le cœur, primitivement unique, s'est divisé en deux moitiés : une moitié gauche, *cœur gauche*, renfermant du sang artériel, et une moitié droite, *cœur droit,* renfermant du sang veineux. Chacune de ces moitiés se subdivise à son tour en deux cavités, une oreillette et un ventricule, qui communiquent par un orifice au niveau duquel se trouve une valvule, directrice du sens du courant.

La circulation se fait alors de la façon suivante : du cœur partent en même temps deux courants : l'un parti du ventricule droit, gagne les capillaires du poumon par l'artère pulmonaire; au niveau de ces capillaires, le sang, mis au contact de l'air, se débarrasse de son acide carbonique et se charge d'oxygène : c'est *la petite circulation.* L'autre, parti du ventricule gauche par l'aorte, se répand par les artères dans les tissus de l'organisme ; il leur apporte l'oxygène nécessaire, et, chargé des produits de combustion, revient à l'oreillette droite par un ensemble de vaisseaux, les veines, qui se résument en deux gros troncs, les veines caves : c'est la *grande circulation* ou *circulation générale.*

CHAPITRE PREMIER

DU CŒUR

L'embryologie apprend que le cœur est d'abord constitué par un tube indivis, en relation par une de ses extrémités avec le système des vaisseaux afférents ou veineux, par l'autre, avec le système des vaisseaux efférents ou artériels ; elle apprend aussi que, presque dès son apparition, le tube cardiaque primitif se divise en deux parties : une oreillette et un ventricule. A une époque beaucoup plus tardive, l'oreillette et le ventricule primitifs se séparent, à leur tour, en deux moitiés, l'une droite, l'autre gauche. A la naissance, cette division est complète et le cœur présente quatre cavités distinctes, deux oreillettes et deux ventricules. Chaque oreillette et le ventricule correspondant, constituent un tout bien distinct de celui du côté opposé, ce qui permet de considérer le cœur comme formé de deux moitiés jouissant d'une certaine autonomie : le *cœur droit* et le *cœur gauche.*

Cette autonomie est loin d'être absolue, et dans l'étude du cœur arrivé à l'état de développement complet, nous allons retrouver à chaque pas des dispositions anatomiques que seule l'embryologie peut expliquer, et qui sont l'indice de la disposition en cavité unique que présentait primitivement le cœur.

Ainsi disposé, le cœur, organe central de la circulation, constitue un muscle creux dont les contractions rythmiques chassent le sang, qui remplit l'organe pendant les périodes de repos.

L'étude anatomique du cœur comprend quatre parties :
1° Configuration extérieure.
2° Configuration intérieure du cœur.
3° Rapports du cœur.
4° Structure du cœur.

§ 1. — CONSIDÉRATIONS GÉNÉRALES

Forme et orientation. — Le premier point à établir dans l'étude de la morphologie extérieure du cœur est la forme de cet organe : de cette donnée initiale résulte immédiatement la notion si importante de l'orientation. Assimiler le cœur à un solide géométrique quelconque, c'est là une chose qui n'a en soi qu'un intérêt bien médiocre, et il n'y aurait pas lieu d'insister sur ce point, si l'absence de cette donnée, quelque conventionnelle qu'elle soit, ne condamnait à laisser dans le vague les différents détails de la description macroscopique du cœur.

Or, la forme du cœur est difficile à déterminer. Cela tient d'abord à ce que cette forme est relativement complexe, lorsqu'on veut la considérer d'un peu près, et à ce qu'elle est masquée en quelque sorte par les différents vaisseaux qui se détachent du cœur. Mais, cela tient surtout à la nécessité de prendre quelques précautions, qui, pour être faciles à observer, n'en sont pas moins trop souvent négligées.

Pour bien apprécier la forme du cœur, il faut l'étudier d'abord en place dans la cage thoracique, sans détruire ses connexions avec les gros vaisseaux. On complètera ce premier examen par l'étude d'un cœur isolé du thorax, mais *préalablement injecté* ; on contrôlera les résultats fournis par ces méthodes par l'examen de coupes pratiquées sur des sujets congelés ; seules ces coupes donnent des résultats absolument rigoureux. — Dans tous les cas, il importe de ne pas baser son étude sur l'examen d'un cœur extrait sans injection préalable de la cage thoracique ; dans ces conditions en effet, le cœur s'affaisse, s'étale. Il en est de même lorsqu'on le tient verticalement suspendu par les vaisseaux de son pédicule. Dans les deux cas, la forme est tout artificielle et ne rappelle en rien la forme réelle de l'organe. C'est cependant sous cet aspect que le cœur est représenté dans la plupart de nos classiques ; c'est cette situation verticale qu'on lui suppose dans la plupart des descriptions. Il en résulte que l'étude de la configuration extérieure, des rapports, et même jusqu'à un certain point, de la configuration intérieure du cœur devient absolument conventionnelle, ce qui ne laisse pas d'offrir de multiples inconvénients.

Lorsqu'on examine un cœur en place, ou mieux encore, un cœur injecté et isolé, on peut facilement se convaincre que cet organe a la forme d'une pyramide triangulaire à *sommet* regardant en avant et à gauche ; à *base* présentant une orientation diamétralement opposée, c'est-à-dire regardant en arrière et à droite, et à *grand axe* presque horizontal.

Le *sommet* de la pyramide est représenté par la pointe du cœur, la *base* par la face postérieure des oreillettes (Voir fig. 321).

La base du cœur ainsi définie ne répond pas à la base du cœur telle que l'entendent quelques classiques. Ordinairement, en effet, on réserve ce nom à cette partie de la surface extérieure du cœur d'où émergent les troncs de l'aorte et de l'artère pulmonaire ; or, cette portion doit être logiquement rattachée à la face antérieure de l'organe.

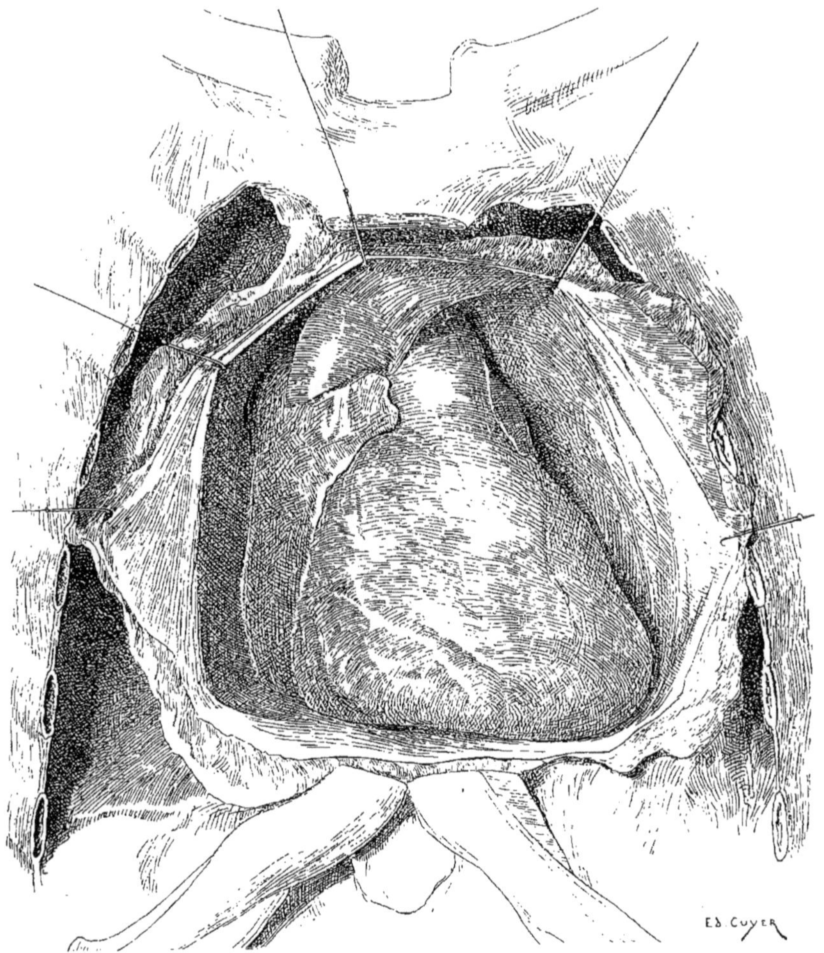

Fig. 314. — Cœur en place dans le sac péricardique (adulte mâle).

Orientation. — L'axe du cœur est la ligne qui réunit le sommet de l'organe au centre de sa base. Comme le montre la fig. 315, cet axe se dirige obliquement en avant, à gauche et en bas. Mais, son obliquité dans le sens vertical est peu marquée et sa direction se rapproche beaucoup de l'horizontale. Si j'insiste sur ce point, c'est que les moins mauvais des dessins classiques sont encore loin de donner au cœur son orientation réelle.

Cette horizontalité du cœur apparaît dès le début de son développement. Le cœur commence à peine à se différencier en deux cavités que l'oreillette primitive vient se placer *en arrière* et non *au-dessus* du ventricule primordial. La figure 335, dans laquelle une coupe horizontale du thorax a ouvert les quatre cavités du cœur, constitue une bonne démonstration de l'horizontalité de l'organe.

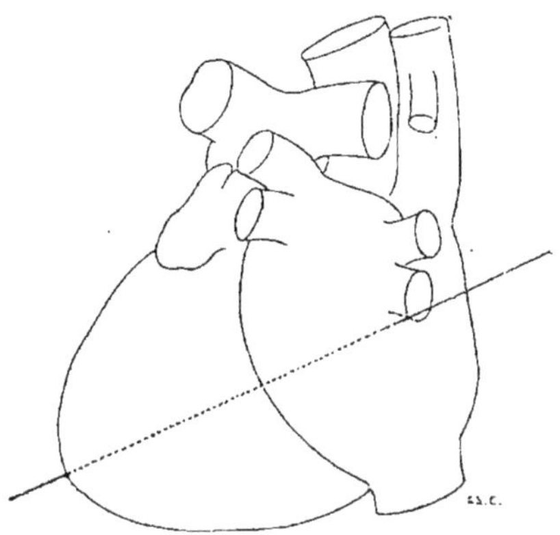

Fig. 315. — Axe du cœur, schéma.

Coloration. — Le cœur a une coloration générale rougeâtre sur laquelle se détachent, en jaune plus ou moins clair, des amas graisseux d'abondance variable suivant les sujets. Ces amas graisseux s'accumulent de préférence dans les sillons répondant à la séparation des cavités et autour des vaisseaux. La coloration varie d'ailleurs avec chaque individu et suivant les états pathologiques. Sur le cadavre, le cœur droit, et plus spécialement son oreillette, se laissent imbiber par le sang veineux et prennent une coloration noirâtre quelquefois très marquée.

Consistance. — La consistance du cœur est également variable. Le cœur du vieillard, plus ou moins touché par la myocardite scléreuse, est ordinairement plus dur que le cœur de l'enfant ou le cœur de l'adulte. Aux autopsies, certains cœurs, arrêtés en systole et fixés dans cet état par la rigidité cadavérique, ont une consistance plus particulièrement ferme. Le ventricule gauche, à cause de l'épaisseur de ses parois, est notablement plus consistant que les autres parties du cœur.

Volume. — Laennec comparait le volume du cœur à celui du poing. Cette évaluation, par trop approximative, ne saurait dispenser de mensurations précises. — Bouillaud (Traité clin. des mal. du cœur, 1841, 2ᵉ éd., t. I, p. 50) a donné les chiffres suivants : la circonférence du cœur, mesurée au niveau de la base des ventricules, chez un adulte, est de 258 millimètres ; la longueur, représentée par une ligne allant de l'aorte à la pointe du cœur, est de 98 millimètres ; la largeur, indiquée par une ligne réunissant le bord droit et la face gauche, au niveau du sillon auriculo-ventriculaire, est de 107 millimètres ; l'épaisseur, mesurée par une ligne étendue de la face sterno-costale à la face diaphragmatique, au niveau du même sillon, est de 52 millimètres.

Bizot (Mém. de la Soc. médic. d'observat., I, 262) donne les mensurations suivantes :

	HOMMES		FEMMES	
	longueur	largeur	longueur	largeur
De 1 à 4 ans.	52	61	51	58
5 à 9 ans.	70	74	60	65
10 à 15 ans.	77	83	67	70
16 à 29 ans.	95	103	87	96
30 à 49 ans.	97	108	94	100
50 à 79 ans.	105	119	105	105

Comme on le voit, les dimensions du cœur augmentent graduellement avec l'âge et sont plus considérables chez l'homme que chez la femme. Il importe d'ailleurs de remarquer que l'augmentation qui se produit avec l'âge est à la fois absolue et relative : chez le vieillard, le rapport des dimensions du cœur aux dimensions du corps est plus considérable que chez l'adulte et l'enfant.

Peacock (Monthly journ. septbr. 1854) a mesuré isolément les différentes

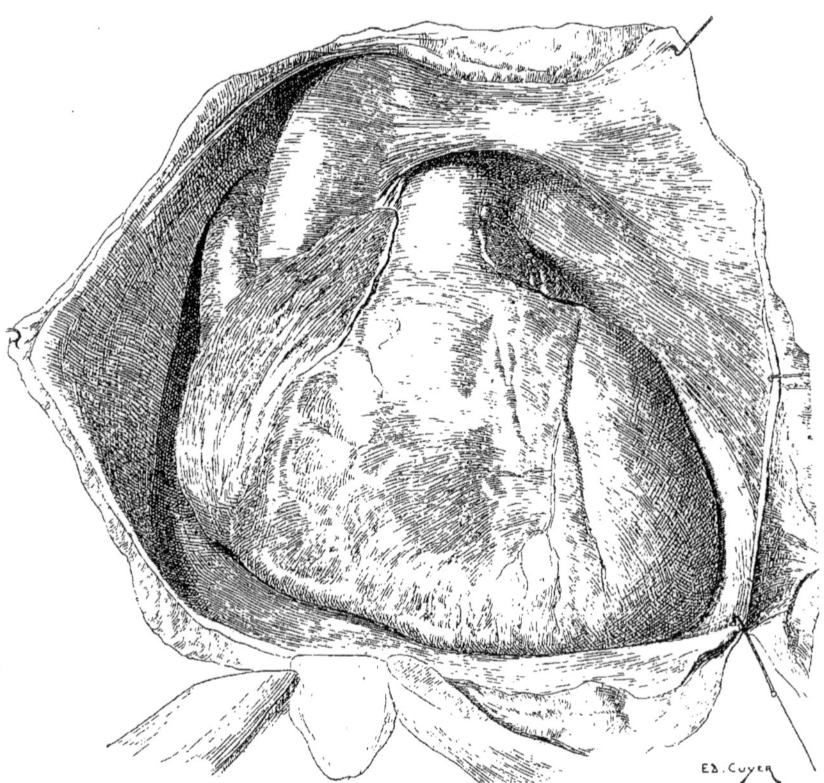

Fig. 316. — Cœur en place dans le sac péricardique (vieil homme gras).

parties du cœur. Il a vu que la longueur du ventricule gauche varie entre 70 et 96 millimètres; la longueur moyenne étant de 80 millim.; la circonférence, mesurée à la base, est de 103 millimètres. La longueur du ventricule droit varie entre 74 et 116 millimètres : elle est en moyenne de 91 mm.; sa circonférence est égale à 121 mm. Au contraire, d'après Luschka, le ventricule gauche serait de 8 à 11 mm. plus long que le droit.

Abstraction faite des cas pathologiques, les dimensions du cœur, mesurées à l'autopsie, varient avec certaines circonstances dont il importe de tenir compte. C'est ainsi que, chez certains sujets, le cœur, fixé en systole par la rigidité cadavérique, et revenu sur lui-même, présente des dimensions très réduites. Chez d'autres, au contraire, le cœur, forcé par la pression sanguine dans les instants qui ont précédé la mort, est bourré de caillots et présente un volume exagéré.

Poids. — D'après Cruveilhier, le poids du cœur varie entre 117 et 234 grammes; d'après Lolstein, entre 270 et 300 gr. ; Bouillaud donne comme chiffre moyen 255 gr., Wolff 301 grammes, Peacock donne le chiffre le plus élevé, 360 grammes. Clendinning, qui a examiné le cœur d'environ 400 sujets, donne les chiffres suivants :

AGE	HOMMES	FEMMES
De 15 à 30 ans.	271 gr.	260 gr.
De 30 à 50 ans.	303	266
De 50 à 70 ans.	324	273
De 70 et au delà.	336	273

Comme on le voit, le poids du cœur est plus considérable chez l'homme que chez la femme, et, dans les deux sexes, il augmente avec l'âge.

Le poids du cœur, chez le nouveau-né, est au poids du corps, comme 1 est à 120 (Meckel); chez l'adulte, comme 1 est à 160 (Tiedemann), comme 1 est à 150 (M. S. Weber), comme 1 est à 158 chez l'homme, 1 à 149 chez la femme (Clendinning).

Capacité. — La capacité du cœur n'est pas moins variable que son volume. Hiffelsheim et Robin (Journ. de l'anat. 1864, p. 413) ont obtenu les résultats suivants :

Chez l'adulte :	capacité de l'oreillette droite :	110 à 185 cent. cub.
—	— gauche :	100 à 130 —
—	du ventricule droit :	160 à 230 —
—	— gauche :	143 à 212 —
Chez le nouveau-né :	capacité de l'oreillette droite :	7 à 10 cent. cub.
—	— gauche :	4 à 5 —
—	du ventricule droit :	8 à 10 —
—	— gauche :	6 à 10 —

Ainsi, la capacité des oreillettes est de 1/5 à 1/3 moins considérable que celle des ventricules.

§ II. — CONFIGURATION EXTÉRIEURE DU COEUR.

La pyramide cardiaque présente à étudier : trois faces, trois bords, une base et un sommet.

Faces. — Des trois faces, l'une regarde en avant, en haut et à droite, l'autre, en arrière et à gauche, la troisième, directement en bas. On peut, en se basant sur leur orientation et leur rapport principal, leur donner le nom de *face antérieure* ou *sterno-costale, face gauche* ou *pulmonaire* et *face inférieure* ou *diaphragmatique* (Voir fig. 317).

Face antérieure ou sterno costale. — La face antérieure du cœur, irrégulière, comprend, comme le montre le schéma ci-contre, trois segments : un segment inférieur, principal, constitué par la face antérieure des ventricules; un segment moyen, formé par l'émergence de l'aorte et de l'artère pulmonaire; enfin, un segment supérieur formé par la face antérieure des oreillettes. Sur un cœur en place, pour voir ces trois segments, il est indispensable de sectionner l'aorte et l'artère pulmonaire immédiatement après leur sortie des ventricules; on aperçoit alors la face supérieure concave des oreillettes, formant lit pour les troncs artériels (Voy. fig. 322).

Le *segment inférieur ou ventriculaire* a la forme d'un triangle. A gauche, il se continue sans ligne de démarcation avec la face gauche de la pyramide cardiaque. A droite, il est nettement séparé de la face diaphragmatique par le bord droit du cœur. Ce segment regarde en avant et un peu en haut, il présente vers sa partie gauche un sillon, sillon interventriculaire antérieur qui indique, sur la face antérieure, la limite des deux ventricules et qui loge l'artère et la veine coronaires antérieures, avec les lymphatiques qui les accompagnent.

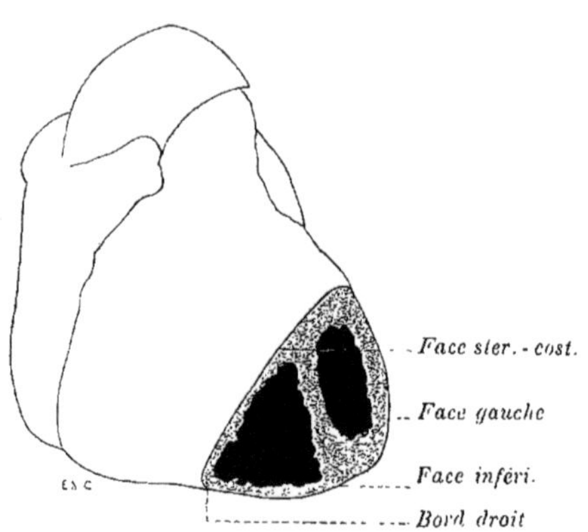

Fig. 317. — Schéma des faces du cœur.

Le *segment moyen ou vasculaire* répond à l'origine de l'aorte et de l'artère pulmonaire. Il regarde en haut et un peu en arrière. Situé sur un plan plus reculé que le précédent, il ne peut être vu, même après la section de l'aorte et de l'artère pulmonaire, si l'on regarde le cœur en face. Pour le voir, il faut examiner le cœur de haut en bas et d'arrière en avant, dans la position indiquée par la figure 322. On remarque sur ce segment l'orifice pulmonaire et l'orifice aortique, le premier placé en avant et un peu à gauche du second.

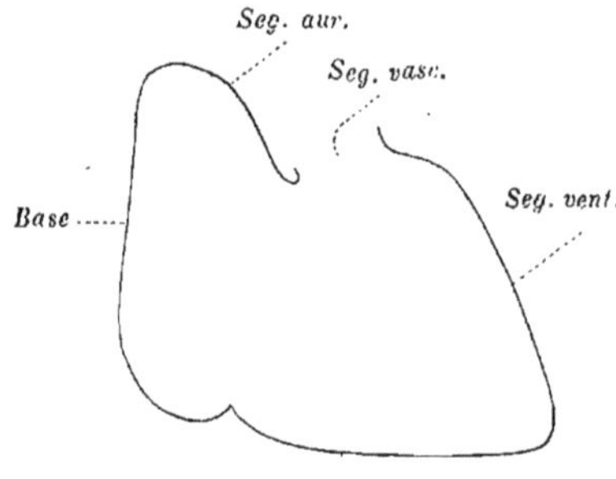

Fig. 318. — Coupe antéro-postérieure schématique du cœur, montrant les trois segments de la face antérieure.

Le troisième segment, *segment supérieur* ou *auriculaire*, est formé par la face supérieure des oreillettes; il regarde en haut et en avant. Sa direction est donc parallèle à celle du segment inférieur. Concave, il est lisse, régulier; rien n'indique la limite respective des deux oreillettes. Latéralement, cette face supérieure des oreillettes se recourbe autour des gros vaisseaux, en se continuant avec la face interne ou concave des auricules. Ces dernières, sur la description desquelles nous aurons à revenir, prolongent en avant les oreillettes, et, par leur situation, appartiennent manifestement à la face antérieure du cœur. — Dans ses segments extrêmes, auriculaires et ventriculaires, la face antérieure est tapissée par le péricarde viscéral, tandis qu'elle répond à l'origine des deux grosses artères dans son segment moyen.

Face inférieure ou diaphragmatique. — La face inférieure ou diaphragmatique est presque horizontale, légèrement oblique cependant en bas et en avant. En arrière, cette face se rencontre à angle presque droit avec la base du cœur. Plane dans le sens antéro-postérieur, elle est légèrement convexe dans le sens transversal. Comme il est facile de le voir sur la coupe sagittale (fig. 337), cette face est constituée par la face inférieure des oreillettes et la face

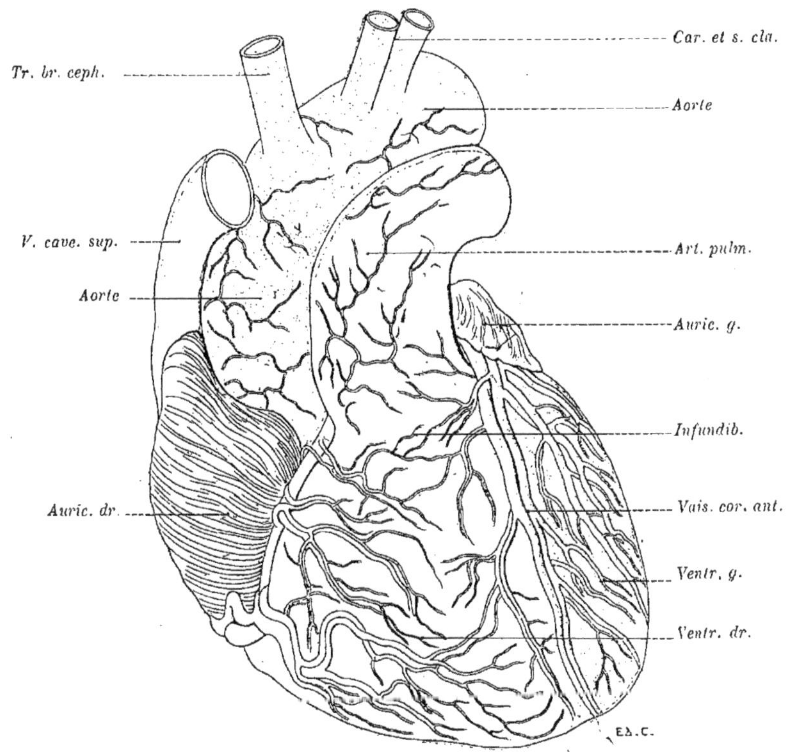

Fig. 319. — Le cœur, vue antérieure (d'après Bourgery).

inférieure des ventricules. Le champ auriculaire et le champ ventriculaire sont séparés par un sillon, *sillon auriculo-ventriculaire ;* le champ ventriculaire, de beaucoup le plus étendu, est lui-même divisé par un sillon, le *sillon interventriculaire postérieur,* en deux portions inégales, l'une, plus grande, appartenant au ventricule droit, l'autre, plus petite, appartenant au ventricule gauche. — De même, le champ auriculaire est divisé en deux parties par un sillon curviligne, le *sillon interauriculaire,* qui se continue avec le sillon interauriculaire de la base du cœur. La face inférieure, qui repose sur le diaphragme, est tapissée dans toute son étendue par le péricarde viscéral.

Face gauche ou pulmonaire. — La face gauche du cœur regarde à gauche et en arrière. Elle est d'ordinaire décrite comme bord gauche du cœur ; mais bien qu'elle soit moins étendue que les deux précédentes, il me semble impossible, en raison de sa largeur, de la considérer comme un simple bord. Si l'on veut bien jeter les yeux sur la fig. 317 représentant une coupe schématique du cœur et sur la fig. 321 où cette face est représentée dans toute son étendue, on acceptera facilement qu'il s'agit d'une face et non d'un bord. Encore une fois, il ne convient pas d'étudier le cœur détaché et affaissé sur une table, mais le cœur en place et en fonctions. Fortement convexe dans le sens vertical, la face gauche se continue insensiblement avec les deux autres faces. Formée, comme

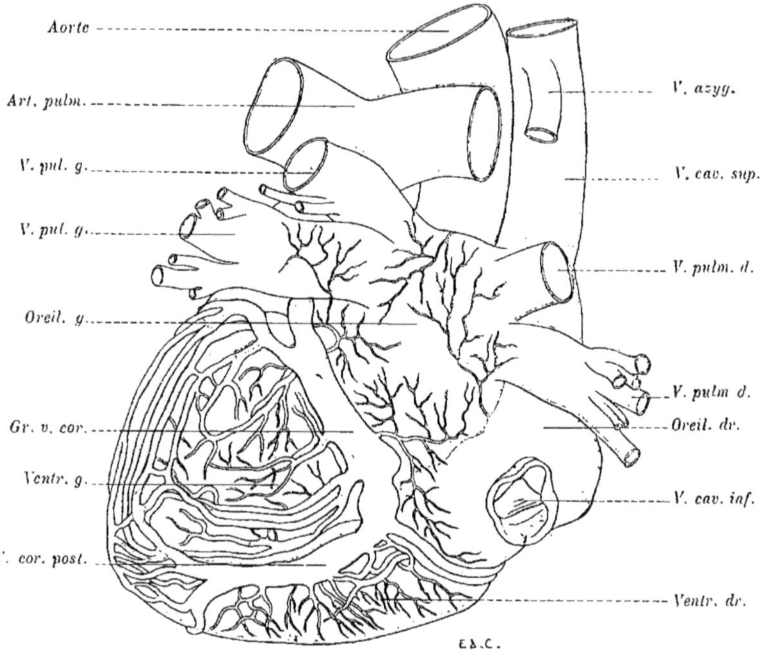

Fig. 320. — Le cœur, vue postérieure (d'après Bourgery).
Le cœur est vu en arrière et en dessous.

celles-ci, par un segment ventriculaire et par un segment auriculaire, elle présente, entre ces deux segments, l'extrémité gauche du sillon auriculo-ventriculaire, qui la contourne pour passer sur la face diaphragmatique.

Bords du cœur. — On peut, d'après leur orientation, dénommer les bords du cœur : bord droit, bord gauche et supérieur et bord gauche et inférieur. Ces deux derniers, au niveau desquels la face gauche se continue insensiblement avec les faces antérieure et inférieure, ne méritent pas de nous arrêter ; le bord droit, formé par la rencontre à angle aigu des faces antérieure et inférieure, est mince. Il se dirige horizontalement en avant et à gauche. Il exagère quelque peu l'horizontalité du cœur, comme on peut le voir en comparant les figures 314 et 316 avec la figure 315, sur laquelle est représenté l'axe du cœur.

Base. — La base du cœur regarde en arrière et à droite. Elle est formée, comme je l'ai dit, par la face postérieure des oreillettes, (face supérieure des auteurs qui ne donnent pas au cœur sa véritable orientation). Ses limites, très nettes en certains points, où elles sont constituées par des accidents de la surface extérieure de l'organe, deviennent tout à fait conventionnelles dans d'autres points, où la base se continue sans ligne de démarcation aucune avec les différentes faces de la pyramide cardiaque. C'est ainsi qu'en haut elle est séparée de la face antérieure ou sterno-costale par une crête mousse, formant

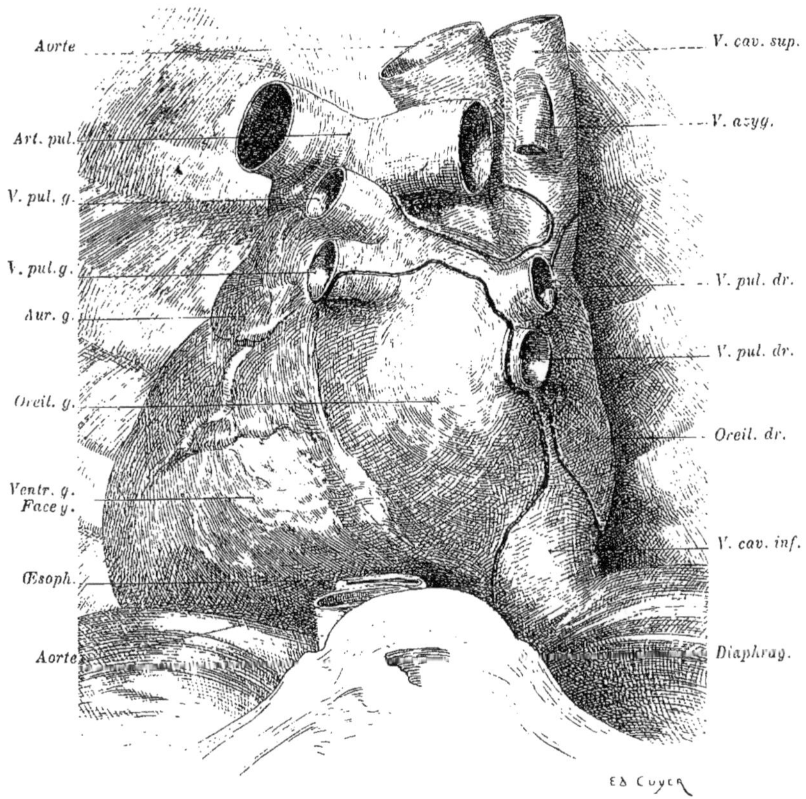

Fig. 321. — Base du cœur en place.
Le trajet du péricarde est indiqué en rouge.

le bord supérieur des oreillettes. En bas, la base, verticale, rencontre à angle droit la face diaphragmatique, horizontale. A gauche, elle se continue avec la face gauche ou pulmonaire du cœur ; à droite elle se continue avec la face antérieure ou sterno-costale.

La base du cœur, plane dans le sens vertical (V. la coupe sagittale, fig. 337), fortement convexe dans le sens transversal (V. la coupe horizontale, fig. 335), présente un léger sillon, qui indique la limite des deux oreillettes. D'ordinaire ce sillon, masqué par l'origine des veines pulmonaires droites, ne devient visible que lorsque ces vaisseaux ont été coupés au ras de l'organe. Au niveau de l'oreillette gauche, on aperçoit l'orifice des quatre veines pulmonaires ; au niveau de l'oreillette droite, celui des deux veines caves, supérieure et inférieure. La base du cœur est tout entière tapissée par le feuillet viscéral du péricarde, sauf au niveau d'une bande transversale, intermédiaire aux deux groupes de veines pulmonaires et d'une bande verticale, intermédiaire aux deux veines caves, comme le montre bien la fig. 321.

Sommet ou pointe. — Le sommet de la pyramide cardiaque forme ce qu'on est convenu d'appeler la *pointe du cœur*. Un sillon plus ou moins marqué, continuation des sillons interventriculaires étudiés sur les faces antérieure et inférieure du cœur, divise la pointe en deux parties inégales : l'une appartenant au ventricule droit, l'autre appartenant au ventricule gauche. Cette dernière, plus saillante et plus volumineuse, forme la presque totalité de la pointe.

CONFIGURATION EXTÉRIEURE DES DIFFÉRENTES PORTIONS DU CŒUR

Nous venons d'étudier le cœur dans son ensemble. Il nous faut maintenant jeter un coup d'œil sur la forme des quatre parties qui le constituent : ventricules et oreillettes, et sur le sillon auriculo-ventriculaire qui les sépare.

Ventricules. — La portion ventriculaire du cœur constitue la partie la plus importante de cet organe. C'est elle qui donne au cœur la forme que nous lui avons décrite. En effet, cette portion ventriculaire affecte la forme d'une pyramide triangulaire.

Le *sommet* est formé par la pointe du cœur. — La *base* regarde en haut, en arrière et à droite. Lorsqu'on l'étudie après avoir détaché les oreillettes des ventricules (voir fig. 323), on voit qu'elle se compose de deux segments : l'un antérieur, qui donne naissance à l'aorte et à l'artère pulmonaire, a été décrit comme segment moyen ou vasculaire de la face sternale de l'organe envisagé dans sa totalité ; l'autre, postérieur, entoure le précédent en arrière et sur les côtés, et nous présente les orifices auriculo-ventriculaires. — Les trois *faces* sont respectivement antérieure ou sternale, inférieure ou diaphragmatique, gauche ou pulmonaire. Sur la face antérieure et sur la face diaphragmatique, nous constatons l'existence d'un sillon, le sillon interventriculaire. Il affecte la forme d'une courbe dont les deux extrémités viennent se perdre sur le sillon auriculo-ventriculaire et dont la partie moyenne répond à la pointe du cœur, ou, plus exactement, est située un peu à droite de cette dernière. Au niveau de la face antérieure des ventricules, le sillon interventriculaire contient l'artère coronaire gauche ou antérieure ; au niveau de la face diaphragmatique, il loge la portion terminale de l'artère coronaire droite ou postérieure. Le sillon interventriculaire répond à la cloison interventriculaire.

Lorsqu'on étudie chaque ventricule, après l'avoir séparé de l'oreillette correspondante et du ventricule opposé, on voit que les deux ventricules diffèrent beaucoup l'un de l'autre par leur forme. Le ventricule droit a la forme d'une pyramide triangulaire, dont l'une des faces répond à la cloison et les deux autres à la face sterno-costale et à la face diaphragmatique du cœur. Le bord droit du cœur appartient presque tout entier à ce ventricule (Voir la coupe schématique, fig. 325).

Le ventricule gauche est assez régulièrement arrondi, ce qui lui donne la forme d'un cône. Remarquable, comme nous le verrons, par son épaisseur qui est le triple de celle du ventricule droit, il est notablement plus long que ce dernier. C'est lui qui forme la pointe du cœur.

Oreillettes. — Envisagées dans leur ensemble, les oreillettes constituent une sorte de dôme appliqué sur la base des ventricules. Elles sont séparées l'une de l'autre par une cloison, la *cloison interauriculaire,* qui répond au *sillon interauriculaire,* sillon moins marqué que le sillon interventriculaire. Lorsqu'on étudie isolément chacune des oreillettes, on peut la décrire comme possédant trois faces : une face convexe, assez régulièrement arrondie et appartenant à la surface extérieure du cœur, et deux faces planes, l'une correspondant à l'oreillette du côté opposé et formée par la cloison ; l'autre correspondant au ventricule du même côté. Cette dernière est toute fictive,

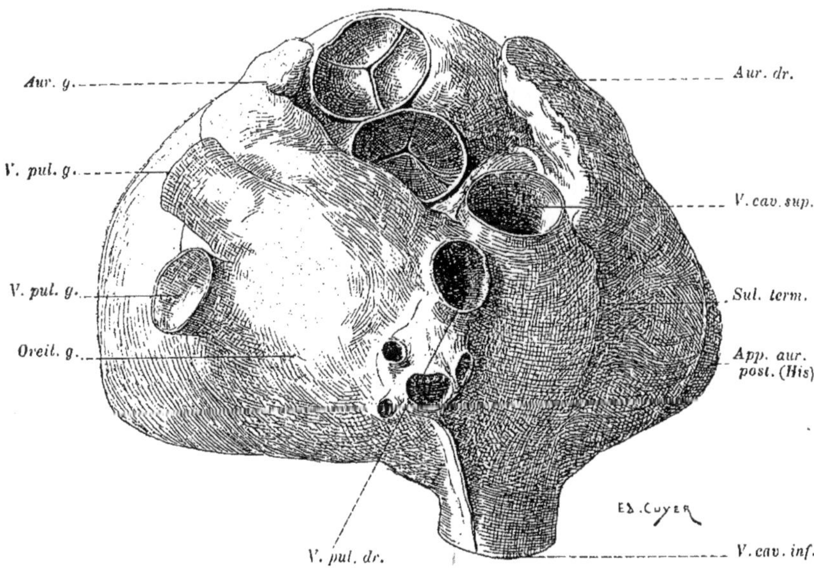

Fig. 322. — Cœur vu d'en arrière et d'en haut, montrant le segment vasculaire de la face antérieure.

d'ailleurs, puisqu'il existe, à ce niveau, l'orifice auriculo-ventriculaire. Mais, il est plus commode, et cela est vrai surtout pour l'étude de la configuration interne, d'envisager les oreillettes comme ayant une forme cubique, et de leur considérer six faces, dont nous allons rapidement indiquer l'orientation pour chacune des deux oreillettes.

L'oreillette droite présente : une face supérieure, qui fait partie de la face sterno-costale du cœur ; à sa jonction avec la face postérieure, cette face présente l'orifice de la veine cave supérieure ; — une face inférieure, que traverse la veine coronaire, et qui appartient à la face diaphragmatique ; — une face interne formée par la cloison ; — une face externe, au niveau de laquelle la base du cœur se continue avec la face sternale ; une face postérieure, qui présente l'orifice de la veine cave inférieure et appartient à la base du cœur ; — enfin, une face antérieure, qui répond à l'orifice auriculo-ventriculaire droit.

Je le répète, c'est là une description tout à fait schématique et presque entièrement conventionnelle. En réalité, l'oreillette droite affecte la forme d'une masse globuleuse, coiffant la base du ventricule droit. Cette oreillette est divisée par une encoche ou sillon vertical, *sulcus terminalis* de His, en deux parties : une partie postérieure lisse, à grand diamètre vertical, intermédiaire aux deux veines caves, et qui, au point de vue embryologique, dérive du sinus veineux primitif ; — une partie antérieure, remarquable surtout sur une oreillette injectée, par son aspect strié, et qui représente l'oreillette primitive. De cette oreillette se détachent deux prolongements : l'un part de la partie antéro-supérieure du sac auriculaire ; volumineux, de forme conique, il s'enroule autour de l'artère pulmonaire ; c'est l'auricule droite ; — l'autre, beaucoup moins important, se détache de la partie inférieure de l'oreillette ; c'est l'*appendix auricularis postérior de His* (v. fig. 322).

L'*oreillette gauche* a la forme d'un sac allongé dans le sens transversal et intermédiaire aux deux groupes des veines pulmonaires.

Si, comme à l'oreillette droite, nous lui considérons six faces, nous voyons que celles-ci présentent l'orientation suivante. La face supérieure fait partie de la face sterno-costale du cœur ; la face inférieure, peu étendue, appartient à la face diaphragmatique ; la face postérieure, qui contribue à former la base du cœur, reçoit les quatre veines pulmonaires ; la face antérieure répond à l'orifice auriculo-ventriculaire ; la face interne est formée par la cloison ; quant à la face externe, elle donne naissance à l'auricule gauche. L'auricule, comparée par Winslow à une crête de coq ou à l'oreille flottante du chien, représente une expansion de l'oreillette, qui s'avance en avant de l'aorte ; dilatée à son extrémité libre, elle est reliée à l'oreillette par une partie rétrécie qui lui forme une sorte de pédicule.

Sillon auriculo-ventriculaire. — Si nous examinons ce sillon au niveau de la face antérieure du cœur, après ablation de l'aorte et de l'artère pulmonaire, nous voyons qu'il sépare le segment moyen de cette face antérieure, segment formé par une partie de la base des ventricules, de son segment supérieur formé par la face supérieure des oreillettes.

Si nous le suivons sur la droite, nous le voyons passer sous le sommet de l'auricule droite, cheminer ensuite entre l'oreillette droite et le ventricule correspondant, et couper le bord droit. Il passe alors sur la face diaphragmatique de l'organe, puis sur la face gauche, sous l'auricule gauche qui le recouvre, et revient en avant à son point de départ. Dans son ensemble, le sillon auriculo-ventriculaire est situé dans un plan obliquement coupé par l'axe de la pyramide cardiaque. Dans sa moitié droite, le sillon auriculo-ventriculaire contient l'artère coronaire droite ou postérieure ; dans sa moitié gauche, l'artère auriculo-ventriculaire gauche, branche de la coronaire gauche et antérieure, et la grande veine coronaire.

§ III. — CONFIGURATION INTÉRIEURE DU CŒUR

Nous étudierons successivement : 1° les ventricules ; 2° les oreillettes.

VENTRICULES

Caractères communs aux deux ventricules. — Chacune des cavités ventriculaires a la forme d'un entonnoir conoïde, évasé à sa partie postérieure, qui répond aux orifices auriculo-ventriculaires et aux orifices artériels, et rétréci à sa partie antérieure, qui répond à la pointe du cœur. Ces cavités sont loin d'avoir, comme le dit l'erreur capitale enregistrée par Testut, un grand axe vertical ; en fait, leurs axes, *sensiblement parallèles à l'axe du cœur*, tendent à se rapprocher vers la pointe, tandis qu'ils divergent vers la base, au niveau de laquelle ils répondent au centre des orifices auriculo-ventriculaires (voy. fig. 315).

On peut considérer à ces cavités : des parois, une base et un sommet.

Parois. — Ces parois sont irrégulières ; elles présentent un grand nombre de saillies musculaires, qui soulèvent l'endocarde, et que l'on désigne sous le nom de *colonnes charnues*. On classe ordinairement ces colonnes charnues en trois variétés ou en trois ordres, pour employer l'expression consacrée.

Les *colonnes de premier ordre* affectent la forme d'un cône : leur base s'implante sur la paroi ventriculaire, leur sommet arrondi donne naissance à des cordages tendineux qui vont s'insérer sur les valvules auriculo-ventriculaires. Quelquefois, le sommet des colonnes de premier ordre se divise en deux ou trois colonnes secondaires, qui donnent directement naissance aux cordages tendineux. On désigne encore ces colonnes de premier ordre sous le nom de *muscles papillaires*.

Les *colonnes de second ordre* sont ordinairement aplaties ; elles s'insèrent sur la paroi des ventricules par leurs deux extrémités, et restent libres par leur partie moyenne, sous laquelle il est facile d'insinuer un instrument. Très abondantes au niveau du sommet des ventricules, surtout du ventricule droit, elles y forment une sorte de système caverneux.

Les *colonnes de troisième ordre* adhèrent sur toute l'étendue de l'une de leurs faces à la paroi du ventricule, sur laquelle elles semblent comme sculptées. L'étendue de l'adhérence varie d'ailleurs beaucoup ; aussi existe-t-il tous les intermédiaires entre les colonnes charnues du deuxième et du troisième ordres, que les auteurs allemands confondent sous le nom commun de *chordæ tendineæ trabeculares*. On peut voir les divers types de ces colonnes sur les figures 326 et 327.

Sommet. — Le sommet de la cavité ventriculaire est arrondi ; j'ai dit qu'il était occupé par un système caverneux formé par la présence à ce niveau de nombreuses colonnes charnues du deuxième ordre. La figure 326 nous montre un spécimen de ce système caverneux.

Base. — La base de chacun des deux ventricules est occupée par deux orifices : l'orifice auriculo-ventriculaire (*ostium venosum* des auteurs allemands), et l'orifice artériel (*ostium arteriosum* des mêmes auteurs).

Orifices auriculo-ventriculaires. — Les orifices auriculo-ventriculaires mettent en communication la cavité du ventricule avec celle de l'oreillette correspondante. Ces orifices, arrondis sur le cœur injecté, sont ovalaires lorsque

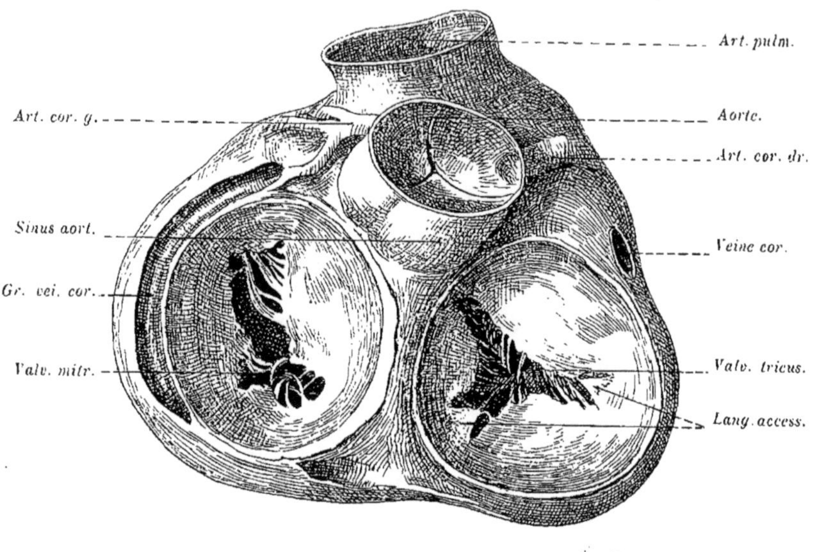

Fig. 323. — Base des ventricules.

le cœur est flasque. A chaque orifice auriculo-ventriculaire est annexé un appareil valvulaire spécial, *valvule auriculo-ventriculaire*.

Valvules auriculo-ventriculaires. — Les valvules auriculo-ventriculaires affectent la forme d'un entonnoir membraneux, qui présente à considérer une base, un sommet et deux faces. La base se fixe sur le pourtour de l'orifice. Le sommet s'avance plus ou moins dans la cavité du ventricule ; il présente des échancrures plus ou moins marquées, qui divisent l'entonnoir membraneux en plusieurs valves, dont la disposition varie suivant l'orifice auriculo-ventriculaire considéré.

Les faces des valvules se distinguent en face *axiale* ou *auriculaire* et face *pariétale* ou *ventriculaire*. La face axiale est lisse et unie ; la face pariétale, au contraire, est irrégulière et présente des saillies qui ne sont autres que les cordages tendineux insérés sur les valvules. Ces cordages tendineux viennent, nous l'avons vu, des colonnes charnues de premier ordre, ou muscles papillaires. La façon dont ces cordages se comportent à l'égard des valvules a été très bien décrite par Marc Sée, auquel j'emprunte les lignes qui suivent.

« Le mode d'insertion de ces cordages sur les valvules les a fait diviser en trois groupes distincts (M. Sée, Rech. s. anat. et phy. du cœur, 1875).

« Les *cordages de premier ordre,* les plus forts, parcourent toute la face externe de la valve à laquelle ils sont destinés, et vont s'insérer au niveau de son bord adhérent sur l'anneau fibreux auriculo-ventriculaire. Dans la portion de leur trajet qui est en rapport avec la valvule, les uns sont libres d'adhérence, les autres sont étroitement unis en tout ou en partie à cette membrane. Nous appellerons les premiers des « *cordages libres* », les seconds des « *cordages adhérents* ». A partir du bord libre de la valvule, tous ces cordages s'aplatissent et s'élargissent graduellement, si bien qu'au niveau de leur insertion supérieure ils ont parfois 4 à 5 millimètres de largeur. A une distance variable de cette insertion, on les voit souvent s'unir entre eux en arcade et simuler ainsi un dédoublement de la valve, festonnée à son bord libre et que Vieussens a comparé aux falbalas des robes de nos dames.

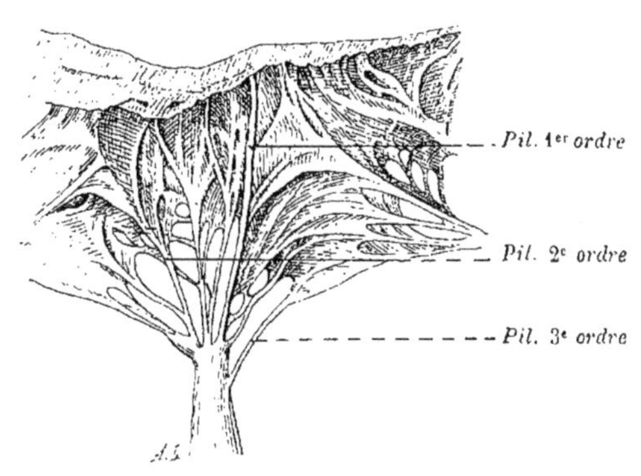

Fig. 324. — Face pariétale d'une valvule auriculo-ventriculaire (d'après Marc Sée).

« Les *cordages de deuxième ordre* se fixent sur la face externe de la valve à une distance plus ou moins considérable de son bord libre. Ils sont en général un peu moins forts que les précédents et naissent des piliers de la face interne ou des bords des cordages de premier ordre. De même que ceux-ci, ils sont libres ou adhérents et anastomosés entre eux.

« Les *cordages de troisième ordre,* enfin, qui sont les plus ténus, s'insèrent au bord libre des valves. Ils naissent le plus souvent des cordages de premier et de deuxième ordre, plus rarement des piliers eux-mêmes, et s'écartent en éventail pour se distribuer sur toute la longueur des bords de la valve. Là, s'anastomosant entre eux, ils forment une série de petites arcades, au niveau desquelles la membrane valvulaire est entièrement mince et souple, se plisse avec une très grande facilité lors du rapprochement des cordages et s'accole non moins facilement aux parties sous-jacentes. Sur chaque valve, la série d'arcades de l'un des bords est unie à celle de l'autre bord par une arcade répondant au sommet de la valve et provenant de l'anastomose de deux cordages de deux piliers différents. Cette grande arcade présente la même finesse et la même souplesse que les petites.

« Il est à remarquer que les cordages tendineux de troisième ordre, de même que la portion marginale des valves, sont situés dans un plan subjacent à celui des autres cordages. Quand on exerce une traction sur un des piliers, on voit les cordages de premier et de deuxième ordre qui en partent se tendre et se rapprocher presque jusqu'au contact, formant un faisceau aplati qui recouvre les cordages de troisième ordre plus ou moins relâchés, ainsi que les portions plissées des bords de la valvule, qui comblent les petites fentes laissées libres par les premiers. »

Il n'est pas du tout exact de dire que ces valvules, animées par de véritables muscles, fonctionnent à la manière de soupapes passives; leur jeu est plus compliqué et doit être étudié dans les traités de physiologie.

Orifices artériels. — Les orifices artériels sont d'un diamètre moindre que les précédents. Plus régulièrement circulaires, ils présentent un appareil valvulaire bien différent de celui des orifices auriculo-ventriculaires: ce sont les valvules sigmoïdes.

Valvuves sigmoïdes. — Les valvules sigmoïdes sont au nombre de trois pour chaque orifice. Chacune d'elles est formée par un repli membraneux, qui représente une sorte de poche à concavité supérieure, appendue au pourtour de l'orifice et qu'il est classique de comparer à un nid de pigeon. Chacun de ces replis présente à considérer deux *faces* et deux *bords*. Des deux faces, l'une regarde l'axe du vaisseau, c'est la face *axiale, ventriculaire,* ou *inférieure;* l'autre regarde la paroi, c'est la face *pariétale, vasculaire* ou *supérieure*. Des deux bords, l'un adhère au contour de l'orifice, l'autre est libre. Le bord libre présente dans son épaisseur, à sa partie moyenne, un nodule plus ou moins volumineux dont le volume et même la constance varient suivant l'orifice considéré (*nodule d'Arantius ou de Morgagni*). (Voy. fig. 328.)

Pendant la systole ventriculaire, les valvules sigmoïdes sont appliquées contre la paroi du vaisseau; leurs faces sont planes et à peu près verticales. Pendant la diastole, au contraire, les valvules s'écartent de la paroi; leurs bords convexes deviennent tangents, leurs faces deviennent respectivement l'une concave supérieurement et regardant la cavité artérielle, l'autre convexe inférieurement et faisant saillie dans le ventricule. Dois-je ajouter que le nodule du bord concave comble l'espace central que laissent libre les trois bords convexes accolés?

VENTRICULE DROIT.

Examinée sur une coupe du cœur pratiquée perpendiculairement à l'axe de cet organe, distendu au préalable par une injection (voir fig. 325), la cavité du ventricule droit affecte la forme triangulaire que fait prévoir la configuration extérieure de l'organe. Ce ventricule présente à étudier trois parois, un sommet et une base.

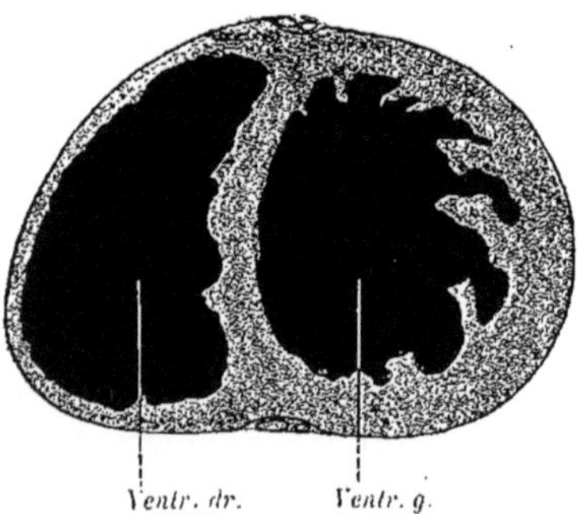

Fig. 325. — Coupe des ventricules.

Parois. — Les trois parois sont: antérieure, interne et inférieure.

La paroi *antérieure,* la plus étendue, présente un grand nombre de colonnes charnues, abondantes surtout dans le voisinage de la pointe du ventricule. Une de ces colonnes appartient au groupe des colonnes de premier ordre; c'est le *muscle papillaire antérieur,* ou *pilier antérieur* de la valvule tricuspide.

Ce pilier affecte tantôt la forme d'un cône à sommet arrondi, tantôt celle d'un cylindre plus ou moins allongé. Sa base s'implante sur la paroi antérieure de la cavité ventriculaire par plusieurs racines qui se perdent dans le reticulum constitué par les colonnes charnues de deuxième ordre, au niveau du sommet du ventricule. Son point d'implantation est sensiblement à égale distance de la base et du sommet du ventricule. Son sommet, libre, donne naissance, soit directement, soit après s'être divisé en plusieurs faisceaux charnus secondaires, à dix ou douze cordages tendineux, qui vont se jeter pour la plupart sur la valve antérieure de la valvule tricuspide. De la partie interne de la base de ce pilier se détache une colonne charnue de deuxième ordre, qui se porte en

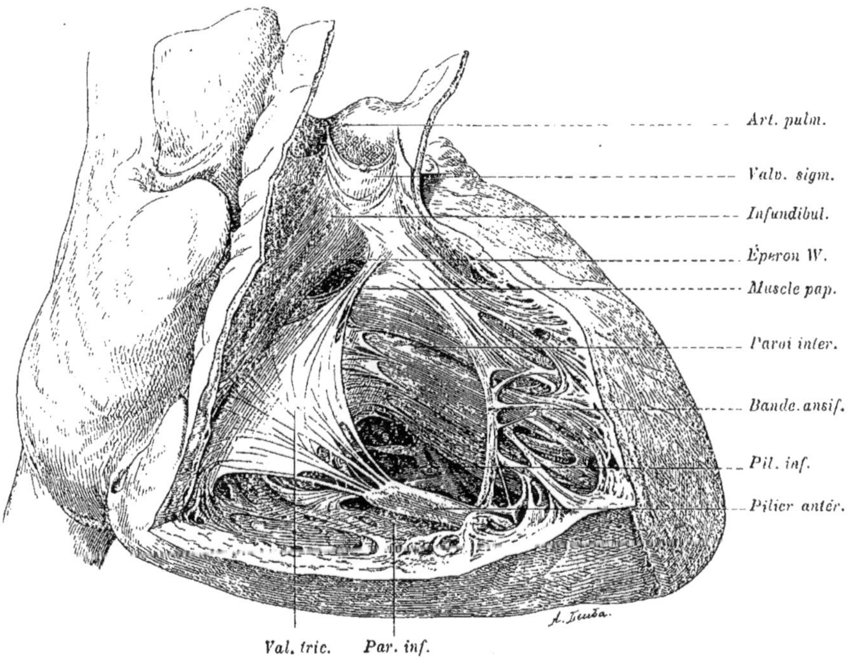

Fig. 326. — Ventricule droit ; — aspect intérieur.
La paroi antérieure a été réséquée en ménageant le pilier antérieur.

haut et en arrière, et vient se perdre sur la paroi interne, formée par la cloison, au-dessous de l'orifice de l'artère pulmonaire. Cette bandelette présente un bord concave absolument libre, regardant en arrière et à droite, et un bord convexe orienté en sens inverse, d'où s'échappent des faisceaux charnus, qui viennent se perdre dans le labyrinthe musculaire du sommet du ventricule. Je l'appellerai *bandelette ansiforme*. — La paroi antérieure du ventricule répond à la valve antérieure de la tricuspide.

La paroi *interne* regarde en avant et à droite. Fortement convexe dans le sens vertical, elle présente trois segments. — Un segment postérieur qui est caché par une des valves de la valvule tricuspide. — Un segment moyen, presque entièrement dépourvu de colonnes charnues de deuxième et de troisième ordre, mais donnant naissance à un nombre variable de cordages tendineux qui se rendent à la valve interne de la tricuspide ; ces cordages tendineux se détachent, les uns directement, les autres par l'intermédiaire de petits muscles papillaires, de la paroi du ventricule ; parmi ces muscles papillaires il en est un, constant dans sa disposition, qui se détache de la paroi interne de l'infundibulum et va s'attacher sur le bord antérieur de la valve antérieure de la tricuspide ; c'est le *papillar muskel des Conus arteriosus* de Luschka. — Enfin, un segment antérieur remarquable, au contraire, par le nombre des colonnes charnues de deuxième et troisième ordres auxquelles il donne naissance.

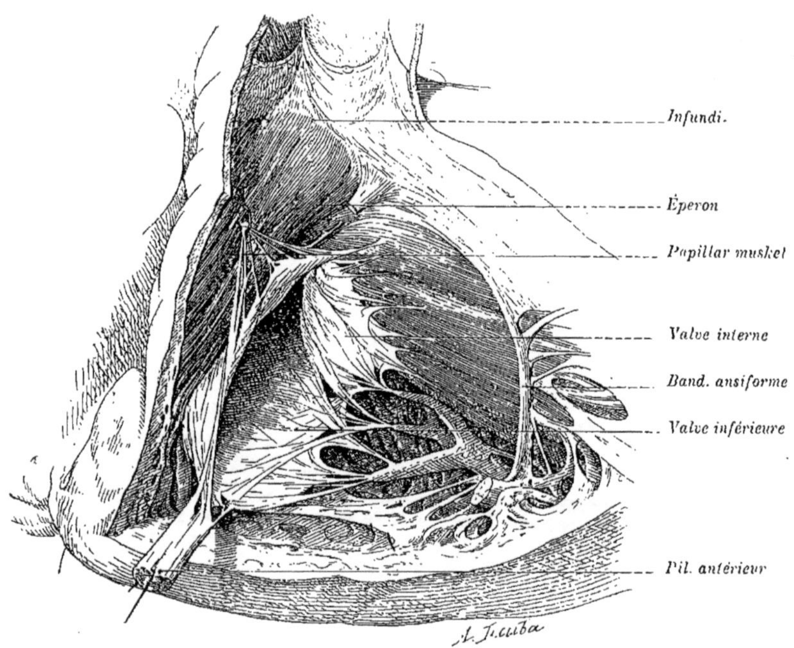

Fig. 327. — Ventricule droit ; — configuration intérieure.

Le pilier antérieur de la tricuspide a été coupé et relevé pour montrer les valves postérieure et interne de cette valvule.

La limite, entre le segment moyen et le segment antérieur de la paroi interne, est constituée par cette colonne charnue ansiforme que nous avons vue se détacher de la base du muscle papillaire antérieur. La paroi interne répond à la cloison interventriculaire ; je l'appelle encore *paroi septale*.

La *paroi inférieure,* horizontale, est extrêmement riche en colonnes charnues. Les colonnes charnues de premier ordre constituent, au niveau de cette paroi, un ou deux muscles papillaires (muscles papillaires inférieurs), qui se distribuent aux valves inférieure et interne de la valvule tricuspide.

Sommet. — Le sommet du ventricule droit est occupé par un véritable système caverneux, formé par les anastomoses multiples de nombreuses colonnes charnues de deuxième ordre. C'est de ce système caverneux que naissent le pilier antérieur et le ou les piliers postérieurs de la valvule tricuspide.

Base. — La base du ventricule est occupée par deux orifices : l'orifice auriculo-ventriculaire droit, auquel est annexée la valvule tricuspide, et l'orifice de l'artère pulmonaire, auquel se rattachent les valvules sigmoïdes correspondantes.

Orifice auriculo-ventriculaire droit. — L'orifice auriculo-ventriculaire droit est ovalaire sur les cœurs examinés sans artifices de préparation. Sur des cœurs injectés, il tend à devenir circulaire, sans y arriver cependant entièrement. Son axe, c'est-à-dire la ligne perpendiculaire au plan dans lequel il se trouve, se dirige en avant, à droite et un peu en bas. Il est presque horizontal; le plan de l'orifice est donc sensiblement vertical.

Son diamètre est égal à 123 mm. chez l'homme et à 107 mm. chez la femme (Bizot).

La fig. 323 nous montre la situation de cet orifice par rapport aux autres orifices de la base des ventricules. Il est situé à droite de l'orifice auriculo-ventriculaire gauche, en arrière et à droite de l'orifice aortique, sur un même plan que ce dernier, mais sur un plan moins élevé que l'orifice de l'artère pulmonaire.

Valvule tricuspide. — La valvule tricuspide ou triglochine affecte la forme d'un entonnoir, ou d'un cylindre membraneux, dont la circonférence postérieure se fixe sur l'orifice auriculo-ventriculaire droit, et dont la circonférence antérieure s'avance dans la cavité du ventricule (voir fig. 326 et 327). La longueur moyenne de ce cylindre membraneux est de 2 cm. environ. Sa circonférence antérieure est découpée par deux incisures qui permettent de décomposer la valvule tricuspide en trois valves. En se basant sur la situation de celles-ci, on peut leur donner les noms de valve antérieure, valve inférieure et valve interne. Chacune d'elles répond, comme on le voit, à une des parois du ventricule.

Il ne faudrait cependant pas s'exagérer le degré de séparation de ces valves : il est des cas où leurs limites respectives sont difficiles à établir. Cela est vrai surtout lorsqu'il s'agit de séparer la valve antérieure de la valve inférieure.

Enfin, je dois ajouter qu'entre la valve antérieure et la valve inférieure d'une part, entre la valve inférieure et la valve interne d'autre part, il existe souvent deux *languettes valvulaires accessoires*. Ces valvules accessoires sont bien visibles sur notre fig. 323.

Chacune des trois valves a la forme d'un triangle dont la base adhère à l'anneau auriculo-ventriculaire, dont le sommet arrondi s'avance dans la cavité du ventricule, et dont les deux bords répondent aux bords contigus des deux valves voisines, auxquels ils sont reliés par de nombreux cordages tendineux.

Les cordages tendineux annexés à la valvule tricuspide appartiennent aux trois ordres que nous avons définis. Ces cordages naissent soit directement des différentes parois du ventricule, soit des muscles papillaires que nous avons signalés.

La valve antérieure reçoit la presque totalité des cordages tendineux du muscle papillaire antérieur (pilier antérieur). De plus, elle reçoit, presque toujours, par son bord supérieur, trois ou quatre petits cordages représentant la terminaison du petit muscle papillaire que nous avons vu se détacher en haut de la paroi interne ou septale.

La valve inférieure reçoit ses cordages tendineux des piliers inférieurs de la tricuspide qui se détachent de la paroi diaphragmatique de la cavité ventriculaire; par son bord externe, elle reçoit aussi quelques cordages venant du pilier antérieur.

Quant à la valve interne, elle reçoit quelques cordages émanés du plus interne des piliers inférieurs et d'autres, beaucoup plus nombreux, se détachant de la cloison, soit directement, soit par l'intermédiaire de deux ou trois petits muscles papillaires. Ces cordages, nés de la paroi interne, sont ordinairement assez courts; d'où le peu de mobilité de la valve interne à laquelle ils se rendent.

Orifice de l'artère pulmonaire et valvules sigmoïdes. — Situé en avant, en dedans et un peu au-dessus du précédent (voir fig. 323), l'orifice de l'artère pulmonaire est régulièrement circulaire. Trois valvules sigmoïdes lui sont annexées. Elles répondent en tout point à la description générale que j'ai donnée page 566. Je me contenterai de signaler ici le petit nodule que contient leur bord libre, à sa partie moyenne. On l'a appelé nodule de Morgani, quoiqu'il ait été décrit par Arantius en même temps que le nodule correspondant des valvules sigmoïdes de l'aorte. La situation de ces trois valvules est la suivante : l'une est antérieure, les deux autres sont postérieures, l'une droite, l'autre gauche (voir figure 327).

Après avoir décrit les différents détails de la configuration intérieure du ventricule droit, je crois utile de jeter un coup d'œil d'ensemble sur la disposition générale de cette cavité. Lorsqu'on examine les figures 326 et 327, on voit que la valve antérieure de la tricuspide forme, avec le pilier antérieur, une cloison incomplète qui divise la cavité ventriculaire en deux portions : 1° une portion comprise entre cette valve et les deux autres valves de la tricuspide, communiquant largement avec l'oreillette droite : je l'appellerai la portion auriculaire du ventricule ; 2° une portion située en avant et en dehors de cette valve antérieure, se continuant en haut et en arrière avec l'orifice de l'artère pulmonaire. Ces deux portions sont assez nettement séparées l'une de l'autre ; elles communiquent cependant largement par un vaste orifice ovalaire bien visible sur la figure 326, limité d'une part par le bord antéro-supérieur de la valve antérieure, d'autre part par la colonne charnue qui réunit le pilier antérieur à la cloison, colonne à laquelle j'ai donné le nom de *bandelette ansiforme*.

Le compartiment antérieur, prévalvulaire, de beaucoup le plus étendu, est lui-même divisé, ou plutôt tend à être divisé, en deux portions par une saillie musculaire. Celle-ci se détache de la paroi antérieure, immédiatement en avant de l'orifice auriculo-ventriculaire, se porte en dedans, en décrivant une courbe à concavité antérieure et vient se perdre sur la cloison (voy. fig. 326), c'est l'éperon de Wolff. Au-dessous de cette saillie, entre elle et la valve antérieure de la tricuspide, il existe une fossette, plus ou moins profonde, suivant les sujets. La portion de la cavité du ventricule, sus-jacente à cette bande musculaire, commence l'entonnoir qui conduit à l'artère pulmonaire ; elle est connue depuis Wolff sous le nom *d'infundibulum*.

VENTRICULE GAUCHE

Examinée sur une coupe (fig. 325), la cavité du ventricule gauche a une forme assez régulièrement circulaire. Le ventricule gauche a, en effet, la forme d'un cône dont l'axe se dirige en avant, en bas et à gauche, en se rapprochant sensiblement de l'horizontale ; mais, comme ce cône est très légèrement

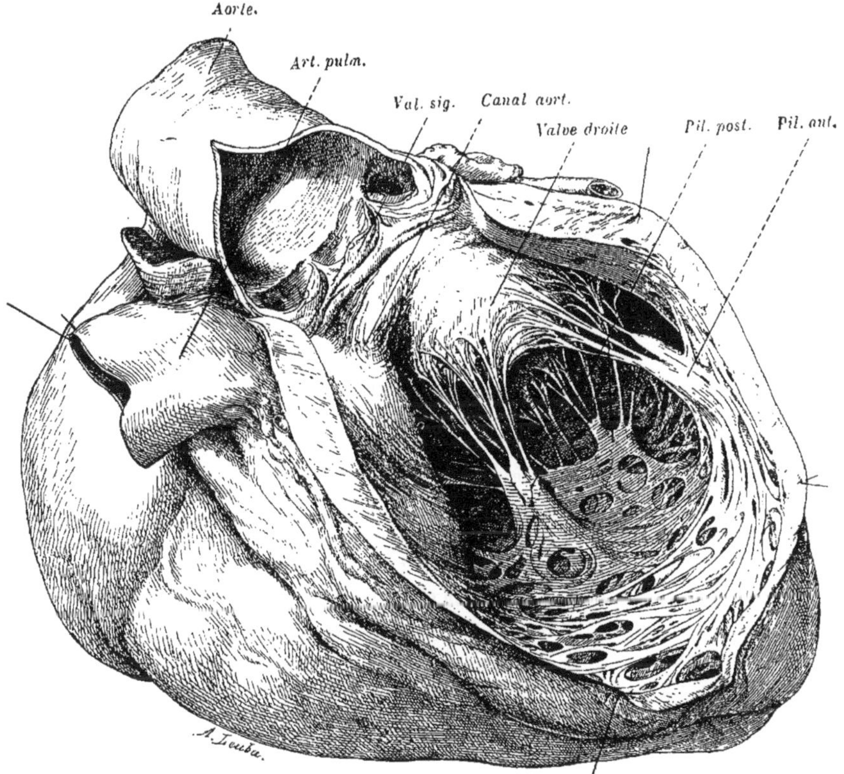

Fig. 328. — Ventricule gauche, ouvert le long de son bord antérieur, sur un cœur en place.

aplati dans le sens transversal, je lui décrirai, comme je l'ai fait en décrivant sa conformation extérieure, deux parois, deux bords, une base et un sommet.

Parois. — Les deux parois sont, l'une interne ou droite, l'autre externe ou gauche. Toutes les deux sont concaves et se regardent par leur concavité. La paroi interne est formée par la cloison interventriculaire ; elle est lisse dans ses deux tiers postérieurs qui avoisinent l'orifice aortique ; dans son tiers antérieur, elle présente un certain nombre de colonnes charnues qui courent parallèlement à l'axe de la cavité ventriculaire. La paroi gauche, répondant à la face gauche ou pulmonaire du cœur, présente, au contraire, dans toute son étendue, un nombre considérable de colonnes charnues.

Les deux bords sont l'un antéro-supérieur, l'autre postéro-inférieur ; ils sont arrondis, et, à leur niveau, les deux faces du ventricule se continuent l'une avec l'autre sans aucune ligne de démarcation.

Là où la paroi gauche se recourbe pour se continuer avec les deux bords du ventricule, on voit se détacher deux énormes colonnes charnues du premier ordre : ce sont *les piliers de la valvule mitrale.* On peut les distinguer, de par leur situation, en pilier antérieur et pilier postérieur; (il serait plus exact de dire p. antéro-supérieur et p. postéro-inférieur). Les deux piliers de la valvule mitrale affectent la forme de deux saillies mamelonnées, dont la configuration paraît varier avec les sujets. Dans la majorité des cas, leur forme est celle d'un cône tronqué; la base de ce cône s'implante sur la paroi ventriculaire et se continue avec plusieurs colonnes charnues de deuxième ordre, qui semblent se fusionner pour former les piliers. Le sommet, quelquefois régulièrement arrondi, est le plus souvent divisé en plusieurs mamelons secondaires. C'est même la règle pour le pilier postéro-inférieur dont la partie libre est, le plus souvent, formée par deux mamelons, ou deux groupes de mamelons, distincts, l'un droit, l'autre gauche.

Lorsqu'on étudie les piliers sur une coupe transversale du ventricule, on voit qu'ils sont unis à la paroi ventriculaire par des colonnes charnues, sauf au niveau de la portion de leur surface qui regarde la cloison ou le pilier du côté opposé. On constate aussi que les deux piliers *s'emboîtent réciproquement.* Il m'a paru que le plus souvent le pilier postéro-inférieur, plus court et plus trapu, présentait une concavité qui recevait le pilier antérieur, plus allongé et régulièrement cylindrique. Mais, je dois ajouter que ce n'est point là un fait constant et que la disposition inverse n'est pas rare.

Les cordages tendineux émanés des piliers *se distribuent aux deux valves* de la mitrale. Ceux du pilier antéro-supérieur vont à la moitié antéro-supérieure des deux valves, ceux du pilier postéro-inférieur à la moitié postéro-inférieure des mêmes valves.

Sommet. — Le sommet du ventricule, assez régulièrement arrondi, est riche en colonnes charnues de deuxième et de troisième ordre, sans présenter cependant la disposition en labyrinthe que nous avons rencontrée au sommet du ventricule droit.

Base. — La *base* du ventricule gauche nous présente l'orifice auriculo-ventriculaire et l'orifice aortique.

Orifice auriculo-ventriculaire gauche. — Régulièrement arrondi, du moins quand on l'examine sur un cœur injecté, l'orifice auriculo-ventriculaire gauche a une circonférence de 110 millimètres chez l'homme et de 92 millimètres chez la femme. Son axe se dirige en avant, en bas et à gauche ; son obliquité est moins marquée que celle de l'axe de l'orifice droit correspondant ; en d'autres termes, il se rapproche moins de l'horizontale.

Comme on le voit sur la figure 323, il est situé à gauche de l'orifice auriculo-ventriculaire droit, en arrière et à gauche de l'orifice aortique, en rapport intime avec ces orifices situés sur le même plan que lui.

A l'orifice auriculo-ventriculaire gauche est annexée la valvule mitrale.

Valvule bicuspide ou mitrale. — Comme la valvule tricuspide, la valvule mitrale revêt la forme d'un cylindre membraneux, dont l'une des extrémités est fixée à l'orifice auriculo-ventriculaire gauche, et dont l'extrémité opposée s'avance dans la cavité ventriculaire. Elle est décomposable en deux valves : valve interne et valve externe. Winslow l'a comparée à une mitre renversée, d'où son nom de valvule mitrale.

La valve interne (valve droite, grande valve, valve de la cloison, valve aortique) est la plus étendue des deux valves de la mitrale. De forme quadrilatère,

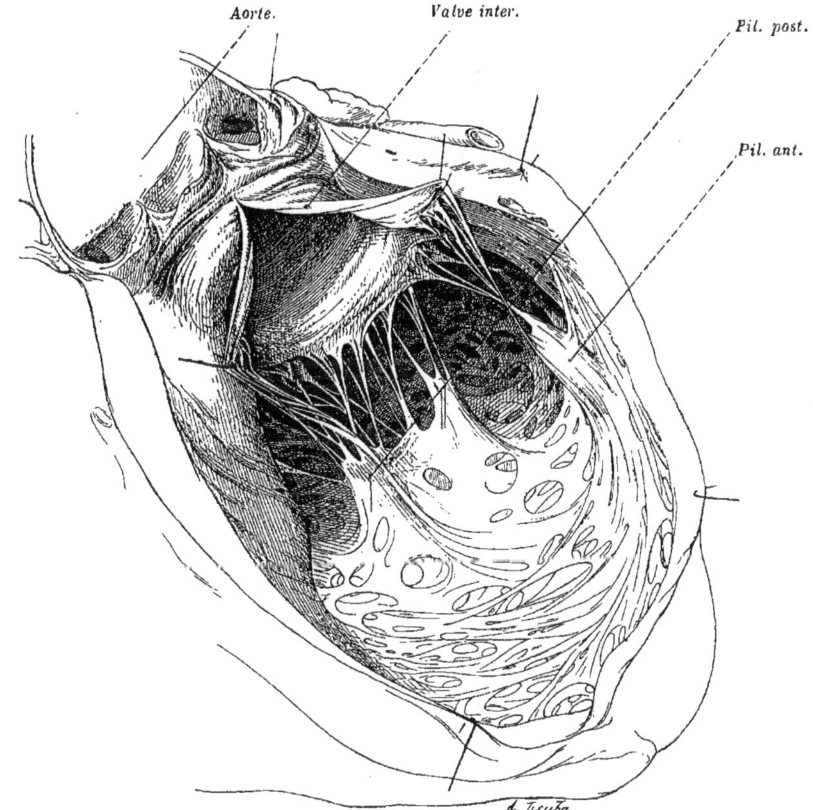

Fig. 329. — Ventricule gauche, la valve droite de la mitrale a été incisée et réclinée pour permettre de voir la valve gauche.

elle se fixe par son bord supérieur à la moitié droite de l'orifice auriculo-ventriculaire. Son bord antérieur et son bord postérieur reçoivent les cordages tendineux venus des piliers ; son bord inférieur, libre, court, est occupé par une arcade réunissant les cordages venus du pilier antérieur à ceux venus du pilier postérieur. — Des deux faces de la valve interne, l'une, tournée en arrière et à gauche, regarde l'axe de l'orifice auriculo-ventriculaire, c'est la face axiale, absolument lisse ; l'autre, regarde en avant et à droite et répond à la cloison, c'est la face septale. Cette dernière ne présente pas de cordages tendineux de premier ordre ; seuls, quelques cordages de deuxième ordre viennent se fixer sur sa moitié inférieure. Aussi cette face septale de la grande valve est-elle remarquablement lisse ; elle se continue, en haut, avec la face gauche de la paroi aortique.

La valve externe (petite valve, valve gauche) est moins étendue que la précédente ; elle la rappelle par sa forme générale. Elle s'attache par son bord supérieur à la moitié gauche de l'orifice auriculo-ventriculaire. Son bord antérieur reçoit les cordages du pilier antérieur, son bord postérieur, les cordages du pilier postérieur. Quant à son bord inférieur, on le voit quelquefois donner insertion à quelques petits filaments tendineux, nés directement de la paroi ventriculaire. La face antérieure et droite de la petite valve regarde l'axe de l'orifice ; cette face axiale est complètement lisse. Sa face postérieure et gauche regarde la paroi externe ou gauche du ventricule. Cette face pariétale est parcourue par un grand nombre de cordages tendineux du premier et du deuxième ordre qui lui donnent un aspect irrégulier, contrastant singulièrement avec l'aspect lisse de la face correspondante de la grande valve. — On rencontre parfois entre les deux valves de petites languettes accessoires, analogues à celles que nous avons étudiées avec la valvule tricuspide.

Comme on le voit, par cette description, les deux valves de la mitrale reçoivent des cordages tendineux des deux piliers. Elles diffèrent, toutefois, par ce fait que les cordages venus des deux piliers s'implantent sur la face pariétale de la petite valve, tandis qu'ils s'arrêtent pour la plupart sur le bord libre de la grande valve, dont la face septale apparaît lisse et unie par les frottements du courant sanguin qui s'engage dans l'aorte.

Orifice aortique. — L'orifice aortique, régulièrement arrondi, d'une circonférence de 70 mm. chez l'homme, de 64 mm. chez la femme (Bizot), est placé en avant et à droite de l'orifice auriculo-ventriculaire gauche, en rapport immédiat avec ce dernier (voir fig. 323). Son axe se dirige en haut, à droite et un peu en arrière, comme celui de la portion ascendante de la crosse aortique.

Valvules sigmoïdes aortiques. — A cet orifice sont annexées trois valvules sigmoïdes. De ces trois valvules, l'une est placée en avant et à droite, l'autre en avant et à gauche, la troisième en arrière. Il est intéressant de rapprocher cette situation des trois valvules sigmoïdes aortiques de celle des trois valvules sigmoïdes pulmonaires. Les deux schémas A et B (fig. 330), empruntés à Gegenbaur, nous donnent, en même temps que l'explication embryologique de cette orientation, un moyen commode de la retenir. L'aorte et l'artère pulmonaire dérivent d'un tronc unique, le bulbe artériel ; celui-ci est pourvu de quatre valvules qui sont, comme le montre le schéma A, antérieure, postérieure, droite et gauche. Plus tard apparaît une cloison (septum aorticum) qui coupe, dans un plan frontal, les valvules latérales ; alors, les deux valvules postérieures de l'artère pulmonaire, ainsi que les deux valvules antérieures de l'aorte se constituent aux dépens des tronçons des deux valvules latérales primitives, comme le montre le schéma B.

Les valvules aortiques sont beaucoup plus résistantes que les valvules de l'artère pulmonaire; lorsqu'on les examine avec soin, on voit qu'elles sont beaucoup plus épaisses dans leur moitié inférieure que dans leur moitié supérieure. Cette dernière, souvent percée de trous, est constituée par un simple repli endocardique, car le prolongement émané de l'anneau fibreux, sur lequel s'insère la valvule, n'occupe guère que la moitié inférieure de celle-ci. A l'union de ces deux zones d'épaisseur différente, il existe parfois sur la face pariétale des valvules sigmoïdes aortiques, des petits prolongements villeux visibles lorsqu'on examine les valvules sous l'eau. Ces prolongements, déjà vus par Santorini, ont été retrouvés et longuement décrits par Lambl (Wiener Medicinische Wochenschrift, 1856, n° 16) et Luschka (Deutsche Klinik, 1856, n° 23).

Le nodule qui occupe le bord libre des valvules sigmoïdes aortiques est plus volumineux que le nodule des valvules pulmonaires; il porte le nom de nodule d'Arantius.

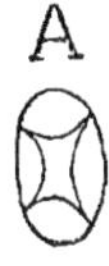

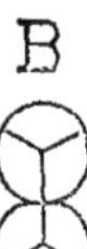

Fig. 330. — Schéma du développement des valvules sigmoïdes, d'après Gegenbaur.

Si nous jetons maintenant un coup d'œil d'ensemble sur la cavité du ventricule gauche, nous voyons qu'on peut la considérer comme présentant deux compartiments distincts. La cloison, d'ailleurs incomplète, qui les sépare est formée par la grande valve aortique de la valvule mitrale. Des deux portions du ventricule, l'une est située en arrière et à gauche de cette valve aortique; elle communique largement en haut avec l'oreillette; c'est la *portion auriculaire*. L'autre, située en avant et à droite de la même valve, est remarquable par l'aspect lisse des parois qui la limitent; elle se continue en haut avec l'aorte; c'est la portion *artérielle* ou *canal aortique* des auteurs. Ces deux portions communiquent largement par un orifice ovalaire; comme on le voit sur la figure 328, cet orifice est limité par le bord droit des deux piliers de la mitrale et des cordages qui en émanent pour aller former une arcade au niveau du bord inférieur de la grande valve aortique.

CLOISON INTERVENTRICULAIRE

La cloison interventriculaire a la forme d'un triangle dont le sommet répond à la pointe du cœur, et dont la base répond à la base des ventricules. Comme cette dernière, elle regarde en haut et en arrière. Des deux bords, l'un est antéro-supérieur et correspond sur la surface extérieure de l'organe au sillon interventriculaire antérieur; l'autre est inférieur et répond au sillon interventriculaire de la face diaphragmatique. Des deux faces, l'une regarde en avant et à droite; elle est convexe et constitue la paroi interne du ventricule droit; l'autre regarde en arrière et à gauche; elle est concave et constitue la paroi interne du ventricule gauche.

Nous avons vu en étudiant les deux faces de la cloison considérées comme parois ventriculaires que, dans leur partie antéro-inférieure, voisine de la pointe par conséquent, ces deux faces étaient irrégulières et présentaient un grand nombre de colonnes charnues. Elles sont, au contraire, lisses et unies dans leur partie postéro-supérieure voisine de la base.

Envisagée au point de vue de sa constitution, la cloison interventriculaire, comme le montre la figure 331, se compose de deux parties : l'une, beaucoup plus épaisse et de beaucoup la plus étendue, l'autre beaucoup plus mince et occupant un espace très restreint. La première, *portion musculaire*, a une épaisseur d'environ 9 à 10 mm. ; uniquement constituée par des fibres charnues, dont nous indiquerons la disposition en décrivant l'architecture du cœur, elle constitue la presque totalité de la cloison.

L'autre, *portion membraneuse* (pars membranea), bien décrite par Thurnam (médico-chirurg. transactions, 1838, vol. XXI) n'occupe qu'un espace très restreint. Elle ne dépasse pas, en effet, 15 à 20 millimètres carrés; tantôt triangulaire, tantôt elliptique, elle est située dans le voisinage de la base de la cloison interventriculaire, sur les confins de cette cloison et de la cloison interauriculaire. Blanchâtre et transparente, elle a une épaisseur de 1 mm. 1/2 à 2 mm. Si on étudie cette portion membraneuse de la cloison sur une coupe du cœur intéressant cette cloison dans toute son étendue, comme cela a été représenté dans la figure 331, on voit que, du côté gauche, cette portion membraneuse répond, dans toute son étendue, à la partie la plus élevée de la paroi interne du ventricule gauche, tandis que du côté droit, cette portion membraneuse répond en partie au ventricule droit, en partie à l'oreillette droite. Ce rapport avec l'oreillette droite tient à ce que le ventricule droit est plus court que le ventricule gauche. La portion qui répond au ventricule droit est cachée sous la valve interne de la valvule tricuspide, qu'il faut couper pour l'apercevoir.

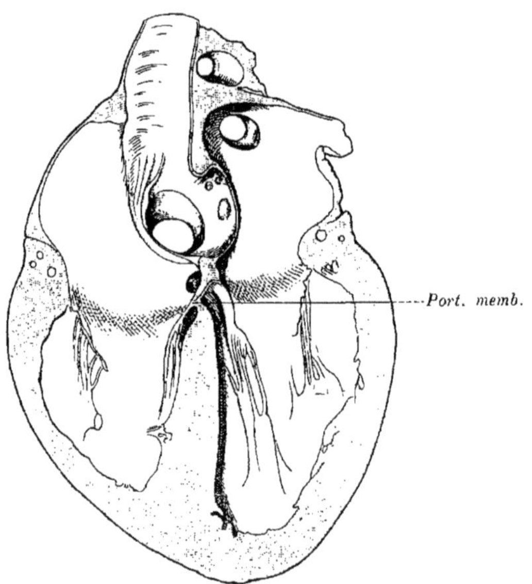

Fig. 331. — La cloison interventriculaire, d'après His.

La portion de la cloison qui répond à l'oreillette droite occupe la partie de la paroi interne de cette cavité la plus rapprochée de l'orifice auriculo-ventriculaire. Un instrument enfoncé à ce niveau par l'oreillette droite ne pénètre pas, comme on pourrait le croire, dans l'oreillette opposée, mais bien dans le ventricule gauche.

C'est à tort que quelques auteurs ont prétendu que cette portion membraneuse était constituée seulement par l'adossement de l'endocarde des deux ventricules. En réalité, il existe entre les deux lames endocardiques du tissu fibreux qui, pour être très mince, n'en est pas moins très résistant. Chez certains animaux il existerait même à ce niveau une véritable lame osseuse (Luschka).

Au point du vue embryologique l'origine de la portion membraneuse de la paroi interventriculaire est tout à fait différente de celle de la portion musculaire. La cloison interventriculaire se forme : 1° aux dépens du septum interventriculaire primitif, 2° du septum intermédiaire de His, dépendance de la cloison interauriculaire primitive, 3° du septum aortique, cloison qui divise en deux troncs secondaires le tronc artériel primitif. C'est aux dépens du septum interventriculaire que se développe la portion charnue de la cloison ; c'est aux dépens du septum intermédiaire et du septum aortique que se développe la portion membraneuse. Lorsqu'il existe une communication entre les deux ventricules, anomalie beaucoup plus rare que la persistance du trou de Botal, à laquelle elle est souvent associée, c'est que les trois éléments, qui constituent la cloison définitive, ne sont pas arrivés au contact.

OREILLETTES

La cavité des oreillettes a une forme assez irrégulière, qui répond à leur forme extérieure. Comme nous l'avons dit, elles ont une forme cubique ; nous leur décrirons donc six parois.

D'une façon générale, les parois des oreillettes sont plus minces que celles des ventricules et l'on n'y rencontre point de colonnes charnues de premier ordre.

OREILLETTE DROITE

Pour étudier la configuration intérieure de l'oreillette droite, il faut reséquer la paroi externe de cette cavité. Pour cela, il faut tracer une incision verticale, allant de l'embouchure de la veine cave supérieure à celle de la veine cave inférieure, et deux incisions horizontales, réunissant les deux extrémités de la première au sillon auriculo-ventriculaire. On détermine ainsi un petit lambeau à base antérieure que l'on peut rejeter en avant. C'est une préparation de ce genre qui a été représentée fig. 332.

Comme je l'ai dit, on peut décrire à l'oreillette droite six parois :

1° Une paroi *externe* ou *droite ;* cette paroi, détachée en lambeau sur notre figure, est des plus irrégulières. Elle présente des colonnes charnues à direction antéro-postérieure.

2° Une paroi *interne* ou *gauche ;* formée par le septum interauriculaire, elle présente plusieurs points intéressants à étudier. On remarque d'abord à sa partie moyenne une dépression plus ou moins marquée, la *fosse ovale*. A ce niveau, la paroi de l'oreillette est d'une minceur extrême et demi-transparente, allongée dans le sens vertical, la fosse ovale est limitée par un relief arrondi, l'*anneau de Vieussens*. Très marqué en haut et en avant, ce relief s'atténue en bas et en arrière, si bien qu'à ce niveau, les limites de la fosse ovale manquent de netteté. L'anneau de Vieussens ressemble donc moins à un anneau qu'à un croissant dont la concavité regarde en bas et en arrière. Ce croissant limite, dans sa partie moyenne, un sillon ; un stylet introduit dans ce sillon pénètre à une profondeur de 3 à 4 mm. ; dans quelques cas même, il arrive dans l'oreillette gauche. Mais, ces cas de communication entre les deux oreillettes ne sont pas aussi fréquents qu'on a bien voulu le dire, et l'introduction du stylet dans l'oreillette gauche est souvent la conséquence d'une exploration trop brutale, qui déchire la mince paroi séparant les deux cavités. On trouve encore sur la paroi interne, entre la fosse ovale et l'orifice de la veine cave supérieure, les orifices par lesquels les veines auriculaires viennent déboucher dans l'oreillette.

3° Une paroi *supérieure*. Cette paroi supérieure présente en arrière, au

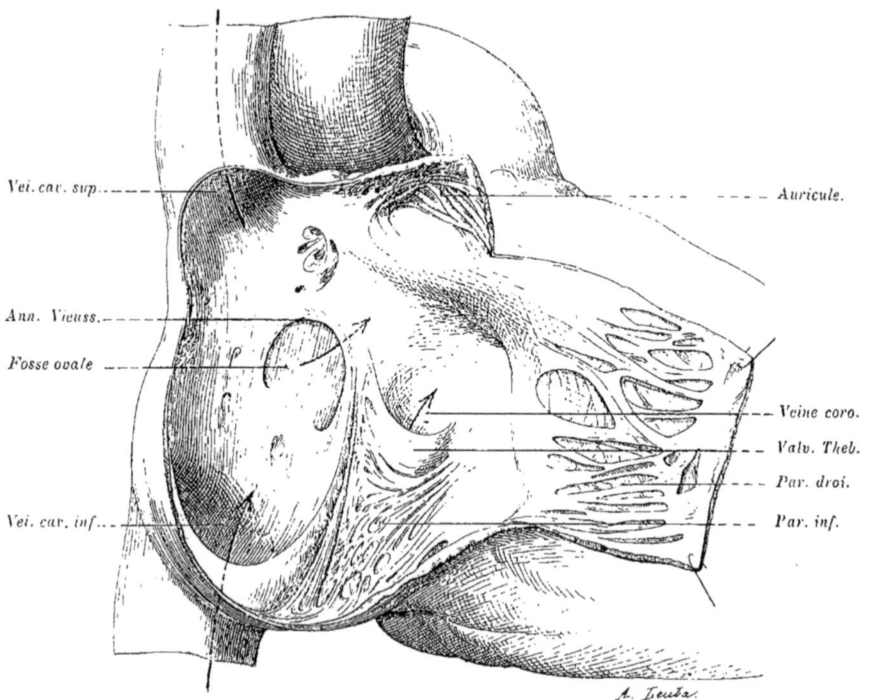

Fig. 332. — Oreillette droite sur un cœur en place ; la paroi droite à été incisée et réclinée.

niveau de sa jonction avec la paroi postérieure, l'orifice de la veine cave supérieure. Cet orifice, régulièrement circulaire, mesure de 18 à 22 mm. de diamètre (Cruveilhier); il est dépourvu de valvule. En avant de l'orifice de la veine cave supérieure, la paroi supérieure se continue avec la paroi correspondante de l'auricule.

4° Une paroi *inférieure*. Elle présente des colonnes charnues qui se continuent avec celles que nous avons signalées sur la paroi externe de l'oreillette, mais en diffèrent par leur volume. Beaucoup plus grêles, elles dessinent sur la paroi inférieure un réticulum très fin. Sur cette paroi inférieure, on aperçoit l'orifice de la grande veine coronaire: situé en avant de l'orifice de la veine cave inférieure, tout près de la cloison interauriculaire, il est régulièrement arrondi et présente un diamètre de 12 mm. environ. Il est parfois situé au fond d'une petite fossette. Cet orifice est muni d'une valvule : la valvule de Thebesius qui affecte la forme de croissant. Son bord libre, concave, regarde en haut ; son bord adhérent s'insère sur la demi-circonférence externe de l'orifice veineux et semble prolonger dans l'oreillette la paroi de la grande veine coronaire. De ses deux faces, l'une est tournée en dehors, l'autre en dedans vers la cloison interauriculaire. La valvule de Thebesius est extrêmement mince ; sur certains sujets, je l'ai vue constituée non par une lamelle continue, mais par un fin réticulum, circonscrivant de minuscules orifices et comparable à une véritable toile d'araignée.

A la jonction de la paroi inférieure avec la paroi postérieure, se trouve l'orifice de la veine cave inférieure. Cet orifice est circulaire comme celui de la veine cave supérieure, mais plus considérable ; son diamètre est de 27 à 36 mm. (Cruveilhier). Il n'est pas orienté dans un plan absolument horizontal, mais légèrement oblique en bas et en avant. Il en résulte que la veine cave inférieure est obligée de décrire une légère crosse pour déboucher dans l'oreillette. Cet orifice est pourvu d'une valvule, la valvule d'Eustachi. Cette valvule a, comme la valvule de Thebesius, la forme d'un croissant : son bord libre, concave, regarde en haut ; son bord convexe adhère à la paroi inférieure de la cavité et semble prolonger dans l'oreillette la paroi interne de la veine. Ses deux faces regardent l'une en avant et en dehors, l'autre en arrière et en dedans. La première répond à la paroi externe de l'oreillette, avec laquelle elle limite un petit cul-de sac ; l'autre est séparée de la paroi interne par la lumière du vaisseau. Les deux extrémités du croissant valvulaire se perdent, la postérieure sur la paroi postérieure de l'oreillette, l'antérieure sur la paroi interne, immédiatement en avant de la fosse ovale. La valvule d'Eustachi est quelquefois percée de trous dans ses deux tiers supérieurs, où elle n'est formée que par un simple repli de l'endocarde. Elle est plus épaisse au niveau de son tiers inférieur, où le repli endocardique contient dans son épaisseur une émanation de la couche musculaire de l'oreillette.

La valvule d'Eustachi est le reliquat d'un appareil valvulaire mieux développé, séparant le *sinus veineux* de l'embryon de l'oreillette primitive. Plus tard lorsque le sinus est devenu partie intégrante de l'oreillette droite, la valvule d'Eustachi persistante atteste la dualité d'origine de l'oreillette définitive. Dire que la valvule d'Eustachi est un prolongement auriculaire de la veine cave, c'est là une expression commode peut-être pour indiquer que la valvule semble continuer la paroi du vaisseau, mais qui ne saurait donner le pourquoi de l'existence de ce repli membraneux.

5° Une paroi *postérieure*. La paroi postérieure se continue sans ligne de démarcation aucune avec la paroi externe ; absolument lisse, elle ne présente rien de spécial à signaler. A la jonction de la paroi interne et de la paroi postérieure, presque à égale distance de l'embouchure des deux veines caves, plus rapproché cependant de la veine cave supérieure, on remarque parfois un tubercule, le tubercule de Lower (Richard Lower, Tractatus de corde, Amstelodami, 1669, p. 51).

Ce tubercule, de forme et de saillie très variables, affecte, lorsqu'il est bien marqué, la forme d'une crête mousse transversale. D'après Henle il serait dû à une accumulation limitée de graisse, qui cliverait, à ce niveau, en deux couches la paroi musculaire de l'oreillette, et soulèverait vers la cavité de cette dernière la couche la plus interne. D'après Lower, cette saillie résulterait d'un enfoncement de la paroi postérieure par la convergence des deux veines caves. Lower l'a défini : *tuberculum utramque venam distinguens* et lui a assigné comme rôle de dévier vers le centre de l'oreillette les colonnes sanguines qui débouchent des veines caves. — Après avoir recherché sur un grand nombre de cœurs le tubercule de Lower, nous devons avouer qu'il nous a été bien souvent impossible de le rencontrer.

6° Une paroi *antérieure*. La paroi antérieure nous présente l'orifice auriculo-ventriculaire. Vu par l'oreillette et prolongé par la valvule tricuspide, cet orifice affecte la forme d'un entonnoir à ouverture postérieure.

Auricule droite. — A la jonction de la paroi antérieure et de la paroi supérieure de l'oreillette se trouve l'orifice qui conduit dans la cavité de l'auricule droite. Cette cavité (Voy. fig. 332) affecte la forme d'un entonnoir, dont le sommet est dirigé à gauche et dont la base, regardant à droite, s'ouvre largement dans l'oreillette. Les parois de l'auricule sont remarquables par le nombre considérable des colonnes charnues qu'elles présentent.

OREILLETTE GAUCHE

La cavité de l'oreillette gauche présente la même conformation générale que

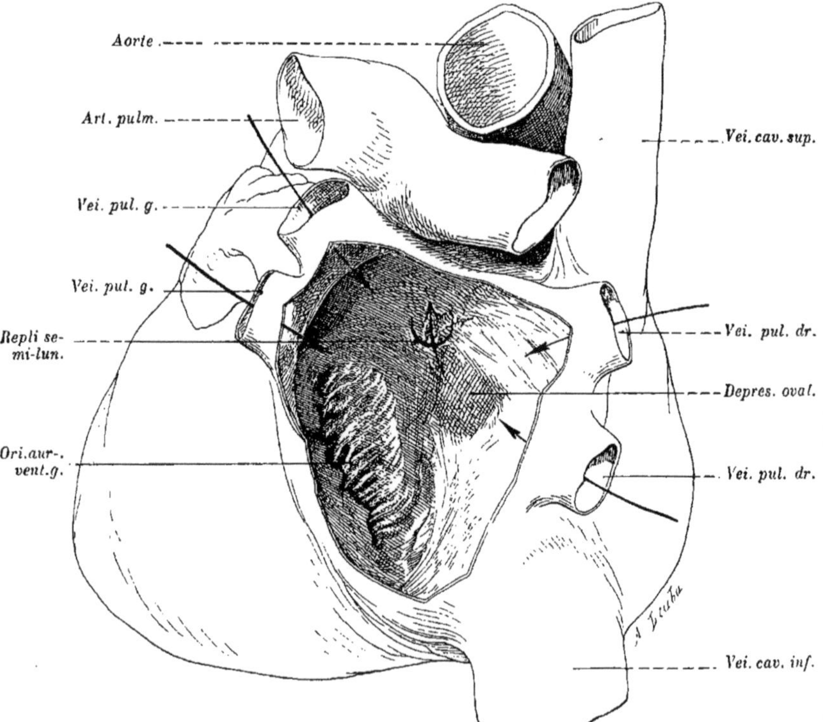

Fig. 333. — L'oreillette gauche, sur un cœur en place après résection de la paroi postérieure.

celle de l'oreillette droite. Quoiqu'elle soit assez régulièrement arrondie, on la décrit ordinairement comme ayant une forme cubique et on lui considère par conséquent six parois. J'orienterai ces parois comme je les ai orientées en décrivant la configuration extérieure de l'oreillette et comme elles sont représentées dans la fig. 333.

Les *parois supérieure* et *inférieure,* concaves, sont lisses et ne présentent rien de spécial.

La *paroi postérieure* montre l'ouverture des quatre veines pulmonaires, qui se jettent symétriquement sur ses parties latérales. Ces orifices sont régulièrement arrondis, d'un diamètre de 14 à 15 mm. Leur disposition est sujette à de nombreuses variations. Il n'est pas rare d'en rencontrer cinq, trois à droite, deux à gauche. En revanche, leur nombre peut être réduit à trois, deux des veines pulmonaires se fusionnant en un tronc unique avant de pénétrer dans l'oreillette. On remarque encore sur la paroi postérieure, et à égale distance des deux groupes de veines pulmonaires, un foramen presque constant, signalé par Lannelongue.

La *paroi antérieure* présente l'orifice auriculo-ventriculaire gauche.

La *paroi externe ou gauche,* lisse, porte un orifice bien circonscrit qui conduit dans la cavité de l'auricule gauche.

La *paroi interne* est formée par la cloison interauriculaire. L'espace qui correspond à la fosse ovale de l'oreillette droite présente quelquefois une dépression peu marquée. En avant de cette dépression, il existe un croissant membraneux à concavité dirigée en haut et en avant. C'est le *repli semi-lunaire* (valvula semi-lunaris; valvula sinus sinistri, G. F. Wolff, valvula interauricularis, Parchappe dont l'origine sera indiquée ci-après).

Auricule gauche. — Sa cavité est remarquable par l'irrégularité de ses parois, qui présentent de nombreuses colonnes charnues; elle contraste ainsi singulièrement avec l'aspect lisse de la cavité de l'oreillette.

CLOISON INTERAURICULAIRE

Envisagée dans son ensemble, la cloison interauriculaire affecte la forme d'une lame membraneuse, fixée en bas et en avant sur le tissu fibreux intermédiaire aux deux zones fibreuses auriculo-ventriculaires et continue dans le reste de son contour, avec les parois des oreillettes. Cette cloison n'est pas orientée dans le sens sagittal : comme le montre la fig. 331, elle a une obliquité telle que l'une de ses faces regarde en avant et à droite, l'autre en arrière et à gauche. La cloison interauriculaire est plus étendue du côté de l'oreillette droite que du côté de l'oreillette gauche. Comme je l'ai dit plus haut, une aiguille enfoncée dans la paroi interne de l'oreillette droite, tout près de l'anneau auriculo-ventriculaire, pénètre non pas dans l'oreillette gauche, mais dans le ventricule correspondant. L'épaisseur moyenne de la cloison interauriculaire est de deux mm. et demi; elle descend au minimum au niveau de la partie moyenne, qui correspond à la fosse ovale.

Nous avons vu que la fosse ovale était limitée en haut et en avant par un bourrelet saillant à concavité regardant en bas et en arrière, l'anneau de Vieussens. J'ai dit aussi que, dans l'oreillette gauche, on trouvait, au point qui correspond à l'anneau de Vieussens, un repli valvulaire concave, mais dont la concavité regarde en haut et en avant.

L'embryologie nous explique nettement cette disposition. On sait que pendant la plus grande partie de la vie fœtale, la cloison interauriculaire reste incomplète et présente un orifice, le trou de Botal,qui permet une large communication entre les deux oreillettes; cet orifice est limité en haut et en avant par un bourrelet très marqué, le futur anneau de Vieussens. Vers la fin de la vie intra-utérine, cet orifice commence à s'oblitérer par le processus suivant. De la partie postéro-inférieure de sa circonférence, s'élève un repli valvulaire, qui se dirige en haut et en avant, atteint l'anneau de Vieussens et arrive même à

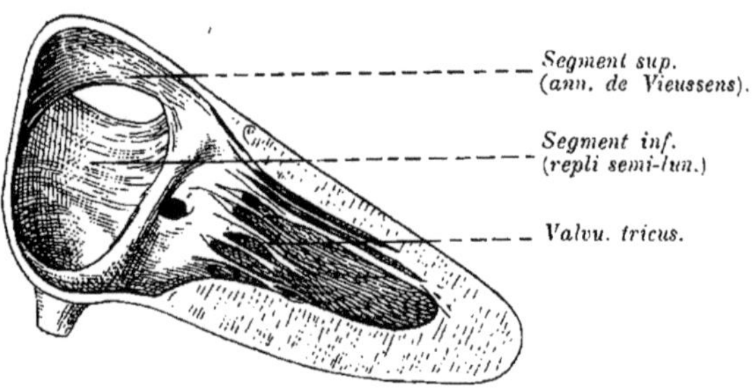

Fig. 334. — Cloison interauriculaire, face droite, d'un cœur de fœtus durci dans l'alcool, d'après Henle.

le dépasser; repli valvulaire et anneau finissent ainsi par chevaucher en quelque sorte, le repli valvulaire passant à gauche de l'anneau (Voy. fig. 334). Normalement, le repli se soude à l'anneau de Vieussens, sauf au niveau de son bord libre qui forme le repli semi-lunaire décrit dans l'oreillette gauche. Si la soudure entre le repli et l'anneau ne se fait pas, il persiste une fente oblique qui établit une communication entre les deux oreillettes.

Cette communication, qui n'apporte aucun trouble dans le fonctionnement du cœur, et qu'il ne faut pas confondre avec les cas de persistance complète du trou de Botal, est un fait relativement fréquent. — Ogle (Journal de la Phys., 1859, p. 119) l'a trouvée 13 fois sur 62 cœurs d'adultes; Klob (Bericht der Bonner Naturforscher versammlung), 224 fois sur 500 cœurs; Wallmann (Prager Vierteljahr, 1859), 132 fois sur 300 cœurs. D'après ce dernier auteur, la communication serait plus fréquente chez l'homme que chez la femme.

§ IV. — RAPPORTS DU CŒUR

Le cœur est coupé par le plan médian sagittal en deux parties inégales. D'après Luschka, la partie droite comprend l'oreillette droite, sauf l'extrémité de son auricule, la moitié droite de l'oreillette gauche, et la partie postérieure du ventricule droit; la partie gauche comprend : la moitié gauche de l'oreillette gauche, la partie antérieure du ventricule droit, et la totalité du ventricule gauche. C'est ce que montre bien la coupe horizontale fig. 335.

Les recherches de Giacomini confirment presque entièrement celles de Luschka; cependant, l'auteur italien aurait toujours trouvé l'auricule droite à droite du plan médian (Voy. Giacomini : Topographia del cuore, Torino, 1886, pages 18 et suiv.). Comme on le voit, l'embouchure de la grande veine coronaire est

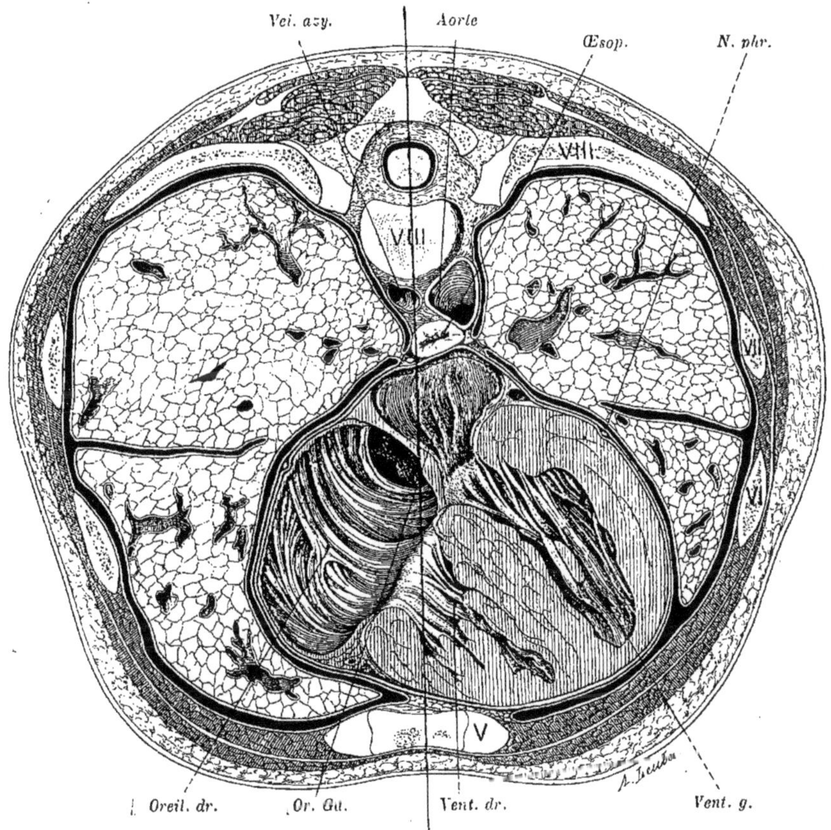

Fig. 335. — Coupe horizontale du thorax d'un nouveau-né passant par la huitième dorsale, d'après Luschka.

placée à droite du plan médian sagittal et l'opinion des anciens auteurs qui la croyaient située au centre même du thorax est erronée.

Etudions maintenant les rapports des faces, de la base et du sommet de la pyramide cardiaque.

Face antérieure. — La *face antérieure* du cœur est recouverte par les plans suivants : peau et tissu cellulaire sous-cutané, grand pectoral, plastron sterno-costal, sur lequel nous aurons plus tard à projeter exactement la face antérieure du cœur, vaisseaux mammaires internes qui descendent à 10 ou 15 mm. environ des bords du sternum (voy. artère mammaire interne), muscle triangulaire du sternum, culs-de-sac pleuraux antérieurs et bords antérieurs des poumons, thymus chez l'enfant et ses restes chez l'adulte, et enfin le sac fibreux du péricarde. Ce sac fibreux incisé, on aperçoit la face antérieure du cœur, ou plus exactement, son segment inférieur, car ses deux segments moyen et supérieur sont encore cachés par l'aorte et l'artère pulmonaire.

Certains de ces rapports et notamment le trajet précis des culs-de-sac pleu-

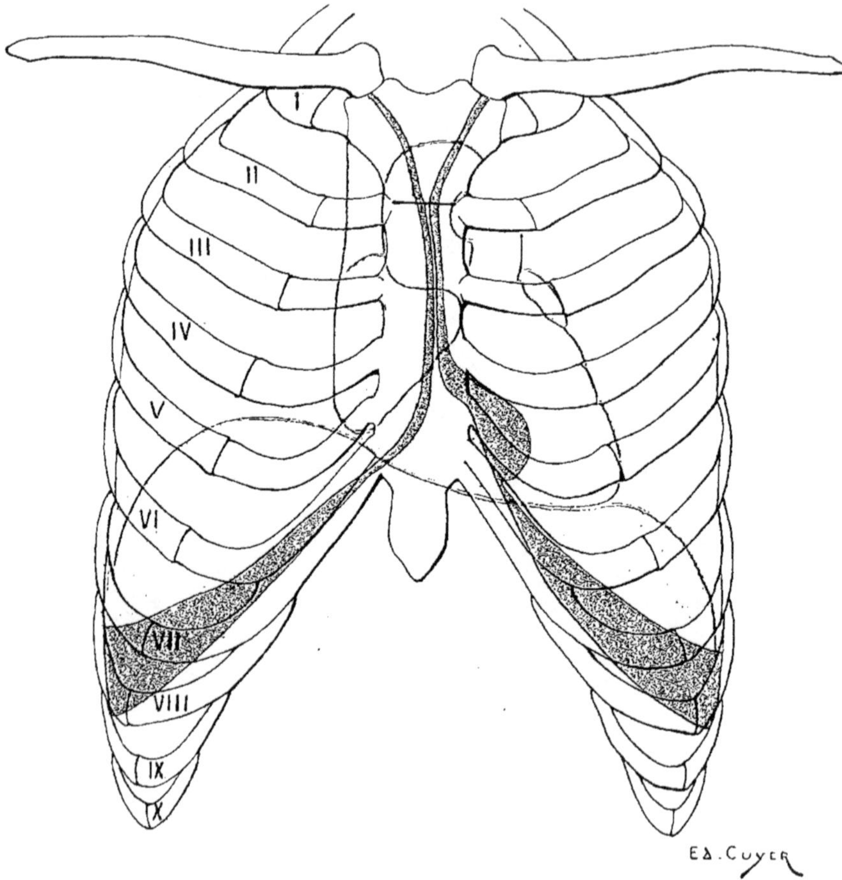

Fig. 336. — Projection sur la cage thoracique du cœur, des plèvres et des poumons en inspiration.

raux et du bord antérieur du poumon, en inspiration et en expiration, présentent un intérêt considérable.

Projection sterno-costale des culs-de-sac pleuraux mediastino-costaux antérieurs. — On peut distinguer trois portions dans le trajet des culs-de-sac pleuraux antérieurs :

Dans la première portion, étendue de l'interligne sterno-claviculaire au deuxième cartilage costal, les culs-de-sac pleuraux droit et gauche se comportent de façon à peu près identique. Tous deux descendent en dedans des bords correspondants du sternum, par une courbe douce à convexité interne ; ils se rapprochent de la ligne médiane au fur et à mesure qu'ils descendent, et arrivent à se toucher au niveau du deuxième cartilage costal. — Ils limitent ainsi, derrière le manubrium, un espace triangulaire, dans l'aire duquel la face postérieure du sternum entre en contact direct avec le tissu cellulaire médiastinal. Le sommet de ce triangle, triangle médiastinal supérieur, est en bas ; il répond à l'union du manubrium avec le corps sternal. La base, située à la hauteur de l'encoche sternale, est de dimensions des plus variables ; toutefois sa largeur moyenne paraît être de 4 cm.

Dans la *deuxième portion*, étendue des deuxièmes aux quatrièmes cartilages costaux, les deux culs-de-sac pleuraux, accolés l'un à l'autre, descendent verticalement, un peu à gauche de la ligne médiane.

Dans la *troisième portion*, ils divergent de nouveau : le cul-de-sac droit, à partir du quatrième espace, se porte obliquement en bas et en dehors ; il abandonne le sternum au niveau de l'extrémité sternale du sixième espace. — La plèvre gauche, dès le quatrième espace, se dirige très obliquement en bas et en dehors. Au niveau de la cinquième côte, elle est déjà à 1 cm. 5 environ en dehors du bord correspondant du sternum ; elle s'en écarte de 2 cm. au niveau de la sixième côte, de 3 cm. 5 au niveau de la septième.

Ainsi, dans leur troisième portion, les culs-de-sac pleuraux limitent encore un espace triangulaire : c'est dans l'aire de ce triangle médiastinal inférieur, à sommet supérieur, que la face antérieure du péricarde répond directement à la paroi sterno-costale. Le sommet se trouve au niveau du quatrième espace ; la base coupe celle de l'appendice xyphoïde ; le côté droit est limité par le cul-de-sac pleural correspondant, étendu du quatrième cartilage costal au sixième ; le côté gauche est limité par le cul-de-sac pleural correspondant, étendu de la quatrième à la septième côte.

Telle est, en somme, la disposition type des culs-de-sac pleuraux. Mais, avec Luschka, il faut insister sur ce fait qu'il s'agit là d'une disposition fréquente mais non constante. Les variations sont nombreuses. La partie la plus variable du trajet de la plèvre gauche est précisément celle qui s'étend du quatrième au septième cartilage costal, celle qu'il serait surtout intéressant de connaître au point de vue de la paracentèse du péricarde. C'est ainsi qu'exceptionnellement le cul-de-sac gauche peut, à ce niveau, s'avancer sous le sternum jusque vers le bord droit de cet os ; il peut aussi ne pas s'écarter du bord gauche du sternum, réduisant ainsi à son minimum l'espace péricardique en rapport direct avec l'os.

Luschka a vu les deux culs-de-sac pleuraux, écartés dans tout leur trajet, suivre les bords du sternum. — Il peut aussi arriver que, dans la partie moyenne de leur trajet, au lieu de s'adosser, les culs-de-sac pleuraux droit et gauche se recouvrent ; et si, plus souvent, c'est le droit qui passe au-devant du gauche, l'inverse est possible.

Dans un travail récent, MM. Delorme et Mignon ont à nouveau étudié cette question ; leurs recherches ont porté sur 32 cadavres. Comme Luschka, ils ont été frappés de l'extrême variabilité du trajet des culs-de-sac pleuraux. Ils insistent surtout sur ce fait que, contrairement à l'opinion classique, la plèvre gauche pénètre plus sous le sternum que la plèvre droite, ils admettent aussi que son trajet est moins variable que celui de cette dernière (Revue de chirurgie, octobre 1895).

Projection sterno-costale des bords antérieurs des poumons. — Le trajet des bords antérieurs des poumons varie suivant que ceux-ci se trouvent en état d'inspiration ou d'expiration.

Pendant l'inspiration, le trajet du bord antérieur du poumon droit est identique à celui du cul-de-sac pleural correspondant. Le bord du poumon est en contact avec le fond du cul-de-sac, si le sujet est en inspiration forcée ; il est distant de quelques millimètres de ce fond, auquel il reste d'ailleurs parallèle, dans une inspiration moyenne. Il en est de même pour le bord antérieur du poumon gauche jusqu'au niveau de la quatrième côte ; mais, à partir de ce point, le trajet du bord pulmonaire devient sensiblement différent de celui du cul-de-sac pleural. Ce bord s'incline en bas et en dehors, en décrivant une courbe qui, née derrière le bord gauche du sternum, au niveau de l'insertion sternale du quatrième cartilage costal, se termine à la partie moyenne du sixième cartilage. Cette courbe à convexité externe est, en général, assez irrégulière ; la longueur de ses rayons est des plus variables. Elle croise généralement la cinquième côte au niveau de son articulation avec le cartilage correspondant. On donne à la courbe que décrit à ce niveau le bord du poumon le nom d'*incisure cardiaque*. Comme le cul-de-sac pleural suit un trajet qui répondrait assez bien à la corde de l'arc formé par le bord pulmonaire, il existe toujours, à ce niveau, un vaste espace complémentaire qui n'est jamais rempli, même au moment des plus fortes inspirations.

Au-dessous de l'incisure cardiaque, le bord antérieur du poumon envoie vers la ligne médiane une languette allongée ; c'est le *processus linguiforme* qui s'interpose entre la pointe du cœur et la paroi thoracique.

Pendant l'expiration, les bords du poumon suivent sensiblement les bords correspondants du sternum ; cependant le gauche s'en écarte très notablement au niveau de l'incisure cardiaque.

Face inférieure. — La *face inférieure* du cœur repose sur le centre phrénique, dont elle est séparée par le péricarde. Elle répond plus particulièrement à la foliole antérieure qu'elle déborde légèrement, d'un travers de doigt environ, à droite et à gauche. Sa surface de projection sur le diaphragme représente une surface de contour ovalaire, à grosse extrémité dirigée en arrière et à

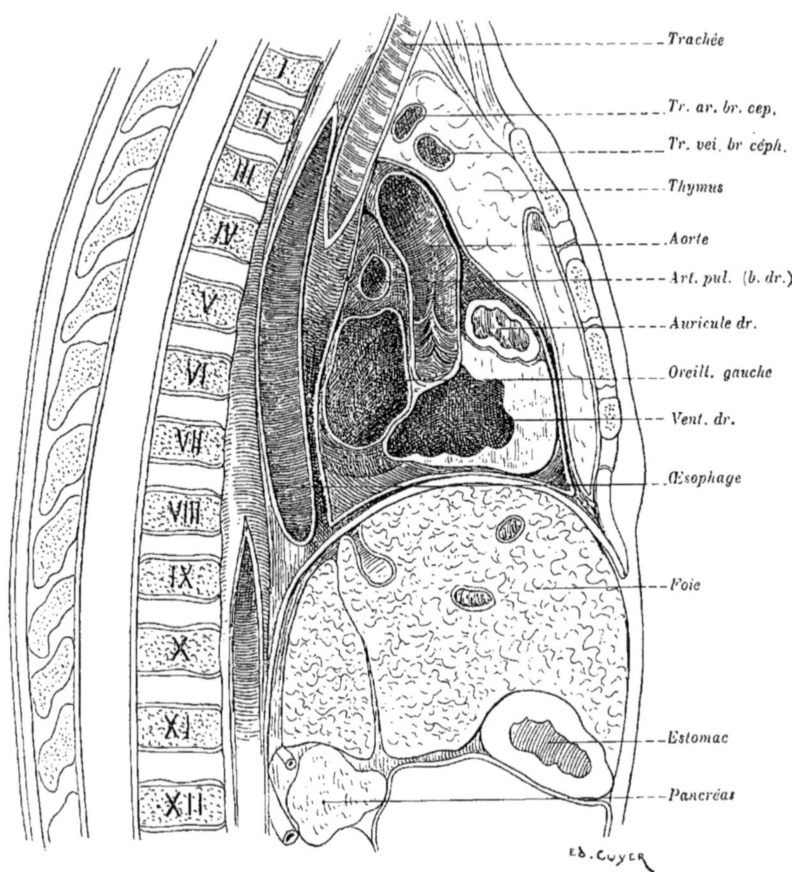

Fig. 337. — Coupe sagittale du thorax par le plan médian, sur un enfant de 18 mois d'après Luschka.

droite, à petite extrémité regardant en avant et à gauche, vers le cinquième espace intercostal. Par l'intermédiaire du diaphragme, la face inférieure répond au lobe gauche du foie.

Face gauche. — *La face gauche* du cœur est en rapport avec la face interne du poumon gauche, dans lequel elle creuse une forte dépression (*superficies cardiaca* des auteurs allemands). Le nerf phrénique et les vaisseaux diaphragmatiques gauches, appliqués à la surface extérieure du péricarde, croisent la face gauche du cœur près de la pointe de l'organe.

Base. — Au point de vue de ses rapports, la *base* du cœur présente deux segments distincts : l'un appartenant à l'oreillette gauche, l'autre appartenant à l'oreillette droite (Voy. coupe horizont. du thorax, fig. 335). Le premier, *segment médiastinal,* est en rapport avec les organes du médiastin postérieur, dont il est séparé par le cul-de-sac rétro-auriculaire du péricarde ; ce cul-de-sac n'est point figuré sur notre coupe empruntée à Luschka. Ce segment répond, sur un plan antérieur, à l'œsophage, sur les côtés duquel cheminent les deux pneumogastriques, et aux ganglions inférieurs du groupe intertrachéo-bronchique ; sur un plan plus profond, il répond à l'aorte et à la grande azygos, et, plus profondément encore, au corps des sixième, septième et huitième vertèbres dorsales. Le segment formé par l'oreillette droite, *segment pulmonaire,* répond à la face interne du poumon droit ; le phrénique droit descend entre l'oreillette droite et le poumon (Voy. fig. 335).

Pointe. — La *pointe* du cœur répond au cinquième espace intercostal gauche, au niveau d'une ligne verticale passant par l'extrémité *externe* du cinquième cartilage. La pointe n'est d'ailleurs pas immédiatement en contact avec l'espace intercostal, elle en est séparée par la face profonde de la languette cardiaque du poumon gauche.

TOPOGRAPHIE CARDIO-THORACIQUE

La topographie cardio-thoracique a fait l'objet d'une foule de travaux. Les monographies spéciales, la plupart des auteurs d'anatomie topographique et les cliniciens qui ont écrit un traité des affections cardiaques, donnent un tracé de la projection du cœur sur le thorax. Dois-je ajouter que les descriptions sont loin de se ressembler ?

Le désaccord tient vraisemblablement à deux causes : en premier lieu, les variations individuelles, souvent considérables, et dont il importe de tenir le plus grand compte ; en second lieu, la différence des méthodes d'investigation.

Il existe en effet plusieurs procédés d'étude. Le plus ancien et le plus communément employé est le *procédé des aiguilles* (Hope, Gendrin, Meyer). Il consiste à enlever le plastron sterno-costal après avoir transfixé le thorax en des points déterminés, toujours les mêmes, avec de longues tiges d'acier, dont la pointe va se fixer dans la planche sur laquelle repose le sujet.

En Allemagne, Pirogoff, Luschka et Braune (Topographisch anatomischer atlas, 1888) se sont surtout servis de la méthode des coupes sur sujets congelés. — Carlo Giacomini (Topographia del cuore, Torino, 1886) a modifié le procédé des aiguilles. Il remplace les tiges rigides par des cordons élastiques, qu'il passe à travers le corps, à l'aide de longues aiguilles spéciales, et dont il fixe solidement les extrémités au point d'entrée et au point d'émergence. Grâce à cette méthode, à laquelle il donne le nom de *cucitura dei visceri.* G. a pu étudier les modifications des rapports du cœur consécutives aux mouvements respiratoires.

Tout récemment *Haynes* (the relations of the heart and lungs to the anterior chest wall. New-York médic. Journal, 11 nov. 1893, p. 562 et 9 déc., p. 687) et Merkel (Handbuch der topographischen anatomie, 2e vol., 2e fascic., 1896) ont utilisé la photographie dans l'étude de la topographie cardio-thoracique. Voici comment ont procédé ces auteurs. Sur un cadavre rigoureusement fixé on injecte préalablement le cœur et les poumons. Puis, à l'aide d'un appareil photographique maintenu absolument immobile pendant toute la durée des opérations on photographie successivement : le sujet intact, le thorax dénudé, les poumons, la face antérieure du péricarde, puis la face antérieure du cœur. La superposition des différentes images obtenues donne avec précision les rapports réciproques des différents plans successivement photographiés. — Bientôt, j'espère, la photographie par les rayons X fixera définitivement ces points intéressants. En attendant, désireux de contrôler les résultats des recherches antérieures, j'ai employé le procédé des aiguilles sur huit sujets.

Projection du cœur sur la colonne dorsale. — D'après Giacomini, le cœur répondrait aux apophyses épineuses des 4e, 5e, 6e, 7e, 8e vertèbres dorsales. L'auteur italien donne à ces vertèbres le nom de *vertèbres cardiaques*. — Le plan de section passant par l'apophyse épineuse de la première de ces vertèbres (4e d.) passe, en réalité, un peu au-dessus du cœur et n'intéresse que les gros vaisseaux, d'où le nom de *vertèbre supra-cardiaque* que donne Giacomini à la vertèbre en question. — Le plan passant par l'apophyse de la cinquième dorsale coupe l'infundibulum et les valvules sigmoïdes aortiques (*vertèbre infundibulaire* ou *aortique* de Giacomini). — Celui qui passe par la sixième dorsale intéresse à peu près également les quatre cavités (*vertèbre basale*). — Le plan mené par la septième apophyse intéresse surtout les ventricules (*vertèbre ventriculaire*). — Le plan mené par la huitième répond à la paroi diaphragmatique et à la pointe de l'organe (*vertèbre de la pointe*).

Projection de la face antérieure du cœur sur le plastron sterno-costal. — La figure de projection de la face antérieure du cœur sur le plastron sterno-costal affecte la forme d'un quadrilatère irrégulier.

Les dimensions de ce quadrilatère, dans le sens vertical et dans le sens horizontal, sont beaucoup moins considérables que les dimensions correspondantes de la face antérieure du cœur. Cela tient à ce que cette dernière n'est point parallèle au plan de projection, mais présente, par rapport à lui, une double obliquité dans les deux sens indiqués.

La situation des bords de ce quadrilatère peut être fixée comme il suit. (Voy. fig. 336). — Le bord supérieur, horizontal, coupe la partie moyenne de l'extrémité sternale des deuxièmes espaces intercostaux et dépasse, de un centimètre environ, le bord droit et le bord gauche du sternum. — Le bord inférieur, très légèrement oblique en bas et à gauche, s'étend de l'extrémité sternale du cinquième espace intercostal droit à la pointe du cœur, c'est-à-dire à un point situé dans le cinquième espace gauche un peu en dehors du mamelon. — Le bord droit et le bord gauche réunissent les extrémités droites et gauches des bords supérieur et inférieur. Le premier est presque vertical, le deuxième fortement oblique en bas et à gauche.

Une diagonale réunissant l'angle inférieur droit du quadrilatère à son angle supérieur gauche, indique assez bien le trajet du sillon auriculo-ventriculaire, Comme on le voit, sur la surface de projection, la zone auriculaire est presque aussi étendue que la zone ventriculaire.

La détermination de cette figure de projection repose sur mes propres constatations et sur l'examen comparé des coupes transversales du thorax exécutées par les différents auteurs qui se sont le plus spécialement occupés de la question (Henke, Luschka, Braune, Giacomini.....).

En parcourant ces différents auteurs, j'ai été frappé par ce fait ; alors qu'ils s'accordent généralement sur la situation des bords latéraux et du bord inférieur du quadrilatère, ils diffèrent, au contraire très notablement lorsqu'il s'agit de préciser le siège de son bord supérieur.

Luschka (loc. cit., p. 418) place ce bord supérieur, qui répond au point le plus élevé des oreillettes, au niveau d'une ligne allant de l'extrémité sternale du deuxième espace intercostal droit, à l'extrémité correspondante du premier espace intercostal gauche. Pour Henke, au contraire, la limite supérieure des oreillettes ne dépasse point une ligne horizontale passant par les troisièmes cartilages costaux. Cet auteur est très affirmatif sur ce point; pour lui, seule, la moitié inférieure du sternum serait en rapport avec le cœur. Giacomini (loc. cit., page 16) adopte une opinion intermédiaire; d'après lui, la limite supérieure des oreillettes serait indiquée par une ligne oblique en haut et à gauche, étendue de l'extrémité sternale du troisième cartilage costal droit, à l'extrémité correspondante du deuxième espace intercostal gauche (voir fig. 336).

Le désaccord de ces auteurs est d'autant plus frappant que Luschka et Henke se sont servis des mêmes moyens d'investigation et qu'ils se sont basés, pour préciser la topographie du bord supérieur du cœur, sur l'examen de coupes congelées. Je ne serais pas éloigné de croire que c'est dans le degré d'affaissement plus ou moins considérable de la masse intestinale, et dans les modifications consécutives de la courbure du diaphragme qu'il faut chercher la cause première des résultats différents auxquels sont arrivés ces auteurs.

Dans tous les cas, j'insiste une fois de plus sur l'importance des variations individuelles. Il va de soi que les variations de volume du cœur portant, soit sur l'ensemble de ce

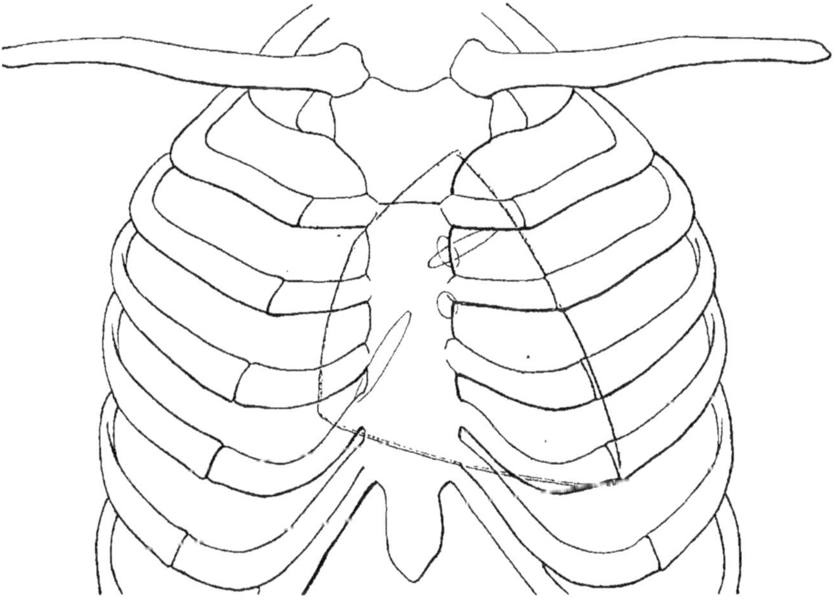

Fig. 338. — Projection du cœur et de ses valvules d'après la description de Luschka.

viscère, soit sur l'une de ses cavités, modifient considérablement, non seulement les dimensions, mais encore la forme et la situation de la figure de projection. Des modifications plus importantes encore résultent des altérations pathologiques des autres organes inclus dans le thorax. Le déplacement du cœur par un épanchement pleural est une notion banale. On trouvera dans l'atlas de Braune d'intéressantes figures empruntées à Pirogoff, et montrant bien les différents déplacements que peut subir le cœur dans certains cas pathologiques.

Projection des orifices du cœur. — D'après Luschka, les différents orifices du cœur se projettent sur le plan sterno-costal de la façon suivante :

Orifice auriculo-ventriculaire droit. — La direction de cet orifice, projeté sur le thorax, serait indiquée par une ligne s'étendant de l'extrémité sternale du cinquième cartilage costal droit à l'extrémité externe du premier cartilage costal gauche. Le milieu de l'orifice répond à l'intersection de la ligne précédente et d'une ligne horizontale menée par l'extrémité sternale des quatrièmes cartilages costaux. La valve antérieure de la tricuspide et le pilier antérieur se trouvent sur le trajet d'une ligne qui s'étend de l'extrémité sternale du quatrième cartilage costal droit à l'extrémité correspondante du cinquième cartilage gauche.

Orifice auriculo-ventriculaire gauche. — Il se projette sur une ligne allant du milieu de l'extrémité sternale du troisième cartilage costal droit, au bord inférieur de l'extrémité costale du deuxième cartilage gauche; son centre est situé sur cette ligne, à deux centimètres en dehors du bord gauche du sternum.

Orifice pulmonaire. — La situation de cet orifice est des plus discutée. D'après Luschka, il se projette sur une ligne oblique en bas et à gauche, coupant le deuxième sinus intercostal gauche; le centre de l'orifice est situé un peu en dehors du bord gauche du sternum. — Engel (Compendium der topographischen Anatomie, p. 284), Brandt (loc. cit., texte explicatif des planches XII et XIII) et surtout Henke le placent plus bas, au niveau du troisième cartilage costal gauche.

Orifice aortique. — Il se projette sur une ligne oblique en bas et à droite qui coupe à angle aigu l'extrémité sternale du troisième espace intercostal gauche. Le centre de l'orifice répond au bord gauche du sternum; l'orifice lui-même est donc situé en partie derrière l'os, en partie en dehors de lui.

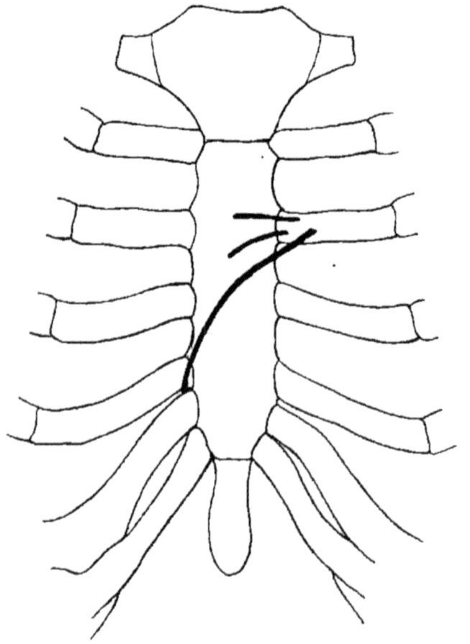

Fig. 339. — Projection des orifices du cœur sur le plastron sterno-costal, d'après Merkel.

Merkel (loc. cit., p. 354 et 355) a donné récemment une description simple et facile à retenir de la projection des orifices du cœur sur le plastron sterno-costal. Comme le montre la fig. 339, les lignes de projection sont au nombre de trois, superposées dans le sens vertical. La ligne *supérieure*, qui indique la situation de l'orifice de l'artère pulmonaire, est horizontale; située au niveau du bord supérieur du troisième cartilage gauche, elle répond par sa moitié gauche à ce cartilage, par sa moitié droite à la face postérieure du sternum. La ligne *moyenne* indique la position de l'orifice aortique; oblique en bas et à droite, elle s'étend de l'extrémité sternale du troisième cartilage costal gauche à la ligne médiane. La *ligne inférieure* indique, dans sa moitié droite, la situation de l'orifice tricuspide et, dans sa moitié gauche, la situation de l'orifice mitral; comme la précédente, à laquelle elle est parallèle, elle est oblique, en bas et à droite. Son extrémité droite et inférieure répond à l'extrémité sternale du cinquième cartilage costal droit; son extrémité gauche et supérieure, au bord inférieur du troisième cartilage costal gauche, à un travers de doigt du bord du sternum.

§ VII. — STRUCTURE DU CŒUR

Au point de vue de sa constitution anatomique le cœur est essentiellement formé par un système de fibres musculaires qui prennent insertion sur des zones ou anneaux fibreux.

J'étudierai successivement : — 1° ces zones ou anneaux fibreux qui forment le *squelette fibreux* du cœur ; — 2° la disposition des fibres musculaires, *le myocarde ;* — 3° les vaisseaux et nerfs de l'organe ; — 4° son enveloppe extérieure, *le péricarde ;* — 5° la membrane qui revêt ses cavités, *l'endocarde.*

L'étude histologique des éléments contractiles du myocarde a été traitée dans tous ses détails par le Prof[r] Nicolas dans le 1er fascicule, myologie, du tome II de ce traité, pages 21 et suivantes.

SQUELETTE FIBREUX DU CŒUR

Le squelette du cœur est formé par quatre anneaux de tissu fibreux très dense, entourant les deux orifices auriculo-ventriculaires et les deux orifices artériels : ce sont les *cercles tendineux de Lower.*

Pour étudier les anneaux fibreux du cœur, il faut les disséquer après avoir détaché les oreillettes des ventricules, et après avoir coupé l'aorte et l'artère pulmonaire immédiatement au-dessus des valvules sigmoïdes ; en un mot, exécuter la préparation représentée fig. 341.

On constate alors que ces anneaux partagent la situation et l'orientation des orifices qu'ils entourent. La fig. 341 nous montre bien leurs rapports respectifs : les deux anneaux auriculo-ventriculaires et l'anneau aortique sont situés sur un même plan ; les deux premiers, contigus en arrière, s'écartent en avant, limitant ainsi un espace triangulaire que vient combler l'anneau aortique. L'anneau pulmonaire, situé en avant des précédents, est en outre placé dans un plan supérieur ; il n'est donc tangent à aucun des trois autres orifices qu'il domine. Les dimensions des anneaux fibreux sont celles des orifices qu'ils entourent ; je n'ai pas à y revenir ici. La forme varie suivant qu'on envisage les anneaux artériels ou les anneaux auriculo-ventriculaires.

Anneaux artériels. — Ils sont formés par la juxtaposition de trois arcs fibreux, concaves supérieurement, et occupant la ligne festonnée suivant laquelle s'insèrent les valvules sigmoïdes. Cylindriques et de consistance ferme, ils ont une épaisseur de 1 à 1 millimètre et demi. Ils constituent par leur réunion un anneau complet. Les deux schémas (fig. 340) représentent, l'un cet anneau étalé, l'autre cet anneau en place ; ils montrent son aspect festonné.

Les arcs fibreux envoient dans l'épaisseur des valvules sigmoïdes des prolongements membraneux qui constituent le squelette fibreux de ces dernières.

Par leur bord concave, les arcs fibreux répondent à la tunique moyenne de l'artère pulmonaire et de l'aorte. Les connexions de leur bord convexe varient suivant qu'on envisage l'orifice aortique ou l'orifice pulmonaire ; au niveau de ce dernier, les fibres musculaires viennent s'insérer directement sur la convexité des arcs fibreux; seul, le sommet des festons est libre d'insertions musculaires et comblé par du tissu conjonctif émané des arcs fibreux.

Au niveau de l'orifice aortique, le feston compris entre l'arc gauche et l'arc postérieur est entièrement comblé par du tissu fibreux qui se continue avec le squelette de la valve aortique de la valvule mitrale. L'arc gauche et l'arc postérieur de l'orifice aortique sont, d'ailleurs, intimement unis par le sommet de leur convexité à l'anneau fibreux de l'orifice auriculo-ventriculaire gauche. C'est au point d'union de ces arcs et de la zone fibreuse auriculo-ventriculaire gauche que se trouvent les deux nodules que nous allons retrouver en décrivant les anneaux auriculo-ventriculaires.

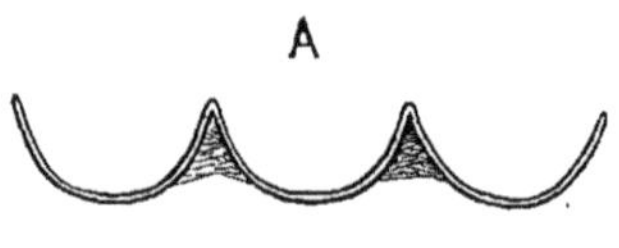

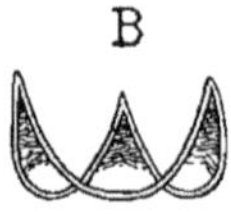

Fig. 340. — Zones fibreuses des orifices artériels.

Les prolongements fibreux que les arcs fibreux des orifices artériels envoient dans l'épaisseur des valvules sigmoïdes et dans l'intervalle des festons qu'ils limitent ont été bien décrits pour la première fois par Gerdy.

Anneaux auriculo-ventriculaires. — Les anneaux auriculo-ventriculaires affectent la forme générale d'une bande fibreuse circulaire, entourant l'orifice correspondant. On les décrit généralement comme aplatis de dedans en dehors, représentant ainsi un cylindre creux, auquel on pourrait décrire deux faces : une

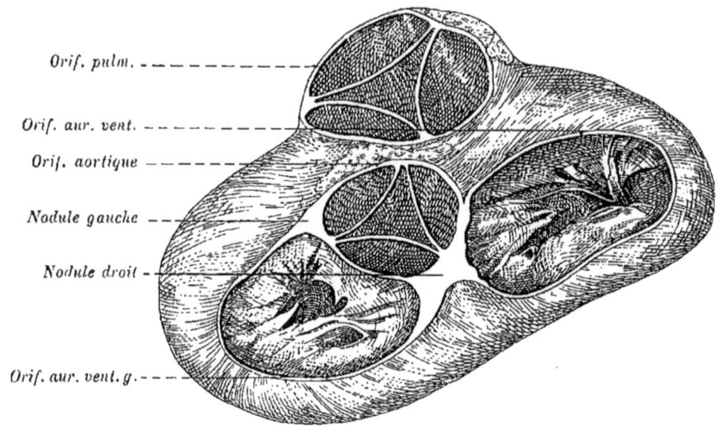

Fig. 341. — Zones fibreuses de la base des ventricules.

face interne ou axiale, donnant attache aux valves des valvules auriculo-ventriculaires et une face externe, sur laquelle viennent s'attacher les fibres musculaires des oreillettes et des ventricules. En réalité, comme le montrent les coupes A. B. C, que j'emprunte à Henle, la forme de ces anneaux et leurs connexions avec la valvule d'une part, avec les muscles auriculaires et ventriculaires d'autre part, sont des plus variables.

En certains points (fig. A) l'anneau fibreux (*a*) donne attache à la valvule uriculo-ventriculaire par son bord supérieur, et forme avec elle un angle uvert en bas. Les fibres auriculaires s'insèrent sur le sommet de cet angle ; ›s fibres ventriculaires se fixent sur le bord inférieur de l'anneau.

Ailleurs (fig. B), l'anneau est aplati de haut en bas ; ses deux faces, respectiement inférieures et supérieures, donnent attache aux fibres ventriculaires et ux fibres auriculaires. C'est par son bord interne que l'anneau se continue avec a valvule.

En d'autres points (fig. C) la coupe de l'anneau est oblique en bas et en edans, vers le centre de l'orifice auriculo-ventriculaire ; l'anneau se continue ar son bord inférieur, et sans ligne de démarcation bien nette, avec les valules auriculo-ventriculaires. Ajoutons, qu'en certains points, le cercle fibreux araît faire défaut et, qu'en d'autres enfin, il paraît situé à une distance notable e la valvule, qui n'offre aucune connexion avec lui.

L'anneau auriculo-ventriculaire droit est plus mince que le gauche, qui a

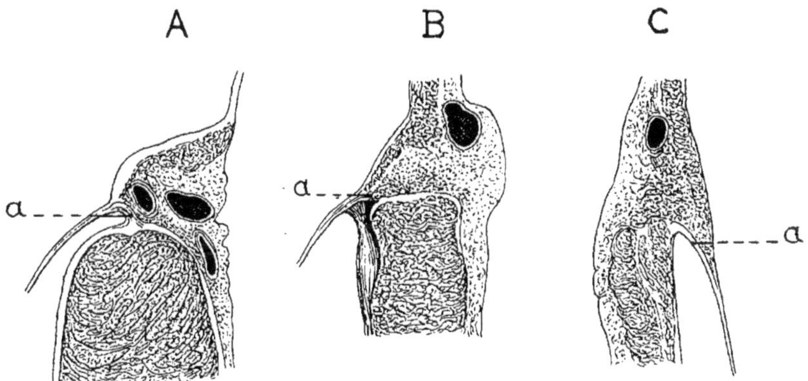

Fg. 342 — Coupes des zones fibreuses auriculo-ventriculaires, d'après Henle.

ıne épaisseur moyenne de 2 mm. Tous les deux sont situés sur le même plan ue l'anneau aortique, avec lequel ils offrent d'importantes connexions. Comme ›n le voit sur la figure 341, l'extrémité gauche de l'anneau auriculo-ventriculaire lroit vient se mettre en contact avec l'arc fibreux postérieur de l'orifice aortique ; de même, la partie droite de l'anneau auriculo-ventriculaire gauche est angente aux arcs gauche et postérieur du même anneau aortique. A ce niveau, es deux anneaux auriculo-ventriculaires se fusionnent avec l'anneau artériel et perdent leur individualité. Aussi, quelques auteurs et notamment Henle et Luschka les regardent-ils comme interrompus au niveau du contact avec l'anneau aortique. Aux deux extrémités de la zone de fusion de l'anneau auriculo-ventriculaire gauche et de l'anneau artériel existent deux épaississements ou nodules très nets : l'un est situé au niveau de l'arc fibreux gauche, l'autre au niveau de l'arc fibreux postérieur de l'orifice aortique ; ce dernier est le plus important.

Structure des anneaux fibreux — Les anneaux fibreux sont formés uniquement par du tissu fibreux très dense, entremêlé de fibres élastiques extrêmement fines. Au point de réunion des zones auriculo-ventriculaire et aortiques, le tissu fibreux, plus épais, renferme quelques cellules cartilagineuses, et s'infiltre souvent de sels calcaires ; ce point prend alors une consistance osseuse. Cette infiltration, rare et pathologique chez l'homme, est normale chez certains gros animaux (*os du cœur*, cheval, bœuf). Nous parlerons plus loin (Voy. Endocarde) des vaisseaux de ces anneaux fibreux.

MYOCARDE

La question de l'agencement des fibres musculaires du cœur est un des points les plus controversés de l'anatomie de cet organe. Depuis les recherches de Vesale, qui a essayé le premier d'ébaucher un schéma de l'architecture du muscle cardiaque, une foule de travaux ont paru sur la question, sans qu'aucun d'eux paraisse avoir donné la solution définitive.

Chose remarquable, les anatomistes contemporains semblent s'être désintéressés de la question, et il n'existe à ma connaissance aucun travail récent sur ce sujet. En France, nos classiques semblent adopter, avec quelques modifications de détails, la vieille théorie de Gerdy; c'est donc elle que j'exposerai tout d'abord; je signalerai ensuite, rapidement, les autres conceptions de l'architecture cardiaque proposées par les différents auteurs.

ARCHITECTURE DU CŒUR D'APRÈS GERDY

Le travail de Gerdy remonte à 1823 (Recherches, discussions et propositions d'anatomie, etc., Th. de Paris, 1823). Mais Gerdy avait eu des prédécesseurs; Lower (Tract. de cord., Bibl. anat., etc., de D. Leclerc et J. J. Mangetas, Genève, 1685), Lancisi, surtout Winslow (Mémoire de l'académie des sciences, 1711) et Sénac, avaient entrevu les faits principaux que Gerdy devait mettre en lumière.

On peut même dire que la description de Gerdy n'est qu'une paraphrase de la formule donnée par Winslow : « Le cœur est composé de deux sacs musculeux contenus dans un troisième également musculeux. »

Comme on va le voir, cette formule est applicable aussi bien aux oreillettes qu'aux ventricules.

FIBRES MUSCULAIRES DES VENTRICULES. — Les fibres musculaires des ventricules sont de deux ordres : les unes sont *propres* à chacun des ventricules, les autres sont *communes* à ces deux cavités. Fibres propres et fibres communes ont pour caractère commun de s'insérer par leurs deux extrémités sur les zones ou anneaux fibreux que nous avons décrits, mais après un trajet variable pour chacune des espèces.

Fibres propres. — Les fibres propres forment des anses dont les deux extrémités se fixent sur les zones fibreuses auriculo-ventriculaires ou artérielles d'un même ventricule. Elles sont d'autant plus courtes qu'elles sont plus profondes, et elles s'emboîtent successivement, à la façon de cornets de papier, pour employer l'expression de Gerdy.

Elles ne se détachent pas verticalement des zones fibreuses de la base, mais forment avec le plan de ces dernières un angle plus ou moins marqué. C'est ainsi que sur le ventricule gauche, celles de ces fibres qui s'insèrent sur la partie antérieure de la zone auriculo-ventriculaire descendent obliquement en bas et à gauche, sur la face antérieure, et remontent en haut et à droite sur la face postérieure. Le plan dans lequel elles cheminent forme donc avec celui des

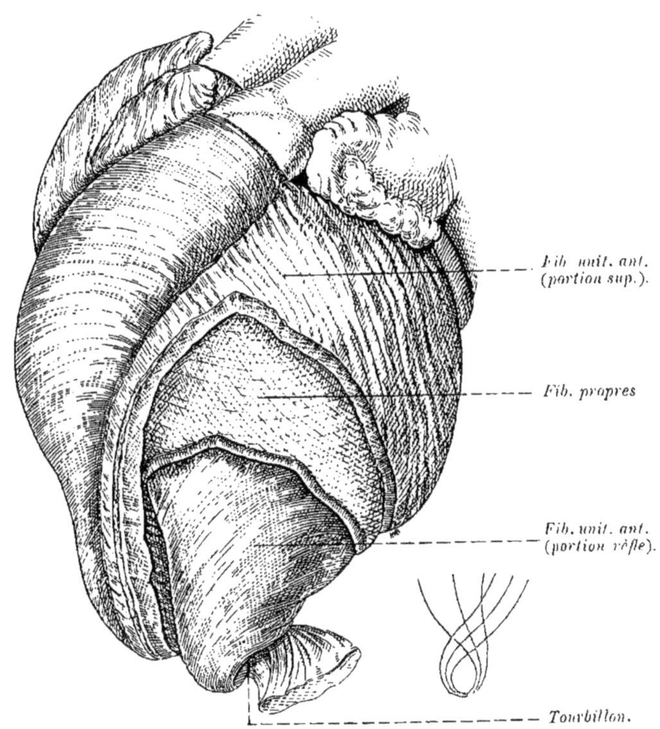

Fig. 343. — La musculature des ventricules, d'après Bonamy et Beau.

zones fibreuses un angle aigu ouvert à gauche; leur obliquité est d'ailleurs d'autant plus marquée que ces fibres sont plus courtes, c'est-à-dire qu'elles occupent une couche plus profonde. Les fibres d'un même plan, toujours parallèles entre elles, croisent donc à angle plus ou moins aigu les fibres des plans sus et sous-jacents.

Elles ont une disposition analogue, mais une obliquité en sens inverse, dans le ventricule droit (voir Schéma 344).

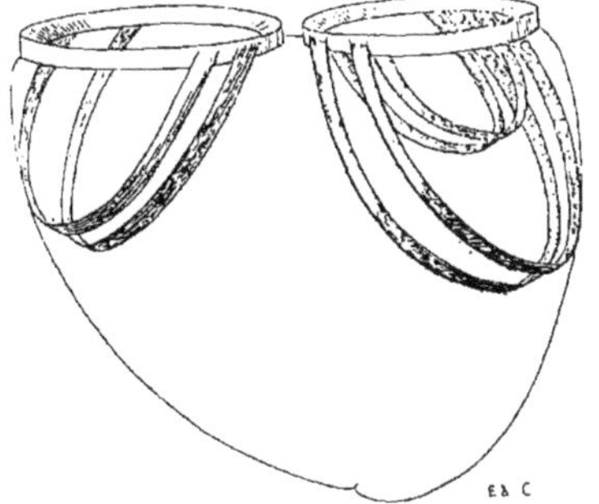

Fig. 344. — Schéma des fibres propres des ventricules; en bleu ventricule droit: en rouge, ventricule gauche.

Par leur réunion, toutes ces fibres propres constituent deux cônes creux, dont la base répond aux deux anneaux fibreux du ventricule correspondant, et dont le sommet tronqué se rapproche plus ou moins de la pointe du cœur. Il est classique de comparer ces deux sacs musculeux aux canons juxtaposés d'un fusil à deux coups. Ces sacs musculaires sont ouverts au niveau de leur extrémité inférieure. J'insiste sur ce dernier détail qui a son importance, pour permettre de comprendre le trajet des fibres ventriculaires communes.

Les fibres propres sont beaucoup plus nombreuses au niveau du ventricule gauche que du ventricule droit. Le sac formé par les fibres propres du ventricule droit ne dépasse pas le tiers supérieur de la longueur totale de ce ventricule.

Fibres communes (fibres unitives de Gerdy). — Les fibres communes revêtent et réunissent les fibres propres, enveloppant dans un sac commun les cylindres ventriculaires formés par ces fibres propres; ainsi est réalisée la formule de Winslow. Les fibres unitives se divisent en unitives superficielles et unitives profondes.

Fibres unitives superficielles. — Les fibres unitives superficielles affectent une disposition générale commune. Elles se détachent des zones fibreuses du cœur, descendent à la surface de l'organe, recouvrant par conséquent les fibres propres, et, arrivées au sommet des sacs musculaires formés par celles-ci, deviennent ascendantes, pénètrent dans leur intérieur et viennent s'attacher de nouveau sur les anneaux fibreux.

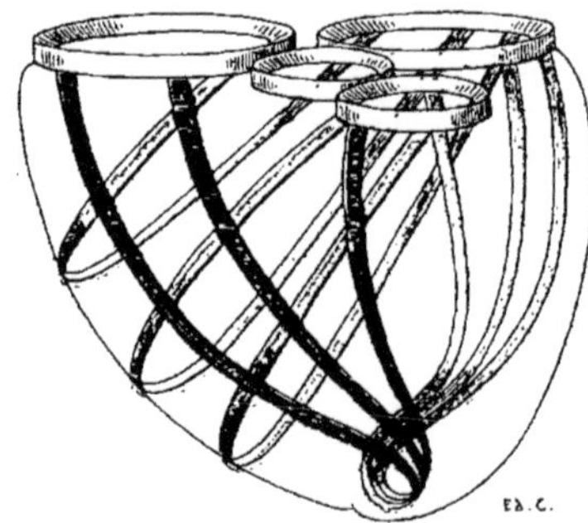

Fig. 345. — Schéma des fibres unitives superficielles ; en rouge les fibres unitives antérieures, *fibres en huit;* en bleu, les fibres unitives postérieures, *fibres en anse.*

On peut en distinguer deux groupes : fibres unitives antérieures, fibres unitives postérieures. Elles diffèrent par leur origine, leur trajet et leur mode de réflexion pour pénétrer dans le ventricule.

Les fibres unitives antérieures viennent de la demi-circonférence antérieure des quatre zones fibreuses du cœur, et surtout de la zone auriculo-ventriculaire droite; dès leur origine, elles se portent en bas et à gauche, formant ainsi un plan musculaire étalé et continu, qui apparaît très net lorsqu'on a enlevé le péricarde appliqué à la face antérieure ou sternale du cœur (voir figure 345). Ces fibres convergent vers la pointe du ventricule gauche, de façon à se ramasser en un faisceau toujours aplati, mais de plus en plus épais et étroit. Arrivées à l'extrémité ouverte du sac formé par les fibres propres, elles se recourbent, deviennent ascendantes et pénètrent dans l'intérieur du sac musculaire. En s'engageant dans le ventricule, elles s'enroulent autour d'un axe fictif qui se confond avec l'axe du ventricule gauche et décrivent autour de cet axe des courbes spiroïdes. C'est cet enroulement spécial des fibres unitives antérieures qui détermine la formation de ce petit canal particulier, que signalent tous les anatomistes, au niveau de l'extrémité inférieure du ventricule gauche; c'est lui qui donne aussi à la pointe de ce ventricule cet aspect spécial (étoile de Sténon, rose tournante de Senac, tourbillon de Gerdy, vortex, etc. (voir fig. 346).

Les *fibres unitives postérieures* naissent de la circonférence postérieure des deux anneaux fibreux auriculo-ventriculaires, mais surtout de l'anneau auriculo-ventriculaire gauche. Elles se portent en bas et à droite, constituant sur toute l'étendue de la face diaphragmatique du cœur un plan continu. Elles arrivent ainsi au niveau du bord droit du cœur; là, elles s'engagent sous les fibres unitives antérieures, puis se réfléchissent pour pénétrer à l'intérieur du ventricule. Leur mode de réflexion diffère de celui des fibres unitives antérieures: 1° parce qu'il se fait non pas en un point limité, au niveau de la pointe du ventricule, comme cela a lieu pour le ventricule gauche, mais sur les deux tiers inférieurs du bord droit du cœur; 2° parce que les fibres pénètrent dans le ventricule droit en formant des anses simples et non pas en décrivant un tourbillon ou huit.

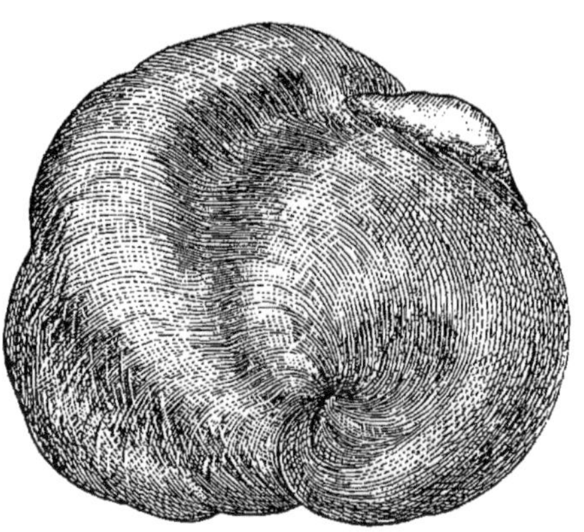

Fig. 346. — La pointe du cœur, d'après Bourgery.

Arrivées dans l'intérieur du ventricule, les fibres unitives, tant antérieures que postérieures, s'y terminent de deux façons :

1° Les unes constituent les muscles papillaires et viennent s'attacher par l'intermédiaire du tendon de ces derniers sur les valvules auriculo-ventriculaires

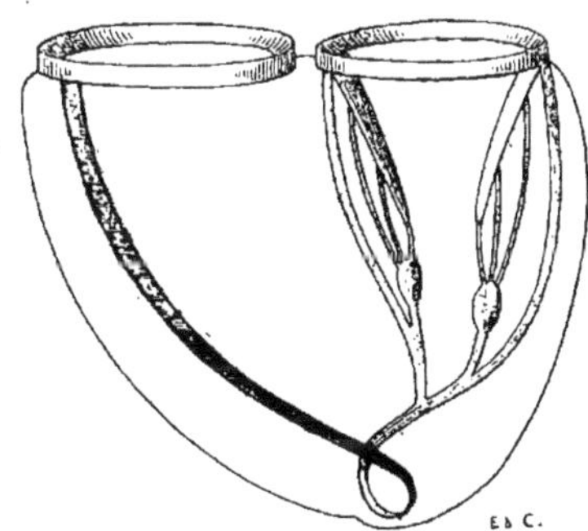

Fig. 347. — Schéma des modes de terminaison des fibres unitives superficielles dans le cœur gauche.

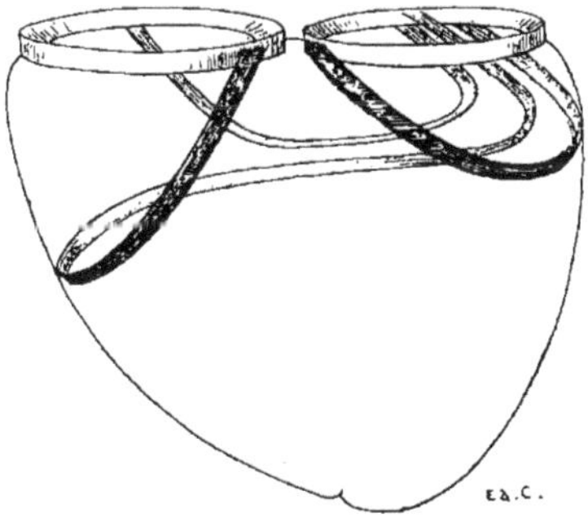

Fig. 348. — Schéma des fibres unitives profondes ; fibres suturales en bleu.

(c'est là le seul mode de terminaison admis par Gerdy), c'est dans tous les cas le principal (voir Schéma 347) ;

2° Les autres restent appliquées sur la paroi des ventricules et gagnent ainsi directement les zones fibreuses auriculo-ventriculaires.

Fibres unitives profondes. — Les fibres unitives profondes forment la couche profonde de la paroi interne du ventricule droit. Elles se détachent de l'anneau fibreux de l'orifice auriculo-ventriculaire droit, et vont se confondre avec les fibres propres du ventricule gauche. Celles qui se détachent de la partie interne ou postérieure de l'anneau gagnent directement le ventricule gauche. Mais celles qui se détachent de la partie externe et de la partie antérieure de cet anneau ont un tour de spire presque complet à décrire pour venir rejoindre les fibres postérieures et les internes et partager leur mode de terminaison. Le schéma 348 indique ce trajet des fibres unitives profondes. Quoique ces fibres aient été bien décrites par Gerdy, elles sont passées sous silence par la plupart des auteurs. Cela nous surprend d'autant plus qu'elles nous paraissent jouer un rôle capital dans la soudure des deux cœurs, par la part importante qu'elles prennent dans la constitution de la cloison. Ce sont elles qui soudent ou plutôt suturent les deux cœurs, enveloppés seulement par les fibres unitives superficielles; je les appelle *fibres suturales*.

Comme on le voit, les deux sacs musculaires formés par les fibres propres des ventricules sont contenus dans le sac extérieur formé par la partie descendante des fibres unitives superficielles et renferment, à leur tour, la portion ascendante de ces fibres et les fibres unitives profondes. Sur une coupe des ventricules, perpendiculaire à leur axe, on trouvera donc trois couches : 1° une couche externe formée par la portion directe ou descendante des fibres unitives superficielles; 2° une couche moyenne formée par les fibres propres; 3° une couche profonde formée par la portion réfléchie ou ascendante des fibres unitives superficielles. A droite, il faut encore ajouter comme formant la couche profonde, les fibres unitives profondes; à gauche, celles-ci, comme je l'ai dit, sont confondues avec les fibres propres des ventricules, c'est-à-dire appartiennent à la couche moyenne.

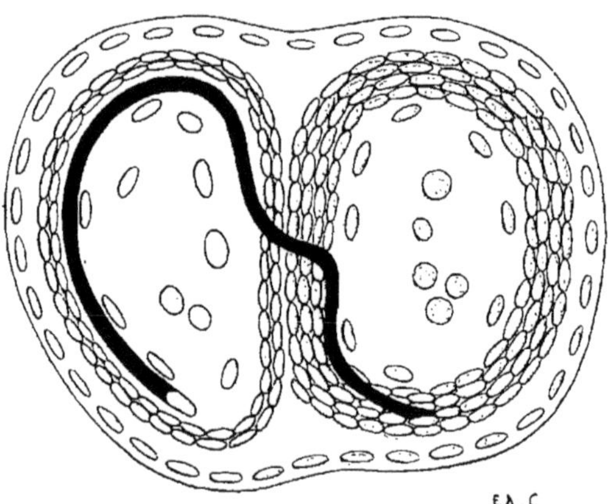

Fig. 349. — Coupe transversale schématique indiquant la superposition des plans du myocarde ; en rouge, fibres unitives superficielles antérieures et fibres propres du ventricule gauche ; — en bleu, fibres unitives superficielles postérieures et fibres propres du ventricule droit ; — en noir, fibres unitives profondes, *suturales*.

Cloison interventriculaire. — Comment est constituée la cloison interventriculaire? J'ai dit, en étudiant la configuration intérieure du cœur, que la cloison interventriculaire était composée de deux segments; l'un, postéro-supérieur, très peu étendu, cloison membraneuse; l'autre, inféro-antérieur, bien plus important, cloison musculaire. Il résulte de la description que je viens de donner des fibres musculaires des ventricules que cette portion musculaire de la cloison est essentiellement constituée par la juxtaposition des deux sacs musculaires formés par les fibres propres de chaque ventricule. Ces deux sacs sont unis en avant par les fibres unitives superficielles antérieures, en arrière par les fibres unitives superficielles postérieures, et au niveau de la partie moyenne de la cloison par les fibres unitives profondes. Il suffit d'inciser les fibres unitives antérieures pour rendre possible la séparation des deux cœurs sans rompre d'autres fibres que les fibres unitives profondes.

FIBRES MUSCULAIRES DES OREILLETTES. — Comme les ventricules, les oreillettes possèdent des fibres propres et des fibres communes. La formule de Winslow peut donc s'appliquer à ces cavités comme elle s'applique aux ventricules. Mais, d'une façon générale, la musculature des oreillettes offre un développement peu considérable. Les fibres communes, notamment, sont très peu développées et il est vraiment difficile de dire qu'elles constituent un sac musculaire, tant est incomplète l'enveloppe qu'elles forment aux fibres propres.

Fibres communes. — Les fibres communes constituent une couche circulaire. Ce plan, d'ailleurs assez mince, est formé par des fibres pâles et aplaties, abondantes surtout dans le voisinage du sillon auriculo-ventriculaire. Ces fibres communes font défaut au niveau de la partie supérieure des oreillettes.

On peut encore considérer comme appartenant aux fibres communes, un faisceau ansiforme qui se détache de la partie antérieure du sillon auriculo-ventriculaire et vient aboutir en arrière au point diamétralement opposé : c'est l'*anse interauriculaire* de Gerdy.

Fibres propres. — Les fibres propres comprennent : 1° deux faisceaux ansiformes, appartenant l'un à l'oreillette droite, l'autre à l'oreillette gauche. Cha-

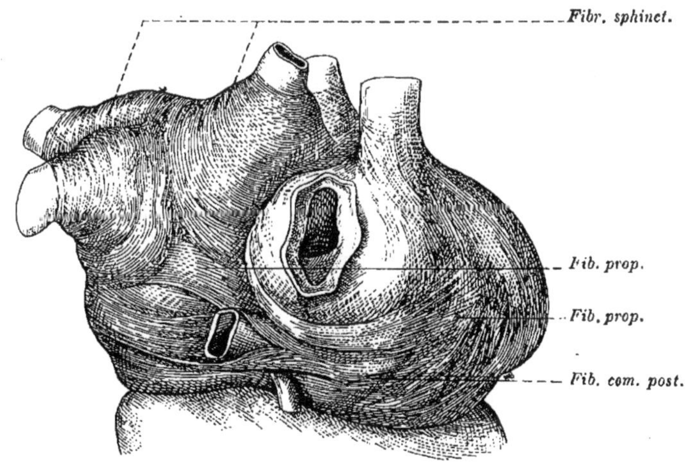

Fig. 350. — Fibres musculaires des oreillettes, d'après Bonamy et Beau.

cun de ces faisceaux se détache de la partie antérieure de chaque zone fibreuse auriculo-ventriculaire et va s'attacher sur la partie postérieure de la même zone. Ce sont les *fibres propres fondamentales* de quelques auteurs ; — 2° *des fibres circulaires propres*, n'existant qu'au niveau de l'oreillette gauche ; — 3° *des fibres annulaires sphinctériennes*, autour des orifices des veines pulmonaires et de la veine cave supérieure ; — 4° des *faisceaux irréguliers*, longitudinaux, obliques, circulaires autour des auricules.

Je viens d'exposer l'architecture du cœur telle que l'a comprise Gerdy. Je vais maintenant jeter un coup d'œil sur les descriptions données par les différents auteurs.

Parmi ceux-ci, les uns, et c'est le cas de la plupart des classiques français et de nombre d'auteurs allemands, adoptent, dans ses grandes lignes, la description que nous venons d'exposer. Quelques autres, au contraire, semblent rejeter systématiquement la formule de Winslow et s'appliquent uniquement à étudier le nombre des couches dont se compose le muscle cardiaque et à fixer la direction des fibres constituantes d'une couche donnée.

DESCRIPTION DES AUTEURS QUI ADOPTENT LA FORMULE DE WINSLOW

1° **Fibres musculaires des ventricules**. — A. **Fibres propres**. — Le désaccord des auteurs porte surtout sur la disposition des fibres propres. Sénac, qui leur accorde une longue description, les regarde comme décrivant des tours de spire et descendant ainsi par ce trajet spiroïde jusque vers la pointe du cœur (voyez Sénac, Traité de la structure du cœur, etc. 1749, t. I, page 192 et suivantes). — Winckler nie formellement leur existence; pour lui les ventricules ne possèdent que des fibres communes. (Voy. Winckler, Archiv. f. Anat. 1865, p. 422). — Luschka (loc. cit., p. 378) donne de ces fibres propres une description assez complexe, et qui se rapproche par certains côtés de la vieille description de Sénac. Pour Luschka, les fibres propres du ventricule gauche forment deux faisceaux spiroïdes naissant, l'un de la zone fibreuse aortique, l'autre de la zone fibreuse auriculo-ventriculaire, et s'enroulant *en sens inverse* autour de l'axe fictif du ventricule gauche; ces deux faisceaux se croiseraient deux fois au niveau de la cloison. Luschka ne s'explique pas sur leur mode de terminaison. Les fibres propres au ventricule droit naissent, pour la plupart, de la demi-circonférence antérieure de l'anneau auriculo-ventriculaire droit, descendent en bas et à gauche, et passent dans la cloison, d'où elles remonteraient sur la face postérieure vers la demi-circonférence postérieure de la zone auriculo-ventriculaire. Mais ce qui distingue surtout la description de Luschka, c'est que cet auteur admet que *les fibres propres des ventricules, surtout celles du ventricule droit, prennent part à la formation des muscles papillaires.* Au niveau du ventricule droit, les muscles papillaires de la paroi diaphragmatique et de la cloison seraient un prolongement des fibres propres du ventricule.

Quain (t. II, p. 475 et suiv.) décrit encore comme fibres propres, au niveau du ventricule droit, un anneau musculaire entourant l'infundibulum. Pour lui, les fibres propres du ventricule droit sont très peu abondantes et la plupart des fibres qui prennent part à la constitution de ce ventricule viennent prendre part également à la formation des parois du ventricule gauche. Enfin, Quain admet, avec Luschka et contrairement à Gerdy, que les fibres propres prennent part à la formation des muscles papillaires.

En France la majorité des classiques (Cruveilhier, Sappey, etc.) adoptent sans modifications la description des fibres propres telle que la donne Gerdy.

B **Fibres communes.** — Les descriptions des fibres communes s'écartent moins de la conception primitive de Gerdy. Je dois même dire que les auteurs qui ont cherché à la modifier n'ont réussi, la plupart du temps, qu'à obscurcir la description si nette qu'on trouve dans le travail de Gerdy.

Cruveilhier, Sappey, après avoir décrit les deux modes de réflexion des fibres unitives superficielles, réflexion en anse pour les fibres postérieures, réflexion en tourbillon pour les fibres antérieures, décrivent le mode de terminaison de ces fibres de la façon suivante : « Parvenues dans l'intérieur des ventricules, les fibres unitives se terminent différemment. Les unes forment des anses simples avec leur portion superficielle ; d'autres se contournent en huit de chiffre ; d'autres forment les colonnes charnues du cœur. Les fibres en anses appartiennent par leur moitié superficielle et par leur moitié profonde à des ventricules différents et à des parois opposées... Les fibres en huit de chiffre appartiennent par leur partie superficielle et par leur partie profonde au même ventricule et à des parois semblables » (Sappey).

Cette description me semble comporter plusieurs points obscurs, notamment : 1° fibres en huit et fibres en tourbillon sont-elles choses analogues ou choses différentes ? 2° les fibres en huit peuvent-elles être un mode de terminaison des fibres *unitives*, puisque l'auteur dit qu'elles répondent par leur moitié profonde au même ventricule et qu'il appuie sa définition par cet exemple : « celles qui répondent par leur moitié superficielle à la paroi antérieure du ventricule gauche se terminent par leur moitié profonde dans la paroi antérieure du même ventricule? »

Bourgery, qui a contrôlé les recherches de Gerdy, est arrivé à des conclusions sensiblement différentes sur plusieurs points : 1º sur la disposition des fibres unitives superficielles antérieures; 2º sur la disposition des fibres unitives postérieures; et 3º sur la disposition des fibres unitives profondes (voy. Bourgery, angéiologie, page 25).

2º **Fibres musculaires des oreillettes.** — La plupart des auteurs (Cruveilhier, Sappey, Beaunis et Bouchard, etc.), acceptent la description de Gerdy. Ils admettent cependant que les fibres propres ne forment pas un anneau circulaire continu au-dessus du sillon auriculo-ventriculaire, mais se décomposent en deux lames situées l'une sur la face antérieure, l'autre sur la face postérieure des oreillettes.

Bourgery a longuement décrit la musculature des oreillettes. Je cite textuellement sa description qu'il faut suivre sur la figure 351, qui est la figure de Bourgery un peu schématisée. Cette musculature serait constituée par les faisceaux suivants.

« 1º Un faisceau postérieur horizontal, parallèle au sillon circulaire, et commun aux deux oreillettes; — 2º un autre faisceau horizontal antérieur (nº 2), semblable au précédent, et formant avec lui l'anneau circulaire de rétrécissement des deux oreillettes; — 3º trois bandes verticales (3, 3', 3''), nées des zones fibreuses auriculo-ventriculaires : *a)* L'une, médiane (3'), qui contourne la face supérieure, vient passer entre les deux veines

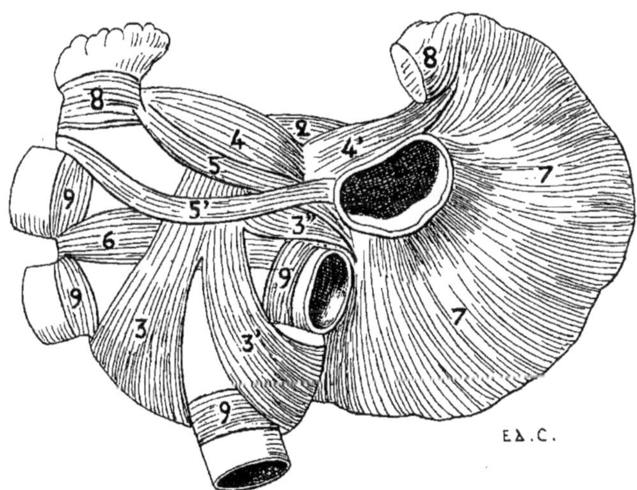

Fig. 351. — Schéma de la musculature des oreillettes, d'après la description de Bourgery.

pulmonaires droites et contribue à former en arrière la cloison, au-dessous de la veine cave supérieure; — *b)* l'autre latérale gauche (3), la plus considérable des trois, contourne en dessous la convexité de l'oreillette, en passant entre les veines pulmonaires droites et gauches, vient s'épanouir, par des fibres obliques, dans la cloison, et, par un plan de fibres directes, rejoint en arrière la zone auriculo-ventriculaire; — *c)* La troisième bande (3'') monte obliquement sur l'oreillette droite, à la naissance de la veine cave supérieure. — 4º Deux bandelettes (4 et 4') transversales, nées de chaque côté de la base de l'auricule, et venant l'une au-devant de l'autre s'adosser dans le sillon médian pour former la cloison. — 5º Au-dessus, deux fortes bandes diagonales (5 et 5'), entrecroisées au milieu, et confondues à la manière des piliers du diaphragme. Chacune d'elles naît de la base ou du collet de rétrécissement de l'auricule correspondante; celle de gauche remonte entre la veine cave et la veine pulmonaire antérieure droite, et va au delà rejoindre la cloison; celle de droite (5') va passer, après son entrecroisement, entre l'auricule gauche et la veine pulmonaire antérieure du même côté, dont elle complète l'ellipse. — 6º En arrière, l'oreillette gauche est tapissée, à partir de la base de l'auricule, par un plan superficiel de fibres transversales (6), qui forment, au-dessous des veines pulmonaires, une sorte de capsule et qui viennent s'enfoncer dans le sillon interauriculaire pour former la cloison. — 7° L'oreillette droite, en arrière et jusqu'à la base de l'auricule, est formée d'un plan de fibres obliques (7), nées du cercle ventriculaire, et qui vont rejoindre la cloison ou s'épanouir sur la naissance de la veine cave supérieure; en bas, ces fibres se prolongent également sur la veine cave inférieure; dans l'une et l'autre leur direction est longitudinale. — 8° Les deux auricules, sur leur face concave, sont formées de fibres épanouies de leur base au sommet de leurs dentelures (8); celles de l'auricule droite remontent longitudinalement sur la face gauche de la veine cave supérieure..... — 9° Enfin, dans l'écartement des ellipses formées par les bandelettes circulaires, se voient de petits sphincters (9), autour des embouchures des veines pulmonaires; il en existe également sous la couche longitudinale, autour des veines caves..... Il résulte de cette description que ces deux sacs auriculaires ne sont maintenus adossés que par trois bandelettes : le cercle de la base (1 et 2), le double faisceau antérieur en sautoir (5 et 5') et la bandelette verticale droite (3'). »

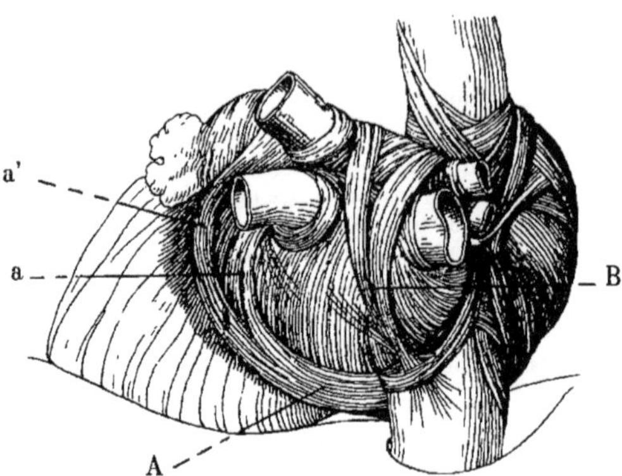

Fig. 352. — Musculature des oreillettes, fibres communes, d'après Luschka.

Luschka (loc. cit., p. 373 et suiv.) donne des fibres musculaires des oreillettes une description spéciale, qu'il faut suivre sur les figures 352 et 353 empruntées à cet auteur. Pour Luschka les fibres communes seraient constituées par : 1° un faisceau naissant de l'embouchure de la veine cave inférieure (A), cheminant au-dessus du sillon auriculo-ventriculaire, puis se divisant en deux faiseaux secondaires : l'un de ces faisceaux (*a*) passe entre les deux veines pulmonaires gauches, pour se réfléchir en arrière, et vient se terminer sur l'embouchure de la veine cave inférieure; il décrit ainsi un cercle presque complet; — l'autre (*a'*) passe entre la base de l'auricule et les veines pulmonaires gauches, et se termine dans le voisinage de la veine cave supérieure : — 2° par un faisceau naissant de la paroi même de la portion thoracique de la veine cave inférieure, et venant se perdre sur la paroi postérieure des oreillettes (B). Dans un cas observé par Luschka, ce faisceau naissait du bord postérieur de l'orifice quadrilatère et atteignait un volume considérable.

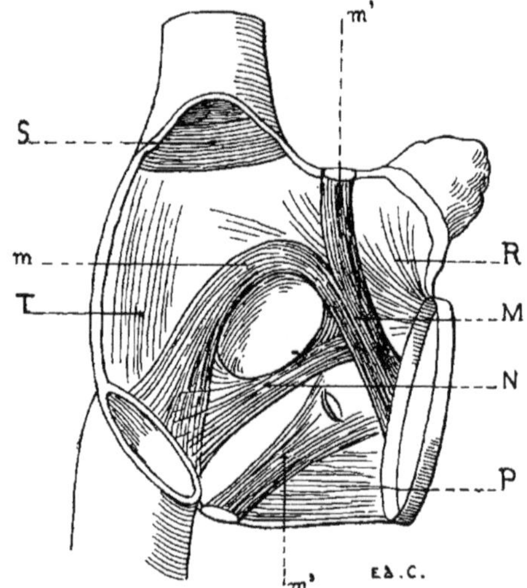

Fig. 353. — Schéma de la musculature de l'oreillette droite, fibres propres, d'après la description de Luschka.

La disposition des fibres propres varie avec chaque oreillette. — Dans l'*oreillette droite*, les fibres propres sont représentées par plusieurs faisceaux. Nous les avons schematisées sur la figure 353. Ce sont : 1° un faisceau qui se détache de l'extrémité interne de l'anneau auriculo-ventriculaire droit (M), monte dans la cloison et se divise dans l'épaisseur de cette dernière en deux fascicules secondaires : un fascicule postérieur (*m*), qui contourne en avant et en haut la fosse ovale, se réunit à un faisceau (N) venant de l'oreillette gauche, et vient se perdre sur la partie interne de l'embouchure de la veine cave inférieure ; un fascicule antérieur qui monte le long de la paroi interne, chemine sur la paroi supérieure, descend sur la paroi postérieure, et croise enfin la face inférieure de l'oreillette, en suivant le bord adhérent de la valvule d'Eustachi (*m'*) ; il a donc un véritable trajet annulaire ; — 2° par les muscles pectinés (P) qui font saillie dans la cavité et s'étendent de l'anneau fibreux auriculo-ventriculaire droit au faisceau annulaire dont je viens de parler ; — 3° par un faisceau (R) naissant de la portion membraneuse de la cloison interventriculaire, et venant s'irradier dans la paroi interne et dans la paroi supérieure de l'oreillette ; — 4° par un sphincter annulaire de la veine cave supérieure (S) ; — 5° par un faisceau reliant l'orifice des deux veines caves et situé au niveau du tubercule de Lower (T).

Dans l'*oreillette gauche*, les fibres propres sont formées : 1° par des fibres naissant de l'anneau fibreux auriculo-ventriculaire ; au niveau de la cloison, quelques-unes de ces fibres se condensent en un faisceau plus épais qui limite inférieurement le contour de la fosse ovale (N. fig. 353) ; 2° par des fibres annulaires autour de l'embouchure des veines pulmonaires.

Il résulte de cette description, que le trou ovale est limité par une sorte d'anneau musculaire, formé de la façon suivante : en haut et en avant, par les fascicules postérieurs de ce faisceau des fibres propres qui naît de l'extrémité interne de la gaine fibreuse auriculo-ventriculaire droite, contourne le trou ovale, et vient se perdre au niveau de la demi-circonférence interne de l'orifice de la veine cave inférieure ; en bas, par ce faisceau qui se détache de l'extrémité interne de la zone auriculo-ventriculaire gauche et vient partager la terminaison du fascicule précédent (*m* et N. fig. 353). En d'autres termes, le contour de la fosse ovale est limité en partie par des fibres propres appartenant à l'oreillette droite, en partie par des fibres appartenant à l'oreillette gauche. Quant à la portion centrale de la fosse, elle ne contient que quelques rares fibres musculaires qui, se détachant des faisceaux limitants, irradient vers le centre de la fosse.

DESCRIPTION DES AUTEURS QUI REJETTENT LA FORMULE DE WINSLOW

Après avoir ainsi jeté un coup d'œil sur les descriptions des auteurs qui admettent la formule de Winslow, c'est-à-dire prennent comme base de leur description la distinction fondamentale des fibres du cœur en fibres communes et en fibres propres, je passe à l'étude des auteurs qui ont conçu tout autrement l'architecture du cœur.

Ceux-ci considèrent, à tort ou à raison, comme impossible de suivre les fibres constituantes du cœur sur une longueur suffisante pour préciser leur mode de terminaison ; ils s'attachent surtout à établir le nombre de couches musculaires dont se compose le cœur, et à préciser la direction de ces fibres. En somme, ils décrivent la musculature du cœur, comme on décrit généralement la musculature des conduits à fibres lisses (estomac, intestin, etc.).

Vésale décrivait déjà le cœur comme formé de fibres longitudinales obliques et transversales. — Sténon indiquait également les variétés de direction des fibres. — Meckel décrivait au cœur trois couches, deux externes obliques et une interne longitudinale.

C. F. Wolff, qui a donné des fibres musculaires du cœur une longue description que Theile a résumée et adoptée, sans grandes modifications, dans l'Encyclopédie anatomique, décrit trois couches au ventricule droit et cinq au ventricule gauche. (Voyez Wolff, acta acad. scient. Petropol., 1780-1792 et Theile in Encycl. anat. trad. Jourdan, t. II, p. 377 et suiv.). Chacun des deux ventricules posséderait une couche superficielle commune, une couche profonde propre, et une couche intermédiaire. Celle-ci, unique pour le ventricule droit, est décomposable en trois couches secondaires pour le ventricule gauche.

La description de Wolff est très complexe ; il suffit pour s'en rendre compte de dire que Wolff subdivise en huit faisceaux la portion des fibres musculaires propres répondant au ventricule droit (loco. cit. Dissertatio tertia in dissertatio sexta, pars prior).

D'après E. H. Weber le ventricule droit est formé par deux couches à peu près transversales, le ventricule gauche en comprend quatre : deux couches transversales, comprises entre deux couches spiroïdes s'enroulant en sens inverse ; de plus, chaque ventricule comprend une couche tout à fait interne, rétiforme.

Pettigrew (Proced. of the roy. soc. of Edimb. 1860) a d'abord décrit neuf couches au ventricule gauche, puis il a réduit ce nombre à sept (transac. of the roy. soc. of Edimb. XXIII, p. 161). D'après cet auteur, la couche la plus superficielle est presque verticale ou très légèrement oblique ; l'obliquité de la deuxième et de la troisième couches augmente peu à peu et les fibres de la quatrième, c'est-à-dire de la couche centrale, sont nettement transversales (Voy. fig. 354). La cinquième est de nouveau oblique ; mais son obliquité est en sens inverse de celle des premières couches ; enfin, la sixième est plus oblique encore, et la septième a une obliquité presque aussi marquée que celle de la première.

Superposées, les fibres de la première et de la septième couches se croisent donc à la façon d'un X dont les deux branches formeraient entre elles un angle très aigu.

Parmi les auteurs modernes, Henle a vivement combattu la théorie de Gerdy. Fibres en anse et fibres en huit de chiffre sont pour lui des hypothèses sans fondement. Quant à la continuité des fibres superficielles et des fibres profondes, c'est-à-dire des deux portions des fibres unitives superficielles, fait fondamental de la théorie de Gerdy, c'est pour lui une erreur anatomique (voy. Henle, Hand. der gefœsslehr, p. 62). Henle donne de la musculature des ventricules et surtout des oreillettes une longue et minutieuse description dont je n'indiquerai ici que les traits principaux.

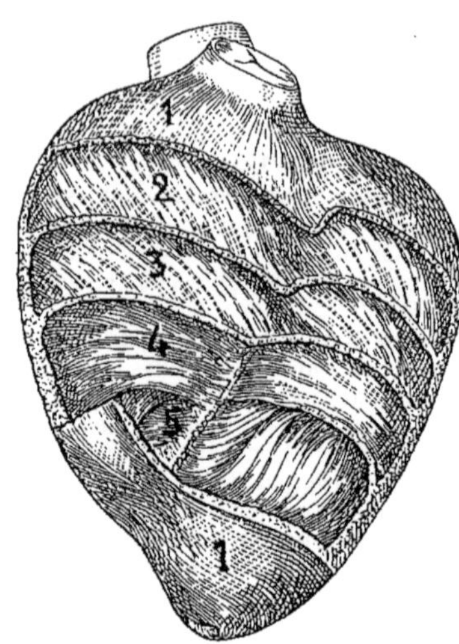

Fig. 354. — Dissection partielle des fibres de la paroi antérieure des ventricules sur un cœur de mouton, montrant les différents degrés d'obliquité des couches, d'après Allen Thomson.

Fibres des oreillettes. — Les fibres des oreillettes sont de deux ordres : les unes représentent la continuation sur les oreillettes des fibres annulaires des vaisseaux venant aboutir à ces cavités ; les autres naissent des anneaux auriculo-ventriculaires. Les premières forment une couche superficielle circulaire ; les deuxièmes une couche profonde longitudinale. Telle est la formule par laquelle Henle résume la constitution des oreillettes, mais il est forcé de convenir qu'elle n'est que très approximative. C'est ainsi que les fibres de la couche superficielle peuvent devenir longitudinales quand les veines dont elles prolongent le système circulaire abordent l'oreillette transversalement, comme c'est le cas pour les veines pulmonaires. De même, nombre de fibres naissant des anneaux veineux tendent à devenir horizontales ; cela est vrai surtout pour l'oreillette gauche. Les fibres profondes de cette cavité ne naissent pas en effet de toute l'étendue de la zone auriculo-ventriculaire, mais sont réparties en deux faisceaux naissant, l'un du

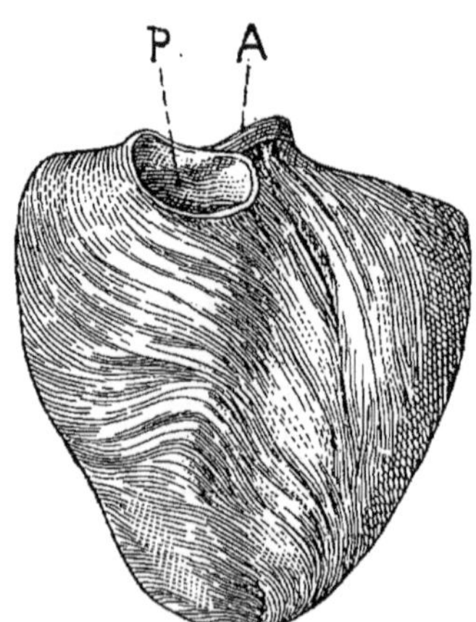

Fig. 355. — Musculature des ventricules, face antérieure, d'après Henle.

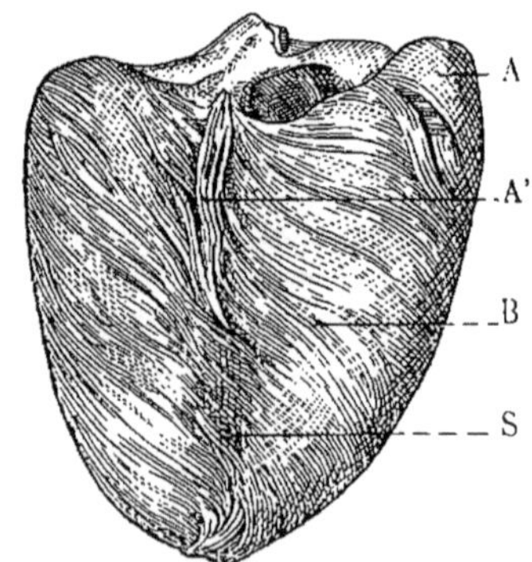

Fig. 356. — Musculature des ventricules, face postérieure, d'après Henle.

nodule antérieur ou gauche, l'autre du nodule postérieur ou droit de cette zone fibreuse ; ces faisceaux sont formés par un véritable éventail de fibres dont les fibres moyennes sont verticales, mais dont les fibres extrêmes tendent à se rapprocher de l'horizontale.

La disposition schématique admise par Henle est encore obscurcie par l'apparition de véritables systèmes surajoutés, comme le *système sphinctérien du foramen ovale*, sur la constitution duquel Henle ne s'explique pas, et comme le *canal musculaire de la grande veine coronaire*. Ce canal, bien décrit par Henle, est essentiellement formé par des fibres transversales, c'est-à-dire parallèles à la direction de la veine. Ces fibres naissent de la paroi de l'oreillette gauche au-dessus et au-dessous de la veine coronaire, et viennent converger à la manière des barbes d'une plume sur la face superficielle du vaisseau. — Comme on le voit, Henle est obligé de reconnaître de nombreuses exceptions à la formule générale qu'il donne de la constitution des oreillettes. N'est-ce pas la meilleure preuve qu'elle n'est pas aussi satisfaisante qu'elle semble l'être au premier abord ?

Fibres du ventricule. — Henle donne de la musculature du ventricule une description assez simple. Il la décrit comme formée par quatre couches qui sont de dehors en dedans : une couche longitudinale externe, une couche circulaire, une couche longitudinale interne et une couche rétiforme.

1° La *couche longitudinale externe*, peu importante, est formée sur le ventricule droit : a) par des fibres cheminant pour la plupart sur la face antérieure du ventricule et paraissant correspondre aux fibres unitives antérieures (portion superficielle) de nos classiques (voy. fig 359) ; b) par un petit faisceau vertical, occupant le tiers supérieur du sillon interventriculaire postérieur. Ce faisceau a été depuis longtemps signalé par Wolff ; Meckel, E. H. Weber, Theile disent ne l'avoir pas rencontré.

Sur le ventricule gauche la couche des fibres longitudinales externes n'occupe que le tiers supérieur du ventricule ; elle se confond d'ailleurs plus bas avec les fibres circulaires, qui tendent à prendre la direction verticale. Cette couche est bien peu importante pour Henle, puisque, d'après lui, elle ne formerait que le huitième de l'épaisseur totale du ventricule gauche.

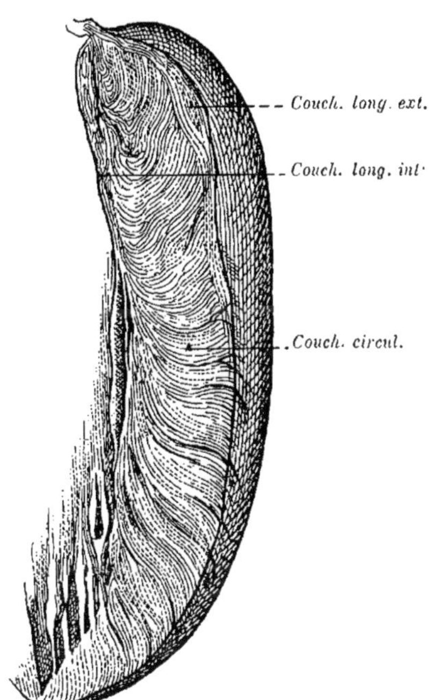

Fig. 357. — Coupe de la paroi du ventricule gauche, d'après Henle.

2° La *couche circulaire* constitue la couche de beaucoup la plus importante du cœur. La fig. 357 montre combien l'épaisseur de cette couche l'emporte sur celle des deux couches longitudinale externe et longitudinale interne. Les fibres de cette couche circulaire ne sont pas toutes disposées dans un plan longitudinal ; la plupart même sont obliques et l'obliquité de quelques-unes est si marquée qu'elles tendent à devenir verticales.

3° La *couche longitudinale interne* est très mince : elle n'acquiert quelque importance qu'au niveau de la base et du sommet des ventricules.

4° La *couche rétiforme* existe dans toute l'étendue de la face interne des ventricules, mais atteint son plus grand développement au niveau du sommet de ces cavités ; c'est à elle que Henle rattache les muscles papillaires.

Comme on le voit, par cet exposé rapide des principales descriptions, l'accord est loin d'être fait sur l'architecture du cœur. Cependant, les divergences sont peut-être moins considérables que l'on serait tenté de le croire au premier abord. Celui qui voudra comparer avec soin les exposés des différents auteurs, en faisant abstraction des détails et en tenant compte de la différence des nomenclatures, retrouvera souvent dans celui de l'un les traits principaux de celui de l'autre. Le point délicat est le fait de la continuité ou de la non-continuité des fibres les plus superficielles et des fibres les plus profondes des ventricules ; c'est lui surtout qui divise les auteurs. C'est ce point particulier, et la question des variations individuelles, que devront surtout tâcher d'éclaircir les anatomistes.

§ VI. — VAISSEAUX DU CŒUR

1° Artères.— Les artères du cœur viennent des *artères coronaires*, branches de l'aorte. Au nombre de deux, l'une antérieure, l'autre postérieure, les artères coronaires cheminent à la surface de l'organe, dans l'épaisseur duquel elles s'épuisent peu à peu. Nous décrirons leur trajet extra-cardiaque en étudiant les branches de l'aorte.

Leurs rameaux, parvenus dans l'épaisseur du cœur, cheminent dans les in-

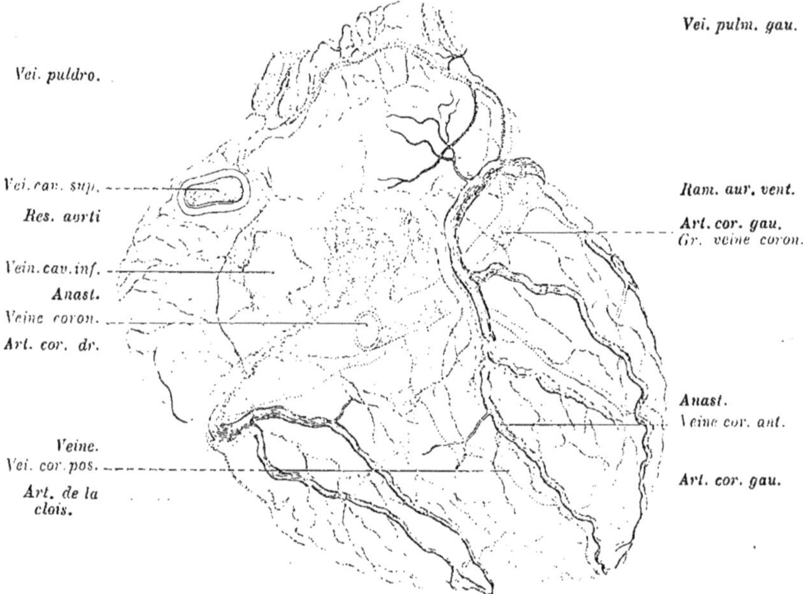

Fig. 358. — Les artères et veines coronaires, d'après Bourgery.

terstices des faisceaux musculaires, en se divisant en rameaux de plus en plus petits. Ceux-ci finissent par donner naissance à un réseau capillaire dont les mailles enlacent les faisceaux primitifs. Comme Ranvier l'a depuis longtemps signalé, ces capillaires ne présentent pas les dilatations ampullaires que l'on rencontre ordinairement sur les capillaires des muscles. Leur fragilité est remarquable, aussi leur injection est-elle très délicate.

L'étude de la disposition des vaisseaux de l'endocarde et la question si discutée des vaisseaux des valvules, seront traitées plus loin, en même temps que l'endocarde. (Voy. p. 629).

Les vaisseaux du cœur apparaissent à une époque assez tardive du développement de l'organe. On sait qu'aux premiers stades de sa formation, le muscle cardiaque présente une disposition réticulée, qui permet au sang de baigner directement les faisceaux musculaires. Ce n'est que vers le deuxième mois, lorsque le tissu musculaire du cœur tend à devenir compact (Gegenbaur, Bernays), que les vaisseaux apparaissent dans son épaisseur. — Il est intéressant de constater qu'ici, comme toujours, l'histoire des espèces répète l'histoire de l'individu. En effet, chez les batraciens et certains reptiles, le cœur présente la disposition réticulée que l'on trouve chez l'embryon humain et ne possède point de vaisseaux. Chez des animaux d'ordre plus élevé, le myocarde, devenu plus dense, commence à acquérir des vaisseaux nourriciers.

2° **Veines.** — Les veines qui font suite au réseau capillaire du cœur viennent aboutir aux oreillettes : 1° par la grande veine coronaire ; 2° par des veines coronaires accessoires. Parmi celles-ci, l'une est connue depuis longtemps, c'est la *veine de Galien ;* les autres ont été plus récemment décrites par le professeur Lannelongue (th. de Paris 1867). Veines coronaires principale et accessoires seront décrites par mon collaborateur Charpy avec le système veineux du cœur.

3° **Lymphatiques.** — La question de l'origine des lymphatiques du cœur participe de l'obscurité qui enveloppe l'origine des lymphatiques en général.

Pour Sappey, Skwartzoff, Salvioli, l'origine des lymphatiques est représentée par un système de canaux tapissés par un endothélium continu, formant un réseau intermédiaire aux fibres cardiaques.

Les lymphatiques du cœur constituent deux réseaux : l'un profond, *sous-endocardique,* l'autre superficiel, *sous-péricardique.*

Le réseau profond est riche surtout au niveau des ventricules. Sappey n'a pu, du moins chez l'homme, injecter le réseau sous-endocardique des oreillettes. Comme l'a depuis longtemps montré Belayeff (1866), par l'imprégnation à l'argent, ce réseau profond se prolonge sur les valvules mitrale, tricuspide et sigmoïdes. Il donne naissance à des troncules qui traversent le muscle cardiaque et viennent se jeter, soit dans le réseau superficiel, soit dans les gros troncs collecteurs.

Le réseau superficiel est également beaucoup plus serré au niveau des ventricules qu'au niveau des oreillettes. Sappey n'a pu injecter le réseau superficiel des oreillettes que chez le bœuf et le cheval.

Tous les lymphatiques du cœur viennent aboutir à quatre troncs principaux : deux antérieurs et deux postérieurs. Les deux troncs *antérieurs* cheminent dans le sillon interventriculaire antérieur, recevant dans leur trajet les lymphatiques de la face antérieure des ventricules ; au niveau de l'extrémité supérieure de ce sillon, ces deux troncs antérieurs se fusionnent en un tronc unique. Celui-ci contourne la partie gauche de l'artère pulmonaire, croise la face antérieure et gauche de la portion horizontale de la crosse aortique, et vient se terminer dans un ganglion placé sur la partie latérale gauche de la trachée.

Les deux troncs *postérieurs* cheminent dans le sillon interventriculaire de la face diaphragmatique. Arrivés à la partie supérieure de ce sillon, ils se séparent. Le gauche suit la partie gauche du sillon interventriculaire et vient se jeter dans l'un des troncs antérieurs. Le droit suit la partie droite du sillon auriculo-ventriculaire et, arrivé au niveau de l'infundibulum, se porte en arrière, croise la face droite de l'artère pulmonaire et vient se jeter dans un des ganglions sous-jacents à la bifurcation de la trachée.

Dans leur portion horizontale, les troncs lymphatiques postérieurs reçoivent plusieurs troncules verticaux, nés des parois ventriculaires (troncs accessoires de Sappey).

NERFS DU CŒUR

PAR P. JACQUES

Le cœur est relié aux centres nerveux par un grand nombre de faisceaux qui empruntent le trajet du pneumogastrique et du sympathique, exceptionnellement aussi celui de l'hypoglosse.

La plupart de ces filets, qui naissent symétriquement à la région cervicale (1), et dont l'étude détaillée relève du domaine de la névrologie, convergent, dès leur entrée dans le thorax, vers la base du cœur, en croisant les uns la face antérieure de la crosse aortique, les autres sa face postérieure. Arrivés dans l'étroit espace circonscrit par la concavité de la crosse en haut, en bas par la bifurcation et la branche droite de l'artère pulmonaire, et par la naissance des grosses bronches en arrière, tous les filets cardiaques s'unissent par de nombreuses anastomoses en un riche plexus tout à fait comparable aux plexus sympathiques du hile des principaux viscères : poumon, foie, rate, rein, etc... : c'est le *plexus cardiaque*. Ses travées s'orientent suivant deux plans facilement distincts : un plan antérieur, *plexus cardiaque antérieur* ou *superficiel* des auteurs allemands, qui couvre de ses mailles la concavité de la crosse ; et un plan postérieur, plus important, appliqué au-devant de la bifurcation de la trachée, *plexus cardiaque postérieur* ou *profond*. A la constitution du plan antérieur concourent surtout les filets les plus élevés (rameaux directs du vague, filets du laryngé supérieur et des ganglions cervicaux supérieur et moyen). Dans la formation du plexus postérieur la part principale revient, au contraire, aux rameaux cardiaques inférieurs (des ganglions cervical inférieur ou premier thoracique, et de l'anse du récurrent). C'est à la région superficielle du plexus cardiaque qu'appartient l'amas ganglionnaire de Wrisberg.

A part quelques filets destinés au péricarde pariétal, la plupart des rameaux issus du plexus cardiaque se jettent sur les gros troncs artériels et gagnent avec eux la région auriculo-ventriculaire, le reste se portant directement sur les oreillettes. Parvenus dans le sillon horizontal de partage, ils se divisent en trois groupes pour atteindre leurs territoires respectifs : tandis qu'une faible portion s'enfonce immédiatement dans la cloison des oreillettes, un important faisceau, principalement formé des filets satellites de l'aorte, enveloppe l'origine de l'artère coronaire droite d'un riche plexus qui se poursuit sur tout le trajet de cette artère (*plexus coronaire droit*) ; enfin, le groupe des rameaux satellites de l'artère pulmonaire accompagne de même la coronaire gauche en formant autour d'elle, et de l'auriculo-ventriculaire gauche, sa collatérale la plus importante, le *plexus coronaire gauche*. De ces deux plexus naissent la presque totalité des filets terminaux du myocarde.

Toutes ces dispositions, qu'une dissection minutieuse suffit à mettre en évidence, sont depuis longtemps bien connues ; ce qui l'était moins jusqu'à ces derniers temps, et ce

(1) On sait que le cœur est primitivement chez l'embryon un organe de la région cervico-céphalique, d'où son innervation par des nerfs crâniens et cervicaux.

qu'ont largement contribué à élucider les nouvelles méthodes de coloration du système nerveux, c'est le trajet ultérieur, la terminaison des nerfs cardiaques et la nature des ganglions qui leur sont annexés.

A. — **Distribution des nerfs du myocarde.** — Tous les filets nerveux qui se détachent des plexus coronaires ne s'enfoncent pas directement dans le myocarde au niveau des sillons de partage : une bonne partie d'entre eux n'atteignent, au contraire, leur territoire de distribution qu'après avoir effectué à la face profonde du péricarde viscéral un trajet qui peut être fort long. C'est ainsi qu'il est facile de mettre en évidence par l'injection de bleu de méthylène dans les vaisseaux coronaires un grand nombre de faisceaux qui, émergeant du tissu cellulo-graisseux du sillon auriculo-ventriculaire, descendent plus ou

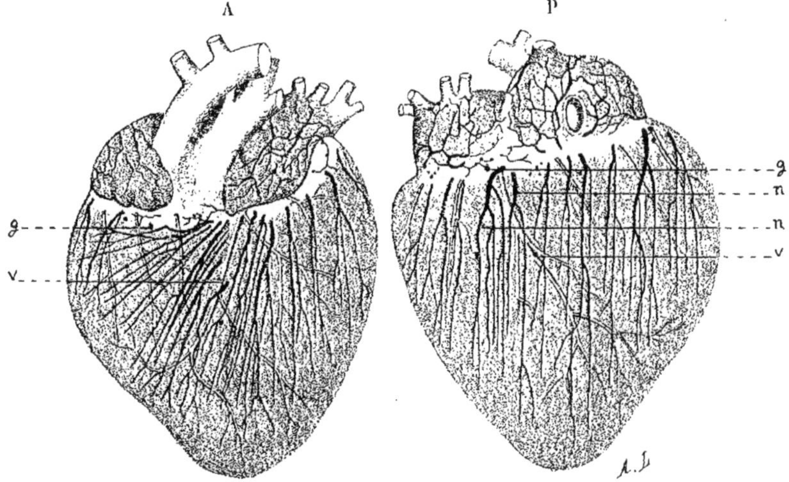

Fig. 359. — Vues antérieure et postérieure du cœur du chien adulte, après injection vasculaire de bleu de méthylène en solution concentrée (demi schématique).

A, face antérieure; *P*, face postérieure; *v*, *v*, vaisseaux coronaires; *n*, *n*, faisceaux nerveux sous-précardiques; *g*, *g*, ganglions annexés au plexus sous-précardique (l'épaisseur des filets nerveux a été légèrement exagérée).

moins parallèlement vers la pointe en cheminant immédiatement au-dessous du péricarde dont la transparence les laisse apercevoir, grâce à la coloration intense qu'ils ont fixée. Ces filets sous-péricardiques sont totalement indépendants des vaisseaux et affectent un trajet sensiblement rectiligne avec quelques bifurcations et des anastomoses transversales ou obliques visibles à la loupe. L'étude à un faible grossissement du péricarde viscéral permet en effet de reconnaître que ces filets, principalement formés de fibres nues, échangent entre eux un grand nombre de leurs éléments, si bien que toute la surface du myocarde ventriculaire se trouve enserrée dans une sorte de filet dont les mailles sont limitées par des faisceaux nerveux : c'est le *plexus sous-péricardique*. — Des travées de ce système naît superficiellement un double réseau de fibres pâles destinées à la séreuse ; vers la profondeur s'enfoncent d'autre part des troncs plus importants destinés à l'innervation des couches externes du myocarde.

Des filets ascendants, issus également du sillon transverse de partage, courent en s'anastomosant à la surface des oreillettes où ils reproduisent un plexus sous-péricardique auriculaire comparable à celui que je viens de décrire sur les ventricules, bien que moins régulier et plus serré. Ces faits, que j'ai observés chez le chien, se retrouvent avec des caractères sans doute très voisins chez l'homme.

Parmi les branches profondes des plexus coronaires, les unes se ramifient directement dans les assises moyennes des parois ventriculaires et du septum, auxquelles elles portent la motilité et la sensibilité; tandis que les autres, ne faisant que traverser la paroi myocardique, s'organisent à la face interne de celle-ci en un *plexus sous-endocardique* dont les branches efférentes internes se distribuent par un double réseau à la membrane interne du cœur, les externes innervant les régions les plus profondes du myocarde.

On voit, en somme, qu'aux trois assises musculaires connues de la paroi ventriculaire correspondent trois plans nerveux distincts : les deux couches externe et interne des fibres musculaires communes reçoivent leurs nerfs par l'intermédiaire des plexus sous-endo et sous-péricardiques, les fibres propres de la couche moyenne étant innervées par des filets directs émanés des plexus coronaires.

B. — **Terminaisons des nerfs du myocarde.** — Laissant de côté les nerfs des membranes de revêtement du cœur dont la description trouvera place ailleurs, je me bornerai à indiquer ici comment se terminent les fibres nerveuses motrices et sensitives du muscle cardiaque.

a) **Terminaisons motrices.** — L'étude des rapports intimes des plus fines fibrilles nerveuses avec les éléments musculaires du cœur, et la morphologie exacte de leurs terminaisons ont fait, depuis Kœlliker, le sujet de nombreux travaux sans que la méthode de l'or, appliquée à cet objet, pût lever les incertitudes aussi heureusement qu'elle l'avait fait pour tant d'autres tissus. Les histologistes qui l'employèrent conclurent, en effet, les uns à la présence de plaques motrices (Krause, von Openchowsky), les autres à l'existence de terminaisons libres intercellulaires (Kœlliker, Schweigger-Seidel), d'autres enfin à la pénétration des terminaisons effilées des fibrilles à l'intérieur de la cellule musculaire cardiaque (Langerhans, L. Gerlach, Ranvier). Il faut arriver jusqu'à ces dernières années pour recueillir de l'application des procédés plus récents (imprégnation chromo-argentique de Golgi, coloration vitale par le bleu de méthylène d'Ehrlich) des indications précises sur ce sujet. A l'emploi des méthodes nouvelles dans l'étude des terminaisons nerveuses intracardiaques se rattachent les noms d'Arnstein, de Cajal, de Retzius, d'Heymans, de Berkley, de Jacques et de Smirnow. De l'ensemble de leurs travaux se dégagent les notions suivantes :

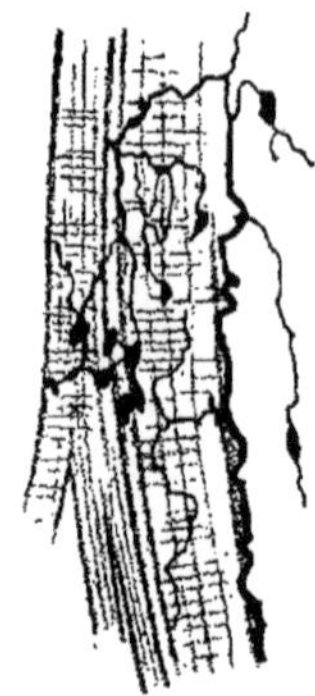

Fig. 360. — Terminaisons motrices dans le ventricule du rat; méthode de Golgi. Gros. : 250 d.

Les nerfs pénètrent dans le myocarde sous forme de faisceaux d'importance variable dans lesquels dominent les fibres de Remak. Les fibres qui s'en détachent courent, comme ces faisceaux eux-mêmes, entre les travées musculaires et parallèlement à leur direction en se divisant çà et là dichotomiquement; leurs branches collatérales et terminales, onduleuses et d'autant plus fortement variqueuses que le point considéré est plus proche de la terminaison, se résolvent finalement en fibrilles excessivement fines qui enveloppent les fibres musculaires d'un très riche réseau (1). Sur ces fibrilles terminales apparaissent çà et là des

(1) Heymans admet en effet qu'il existe entre les diverses fibrilles terminales un réseau véritable, c'est-à-dire des anastomoses par fusion de substance et non par simple juxtaposition.

nodosités plus ou moins volumineuses, axiales ou latérales, et, dans ce cas, sessiles ou brièvement pédiculées, figurant parfois de petits bouquets, peut-être aussi des appareils un peu plus compliqués et rappelant les plaques motrices des muscles striés (Berkley). Tous ces renflements terminaux, quelle qu'en soit la configuration spéciale, s'appliquent étroitement à la surface des éléments du myocarde et leur transmettent immédiatement l'incitation motrice. C'est là, on le voit, un mode de terminaison intermédiaire comme complication à ceux qu'on connaît dans le muscle strié et dans le muscle lisse.

Le réseau nerveux est également réparti dans toute l'étendue du cœur, de la base à la pointe, et sa richesse est telle qu'on peut admettre avec Heymans que chaque cellule cardiaque reçoit sa terminaison propre et que chaque élément musculaire reçoit par suite directement l'incitation nerveuse.

b) **Terminaisons sensitives.** — Indépendamment de son innervation motrice, le cœur renferme encore des terminaisons sensitives, et c'est à Smirnow que revient l'honneur d'avoir tout récemment mis en lumière leur existence.

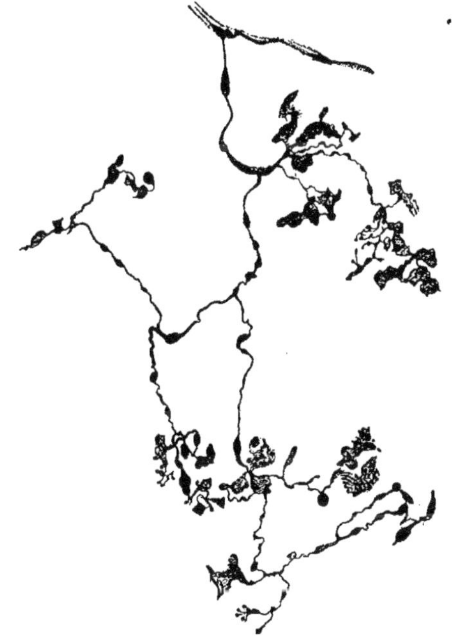

Fig. 361. — Terminaison sensible dans le tissu conjonctif interstitiel du ventricule de la grenouille (d'après Smirnow).

Les fibriles nerveuses sont figurées en gris foncé, la substance sensible en gris clair.

Ces terminaisons, surtout fréquentes dans l'endocarde et le péricarde, se rencontrent aussi dans le conjonctif interstitiel du myocarde. Leur forme et leurs dimensions sont en rapport avec celles de l'espace qui les renferme, mais leur caractéristique générale résiderait dans l'existence d'un substratum granuleux (substance sensible, « sensible Unterlage ») comparable à celui que l'on observe au niveau des plaques terminales des muscles striés des vertébrés et des arthropodes.

Ces terminaisons sensibles, en relation sans doute avec le nerf dépresseur, doivent être considérées comme le point de départ des actions réflexes que provoquent les irritations chimiques portées sur le cœur, et sont appelées à fournir une base anatomique à la connaissance de certaines affections cardiaques douloureuses.

C. **Ganglions du cœur.** — Cette question est l'une des moins élucidées à l'heure actuelle, bien qu'elle ait fait l'objet de travaux aussi nombreux que la précédente, travaux portant soit sur la topographie des ganglions cardiaques, soit sur la morphologie de leurs éléments constitutifs.

a) **Topographie des ganglions cardiaques.** — Soulevée d'abord par Remak, qui, en

1844, mit à nu par la dissection un ganglion dans le septum ventriculaire du veau, la question des ganglions du cœur fut ensuite étudiée avec détail et résolue chez la grenouille par Ludwig et Bidder. Ces auteurs, et Ranvier après eux, montrèrent en effet que, chez les batraciens anoures, les deux nerfs cardiaques, parvenus au niveau de la paroi postérieure de la veine pulmonaire, s'unissent en un plexus riche en amas de cellules ganglionnaires, le *ganglion de Remak*. Se séparant ensuite, ils courent isolément dans la cloison des oreillettes sous les noms de nerf antérieur et de nerf postérieur de la cloison, échangeant seulement quelques fibres, et montrant sur leur trajet de nombreuses agglomérations de cellules nerveuses dont l'ensemble est réuni sous la dénomination de *ganglion de Ludwig*. Parvenus enfin à la limite inférieure du septum auriculaire, les nerfs cardiaques offrent une dernière agglomération d'éléments ganglionnaires à laquelle Bidder a attaché son nom, *ganglion de Bidder*. Au delà, ils se résolvent en branches indépendantes qui portent la motilité aux différentes régions du ventricule.

Nous sommes loin encore, malheureusement, de posséder sur la topographie des ganglions cardiaques chez les vertébrés supérieurs et l'homme des données anatomiques aussi précises, et des descriptions des auteurs qui se sont occupés de cette question (Schklarewsky, J. Dogiel, Vignal, Koplewsky, puis Kasem-Beck, Ott et Eisenlohr, chez l'homme), il faut reconnaître qu'il ne se dégage guère de notions satisfaisantes comme concordance ni comme netteté. Tandis, par exemple, que Schklarewsky, chez les oiseaux et les mammifères, localise ces ganglions aux sillons interauriculaire et auriculo-ventriculaire suivant deux cercles se coupant à angle droit, Vignal place les amas principaux au voisinage de l'embouchure des veines pulmonaires et sur le tiers supérieur des ventricules.

La répartition des ganglions cardiaques paraît varier dans de certaines limites avec les espèces ; pourtant, en ce qui concerne les mammifères et l'homme, on peut admettre, comme assez voisins de la vérité, les faits suivants qui ressortent des belles recherches embryologiques de His jeune sur le développement de l'appareil d'innervation du cœur de l'homme, ainsi que sur l'ensemble des travaux morphologiques antérieurs.

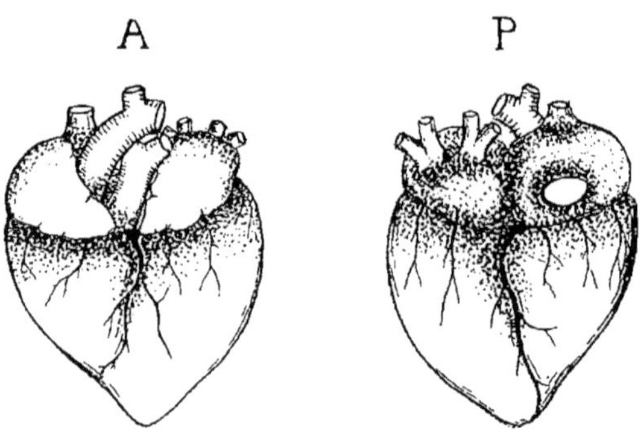

Fig. 362. — Essai de représentation schématique des zones ganglionnaires du cœur des mammifères. Les régions ganglionnaires sont indiquées en pointillé.

A, face antérieure ; P, face postérieure.

Aux travées du plexus nerveux qui recouvre la surface des oreillettes et des ventricules sont annexés, dans toute l'étendue des premières et sur le tiers supérieur des seconds, un grand nombre de ganglions microscopiques formés d'une quantité variable de cellules (1 à 100 et davantage). Disséminés irrégulièrement, ces amas cellulaires semblent se condenser d'une part au voisinage des orifices veineux, d'autre part dans les sillons de partage du cœur (plexus coronaires). Leur nombre total paraît être en raison inverse de leur importance individuelle, et c'est chez l'homme et les primates que ces ganglions seraient le plus petits et le plus nombreux (Vignal). Pour le même auteur, ils occuperaient une situation intra-musculaire dans les oreillettes et sous-péricardique sur les ventricules. Effectivement, en cette dernière région (tiers supérieur) il est aisé de mettre en évidence les plus volumineux d'entre eux, par l'injection de bleu de méthylène, sous forme de petites taches ponctiformes vivement colorées, appendues aux travées du plexus par un court pédicule ou sessiles sur elles (fig. 359, § A). Par le même artifice on se convainc sans peine qu'au voisinage du sillon interventriculaire la zone ganglionnaire descend notablement au-dessous du tiers supérieur.

Chez l'embryon humain His distingue nettement trois districts ganglionnaires, en relation avec trois portions isolables du plexus cardiaque : *région du bulbe artériel,* en rapport avec les nerfs cardiaques supérieurs (1) (plexus cardiaque superficiel de l'adulte); — *région intermédiaire,* reliée aux centres par les nerfs cardiaques moyens ; — *région des oreillettes* (plexus cardiaque profond de l'adulte) en connexion avec les nerfs cardiaques inférieurs (2).

b) **Morphologie des cellules ganglionnaires du cœur**. — En ce qui concerne la morphologie, et partant la nature cérébro-spinale ou sympathique des éléments de ces ganglions, même incertitude que touchant leur localisation.

Les cellules à fibre spirale, considérées comme caractéristiques du sytème sympathique des batraciens, prédominent dans les ganglions veineux et auriculaires de la grenouille, mélangés à une faible proportion d'éléments du type bipolaire ou multipolaire ; tandis que la part principale revient à ces derniers éléments dans les ganglions ventriculaires ou de Bidder (Ranvier).

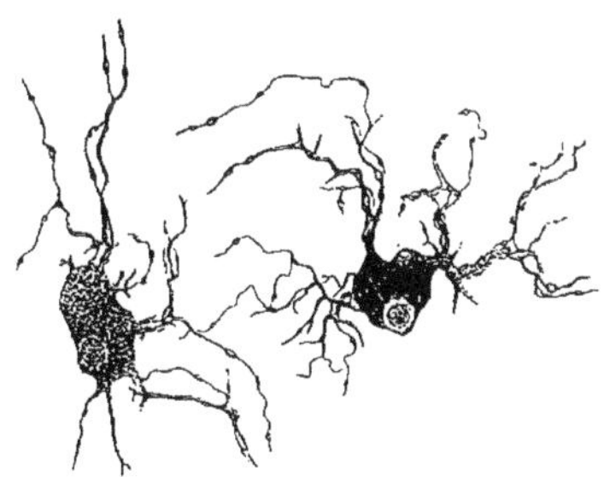

Fig. 363. — Deux cellules ganglionnaires multipolaires sous-péricardiques de la région du sillon auriculo-ventriculaire du chien adulte. Bleu de méthylène.

Chez le lapin, les cellules du sympathique sont caractérisées par la présence de deux noyaux et de plusieurs prolongements, se distinguant ainsi des cellules des ganglions cérébro-spinaux munies d'une expansion unique et d'un seul noyau. Or, Vignal n'a rencontré les premières que dans les oreillettes, où elles ne

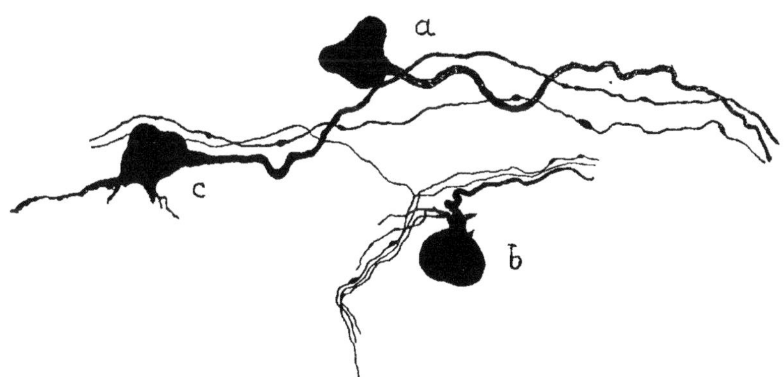

Fig. 364. — Cellules ganglionnaires du sillon interauriculaire du rat. — Méthode de Golgi.

forment guère, d'ailleurs, qu'un tiers de la totalité de leurs éléments ganglion-

(1) Le bulbe artériel forme l'extrémité antérieure du tube cardiaque primitif.
(2) Extrémité postérieure ou veineuse du tube cardiaque.

naires. Les cellules unipolaires constituent à elles seules les ganglions ventriculaires. Les mêmes faits s'observeraient chez la plupart des mammifères et l'homme. — Sans contredire les résultats obtenus par Vignal chez le lapin, mes propres recherches sur l'innervation cardiaque de divers mammifères m'ont démontré d'une façon incontestable la constitution prédominante, sinon essentielle, des ganglions du sillon auriculo-ventriculaire et des ganglions ventriculaires par des éléments offrant la plus grande analogie avec ceux qui forment les renflements du cordon du sympathique (fig. 363). J'ai rencontré d'autre part dans le sillon interauriculaire du rat des amas ganglionnaires dans lesquels la forme unipolaire semblait être la règle, soit telle qu'on l'observe communément dans les ganglions spinaux des mammifères adultes (fig. 364, a), soit modifiée suivant le mode décrit récemment par A. Dogiel sous le nom de cellule du 2e type des ganglions spinaux (cellule unipolaire à expansion ramifiée) (fig. 364, b). Les formes multipolaires semblaient constituer l'exception (fig. 364, c).

Ces faits ne possèdent d'ailleurs qu'une valeur relative étant donné la résistance variable qu'offrent les divers éléments à l'imprégnation. Ils permettent toutefois d'affirmer que chez les mammifères, et probablement aussi chez l'homme, les divers amas ganglionnaires du cœur sont *mixtes* quant à la morphologie de leurs éléments cellulaires, et ne reproduisent d'une façon exclusive la structure ni des ganglions spinaux, ni des ganglions sympathiques, mais semblent résulter d'une intrication d'éléments de cette double origine. (Dogiel a démontré du reste, dans le travail auquel je faisais allusion plus haut (Anat. Anzeiger, Bd. XII, n° 6), qu'en outre des éléments unipolaires, les ganglions spinaux des mammifères adultes renferment également des cellules multipolaires qui doivent fonctionner comme éléments d'association).

c) **Existe-t-il des ganglions dans l'intimité du tissu ventriculaire?** — Une question soulevée dans ces derniers temps, question d'un haut intérêt physiologique et qui a été diversement résolue par les anatomistes, est celle de l'existence dans l'épaisseur des parois ventriculaires de cellules ganglionnaires isolées ou agminées, capables d'expliquer les mouvements rhytmiques par lesquels la pointe du cœur détachée répond aux excitations mécaniques ou électriques.

Si en effet la négation de tout élément nerveux cellulaire ou fibrillaire dans la pointe du cœur n'est plus l'apanage que d'un petit nombre de physiologistes malheureux dans leurs imprégnations, l'incertitude la plus complète règne encore lorsqu'il s'agit de la présence, dans cette même pointe, de cellules nerveuses légitimes.

Rencontre-t-on entre les divers plans du myocarde, annexés au plexus nerveux, des éléments ganglionnaires comparables à ceux du plexus myentérique par exemple ?

A cette question capitale aucune réponse satisfaisante n'a été fournie jusqu'ici. L'un de ceux qui ont le plus récemment soumis les données antérieures au contrôle des méthodes nouvelles, Berkley, a mis en évidence, par le chromate d'argent, chez divers rongeurs, des corps cellulaires généralement fusiformes, munis de prolongements en nombre variable, d'aspect nerveux, épars au milieu des faisceaux musculaires du cœur, qu'il considère comme de véritables neurones de nature sympathique. Kœlliker, de son côté, en se basant sur des considérations d'anatomie générale, admet comme très vraisemblable l'existence de tels ganglions intra-myocardiques. Si séduisante que soit l'hypothèse, si rationnelles que se montrent les inductions basées sur des analogies incontestables, il ne faut pas se dissimuler qu'elles sont loin encore d'être suffisamment étayées par les faits d'observation.

Il ne faut pas oublier en particulier que l'imprégnation chromo-argentique fait apparaître parfois, outre les éléments nerveux, divers éléments conjonctifs ou migrateurs dont les expansions minces et ramifiées peuvent facilement en imposer pour des formes cellulaires plus hautement différenciées. J'ai, pour mon compte, observé bien des fois de telles figures mises en évidence par l'un ou l'autre procédé, et pour lesquelles le doute ne pouvait résister à un examen attentif. Mais je dois reconnaître aussi avoir rencontré dans le myocarde de la grenouille et de la souris des éléments multipolaires nettement réduits en noir, dont la signification réelle n'a pu être déterminée en toute certitude. Ce que je puis seulement affirmer d'une façon catégorique, c'est que ces formes cellulaires, nerveuses ou non, ne sauraient être comparées ni comme disposition, ni comme dimensions, aux éléments des ganglions superficiels observés.

Quoi qu'il en soit, l'organe central de la circulation possède, on le voit, une innervation en rapport avec son activité fonctionnelle. Le cœur nous apparaît comme un organe des plus richement dotés au point de vue nerveux. Qu'est devenue la vieille proposition de Behrends (1781) « *Cor nervis carere* » ?

§ VII. — PÉRICARDE

Par **A. SOULIÉ**, agrégé d'anatomie à la Faculté de médecine de Toulouse.

Définition. — Le péricarde est une poche fibro-séreuse qui renferme le cœur. La portion fibreuse constitue une membrane protectrice ; la portion séreuse, analogue à celle des autres viscères, facilite les mouvements de l'organe. Le feuillet viscéral de cette séreuse tapisse la surface externe du muscle cardiaque, tandis que le feuillet pariétal s'unit intimement à une épaisse lame conjonctive, souvent décrite à part, sous le nom de *sac fibreux péricardique*, et que l'on identifie au péricarde dans l'étude des rapports.

Les cas d'absence du péricarde sont très rares dans la littérature scientifique, et les quelques observations connues se rapportent à des malformations de la paroi thoracique ou à des ectopies du cœur incompatibles avec la vie.

Forme. — Dans son ensemble, le péricarde peut être comparé à un tronc de cône aplati d'avant en arrière, à base inférieure et à sommet supérieur ; toutefois, cette forme est en partie artificielle et représente plutôt celle du péricarde insufflé ou distendu ; car, en dehors de toute affection pathologique, le péricarde, immédiatement appliqué à la surface du cœur, reproduit la configuration générale de celui-ci et ne possède pas de forme propre. L'aspect conique obtenu par l'insufflation est d'ailleurs assez irrégulier ; il n'est pas rare d'observer sur des pièces fortement distendues une zone d'étranglement, située à la partie moyenne du péricarde, et correspondant à la base du cœur dont le diamètre reste à peu près constant pendant toute la durée de la révolution cardiaque.

Si l'on adopte cette assimilation de la forme du péricarde à celle d'un tronc de cône aplati, on doit lui considérer une base reposant sur le centre phrénique, un sommet correspondant aux gros troncs artériels, une face antérieure convexe très étendue, une face postérieure à peu près plane et deux bords, bien indiqués surtout dans leur partie supérieure par les pédicules pulmonaires.

Dimensions. — Le diamètre vertical, mesuré sur la face antérieure, représente une longueur égale à celle du sternum depuis la base de l'appendice xiphoïde jusqu'au milieu du manubrium, il est compris entre 13 et 14 cm. ; le point le plus élevé de cette face antérieure est distant de la fourchette sternale de 15 à 18 mm. (Sappey). Ce même diamètre vertical n'atteint, sur la face postérieure, que 11 à 12 cm. Le D. antéro-postérieur mesure 10 cm. au niveau de la base du péricarde, il ne dépasse pas 7 cm. dans le voisinage du sommet. — Le D. transversal est aussi très variable suivant les points envisagés. En avant sa plus grande largeur correspond au quatrième espace intercostal où il atteint 14 cm. ; au niveau du deuxième espace, il n'est plus que de 7 à 8 cm. Sur la face postérieure ce diamètre, mesuré suivant une ligne passant par l'origine des veines pulmonaires inférieures, est compris entre 8 et 9 cm. 5. Les chiffres précédents se rapportent aux dimensions moyennes chez un homme adulte et bien constitué ; chez la femme, la moyenne est inférieure de 0 cm. 5 ou 1 cm., selon les diamètres.

Capacité. — On évalue en général à 500 cm. c. la capacité moyenne de la cavité virtuelle comprise entre les deux feuillets de la séreuse péricardique ; d'après Sénac, le contenu de cette cavité augmenterait de VI onces (192 gr.) à XXVI (832 gr.) depuis la naissance jusqu'à 60 ans, abstraction faite toutefois des nombreuses variations individuelles. Ces données représentent la quantité de liquide que l'on peut injecter dans le péricarde sans en amener la rupture, elles ne sont pas susceptibles d'applications pratiques. En fait, il importe de distinguer trois cas :

1° A l'*état physiologique,* la capacité du péricarde atteint le volume du cœur dilaté au maximum (Cruveilhier) ;

2° Dans la *distension brusque,* telle que la produit une hémorrhagie par plaie pénétrante du cœur, la cavité péricardique n'admet que 200 à 250 grammes de liquide. La mort survient quand il y a environ 250 grammes de sang épanché (cas de Magnan et de Stiéber) ; sans doute, à cause de l'inextensibilité de la fibreuse, cette quantité suffit à produire l'arrêt du cœur par compression ;

3° Dans la distension chronique (hydro-péricarde), la fibreuse se laisse au contraire distendre insensiblement, et la quantité de liquide peut s'élever de 500 à 2000 grammes et même davantage.

Rapports. — **1° Face antérieure.** — La face antérieure est celle dont les rapports sont les plus importants à connaître pour le clinicien, qu'il s'agisse d'un simple examen, ou d'une intervention chirurgicale. Fortement convexe en avant, cette face est très étendue et se prolonge de chaque côté jusqu'aux pédicules pulmonaires. Il convient de lui distinguer deux parties : une partie centrale, superficielle, comprise entre les bords antérieurs des deux poumons ;

une partie latérale, profonde, recouverte par le poumon correspondant.

a) *Portion centrale.* — La portion centrale, découverte, extra-pulmonaire, dont le contour est limité par le bord antérieur des deux poumons, varie suivant la forme et le degré d'extension de ces organes. Elle correspond à ce qu'on appelle en clinique, au point de vue de la percussion, la zone de matité absolue. Sa forme est celle d'un triangle à base inférieure, dont la hauteur et la largeur n'excèdent pas 5 cm., et dont la surface couvre environ 8 cm. carrés (Luschka). Le côté droit du triangle est sensiblement rectiligne et vertical, comme le bord antérieur du poumon droit, et parallèle au bord droit du sternum, dont il est séparé par une distance de 15 à 18 mm. ; le côté gauche,

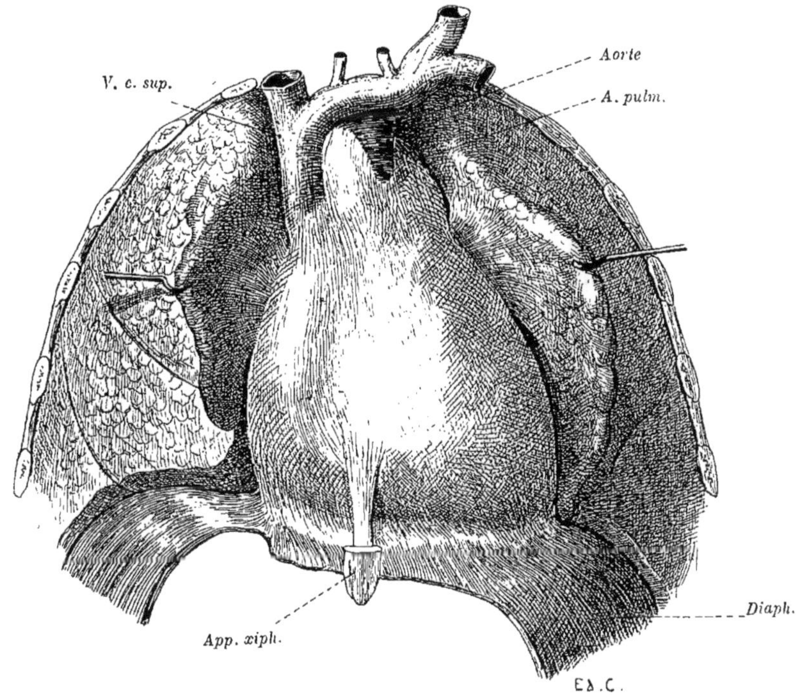

Fig. 365. — Le Péricarde, vu par sa face antérieure. — On remarque en haut les deux cornes péricardiques de Haller, en bas le lig. sterno-péricardique inférieur ou l. xipho-péricardique.

au contraire, très oblique en dehors et en bas, s'enfonce dans l'échancrure du poumon gauche, de sorte que, rapproché à 15 mm. du bord gauche du sternum au niveau de la deuxième côte, il s'en éloigne de 7 et 8 cm. (8 et 10 cm. de la ligne médiane) au niveau des quatrième et cinquième côtes. Au reste, l'étendue de cette surface libre varie suivant deux conditions : 1° suivant les phases de la respiration, car à chaque inspiration, et surtout dans les inspirations forcées, les poumons empiètent sur le péricarde et tendent à se rapprocher l'un de l'autre ; 2° suivant la conformation individuelle variable des poumons. On a depuis longtemps remarqué que chez les emphysémateux, le bord antérieur du poumon gauche tend à se projeter sous forme de lame sur la face antérieure du péricarde et peut par là donner lieu à certaines variétés de souffles extra-cardiaques.

La partie centrale du péricarde est en rapport d'abord avec la paroi thoracique, puis avec le thymus et la plèvre. La paroi thoracique comprend : sur la ligne médiane la face postérieure du sternum, depuis le milieu du manubrium, 15 mm. environ au-dessous de la fourchette sternale, jusqu'à la base de l'appendice xiphoïde (Luschka); à droite, les six premiers cartilages costaux; à gauche, les cartilages costaux jusqu'aux articulations chondro-costales de la première à la septième côte (Delorme et Mignon). Le sternum est séparé du sac fibreux par une masse de tissu cellulaire lâche qui se condense en haut et en bas pour former les ligaments sterno-péricardiques supérieur et inférieur; des vaisseaux traversent cette atmosphère cellulo-adipeuse et relient la circulation thoracique à celle du péricarde.

En dehors du sternum et de chaque côté, mais sur une étendue plus considérable à gauche, cette portion centrale est recouverte par les cartilages costaux et la portion des muscles intercostaux qui les unissent; ces organes sont séparés, de chaque côté, de la fibreuse péricardique et du cul-de-sac pleural qui la revêt par le muscle triangulaire du sternum. Les vaisseaux mammaires internes occupent entre les cartilages et les muscles intercostaux d'une part et le triangulaire d'autre part, une largeur de 5 à 6 mm.; ils sont distants du bord sternal d'environ 18 à 12 mm. C'est en dehors d'eux et dans la partie gauche, entre la cinquième et la sixième côte, que se trouve le lieu d'élection pour la paracentèse.

Les rapports avec le thymus sont le plus accusés au dernier mois de la vie intra-utérine; limité latéralement par les vaisseaux mammaires internes, cet organe s'étend à cette époque jusqu'à la cinquième côte et couvre ainsi toute la face antérieure du péricarde. Les premières inspirations amènent l'extrémité inférieure du thymus à la hauteur de la quatrième côte et, dans les jours qui suivent la naissance, la relèvent jusqu'au niveau de la troisième côte qu'elle ne débordera plus en bas. A mesure que le thymus entre en régression, vers la huitième année, une masse cellulo-adipeuse se substitue à lui et sépare le péricarde du sternum dans l'espace compris entre la première et la troisième côte; toutefois il est toujours possible de retrouver, même à un âge très avancé, quelques lobules thymiques perdus au milieu de cet amas graisseux.

Les rapports des plèvres avec la face antérieure du péricarde, très importants à connaître pour le clinicien, sont soumis à d'assez grandes variations individuelles (V. p. 584 et fig. 336, rapports des culs-de-sac pleuraux).

b) Portion latérale. — La portion latérale ou sous-pulmonaire est recouverte par la face interne du poumon correspondant et par la plèvre médiastine; en raison de sa forte courbure elle devient de plus en plus profonde, à mesure qu'on se rapproche du pédicule pulmonaire. Elle est en rapport avec le nerf phrénique accompagné des vaisseaux diaphragmatiques supérieurs; d'après Lagoutte et Durand la plèvre médiastine se soulèverait en un méso le long du trajet du nerf.

2° **Face postérieure.** — Le cœur et le péricarde qui l'enveloppe, étant situés dans le médiastin antérieur, se trouvent en rapport avec les organes contenus dans le médiastin postérieur depuis le bord supérieur de la cinquième vertèbre dorsale jusqu'au milieu du corps de la neuvième. Le rapport le plus important de cette face est celui qu'elle affecte avec l'œsophage qui lui est intimement uni suivant son diamètre vertical par une série de tractus conjonctifs, quelquefois très résistants, qui passent de la fibreuse péricardique dans la tunique externe du canal alimentaire. L'œsophage, immédiatement au-dessous de la bifurcation de la trachée, se trouve compris entre les deux groupes de veines pulmonaires qui l'embrassent latéralement; sa face antérieure répond, à ce niveau, au grand diverticule de la séreuse péricardique, qui sera décrit plus loin sous le nom de cul-de-sac de Haller. La face postérieure du péricarde est encore en rapport, quoique d'une façon moins intime, avec le nerf pneumogastrique gauche, la grande veine azygos, l'aorte descendante et le canal thoracique ; la portion sus-diaphragmatique de la veine cave inférieure répond à l'union de cette face avec la base du péricarde.

3° **Bords latéraux.** — Surtout accusés au niveau des pédicules pulmonaires, ils présentent une disposition symétrique et correspondent aux vaisseaux du

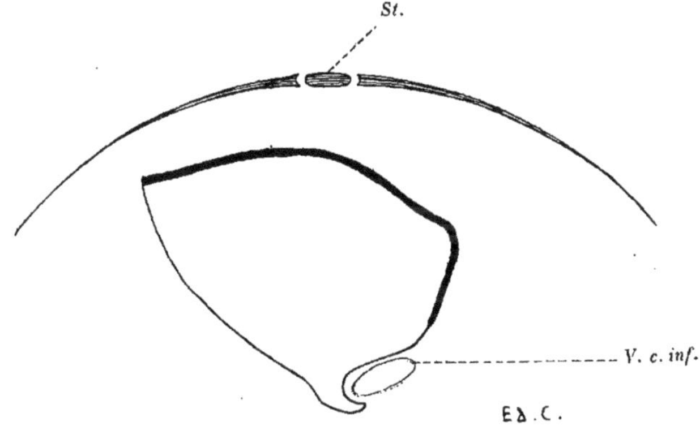

Fig. 366. — Surface péricardique du diaphragme.

Le trait renforcé indique la ligne d'adhérence intime (ligament phréno-péricardique antér.)

poumon sur lesquels les fibres du sac péricardique se prolongent de façon à constituer des gaines conjonctives. Le plus souvent on trouve, accolés à ces bords, quelques ganglions lymphatiques appartenant aux groupes du hile pulmonaire. Dans leur portion inférieure, ces bords sont représentés par la ligne d'accolement des deux feuillets de la plèvre médiastine (ligament triangulaire du poumon) et répondent aux ligaments phréno-péricardiques de Teutleben.

4° **Base.** — Elle adhère à la foliole antérieure du centre phrénique et déborde un peu latéralement les folioles droite et gauche. Cette surface d'union avec le diaphragme se présente sous la forme d'un triangle curviligne à base antérieure, dont l'angle postérieur et droit répond à la veine cave inférieure. En ce point, dans une sorte de carrefour compris entre la veine cave inférieure, le péricarde et l'œsophage, existent d'une façon constante un ou plusieurs ganglions lymphatiques qui peuvent s'engorger dans les inflammations ou dans les tumeurs des organes sous-diaphragmatiques.

5° **Sommet.** — Tronqué et assez mal limité, il répond aux gros troncs artériels avec lesquels une partie des fibres péricardiques se confondent tandis que les autres entrent dans la constitution des ligaments supérieurs du péricarde. Sa forme est celle d'une circonférence irrégulière dont le point le plus élevé (*corne supérieure* du péricarde, Haller) correspond à la partie postérieure de l'origine du tronc brachio-céphalique et se trouve exactement situé à la hauteur du milieu du manubrium (Luschka). A l'union de la face postérieure et du sommet, directement au-dessous de la bifurcation de la trachée, les fibres qui constituent le sommet du sac péricardique sont dédoublées en deux lames qui engainent la branche droite de l'artère pulmonaire.

Moyens de fixité, ligaments. — Le péricarde est maintenu en position par un certain nombre de ligaments ; à son tour il sert d'organe fixateur au centre phrénique dont l'abaissement dans l'inspiration normale ne dépasse pas 5 mm. (Hasse) ; aussi le nom de « tendon creux du diaphragme », que lui ont donné Beau et Maissiat, convient-il parfaitement à son rôle. Cette fixité du péricarde et du centre phrénique est, du reste, nécessaire pour éviter aux gros troncs artériels et aux vaisseaux des pédicules pulmonaires des tiraillements nuisibles à leur bon fonctionnement.

Les ligaments du péricarde, expansions du sac fibreux, comprennent :

1° *Le ligament phréno-péricardique antérieur ;*
2° *Les ligaments sterno-péricardiques antérieurs ou de Luschka;*
3° *Les ligaments vertébro-péricardiques ou de Béraud ;*
4° *Les ligaments phréno-péricardiques latéraux ou de Teutleben.*

1° Ligament phréno-péricardique antérieur. — L'adhérence du péricarde au centre phrénique, impossible chez la plupart des mammifères à cause de la présence du lobe azygos du poumon droit, ne se rencontre guère que chez l'homme et chez les singes, chez lesquels elle représente une disposition acquise, conséquence à la fois de la station verticale et de la disparition du lobe azygos, ainsi que Haller l'avait en partie soupçonné. La majeure portion de la surface de contact entre le centre phrénique et le péricarde est établie à l'aide d'un tissu cellulaire lâche assez facile à déchirer et qui joue surtout un rôle de remplissage. C'est seulement le long du bord antérieur et des deux tiers antérieurs du bord droit du triangle curviligne représentant la surface d'union qu'il y a réellement un échange de fibres dont l'ensemble mérite, semble-t-il, d'être désigné sous le nom de ligament phréno-péricardique antérieur (fig. 366).

2° **Ligaments sterno-péricardiques antérieurs ou de Luschka.** — Ils sont au nombre de deux, l'un supérieur, l'autre inférieur. Le *supérieur* ou *sterno-costo-péricardique,* de forme triangulaire, s'insère par sa base sur le manubrium et sur les articulations du sternum avec la première côte (cette dernière insertion est décrite par Lannelongue et Le Dentu comme un ligament spécial). Ces fibres d'implantation, qui laissent toujours en dehors d'elles les vaisseaux mammaires internes, s'entrecroisent à leur origine avec l'aponévrose de contention des muscles sterno-thyroïdiens. Le sommet du ligament est inférieur, il se perd dans la portion du sac fibreux située directement en avant de l'aorte ascendante.

C'est le ligament qu'on a décrit sous le nom de cervico-péricardique (Richet), en le considérant comme une expansion de l'aponévrose cervicale moyenne;

mais, il en est nettement indépendant et ses insertions sur la ligne médiane se font en partie sur le sternum, en partie sur l'extrémité même de l'aponévrose moyenne (Voir Myologie, fig. 248). Ce ligament est suspenseur du péricarde, à la fois dans la position verticale et dans le décubitus dorsal.

L'inférieur ou *xipho-péricardique* naît de la base de l'appendice xiphoïde, contracte quelques adhérences avec le diaphragme et se termine sur l'extrémité inférieure de la face antérieure du péricarde, au voisinage de la ligne médiane. Il est suspenseur du péricarde dans le décubitus dorsal.

3° **Ligaments vertébro-péricardiques ou de Béraud.** — Décrits imparfaite-

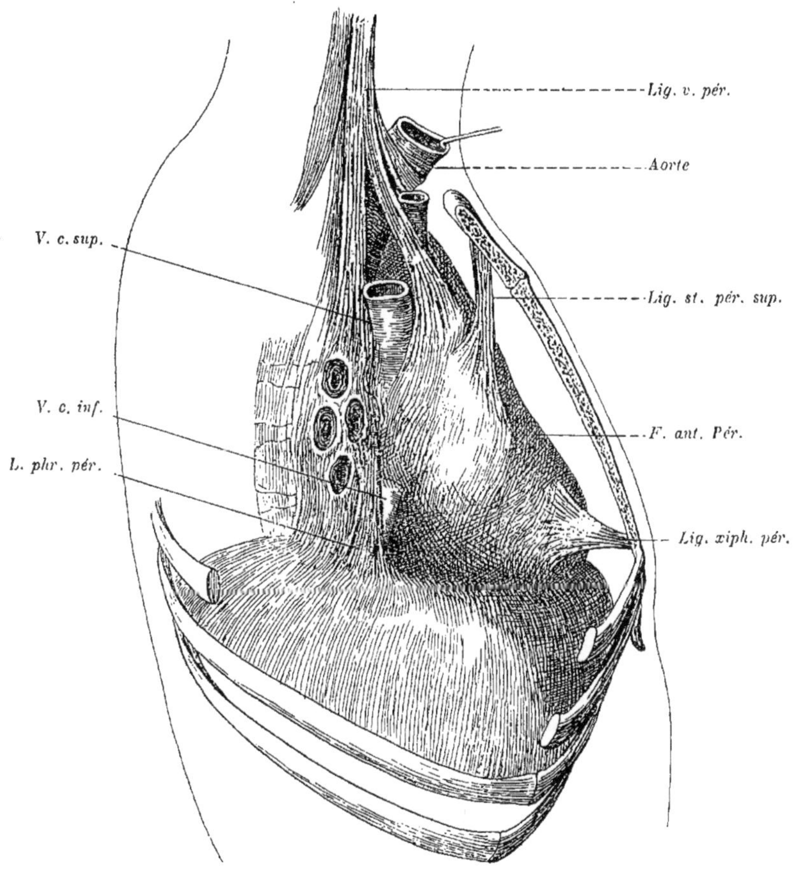

Fig. 367. — Ligaments du péricarde.
Vue latérale droite montrant les lig. vertébro-péricardique droit, phréno-péricardique droit, et les lig. sterno-péricardiques sup. et inf. — En partie d'après Teutleben.

ment par Béraud (*Gaz. méd.*, 1861), qui les considérait comme une masse unique, ils ont été bien étudiés par Teutleben qui a montré qu'en réalité ils étaient doubles et situés symétriquement dans la région cervico-dorsale, à droite et à gauche des gros vaisseaux. Ce sont des lames fibreuses de l'ordre des cloisons sagittales décrites par Charpy (Voir Aponévroses du cou, p. 426). Leur insertion supérieure se fait sur un épaississement particulier de l'aponévrose cervicale profonde, compris entre la quatrième vertèbre cervicale et la cinquième dorsale (Teutleben). De là, ces cloisons se dirigent en avant pour constituer aux gros vaisseaux de la base du cou des gaines fibreuses, d'où se détachent de nombreux faisceaux connectifs. Ceux-ci vont se réunir en deux groupes vers le sommet du péricarde et vers ses bords latéraux ; les uns passent en avant de la crosse aortique, les autres en arrière et divergent vers la racine du poumon, en engainant les branches de l'artère pulmonaire. Ces ligaments sont suspenseurs du péricarde dans la station verticale.

4° **Ligaments phréno-péricardiques latéraux ou de Teutleben.** — Ils se détachent du centre phrénique dans le voisinage du trou quadrilatère : l'un est situé à droite et l'autre à gauche de la veine cave inférieure. Le ligament droit, de beaucoup le plus net, s'insère sur le bord droit du trou carré, et s'accole à la veine cave inférieure, jusqu'au point où elle perfore le sac fibreux péricardique, sur le bord duquel il est facile de suivre les fibres qui constituent ce ligament, jusqu'à la hauteur du pédicule pulmonaire. Là, elles se divisent en deux groupes l'un antérieur, l'autre postérieur, qui vont se fusionner avec chacun des groupes de fibres descendantes du ligament vertébro-péricardique correspondant. Le ligament du côté gauche est, le plus souvent, réduit à un mince trousseau fibreux dont les éléments sont très difficiles à suivre et qui, d'après Teutleben, se comporteraient comme ceux du ligament droit. Ces ligaments paraissent destinés surtout à immobiliser la partie du péricarde qui est en rapport avec l'embouchure de la veine cave inférieure.

Quant aux autres ligaments décrits par les auteurs sous les noms de trachéo et d'œsophago-péricardiques, ils ne paraissent pas être constants et bien individualisés, le dernier surtout. Ce sont des tractus plus ou moins denses, en nombre variable, qui passent du sac fibreux dans la tunique conjonctive de la trachée ou de l'œsophage. Quelquefois, ces fibres groupées en faisceaux constituent des moyens d'attaches entre le péricarde et les organes voisins, la trachée principalement ; en général, et surtout au niveau des bronches où ils sont le plus fréquemment distincts, ce sont des émanations des gaines de l'artère pulmonaire ou de ses branches qui se portent en haut vers les bronches et en bas vers la face postérieure du sac fibreux péricardique.

Séreuse péricardique. — La séreuse péricardique, comme toutes les séreuses, forme au cœur une double enveloppe à peu près complète ; des deux feuillets qui la constituent l'un, le feuillet pariétal, suit le trajet du sac fibreux auquel il s'unit intimement; l'autre, le feuillet viscéral, s'applique à la surface du muscle cardiaque et accompagne sur une certaine étendue les vaisseaux artériels et veineux. Ces deux feuillets se réfléchissent l'un dans l'autre suivant une ligne très irrégulière qui constitue le hile ou pédicule cardiaque ; ils limitent ainsi une cavité close de toutes parts : la cavité péricardique. Pour simplifier autant que possible l'étude de la séreuse il importe d'examiner d'abord sa disposition générale, puis sa disposition particulière au niveau du sinus transverse. Nous indiquerons aussi les diverticules qu'elle envoie entre les vaisseaux et les gaines séreuses dont elle entoure l'origine de ces vaisseaux.

1° *Disposition générale de la séreuse.* — La figure 368, qui représente une oupe verticale antéro-postérieure du cœur et du péricarde, donne une idée assez xacte de cette disposition. Si l'on suppose le point de départ du feuillet viscéal sur la face antérieure de l'aorte, directement au-dessous du tronc brachioéphalique, on voit que ce feuillet descend le long de l'aorte ascendante, tapisse a face antérieure des ventricules, coiffe la pointe du cœur et remonte sur la ace postérieure des ventricules, jusqu'au niveau du sinus coronaire sur lequel l passe comme un pont. De là, formant une gaine incomplète aux veines

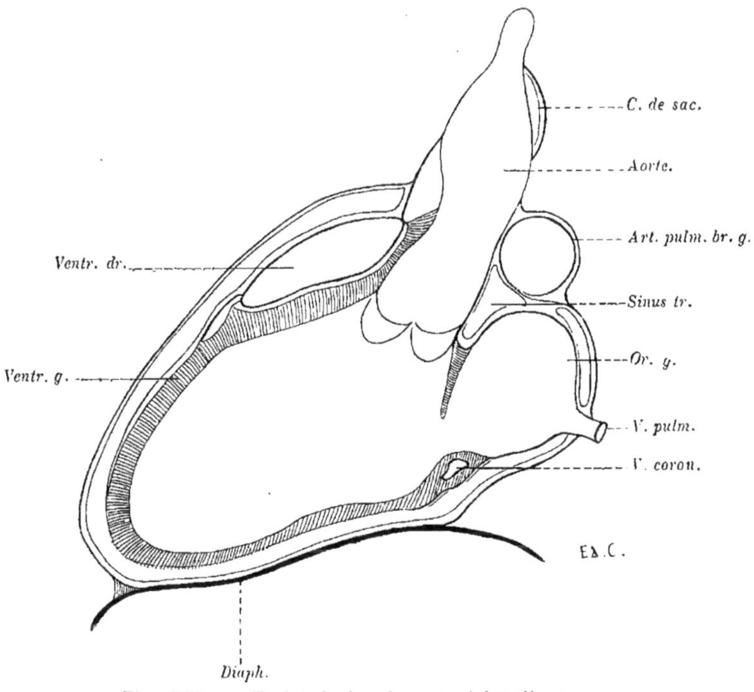

Fig. 368. — Trajet de la séreuse péricardique.
Coupe verticale passant par le grand axe du cœur.

pulmonaires qu'il rencontre, il revêt la face postérieure des oreillettes et atteint leur bord supérieur, où il se réfléchit dans le feuillet pariétal. Celui-ci s'accole au sac fibreux et, après avoir suivi un trajet parallèle à celui du feuillet viscéral, aboutit au point de départ sur l'aorte ascendante, au voisinage de la naissance du tronc brachio-céphalique.

2° *Sinus transverse.* — La figure 368 montre, en outre, qu'il existe une portion de la cavité séreuse comprise entre la face postérieure des gros troncs artériels et la face antérieure des oreillettes ; c'est la coupe d'un canal prismatique à section triangulaire bien décrit par Theile et que Henle a proposé de désigner sous le nom de sinus transverse. Le sinus transverse résulte de ce que la séreuse constitue une gaine complète aux vaisseaux artériels, de sorte que le doigt passe ainsi librement en arrière d'eux. Ce canal triangulaire à sommet inférieur est limité en avant par l'artère pulmonaire et l'aorte, en arrière par l'auricule et l'oreillette droite, l'oreillette et l'auricule gauche. La base ou voûte est constituée par un dédoublement du feuillet fibreux du péricarde que renforce l'artère pulmonaire à sa bifurcation et surtout la branche droite de cette artère.

Le sinus transverse est constant dans la série des mammifères ; il apparaît de très bonne heure chez l'homme.

Ligne de réflexion et diverticules de la séreuse. — *Ligne de réflexion.* Cette ligne peut être considérée comme ayant son point de départ à l'origine du tronc brachio-céphalique. Elle se porte tout d'abord obliquement en bas, en arrière et en dehors sur la

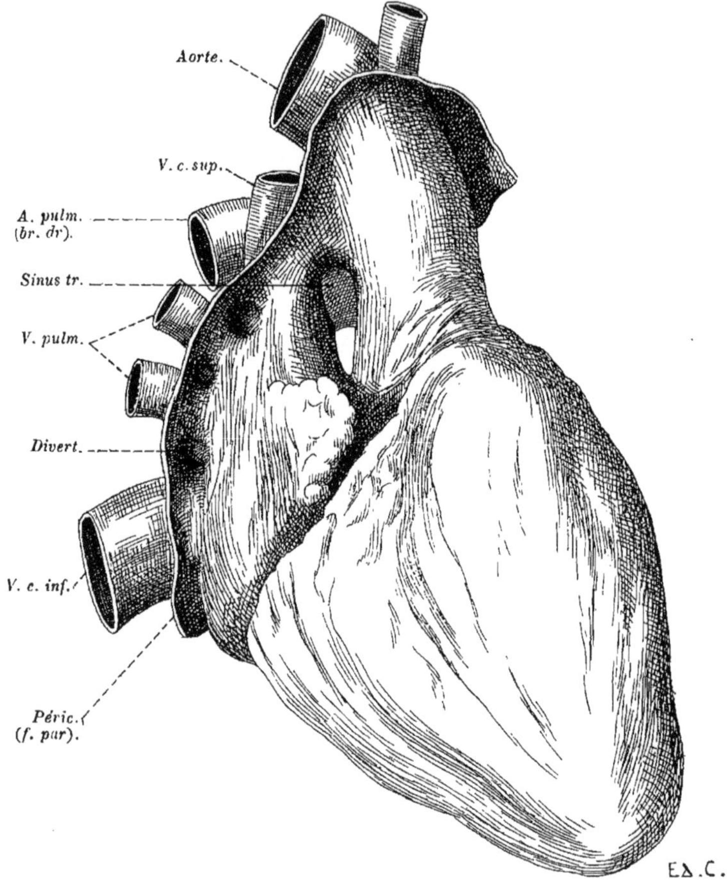

Fig. 369. — Sac péricardique ouvert; cœur vu par son bord droit.
Dessin montrant le sinus transverse et les diverticules vasculaires. — D'après *Henle*, modifié.

face antérieure de la veine cave supérieure, qu'elle entoure sur les trois quarts de sa circonférence, puis elle longe la face externe de la V. P. D. S. (veine pulm. droite sup.) et plus bas celle de la V. P. D. I., avant d'aller constituer à la veine cave inférieure une gaîne à peu près complète. De la face interne de cette veine, elle remonte en côtoyant sur la face postérieure de l'oreillette gauche l'origine de la V. P. D. I., jusqu'au bord supérieur de l'oreillette, d'où elle redescend vers la V. P. G I., qu'elle contourne pour se diriger vers la V. P. G. S. dont elle enveloppe les trois quarts externes. Elle parvient ainsi au niveau de la branche gauche de l'artère pulmonaire, croise obliquement le tronc de cette artère sur sa face antérieure, près de son point de bifurcation, et gagne par un trajet presque vertical sur la convexité de l'aorte ascendante, le tronc brachio-céphalique dont elle atteint l'origine à la face postérieure de ce vaisseau.

Diverticules. — Dans son parcours si compliqué, la ligne de réflexion n'est pas constituée par une courbe régulière; mais la séreuse envoie entre les vaisseaux une série de diverticules. Le plus important, situé entre les deux groupes de veines pulmonaires, s'étend sur la face postérieure de l'oreillette gauche, jusqu'au bord supérieur de cette oreillette, il a une profondeur moyenne de 4 à 5 cm. Désigné par Haller sous le nom de *prolongement en cœcum,* il mériterait d'être appelé *grand diverticule de la séreuse* ou *cul-de-sac de Haller,* à cause de la bonne description que cet auteur en a donné le premier. Il divise le pédicule veineux du cœur en deux hiles secondaires; l'un droit, comprenant la V. C. S. (veine cave supér.) la V. P. D. S., la V. P. D. I. et la V. C. I. (veine cave inf.), l'autre gauche, formé par les V. P. G. C'est contre ce cul-de-sac de Haller qu'est accolé l'œsophage ainsi qu'il a été dit plus haut; l'accumulation de liquide à ce niveau pourrait donc expliquer la dysphagie dans des péricardites avec épanchement.

On rencontre au niveau de chacun de ces hiles veineux un certain nombre de diverticules disposés sur leur face externe c'est-à-dire sur la face opposée à celle qui limite le cul-de-sac de Haller. Il en existe cinq : trois à droite et deux à gauche.

Le premier est situé en arrière de la veine cave supérieure et en avant de la V. P D. S., il s'insinue au-dessous de la branche droite de l'artère pulmonaire et longe le bord supérieur de l'oreillette droite; sa profondeur varie entre 25 et 28 mill., son orifice d'entrée mesure de 10 à 12 mm. Entre les deux veines pulmonaires droites, on rencontre un second diverticule de 12 à 15 mm.; le troisième est représenté par une petite fossette de 5 à 8 mm. comprise entre la V. P. D. I. et la veine cave inférieure.

Des deux diverticules que l'on trouve sur la face externe du hile droit, le plus profond (20 à 22 mm. en moyenne) sépare les deux veines pulmonaires gauches; l'autre s'insinue au-dessous de la branche gauche de l'artère pulmonaire en avant de la V P. G. S., il ne dépasse pas 8 mm. Ces différents diverticules interveineux ont été signalés et bien décrits par Bichat.

En avant du pédicule artériel du cœur, on trouve deux autres diverticules. Sur la convexité de l'aorte, lorsque la cavité péricardique a été distendue, la séreuse affecte la forme d'un croissant dont la concavité regarde en bas, en arrière et en dedans; chacune des *cornes* de ce croissant (Haller) répond à un diverticule. L'inférieur s'enfonce entre la concavité de l'aorte et la bifurcation de l'artère pulmonaire sur une étendue de 18 à 20 mm.; le supérieur passe en arrière de la crosse aortique, atteint l'origine du tronc brachio-céphalique sur sa face postérieure et s'interpose entre la veine cave supérieure en arrière, la crosse aortique en avant et la branche droite de l'artère pulmonaire au-dessous; il mesure une profondeur moyenne de 28 mm. D'après Luschka l'accumulation de liquide pathologique dans ce diverticule amènerait des troubles circulatoires dans le domaine de la veine cave supérieure.

Gaines séreuses des vaisseaux. — Les diverticules que présente la ligne de réflexion règlent la disposition de la séreuse sur les vaisseaux et entraînent à l'origine de ces vaisseaux la formation d'un certain nombre de gaines séreuses, parmi lesquelles celle qui enveloppe les gros troncs artériels est seule complète. Plus élevée du côté droit (7 cm), où elle atteint l'origine du tronc brachio-céphalique que du côté gauche (4 cm.) où elle s'arrête à la bifurcation de l'artère pulmonaire, elle prend part à la formation du sinus transverse. Quelques auteurs *(Sappey, Debierre)* la signalent comme incomplète, ce qui est exceptionnellement rare.

Toutes les autres gaines sont incomplètes, elles correspondent au point d'abouchement des veines dans les oreillettes. Sur la veine cave inférieure, la séreuse revêt les trois quarts externes ou droits de la circonférence du vaisseau; elle atteint une longueur de 3 cm. sur sa face antérieure et de 2 cm. sur sa face postérieure, où elle serait limitée d'après Luschka par le confluent de la grande veine azygos. Les deux veines pulmonaires supérieures présentent une gaine de 11 à 12 mm. qui les embrasse sur les 2/3 ou les 3/4 de leur circonférence, la portion de la veine qui correspond au cul-de-sac de Haller est dépourvue de revêtement séreux et son adventice s'accole à la fibreuse péricardique. Les gaines séreuses des veines pulmonaires inférieures et surtout de la V. P. G. I. sont plus complètes, puisque la portion de ces vaisseaux en rapport avec le cul-de-sac de Haller est tapissée par la séreuse; leur longueur est sensiblement la même que celle des veines pulmonaires supérieures. Enfin la veine cave inférieure a une gaine incomplète seulement du côté de la V. P. D. I. à laquelle elle est rattachée par un court méso; cette gaine mesure 20 mm. sur la face antérieure et 24 mm. sur la face postérieure.

FORMATIONS PARTICULIÈRES DE LA CAVITÉ PÉRICARDIQUE : PLI VESTIGIAL, PLIS SEMI-LUNAIRES,

VINCULA AORTÆ. — La cavité péricardique présente à considérer un certain nombre de productions particulières :

1° *Pli vestigial.* — Signalé pour la première fois par Theile, bien décrit par Marshall, Hall et W. Gruber, il se présente sous la forme d'un pli semi-lunaire de 7 à 8 mm. de long sur une largeur sensiblement égale. Très nettement accusé à gauche du toit du sinus transverse, il s'étend depuis la branche droite de l'artère pulmonaire, jusqu'à la face postérieure de l'oreillette gauche sur laquelle il se prolonge vers le sinus coronaire en faisant une petite saillie en dehors des veines pulmonaires gauches. Dans sa partie supérieure, il contient un cordon fibreux et dans sa partie inférieure la veine oblique de l'oreillette gauche, qui représentent des restes atrophiés de la veine cave supérieure gauche de l'embryon.

2° *Plis semi-lunaires de Rindfleisch.* — Ce sont des plis en forme de croissant qui embrassent dans leur concavité la convexité de l'aorte ; leur hauteur moyenne est de 10 à 11 mm. et leur épaisseur varie entre 0,5 et 1 mm. Ils sont constitués par du tissu cellulaire lâche contenant de nombreuses vésicules adipeuses. Ils résultent, selon Rindfleisch, de ce que le feuillet viscéral de la séreuse, moins élastique que les tuniques de l'aorte, revient plus difficilement sur lui-même que ces tuniques et conserve en quelque sorte la trace de chaque systole cardiaque. Ce défaut d'élasticité du feuillet viscéral du péricarde se manifeste par un plissement devenu très net et constant à partir d'un certain âge et prend la forme de plis semi-lunaires.

3° *Vincula aortæ.* — D'après Rindfleisch l'extension systolique du cœur, jouant le rôle d'un excitant mécanique modéré mais continu, provoque des hyperplasies conjonctives. Celles-ci apparaissent au delà de 40 ans sous l'aspect de formations rayonnées en forme de crampons unissant comme par des liens l'artère pulmonaire à l'aorte, de là le nom de vincula aortæ ; elles rappellent assez bien les cicatrices laissées par les ulcères.

Structure. — La structure histologique de la séreuse péricardique varie légèrement, suivant qu'on examine le feuillet pariétal ou le feuillet viscéral.

1° *Feuillet pariétal.* — Dans la presque totalité de son étendue ce feuillet est intimement soudé au sac fibreux ; il ne s'en distingue qu'au niveau des points de réflexion de la séreuse, où il se continue avec le feuillet viscéral, tandis que la fibreuse passe dans l'adventice des vaisseaux ; le feuillet pariétal et la fibreuse réunis mesurent une épaisseur de 0,5 à 1 mm. Dans les parties où le sac péricardique est doublé par la plèvre médiastine à laquelle l'unit un tissu cellulaire lâche, les deux membranes accolées peuvent atteindre 1 mm. 5.

Le feuillet pariétal résulte de l'assemblage d'un nombre variable de lames conjonctives entremêlées de fibres élastiques et revêtues d'un endothélium. D'après Toldt, les deux tissus de la fibreuse et du feuillet séreux sont unis d'une façon intime ; d'après Lacroix, au contraire, la fibreuse serait représentée par une lame pseudo-aponévrotique jouant le rôle d'un appareil de soutien, tandis que les faisceaux de la séreuse affecteraient une disposition plexiforme. Ces deux membranes, formées d'un nombre sensiblement égal (3 ou 4) de couches lamineuses, seraient nettement isolées l'une de l'autre par un plan de clivage accusé par la présence de distance en distance de traînées adipeuses. Une mince membrane vitrée sépare le tissu conjonctif de l'endothélium. Les cellules endothéliales sont larges, pourvues d'un gros noyau et finement dentelées sur leurs bords ; elles sont groupées par places autour d'un point commun, de façon à figurer de petites rosettes. Les éléments qui occupent le centre de ces rosettes sont petits et de forme triangulaire, les cellules périphériques sont larges et polygonales.

2° *Feuillet viscéral.* — Le feuillet viscéral (épicarde) est doublé dès la vingtième année d'une couche graisseuse, plus épaisse au niveau des vaisseaux, et qui le sépare du muscle cardiaque. Dans les endroits dépourvus de graisse l'épicarde mesure 0 mm. 3 (Henle). Il se compose : d'un endothélium, d'une membrane vitrée et d'un tissu propre formé de fibres conjonctives et élastiques, ces dernières moins nombreuses et plus fines que dans le feuillet pariétal (Toldt). L'endothélium de l'épicarde présente, suivant le changement de volume du cœur, des variations de forme et de dimension analogues à celles qui ont été signalées sur la couche superficielle de l'épithélium vésical par Oberdieck. C'est ainsi que, sur trois sujets, nous avons pu observer un épithélium se rapprochant du type cubique.

Vaisseaux et nerfs. — Il importe de distinguer les vaisseaux et les nerfs du sac fibreux et du feuillet pariétal de ceux du feuillet viscéral.

1° *Vaisseaux du sac fibreux.* — Les artères proviennent des branches voisines : thymiques, bronchiques, œsophagiennes et diaphragmatiques supérieures Ce sont ces dernières qui sont les plus importantes au point de vue de l'irrigation du péricarde ; car, les branches qui s'en détachent se distribuent à la face antérieure et à la base du sac fibreux. Les veines ont un trajet parallèle à celui des artères ; celles de la face postérieure, les plus volumineuses, se jettent dans la grande veine azygos, celles de la face antérieure s'abouchent dans les veines diaphragmatiques supérieures, les troncs innominés ou la veine cave supérieure, quelques-unes aboutissent dans les veines thyroïdiennes inférieures (*Gaudier*) ; celles de la base et de la partie inférieure de la face antérieure présentent des anastomoses avec la mammaire interne et suivent le ligament xipho-péricardique.

Les lymphatiques du feuillet fibreux, peu nombreux du reste, aboutissent aux ganglions voisins de la veine cave supérieure ou de la bifurcation de la trachée.

2° *Vaisseaux du feuillet viscéral.* — Les vaisseaux sanguins appartiennent au système du muscle cardiaque. D'après Sappey, les lymphatiques sont indépendants de la séreuse : Lacroix décrit un système sous-séreux distinct de celui du myocarde et sans communication avec les fentes de Henle.

3° *Nerfs du sac fibreux.* — Luschka a décrit de fins rameaux nerveux venant du phrénique et du récurrent droit. Ce sont des nerfs trophiques ou vaso-moteurs contenant de nombreuses fibres de Remak. Il est très probable que le pneumogastrique gauche et les nerfs du plexus cardiaque envoient aussi quelques filets nerveux dans la fibreuse.

4° *Nerfs du feuillet viscéral.* — Ils sont tributaires du plexus cardiaque. Jacques a montré que du plexus sous-péricardique qui renferme de petites cellules nerveuses multipolaires se détachent de fines fibrilles nerveuses qui arrivent jusqu'au contact de l'endothélium, au-dessous duquel elles forment un plexus sous-endothélial.

Liquide péricardique. — La plupart des auteurs admettent que la surface de la séreuse est constamment humectée par un liquide jaune citrin, existant en très faible quantité. L'analyse en a été faite par Gorup Besanez dans 3 ou 4 cas sur des suppliciés et voici la moyenne des résultats qu'il a obtenus :

Eau	955,13		
Matières solides	44,87	Fibrine	0,81
		Albumine	24,68
		Matières extractives	12,69
		Sels inorganiques	6,69

Bibliographie. — Sur les rapports, Luschka, *Anatomie des Menschen.* — Delorme et Mignon, *Incision et ponction du péricarde.* Revue de chirurgie, oct. 1895.

Sur les ligaments, Teutleben, *Die Ligamenta suspensoria Diaphragmatis*, Archiv für Anatomie, 1877.

Sur la séreuse, Soulié et Raynal, *l'Anatomie du péricarde*, Journal de l'Anatomie, 1896. Mémoire dans lequel on trouvera une bibliographie complète sur certains points de l'anatomie du péricarde.

§ IX. — ENDOCARDE

Par P. Jacques

L'endocarde, membrane de revêtement interne des cavités cardiaques, se continue directement, au niveau de leurs orifices, avec la tunique interne des gros vaisseaux sanguins dont il possède toute la valeur (Luschka cependant considère l'endocarde comme représentant à lui seul une paroi vasculaire tout entière. Le myocarde est, pour lui, une formation surajoutée, indépendante de la tunique musculaire des vaisseaux. Schweigger-Seidel confirme cette manière de voir). Nous voyons de suite qu'il faut se garder de lui attribuer la même signification morphologique qu'à la membrane de revêtement externe du myocarde : l'endocarde, portion modifiée d'une tunique vasculaire, comme le cœur dans son ensemble est une région dilatée d'un tube primitivement uniforme, ne doit pas être assimilé au péricarde, membrane séreuse limitant un département isolé de la cavité générale primitive du corps (cœlome).

1° **Disposition anatomique.** — L'endocarde revêt la face interne des quatre cavités cardiaques, épousant exactement toutes les saillies et toutes les dépressions de la paroi, à laquelle il communique un aspect lisse et brillant. Continu dans toute l'étendue du cœur jusqu'à la fin de la vie intra-utérine, grâce au trou de Botal, il se sépare définitivement lors de l'occlusion de cet orifice en deux sacs complètement distincts, droit et gauche.

L'endocarde n'a pas une épaisseur identique en ses différents points (20 à 500 μ suivant Rauber). Quant à savoir si c'est dans le cœur droit ou le gauche, au niveau des oreillettes ou sur la paroi ventriculaire que cette épaisseur est maxima, le désaccord le plus complet existe sur ce point entre les différents auteurs. En présence d'une telle incertitude, j'ai examiné avec soin une série de dix cœurs d'adultes. Constamment j'ai trouvé un maximum correspondant à l'oreillette gauche (350 à 500 μ), avec un minimum portant sur le ventricule droit (5 à 50 μ). En outre, tandis que l'épaisseur de l'endocarde est sensiblement uniforme dans chaque oreillette, elle varie considérablement dans les divers points des ventricules. Enfin, une étude attentive de la topographie des régions épaissies montre qu'elles coïncident avec les points où les frottements des tourbillons sanguins s'exercent avec le plus d'énergie (1).

Aux orifices de communication auriculaires ou artériels des ventricules, l'endocarde, en s'accolant à lui-même ou à l'endartère qui lui fait immédiatement suite, contribue pour une large part à la formation des valvules cardiaques.

2° **Constitution histologique.** — Nous étudierons successivement à ce point de vue l'endocarde proprement dit, puis les valvules.

L'*endocarde*, par sa structure comme par son origine, rappelle la tunique interne des gros vaisseaux : comme elle, il se trouve formé d'une assise conjonctivo-élastique supportant un revêtement endothélial.

Les éléments de l'*endothélium* sont aplatis, de forme polygonale irrégulière, moins allongés que dans les artères.

Dans le *tissu propre de l'endocarde*, la portion conjonctive est très réduite et la membrane presque entièrement formée de tissu élastique. Celui-ci consiste essentiellement en fibres élastiques de volume inégal et diversement orientées. Ces fibres, plus délicates au voisinage de la surface interne, s'organisent immédiatement au-dessous de l'endothélium en un réseau fin et serré. C'est dans les oreillettes, et spécialement dans l'oreillette gauche, que les formations élastiques de l'endocarde atteignent leur maximum d'importance : on les voit dans cette région se condenser en de véritables lames ou membranes élas-

(1) Pour plus de détails voir : Bibliographie Anatom., sept.-oct. 1896.

.iques (Seipp). Sur les cordages tendineux l'endocarde se réduit à l'endothé-ium doublé du réseau élastique sous-endothélial.

L'élément conjonctif reprend la première place à la face externe ou profonde le l'endocarde, où il constitue une assise lâche, continue avec le tissu conjonc-.if du myocarde et parcourue par les nerfs et les lymphatiques sous-endocar-liques ainsi que par les *réseaux de Purkinje* (voir pour la morphologie et la ;ignification de ces réseaux : tome II, fasc. 1 ; Généralités sur le muscle, p. 24).

Outre les fibres conjonctives et élastiques, la membrane interne du cœur ren-'erme encore, surtout dans sa portion auriculaire, quelques fibres lisses que Luschka a considérées comme l'équivalent morphologique de la tunique mus-:ulaire du système vasculaire sanguin.

L'endocarde proprement dit est totalement dépourvu de *vaisseaux sanguins ;* 'ai démontré qu'il renferme en revanche un *réseau nerveux* délicat, émané lu plexus sous-endocardique (v. nerfs du cœur) et accompagné d'arborisations ;ensibles très compliquées, récemment découvertes et figurées par Smirnow.

Les *valvules auriculo-ventriculaires et semi-lunaires* ne sont pas de simples ·eplis de l'endocarde, mais elles doivent être considérées comme essentiellement 'ormées par une lame fibreuse (lame valvulaire), émanée des anneaux fibreux de a base du cœur et recouverte sur ses deux faces par l'endocarde. Chez l'enfant ıouveau-né, on rencontre dans la lame fibreuse propre des valves mitrales et .ricuspidiennes, sur une étendue variable à partir de leur insertion, quelques :léments erratiques de la musculature des oreillettes et des ventricules. Ils dis-)araissent chez l'adulte pour faire place à des éléments élastiques (Seipp).

Les formations élastiques des valvules cardiaques ne présentent pas une égale mportance sur les deux faces de celles-ci : plus faibles sur les faces ventricu-aires de la mitrale et de la tricuspide, et sur les faces artérielles des sigmoïdes, :lles présentent sur les faces opposées une épaisseur beaucoup plus considé-·able, épaisseur en relation soit avec les frottements qu'elles subissent de la)art du sang (Cornil, Ranvier, Renaut), soit avec la tension plus forte qu'elles ;upportent sur les faces considérées dans l'état d'occlusion (Seipp).

Des considérations mécaniques analogues rendent également compte du dé-/eloppement généralement prépondérant du tissu élastique dans les valvules lu cœur gauche.

Les cordages tendineux offrent la structure des tendons, et leurs faisceaux ;e fusionnent directement avec ceux de la lame fibreuse valvulaire.

Les valvules cardiaques renferment-elles des vaisseaux? Question qui, depuis Luschka,)artisan de l'affirmative, fut bien des fois débattue et diversement résolue. L'avis général 'ut longtemps que ces organes devaient renfermer des vaisseaux, mais en petit nombre. En 1886, Coen, chez l'homme et quelques mammifères, accordait l'irrigation sanguine aux ·alvules auriculo-ventriculaires et la refusait totalement aux sigmoïdes. Darier, en 1888, :tablit en principe *qu'à l'état normal il n'existe pas de vaisseaux dans les parties pure-nent fibro-élastiques des valvules ;* la présence de vaisseaux sanguins dans la majeure por-.ion des valvules auriculo-ventriculaires de l'enfant, et leur persistance dans un territoire .rès réduit de la base de la grande valve mitrale de l'adulte étant étroitement liées à l'exis-.ence en ces régions de tissu musculaire cardiaque. D'autre part, il est incontestable que es altérations pathologiques de longue durée de ces voiles membraneux s'accompagnent 'réquemment d'un développement vasculaire parfois considérable et susceptible d'expli-quer les divergences des opinions antérieures.

Les *nerfs,* eux aussi, ont été longtemps déniés aux valvules cardiaques ;

or j'ai pu récemment m'assurer de leur présence dans les deux catégories de valvules, et constater en même temps leur rareté relative. Ils courent au-dessous du revêtement endocardique, émettant à la fois vers la surface et dans la profondeur de fines fibrilles terminales. A noter la disposition qu'ils affectent dans les valvules artérielles : issus d'un petit plexus occupant la partie moyenne de leur bord adhérent, ils s'irradient en éventail dans tout le voile, gagnant ainsi jusqu'à son bord libre et émettant çà et là des branches à direction transversale.

Les valvules veineuses d'Eustachi et de Thebesius possèdent une constitution voisine de celle des valvules artérielles.

CHAPITRE II

DES ARTÈRES

Les artères sont des conduits membraneux, à ramifications divergentes, qui portent aux différentes parties de l'organisme le sang chassé à chaque systole par la contraction des ventricules. Toutes les artères naissent de deux troncs : l'aorte et l'artère pulmonaire, formant ainsi deux systèmes artériels qui affectent une grande analogie. Dans les deux systèmes, les artères, au fur et à mesure qu'elles s'éloignent du cœur, se divisent en troncs moins volumineux ou *branches,* qui se subdivisent en *rameaux ;* ces derniers donnent naissance à des *ramuscules,* dont le diamètre s'atténue graduellement jusqu'à la ténuité des capillaires dans lesquels ils se résolvent.

Les branches ainsi fournies par les artères aux territoires organiques qu'elles traversent sont dites *branches collatérales.* Ces collatérales se détachent, en général, du tronc générateur sous un angle aigu, à sommet tourné du côté du cœur, et se rendent, par un trajet oblique, à des parties situées au-dessous de leur point d'émergence ; quelquefois elles émergent perpendiculairement au tronc ; enfin, dans quelques cas, la collatérale, dès son origine, tend à revenir vers le cœur et se rend à des parties situées en amont de son point d'émergence; ces branches, à trajet récurrent, sont dites *artères récurrentes.*

CONFORMATION EXTÉRIEURE DES ARTÈRES

Forme et calibre. — Toutes les artères sont régulièrement cylindriques : on admet généralement que leur calibre ne varie pas entre l'émergence de deux collatérales ; seule, la naissance de ces dernières pourrait réduire le calibre du tronc d'origine dans des proportions en rapport avec le volume de ces collatérales. Il semble cependant bien prouvé aujourd'hui que d'autres causes peuvent influer sur le calibre du tronc artériel. Parmi celles-ci, une des plus intéressantes est le changement brusque de direction ; son influence a été bien mise en évidence par Stahel (Arch. für Anat. und Physiol., 1886).

D'après S., toutes les fois qu'une artère décrit une courbe de petit rayon, elle présente, au niveau du point culminant de cette courbe, un point rétréci. Des mensurations précises lui ont permis de constater ce rétrécissement sur la crosse de l'aorte, les sous-clavières, etc. Stahel explique ce fait de la façon suivante : il se produit, au niveau du point culminant de la courbe, sous l'influence de la force centrifuge, une contraction de la veine liquide ; l'artère se moulant sur le sang qu'elle contient doit se rétrécir à ce niveau.

Dans tous les cas, il n'est pas exact de dire que le volume d'un tronc artériel diminue régulièrement et qu'on peut le comparer dans son ensemble à un cône tronqué. Il ne nous semble pas non plus très juste de regarder, avec Bichat, un tronc donné comme formé d'une série de cylindres de rayons de plus en plus petits. En réal'té, si, dans l'ensemble, il y a décroissance continue de calibre, cette décroissance n'est pas soumise à des règles aussi régulières qu'on a bien voulu le dire.

Abstraction faite de l'aorte, dont le calibre, à l'origine, atteint en moyenne 28 mm., on peut, avec Henle, diviser les artères du corps en six catégories :

1) Artères de 8 mm. de diamètre, exemple : carotide primitive ;
2) — 6 mm. — — humérale ;
3) — 5 mm. — — cubitale ;
4) — 3 mm. 5 — — temporale ;
5) — 2 mm. — — auriculaire postérieure ;
6) — 1 mm. à 0,5 — — art. sus-orbitraire.

Les vaisseaux d'un calibre inférieur à 0 mm. 5 n'entrent pas, en général, dans la nomenclature. Cependant, par exception, on décrit des artérioles dont le calibre ne dépasse pas 0 mm. 3, soit parce que ces vaisseaux cheminent dans un conduit osseux spécial, comme l'artère tympanique, soit à cause de leur importance morphologique ou physiologique, comme l'artère centrale de la rétine.

Épaisseur. — L'épaisseur des artères est, en général, proportionnelle à leur calibre. Cependant, il existe de nombreuses exceptions à cette règle. C'est ainsi que, dans certaines régions, le cou, par exemple, les parois artérielles sont moins épaisses qu'au niveau des membres. Il faut demander la cause de cet amincissement des parois aux conditions favorables dans lesquelles s'effectue la circulation veineuse, et indirectement, la circulation artérielle, en ces régions. — On a remarqué aussi, qu'au niveau de la bifurcation d'un tronc artériel, l'épaisseur des parois devient plus considérable. Enfin, Stahel (loc. cit.) a montré que le changement brusque de direction modifiait l'épaisseur des artères, comme il modifie leur calibre.

Consistance et aspect. — Sur le cadavre, les artères donnent au doigt et à l'œil la sensation d'un cordon aplati, creusé en gouttière et légèrement épaissi sur ses bords.

Sur le vivant, les artères apparaissent comme des conduits cylindriques dépressibles, présentant des battements isochrones à ceux du cœur.

Sur le vivant, l'artère est d'un blanc rosé, elle est blanc mat sur le cadavre.

Si l'on vient à sectionner une artère, elle reste béante, en raison de sa structure, tandis que la veine, à parois plus minces, s'affaisse.

Direction. — Les artères suivent ordinairement le trajet le plus court pour gagner le territoire auquel elles vont se rendre. Ainsi, au niveau des membres, on les voit cheminer parallèlement à l'axe de ces derniers et du côté de la flexion.

Il existe cependant quelques exceptions à cette règle : toutes les fois qu'une artère se rend à un organe mobile, ou sujet à des variations de volume, elle présente des flexuosités dont le nombre et l'importance sont en raison directe de l'étendue du déplacement, de la mobilité et des modifications de volume de l'organe : (ex : artères utérine, splénique, stomacales, etc.).

De même, toutes les fois qu'une artère se rend dans un organe à texture délicate, et qui doit être soustrait à l'action brutale d'un choc artériel trop intense, les artères présentent des flexuosités qui atténuent la violence de ce choc (ex. : artères du cerveau). — Il ne faut pas confondre ces flexuosités normales et physiologiques avec les sinuosités que l'on rencontre sur les artères des vieillards : celles-ci relèvent d'une diminution de l'élasticité du vaisseau, à la suite des modifications que l'âge, ou certaines diathèses (arthritisme), ou des maladies infectieuses (syphilis), provoquent dans sa structure. Ces artères, vieilles ou vieillies avant l'âge, incrustées parfois de sels calcaires, sont dites athéromateuses.

Situation. — Les artères sont, en général, situées assez profondément. A l'artère sont presque toujours accolées une ou deux veines satellites et quelquefois un ou plusieurs troncs nerveux. Artères, veines, nerfs constituent, par leur réunion, un *paquet vasculo-nerveux*. Ces organes sont contenus dans une gaine, condensation du tissu cellulaire voisin, qui les rend ordinairement solidaires. Lorsque nous étudierons les rapports d'une artère, nous décrirons ses connexions avec les autres éléments du paquet vasculo-nerveux, sous le nom de rapports *immédiats*, regardant comme rapports *médiats* ceux que peut présenter l'artère avec les parties avoisinantes (os, articulations, muscles, etc.). Ces derniers rapports sont des plus variables, et je juge inutile d'entrer ici, à leur sujet, dans des considérations générales dépourvues d'intérêt. — Disons seulement que les artères tendent à se rapprocher des os, sur lesquels elles impriment une gouttière ou sillon, lorsque le contact est devenu immédiat (ex. : gouttière de la vertébrale sur l'atlas, de la sous-clavière sur la première côte, etc., etc.) ; — qu'en général, au voisinage des articulations, elles répondent au côté de la flexion. (Ex. : artère humérale au pli du coude, artère poplitée, etc.) ; — et qu'elles cheminent le plus souvent dans les interstices des muscles ; lorsqu'une artère traverse un muscle, celui-ci présente une arcade aponévrotique qui défend le vaisseau contre la compression par contraction musculaire (ex. : orifice aortique du diaphragme, anneau du soléaire, etc.).

Je n'insisterai pas sur les connexions de certaines artères, plus particulièrement les artères des membres, avec certains muscles que l'on considère comme leurs muscles satellites (ex. : biceps, satellite de l'artère humérale), bien que la plupart de ces muscles, dits satellites, croisent plutôt qu'ils ne suivent la direction du vaisseau. (Ex. : couturier, satellite (?) de l'artère fémorale, sterno-cléido-mastoïdien, satellite de l'artère carotide primitive).

Anastomoses. — Les artères communiquent souvent entre elles ; on donne aux canaux qui établissent ces communications le nom d'*anastomoses*.

On peut diviser ces anastomoses en A) anastomoses simples ; — B) anastomoses en réseau.

A. **Anastomoses simples**. — Elles sont formées par la réunion de deux branches, d'un calibre assez considérable, et venant de deux artères voisines. Elles comprennent plusieurs variétés :

1° *Anastomose transversale.* — Les deux branches se détachent à angle droit du tronc qui leur donne naissance et se réunissent bout à bout, formant ainsi un rameau anastomotique transversal (Ex : communicante antérieure, réunissant les deux cérébrales antérieures) (A Fig. 370).

2° *Anastomose par inosculation.* — C'est un dérivé de la forme précédente. Les deux branches, au lieu de constituer une barre transversale, forment une arcade anastomotique (ex : Anastomose entre les deux gastro-épiploïques droite et gauche) (B).

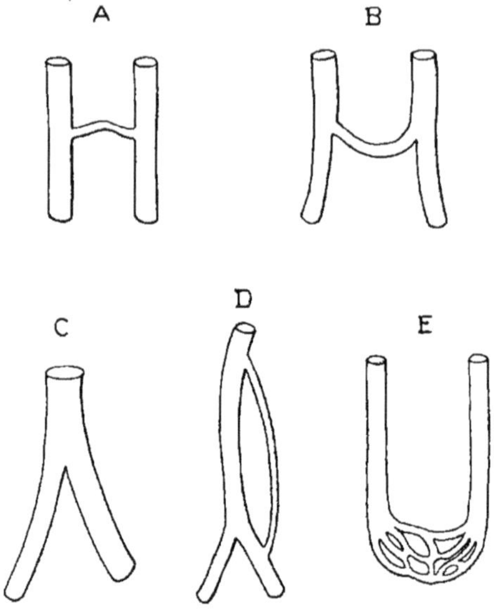

Fig. 370. — Schéma des anastomoses artéri elles.

3° *Anastomose par convergence.* — Elle est formée par deux artères se fusionnant pour constituer un tronc unique, (ex. : les deux artères vertébrales se réunissant pour constituer le tronc basilaire) (C Fig. 370).

4° *Anastomoses par vas aberrans.* — Cet ordre d'anastomose est formé par un vaisseau, ordinairement de petit calibre, qui se détache d'un tronc donné, chemine parallèlement à ce tronc et vient se fusionner plus bas, soit avec lui, soit avec une de ses branches terminales. (Ex. : vasa aberrantia de l'artère humérale) (D.).

B. **Anastomoses rétiformes**. — On dit qu'il y a anastomose rétiforme lorsque la communication entre deux vaisseaux s'établit, non par abouchement direct de deux rameaux volumineux naissant de ces vaisseaux, mais par la réunion de fins ramuscules, branches terminales de collatérales de l'un ou l'autre tronc (E Fig. 370). Ces anastomoses sont beaucoup plus intéressantes que les précédentes, car elles sont beaucoup plus répandues. Presque toujours, en effet, les rameaux terminaux d'une collatérale quelconque d'un tronc artériel s'unissent aux rameaux terminaux des collatérales sus- et sous-jacentes. Il en résulte la formation, à côté de la voie principale, d'une voie secondaire qui la double et qui peut la suppléer au besoin. En étudiant les artères des membres, nous constaterons toujours l'existence de cette voie secondaire, et nous aurons soin de la mettre en évidence, car c'est par elle que se rétablit la circulation, après ligature du tronc principal. Nous allons voir, en étudiant les anomalies, quel rôle certains auteurs ont fait jouer à ces anastomoses en réseaux, pour expliquer certaines dispositions atypiques.

Terminaison des artères. — A mesure qu'elles s'éloignent de leur point de départ, les artères deviennent de plus en plus grêles et contractent avec les artères voisines des anastomoses de plus en plus étendues. Leur mode de ramescence terminale est des plus variables. Les ramifications ultimes peuvent être disposées en treillages, en pinceaux, en étoiles, etc. Finalement, les derniers rameaux se continuent avec les capillaires.

A l'étude de la terminaison des artères se rattachent plusieurs questions intéressantes, comme la question des *artères terminales, des canaux dérivatifs,* et des *réseaux admirables*. La première est examinée à propos de certains organes à l'étude desquels elle est plus spécialement liée (poumons, cerveau, t. III, p. 698; nous étudierons la deuxième avec les capillaires; quant aux *réseaux admirables,* ils ne méritent qu'une simple mention.

On décrit sous ce nom la disposition suivante: une artère se divise brusquement en une multitude d'artérioles très fines, qui s'anastomosent entre elles, forment un réseau toujours très complexe, puis se fusionnent de nouveau pour reconstituer le tronc primitif. Ces réseaux n'existent pas chez l'homme, du moins à l'état normal, à moins qu'on ne veuille considérer comme tel le système artériel des glomérules du rein. En revanche, ces réseaux sont très développés sur certaines artères (carotide interne et ophthalmique) de quelques espèces animales (veau, mouton).

Anomalies. — La disposition des artères est sujette à de nombreuses variations ; ces variations sont plus fréquentes que celles du système musculaire. Les artères peuvent varier dans leur origine, leur volume, leur trajet, leurs rapports et dans la disposition de leurs branches collatérales ou terminales.

D'après Sappey, toutes ces variétés d'anomalies pourraient toujours rentrer dans l'un ou l'autre des deux groupes suivants : 1° anomalies par excès ou défaut de convergence ; — 2° anomalies par renversement de volume.

Dans le premier cas, il s'agit d'une artère prématurément ou tardivement divisée. Dans le deuxième cas, il y a réduction considérable d'un tronc artériel normalement bien développé et suppléance de ce tronc, par le développement exagéré d'un tronc voisin, ou d'une série d'anastomoses constituant normalement une voie collatérale parallèle au tronc atrophié.

La distinction entre ces deux groupes d'anomalies n'est pas toujours aussi aisée qu'on pourrait le croire au premier abord. Nous verrons, en étudiant les faits décrits sous les noms de bifurcation prématurée de l'humérale, que si quelques-uns de ces faits rentrent dans les cas d'anomalies par défaut de convergence, d'autres constituent en réalité de véritables anomalies par renversement de volume. Cette distinction n'a d'ailleurs qu'une valeur conventionnelle, et ne constitue pas une interprétation. L'interprétation, plusieurs anatomistes ont essayé de la donner.

Krause, dans son remarquable mémoire des anomalies artérielles, annexé à l'angéiologie de Henle, tente une explication embryologique des anomalies artérielles. D'après lui, le système artériel formerait, du moins à l'origine, un réseau dont les éléments constitutifs présenteraient un volume sensiblement égal. Au cours de l'évolution de l'individu, certaines parties de ce réseau prennent un développement considérable, alors que d'autres s'atrophient au point de disparaître ou de sembler disparaître en totalité ; dans ces conditions, il est facile d'imaginer que telle ou elle partie, qui d'habitude s'atrophie, puisse persister, prendre un développement considérable et supplanter ainsi les portions qui, dans les cas normaux, auraient seules évolué.

La conception de Krause semble vraie pour certaines parties de l'arbre artériel. Comme nous le verrons, elle explique notamment, d'une façon très satisfaisante, les anomalies d'origine et de trajet de la crosse aortique et de ses branches. Mais est-elle applicable à toute l'étendue du système artériel? Ruge (Morphol. Jahrb. 1884) le nie et déclare que, pour les membres notamment, ce n'est qu'une hypothèse sans fondement. R. a étudié sur des coupes en série le système artériel des membres embryonnaires; si peu avancé que fût le développement de ces membres, il a toujours pu reconnaître l'existence de troncs artériels principaux déjà différenciés. On conçoit qu'en l'absence de données précises sur les détails du développement de l'appareil circulatoire périphérique, toute explication embryologique des anomalies artérielles soit encore prématurée.

Jusqu'à présent du moins, il ne semble pas que l'anatomie comparée ait donné, pour l'interprétation des anomalies artérielles, des résultats plus intéressants. Je ne vois pas, en effet, qu'une anomalie artérielle soit expliquée lorsqu'on m'a dit qu'elle est normale chez tel ou tel animal. Est-ce à dire que je prétende que les données de l'anatomie comparée soient absolument inutiles ? Certes non, mais je crois qu'il est indispensable, pour interpréter une anomalie quelconque, non seulement de constater l'existence de cette anomalie à titre de disposition habituelle dans une espèce donnée, mais encore de trouver dans d'autres espèces les intermédiaires entre cette anomalie et la disposition normale chez l'homme. En d'autres termes, il faut essayer d'établir l'évolution à travers les espèces de la disposition définitive. Toute anomalie artérielle nous apparaîtra alors comme un arrêt, à une étape quelconque, de l'évolution phylogénique. Dans ces conditions, on s'expliquera facilement que ce soit au niveau des parties les plus jeunes au point de vue phylogénique, c'est-à-dire, chez l'homme au niveau de la main et du pied, que se rencontrent surtout les variations artérielles, comme du reste les variations musculaires.

Malheureusement l'histoire phylogénique du système artériel est aussi difficile à tracer à l'heure actuelle que son histoire embryologique. On conçoit en effet la nécessité de documents *précis* et *détaillés*. Or, ceux-ci font défaut la plupart du temps. Quoique, dans ces dernières années, il ait paru plusieurs intéressantes monographies sur le système artériel des espèces qui nous intéressent le plus, c'est-à-dire des espèces simiennes, les lacunes sont encore trop nombreuses pour qu'une explication vraiment scientifique des anomalies artérielles de l'homme par l'anatomie comparée, ne me paraisse pas prématurée.

Les principaux ouvrages parus sur les anomalies artérielles sont : Quain, On the arteries of the human body, London, 1844; — Dubrueil, Des anomalies artérielles, Paris, 1847; — Krause, Mémoire inséré dans l'angéiologie de Henle. — On trouve aussi de nombreuses observations dans Theile (Encyclopédie anatomique) et des reproductions d'intéressantes anomalies dans l'atlas de Tiedemann.

STRUCTURE DES ARTÈRES

par **P. JACQUES**

Une artère doit être considérée comme constituée par un *tube endothélial* (partie essentielle) revêtu d'une *enveloppe conjonctive* (partie accessoire); dans celle-ci se développent, au cours de l'évolution embryonnaire, diverses formations élastiques et musculaires dont l'importance et les proportions respectives varient avec la nature, le calibre et la situation du vaisseau considéré (Renaut, Schiefferdecker). L'enveloppe conjonctive dans son ensemble est très réduite dans les plus petites artérioles; le tissu musculaire y prend la première place dans les artères de petit et de moyen calibre (*artères à type musculaire*); et c'est le tissu élastique qui l'emporte dans les gros troncs artériels (*artères à type élastique*). Ceux-ci possèdent au plus haut degré l'une des propriétés générales des artères, l'*élasticité;* celles-là révèlent par leur structure une autre propriété essentielle, la *contractilité*.

1° Artères à type musculaire. — Je prendrai pour type de ma description une artère de moyen calibre (radiale, linguale); je signalerai ensuite les différences qui distinguent les artères de volume extrême. C'est donc le type musculaire que j'aurai particulièrement en vue dans cette description; aussi bien ce type est-il de beaucoup le plus répandu dans l'économie.

Indépendamment de l'*endothélium*, les auteurs s'accordent à considérer à la paroi artérielle trois couches ou tuniques séparées par des lames élastiques et qu'on désigne, d'après leur situation, sous les noms de *tunique interne* (intima), *tunique moyenne* (media), *tunique externe* (adventitia).

a) **Endothélium.** — Il est formé de cellules plates, transparentes, fusiformes et plus ou moins allongées suivant l'axe du vaisseau. Soudées par leurs bords à peu près rectilignes, ces cellules se disposent en une assise unique tapissant d'un revêtement continu et luisant tout le système artériel. Bien que fortement aplaties dans les conditions ordinaires où l'on voit le noyau proéminer dans la lumière du vaisseau, elles jouissent d'une élasticité suffisante pour regagner en épaisseur ce qu'elles perdent en surface lors du retrait de l'artère, parfois même au point de simuler dans les artérioles vides, après l'action de certains fixateurs, la forme cubique ou cylindrique (Renaut). Suivant le même auteur l'endothélium reposerait sur une mince vitrée indépendante des formations élastiques sous-jacentes.

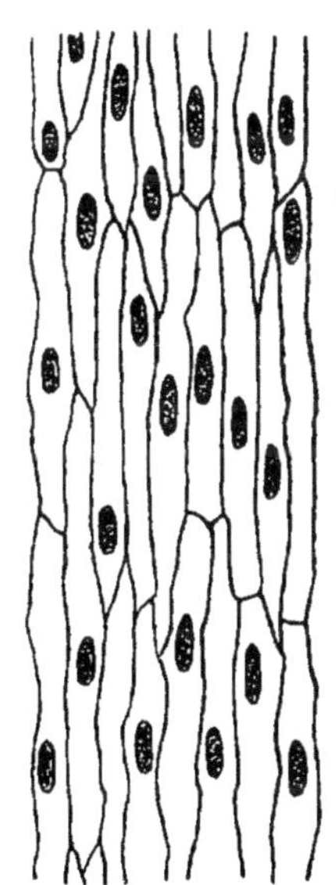

Fig. 371. — Endothélium d'une artère de la pie-mère cérébrale après traitement par le nitrate d'argent. Gross. = 300 (d'après Rauber, un peu mod.).

b) **Tunique interne** (Intima, Endartère). — Elle est limitée par l'endothélium d'une part, et de l'autre par la *lame élastique interne*. Celle-ci est très apparente dans les artères, de moyen et de petit volume et se présente, en coupe transversale, sous forme d'une étroite bande circulaire généralement continue et plus ou moins profondément festonnée suivant le degré de retrait du vaisseau. En coupe longitudinale, elle est à peu près rectiligne, parfois interrompue sur une faible longueur : c'est en effet une lame fenêtrée et la plus importante formation élastique de la paroi artérielle ; aussi apparaît-elle toujours avec une grande netteté, si bien qu'à un examen superficiel elle semble constituer à elle seule la tunique interne tout entière des vaisseaux de médiocre calibre.

Par une étude approfondie, on reconnaît pourtant entre la lame élastique interne et l'endothélium une mince assise de nature connective et d'aspect strié : c'est la *couche sous-endothéliale* ou *striée*. Elle est formée de faisceaux conjonctifs parallèles, unis par un fin réseau de fibres élastiques. Eventuellement on y rencontre en outre, surtout aux points de bifurcation des artères viscérales, quelques fibres musculaires lisses isolées.

c) **Tunique moyenne** (media, musculaire). — Supérieure aux deux autres par son épaisseur, la tunique moyenne caractérise, par le développement

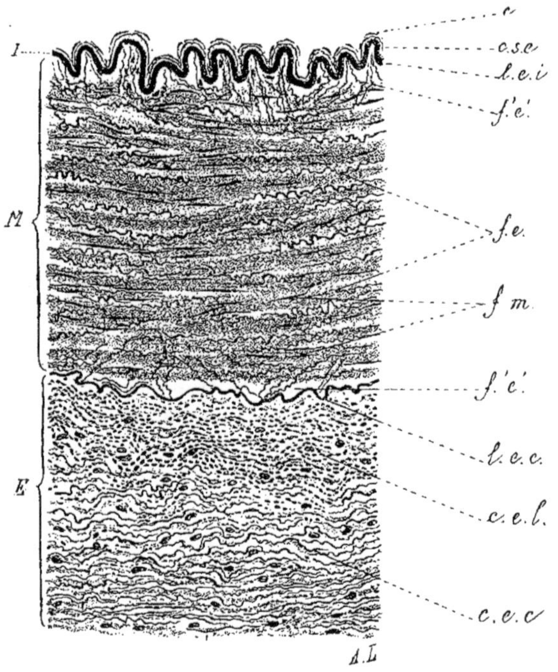

Fig. 372. — Fragment d'une coupe transversale de l'artère linguale de l'homme adulte, d'après Grünstein.

I, tun. interne ; *M*, tun. moyenne ; *E*. tun. externe; *e*, endothélium ; *c.s.e*, couche sous-endothéliale ; *l.e.i*, lame élastique int. ; *f. e*, fibres élastiques circulaires; *f'.e'*, fibres élastiques obliques; *f.m*, fibres lisses ; *l.e.e*, lame élastique externe; *c.e.l*, assise élastique longitudinale ; *c.e.c*, assise élastique circulaire.

prépondérant de ses assises contractiles, les artères à type musculaire qui servent de base à notre description. Limitée du côté de la lumière du vaisseau par la lame élastique interne (qu'on appelle aussi pour cette raison *membrane limitante interne*), elle est séparée de l'adventice par une autre membrane fenêtrée de même nature, mais moins épaisse que la précédente, la *lame élastique externe* (*membrane limitante externe*, niée par Renaut en tant que formation spéciale et constante). L'espace ainsi circonscrit est occupé par du tissu conjonctif, du tissu élastique et du tissu musculaire lisse.

La *trame conjonctive* est réduite à quelques travées et peu de cellules plates. Les *formations élastiques* consistent en des lamelles et des fibres à direction générale circulaire, sauf au voisinage immédiat des membranes limitantes où, leur orientation devient plus ou moins radiaire, c'est-à-dire normale à la surface de ces membranes. De l'union de ces éléments élastiques résulte une véritable charpente réticulaire enfermant dans ses mailles les *fibres musculaires lisses*. Cette charpente élastique de la tunique moyenne se continue du reste avec la trame de même nature des tuniques extrêmes par l'intermédiaire des limitantes et à travers leurs orifices. En sorte que, comme l'observent Retterer et Robin, dans les artères comme dans les veines, les diverses tuniques ne font qu'un, grâce à la continuité de leurs éléments élastiques. Les fibres musculaires constituent de puissants faisceaux fusiformes s'enroulant plus ou moins exactement autour de l'axe du vaisseau.

Les petites artères des extrémités des membres offrent un remarquable développement de la tunique musculaire (pédieuses, collatérales digitales).

d) **Tunique externe** (externa, adventice). — Assez nettement isolée en dedans de la tunique musculaire, surtout lorsque la limitante externe est bien développée, l'adventice se continue en dehors, sans ligne de démarcation précise, avec le conjonctif ambiant (gaine des vaisseaux).

Cette tunique est formée de *faisceaux conjonctifs* entrecroisés et obliques par rapport à l'axe du vaisseau ; elle est parcourue en tous sens par un riche *réseau élastique*, qui, dans les artères d'un certain calibre, se condense au voisinage de la couche moyenne en une lame fenêtrée, la membrane élastique externe (limitante externe). Dans les mêmes vaisseaux les fibres élastiques se disposent en deux assises faciles à distinguer par leur orientation : l'assise interne est formée de fibres à direction longitudinale; l'externe, de fibres circulaires. On y rencontre enfin çà et là, notamment dans l'assise élastique interne, quelques *éléments musculaires* isolés ou groupés en petits faisceaux et étendus parallèlement à la direction du vaisseau (splénique, mésentérique supérieure, rénale, spermatique, utérine, dorsale de la verge).

2° **Artères à type élastique.** — C'est à la constitution spéciale de leur tunique moyenne que les artères les plus volumineuses doivent leur physionomie particulière : la prépondérance de la substance élastique sur l'élément musculaire leur a valu le nom d'artères à type élastique. Sous cette rubrique il faut ranger l'aorte, le tronc de la pulmonaire, le tronc brachio-céphalique, la sous-clavière et la carotide. L'axillaire et l'iliaque commune (Grünstein) constituent des types de transition.

L'*endothélium* est caractérisé dans ces vaisseaux par l'aspect moins allongé de ses cellules, qui deviennent plutôt lozangiques ou polygonales que fusiformes.

La *tunique interne,* épaissie (1/8 de mm. environ pour l'aorte (1), montre une double assise conjonctive striée : à la couche sous-endothéliale striée longitudinalement s'ajoute une couche sous-élastique striée transversalement. La lame élastique interne, elle aussi, se clive en deux ou plusieurs membranes séparées par une assise lamelleuse intermédiaire.

Dans la *tunique moyenne,* considérablement renforcée (1 mm. environ), le tissu élastique prend nettement le pas sur les faisceaux musculaires, sous forme de lames perforées, de plaques ramifiées, de membranes fenêtrées, concentriquement disposées autour du vaisseau et réunies entre elles par des fibres à direction radiaire. La tunique moyenne se trouve ainsi cloisonnée en un grand nombre d'assises superposées et limitées par des lamelles élastiques. Dans l'intervalle de celles-ci, s'insinuent des fibres lisses transversalement dirigées, parfois modifiées dans leur forme, aplaties et rameuses

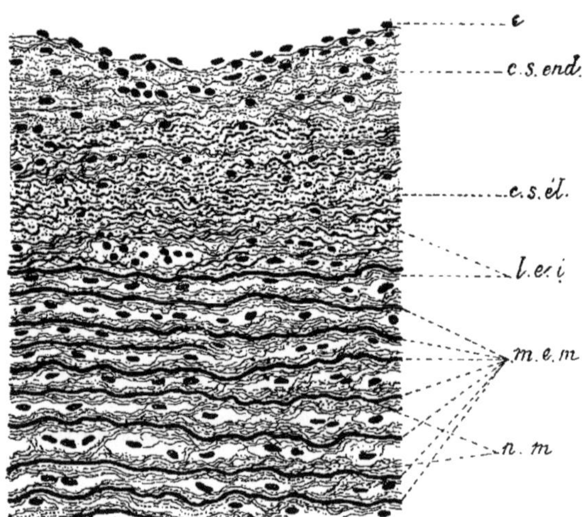

Fig. 373. — Tunique interne et portion de la tunique moyenne de l'aorte de l'homme, d'après Grünstein.

e, endothélium ; *c. s. end.*, couche sous-endothéliale ; *c. s. él.*, couche sous-élastique ; *l. e. i*, lame élastique interne ; *m. e. m.*, membranes élastiques de la tunique moyenne ; *n. m.*, noyaux de fibres lisses (Pour ces derniers organes, ne pas tenir compte des traits de renvoi mal placés).

(Ranvier). A la limite externe de la couche moyenne apparaissent quelques faisceaux longitudinaux. La part prise par le tissu musculaire à la constitution de la paroi artérielle diminue à mesure qu'on se rapproche de l'origine des gros troncs ; l'élément contractile disparaîtrait même complètement à la base de l'aorte et de la pulmonaire.

L'adventice (1/2 mm. environ) offre une trame élastique richement développée avec les deux assises précédemment décrites. Dans la plus interne, longitudinale, apparaît par places une belle lame musculaire à fibres longitudinales (iliaque primitive).

(1) Ce chiffre et les suivants sont relatifs à l'aorte de l'homme adulte et empruntés au mémoire de *Grünstein*, Ueber den Bau der grœsseren menschlichen Arterien in verschiedenen Alterstufen, in *Arch. f. mikr. Anat.*, *Bd* 47, *H.* 3, 1896.

Les modifications, qui distinguent les gros troncs des artères de moyen volume, peuvent donc se résumer en deux mots : épaississement et complication des différentes tuniques, prédominance du tissu élastique.

Réduction du tissu élastique, simplification des tuniques, tels sont au contraire les caractères inverses que nous rencontrons dans les **artérioles** (ex. : artères de la pie-mère). Ici, en effet, l'*endartère* est réduite à la lame élastique interne immédiatement revêtue d'un *endothélium* à forme allongée. La *tunique moyenne*, essentiellement musculaire, n'est représentée que par une ou deux assises de fibres lisses circulaires. L'*adventice*, presque dépourvue de réseaux élastiques, se perd rapidement dans le conjonctif ambiant.

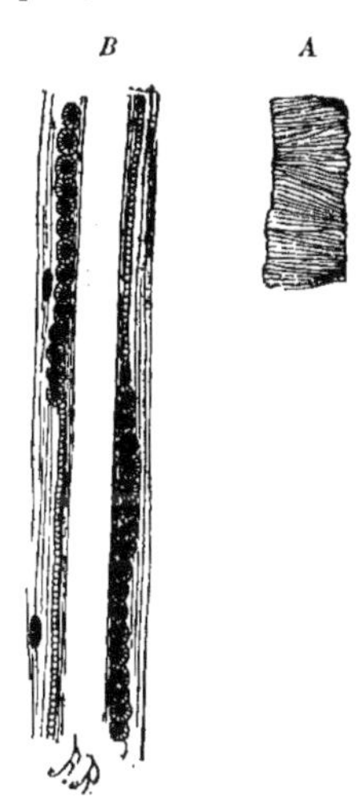

Fig. 375. — Artériole du grand épiploon du lapin.

B, vaisseau examiné, l'objectif étant mis au point sur la coupe optique de son bord. Les cellules musculaires laissent voir leurs noyaux et les champs qui les entourent. — *A*, l'objectif est mis au point sur la surface supérieure. On y reconnaît des groupes de fibrilles ou cylindres primitifs vus suivant leur longueur (d'après Ranvier, *Traité technique d'histologie*, 2e édition, 1889, G. Masson, édit.).

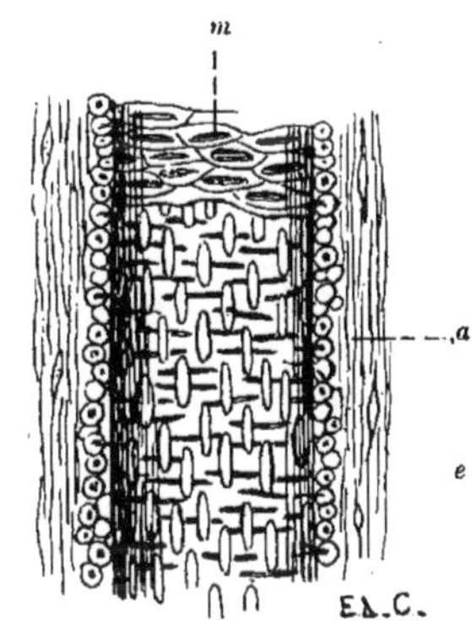

Fig. 374. — Coupe longitudinale d'une artériole.

L'endartère, absente dans la partie supérieure de la figure, laisse voir la tunique moyenne avec ses noyaux musculaires, *m*, à grand axe transversal; *e*, noyaux de l'endothélium à grand axe longitudinal ; *a*, adventice (d'après Gegenbaur) Gross. = 350.

Variations de structure en rapport avec l'âge. — Grünstein, qui a étudié à ce point de vue les troncs principaux (aorte, sous-clavière, carotide, iliaque primitive) en dehors de toute altération pathologique, formule ainsi ses conclusions :

Dans toutes les artères examinées, les tuniques interne et moyenne s'épaississent avec l'âge ; toutefois, tandis que cet épaississement porte principalement sur l'endartère dans l'aorte, la sous-clavière et la carotide, c'est l'inverse qui se passe pour l'iliaque. En outre, l'accroissement prépondérant de la tunique interne dans les premiers vaisseaux s'accentue beaucoup plus durant la période de développement que passé l'âge adulte ; pour l'iliaque, le rapport entre les deux tuniques est constant pendant toute la vie. D'autre part, une partie de l'élastine du tissu élastique se transforme dans l'âge avancé (à partir de 50 ans) en une substance chimique voisine, l'élacine ; ce qui a pour effet de diminuer l'élasticité des parois artérielles et de créer peut-être une variété particulière d'artério-sclérose. Certaines réactions colorantes révèlent encore des altérations chimiques, principalement dans les assises les plus internes de la tunique moyenne, mais il est impossible à l'heure actuelle d'en interpréter la signification.

Variations structurales en rapport la nature et la situation du vaisseau. — On a remarqué, au cours de la description générale des artères, que certains de ces vaisseaux s'écartaient légèrement du type habituel par l'absence de quelques éléments normaux dans l'une des tuniques, ou, au contraire, par l'apparition insolite dans l'une d'elles d'organes y faisant habituellement défaut (telle la présence de faisceaux bien développés de fibres lisses dans les tuniques extrêmes des artères de divers viscères abdominaux et pelviens, ou bien dans les points de bifurcation des artères des membres). Ces modifications structurales s'accentuent considérablement à l'état normal dans les artères de certaines régions, soit sous l'influence de conditions particulières de circulation, soit en raison de la disposition des tissus ambiants. Une description spéciale serait nécessaire pour chaque cas : je dois me borner ici à signaler quelques faits.

L'*artère ombilicale* du fœtus à terme, surtout dans sa portion extra-abdominale, est remarquable par sa richesse en tissus musculaire et conjonctif et sa pauvreté en tissu élastique. Ici, l'élément contractile a envahi toutes les tuniques et les fibres lisses se disposent en quelques régions en trois assises : une moyenne circulaire et deux extrêmes longitudinales; ailleurs, la paroi artérielle tout entière est représentée par une couche unique et puissante de fibres lisses, à disposition plus ou moins exactement transversale.

Organe également transitoire, le *canal artériel* de Botal offre une structure différente à la fois de celle de l'aorte et de celle de la pulmonaire. Chez le fœtus de 5 à 7 mois, le tissu élastique y manque encore presque totalement. Il apparaît plus tard, mais seulement sous forme de fibres isolées ou réunies en fins réseaux. Les trois tuniques habituelles des artères peuvent alors être reconnues, mais leurs limites respectives demeurent assez peu distinctes. Dans les dernières semaines de la vie intra-utérine la lumière du canal se rétrécit grâce à la prolifération du tissu conjonctif des tuniques interne et moyenne, ainsi qu'à l'épaississement de l'endothélium qui se stratifie par places. Le cordon, qui succède chez l'adulte au conduit fœtal, ne renferme pour ainsi dire plus que des éléments fibreux et élastiques, avec une étroite lumière interrompue dans une étendue variable (Toldt).

Chez l'homme adulte, les *artères encéphaliques* sont remarquables par le développement de leur membrane élastique interne qui se montre munie de stries parallèles et perforée de nombreux petits orifices. — On sait la richesse en faisceaux musculaires des *artères des corps caverneux* du pénis.

La constitution histologique des tissus ambiants peut, aussi bien que des conditions spéciales de circulation, provoquer des modifications structurales de la paroi vasculaire : les artères et surtout les veines du myocarde voient se réduire leurs tuniques musculaires. J'ai montré dernièrement que les *artères ciliaires courtes postérieures*, en traversant la coque scléroticale, perdent leur adventice ainsi qu'une partie de leur musculeuse et adhèrent à la lame fibreuse qu'elles perforent.

3° **Vaisseaux des artères.** — Sous le nom de *vasa vasorum*, on réunit les vaisseaux sanguins artériels, veineux et capillaires qui concourent à la nutrition des parois vasculaires. De tels vaisseaux n'existent que dans les artères et les veines de quelque importance : on les reconnaît sans peine à l'œil nu, à la surface des gros troncs. Jamais ils ne naissent directement du vaisseau qu'ils irriguent ; ils tirent leur origine, soit de l'une de ses branches, soit d'un vaisseau voisin. Il existe constamment une artériole pour deux veinules; entre les ramuscules terminaux de la première et les radicules des secondes s'étend un large réseau capillaire.

Quel est le territoire de la paroi vasculaire, et plus spécialement de la paroi artérielle, que parcourent les vasa vasorum? Bien que l'accord ne soit pas encore établi sur ce point d'une façon absolue, il paraît très probable qu'à l'état physiologique ces vaisseaux nourriciers, abondamment répandus dans l'adventice, ne pénètrent qu'exceptionnellement dans la tunique moyenne, et n'en dépassent pas, en tous cas, les assises les plus externes.

On n'a pu encore mettre en évidence, d'une façon certaine, la présence de *vaisseaux lymphatiques* dans les parois vasculaires ; il est vraisemblable toutefois qu'il existe des canaux de ce genre dans les tuniques interne et moyenne. On sait, en outre, que nombre d'artères sont normalement enveloppées, en totalité, d'une *gaine lymphatique* continue ou discontinue (Artères des centres nerveux, de la rate, des os, etc.).

4° **Nerfs des artères.** — Indépendamment de leurs nerfs satellites, c'est-à-dire des nerfs qui partagent leur trajet et leur distribution, les vaisseaux sanguins sont très abondamment pourvus de nerfs propres. Ceux-ci, *nerfs vasomoteurs*, ou mieux, nerfs vasculaires, sont de nature sympathique et accompagnent les artères et les veines jusque dans leurs plus délicates ramifications. Ils forment, suivant Ranvier, dans l'épaisseur des parois des troncs principaux, un triple plexus : dans l'adventice, ils constituent, par leurs anastomoses, un premier plexus assez grossier, le *plexus fondamental ;* de la face profonde de dernier se détachent de nombreux rameaux qui, s'enfonçant vers la tunique moyenne, s'unissent à la limite externe de celle-ci en un *plexus intermédiaire ;* ce dernier donnerait enfin naissance aux ramuscules constitutifs d'un troisième *plexus intra-musculaire,* origine des fibres motrices terminales.

Là ne se termine pas pourtant le domaine des nerfs vasculaires ; et, si la majeure partie d'entre eux se rend aux fibres lisses de la musculeuse, une certaine proportion de *fibres sensitives* traversent, sans s'y arrêter, les deux premières tuniques, pour s'épanouir dans la troisième en un réseau sous-endothélial.

Il est facile de mettre en évidence par le bleu de méthylène l'existence de nerfs propres dans les plus petits vaisseaux des membranes : on reconnait par ce moyen que les dernières artérioles sont toujours accompagnées d'une fibre à myéline qui court à leur surface, émettant çà et là de fines collatérales et se divisant en même temps que le vaisseau lui-même. Puis, cette fibre, amincie, perd sa myéline et ne tarde pas, en s'arborisant, à couvrir de ses ramifications terminales les ramuscules artériels ultimes et les capillaires qui leur font suite.

DISPOSITION GÉNÉRALE DU SYSTÈME ARTÉRIEL

Deux troncs artériels se détachent de la base des ventricules ; l'un, l'artère pulmonaire, née du ventricule droit, se porte vers les deux poumons, dans lesquels elle se résout en capillaires ; l'autre, née du ventricule gauche, l'aorte, constitue le tronc d'origine des artères qui se distribuent à toutes les parties du corps, autres que le poumon. — Le système artériel comprend donc deux systèmes secondaires : le système de l'artère pulmonaire et le système de l'aorte.

SYSTÈME DE L'ARTÈRE PULMONAIRE

ARTÈRE PULMONAIRE

L'artère pulmonaire (*art. pulmonalis communis ; vena arteriosa*) apporte aux deux poumons le sang du ventricule droit : sa disposition varie chez l'embryon, le fœtus et chez l'individu arrivé à l'état de complet développement. Nous n'étudierons ici que l'artère pulmonaire de l'adulte.

Trajet. — L'artère pulmonaire naît de l'infundibulum du ventricule droit et monte à côté de l'aorte, dont elle contourne le flanc gauche ; arrivée au-dessous de la crosse de l'aorte, elle se divise en deux branches, l'une, droite, *artère pulmonaire droite,* l'autre, gauche, *artère pulmonaire gauche.* Chacune de ces artères se dirige transversalement vers le poumon correspondant ; au niveau du hile de ces organes, elles se divisent, la droite en trois branches, la gauche en deux, qui se subdivisent à leur tour en rameaux de plus en plus petits ; ceux-ci donnent naissance en dernier lieu aux capillaires du lobule pulmonaire.

Le système de l'artère pulmonaire présente ainsi une portion extra-pulmonaire et une portion intra-pulmonaire. Cette dernière sera étudiée en même temps que le poumon.

Division et rapports. — Dans son trajet hors des poumons, l'artère pulmonaire comprend deux parties : une partie initiale, tronc de l'artère pulmonaire, artère pulmonaire commune, et deux branches de bifurcation, *l'artère pulmonaire droite* et l'*artère pulmonaire gauche* (voy. fig. 314, 315, 319, 320).

Tronc de l'artère pulmonaire. — Le tronc de l'artère pulmonaire a une longueur qui varie entre 4 cm. 5 et 5 cm. 5 ; son diamètre est égal à 3 cm. 5 et son épaisseur est d'environ un millimètre.

Sa direction générale est très oblique en haut, à gauche et en arrière, si oblique, en arrière surtout, qu'une coupe horizontale du thorax intéresse le tronc pulmonaire *dans toute sa longueur;* de plus, ce tronc décrit une courbe à concavité dirigée à droite et en arrière, s'appliquant contre la portion ascendante de la crosse aortique, que l'artère pulmonaire semble contourner en pas de vis.

Envisagé au point de vue de ses rapports, le tronc de l'artère pulmonaire présente à étudier une *portion intra-péricardique* et une *portion extra-péricardique*. Dans la première, l'artère pulmonaire est entourée par une gaine séreuse qui lui est commune avec l'aorte (voy. Péric., p. 623). Elle répond *en avant,* par l'intermédiaire d'un double feuillet séreux, à la paroi antérieure du sac péricardique ; *à gauche,* à l'auricule gauche, qui s'avance un peu sur sa face antérieure et à la portion initiale de l'artère coronaire gauche ou antérieure qui la contourne. *A droite,* elle répond à la crosse de l'aorte, située en réalité un peu en arrière d'elle. Enfin, *en arrière,* elle est en rapport avec la face antérieure de l'oreillette gauche, dont elle est séparée par le double feuillet séreux du canal de Theile.

Dans sa portion extra-péricardique, l'artère pulmonaire entre en rapport : *en avant,* avec le tissu cellulo-adipeux reliquat du thymus qui la sépare de la plèvre et du poumon gauche ; *en arrière* elle répond à la bifurcation de la trachée ; *à droite,* à la portion ascendante de la crosse aortique ; à *gauche,* à la face interne du poumon correspondant.

Si l'on étudie la projection de la face antérieure de l'artère pulmonaire sur le plastron sterno-costal, on voit que cette face antérieure est située tout entière en dehors du bord gauche du sternum ; quelquefois cependant, son bord interne est recouvert par l'os. Quatre fois sur huit, notre tige, enfoncée, au ras du sternum, dans le deuxième espace intercostal gauche, a percé l'artère pulmonaire près de son origine. Dans le sens vertical, elle s'étend du bord supérieur du troisième cartilage costal gauche (Henke), du milieu du deuxième espace intercostal du même côté (Luschka), au bord supérieur du deuxième cartilage costal (voir fig. 336).

Artère pulmonaire droite. — Longue de 5 à 6 cm., l'artère pulmonaire droite se dirige transversalement, et un peu d'avant en arrière, vers le hile du poumon correspondant. Dans ce trajet, elle chemine *au-dessus* du bord supérieur de l'oreillette droite, *au-dessous* de la crosse de l'aorte et de la crosse de la veine azygos, *en arrière* de la portion ascendante de l'aorte et de la veine cave inférieure, *en avant* de la bronche droite (voy. fig. 337). — *Au niveau du hile,* elle est située immédiatement en avant de cette bronche.

Artère pulmonaire gauche. — Un peu plus courte que la précédente, elle mesure environ 3 cm. Elle n'est pas absolument transversale, mais légèrement ascendante et oblique en arrière. Dans son trajet vers le poumon, elle répond :

en bas, à l'oreillette gauche ; *en avant*, à la plèvre médiastine gauche ; *en haut*, à la crosse aortique ; *en arrière*, à la bronche gauche. Au niveau du hile, elle est située, non pas en avant de la bronche correspondante, comme du côté droit, mais au-dessus de cette bronche. — Elle répond au deuxième espace intercostal gauche et dans la moitié des cas, notre aiguille, rasant le bord gauche du sternum, a percé l'artère pulmonaire gauche après avoir traversé le tronc de l'artère pulmonaire.

De la bifurcation de l'artère pulmonaire ou, plus exactement, de la partie supérieure de sa branche gauche, près de la bifurcation, se détache un cordon fibreux qui va s'insérer sur la paroi inférieure de la portion horizontale de la crosse aortique. Ce cordon, long de sept à neuf millimètres (Henle), dix-sept millimètres (Luschka), épais d'environ trois à quatre millimètres, porte le nom de *ligament artériel* (ligamentum arteriosum). — C'est le reliquat d'un canal, le canal artériel, qui, chez le fœtus dont les poumons ne fonctionnent pas, conduit le sang de l'artère pulmonaire dans l'aorte et, par les branches de celle-ci, au placenta, organe de l'hématose. Alors, les deux branches de l'artère pulmonaire sont petites, puisque inutiles ; au moment de la naissance, elles livrent passage au sang qui va, dès lors, s'oxygéner dans le poumon et prennent, par suite, un développement rapide, en même temps que s'atrophie le canal artériel, qui devient le ligament artériel. Ce ligament, en apparence fibreux, présente tous les caractères histologiques d'une artère : on constate, en effet, qu'il est formé par trois tuniques : une tunique externe, qui se continue avec le tissu cellulaire ambiant, une tunique moyenne, formée de fibres élastiques et contenant même des fibres musculaires, et une tunique interne présentant la structure habituelle. En dedans de cette tunique, il existe un véritable bouchon formé par du tissu cellulaire, produit du processus d'oblitération qui commence au moment de la naissance et dont Langer (Zeitschr. der Gesellsch. Wiener Aerzte, 1857, p. 328 (voy. p. 642) et Walkhoff Zeitschr. f. rat. Méd. B XXXVI, 100) ont donné une minutieuse description.

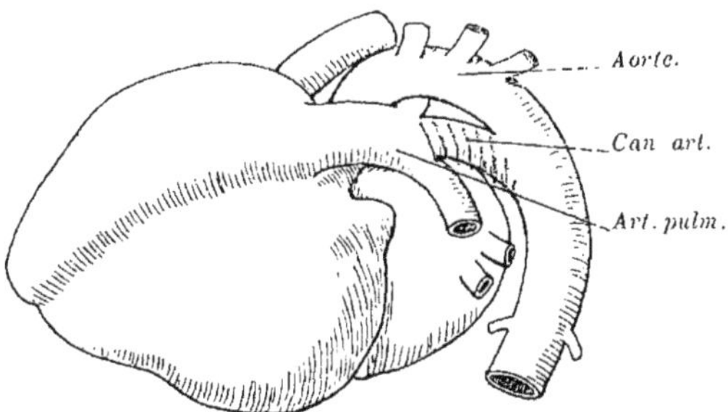

Fig. 376. — Le canal artériel.

On lit dans la plupart des traités classiques que le canal artériel s'oblitère au moment de la naissance. Alvarenga (Consid. et observat. sur l'époque de l'occl. du trou ovale et du canal artér., Lisbonne, 1869) a bien montré qu'il n'en était rien. Il a examiné à ce point de vue les cadavres de 213 enfants, dont l'âge variait entre 1 jour et 12 ans : chez tous les sujets âgés de moins de 30 jours, le conduit était resté perméable. A. a même retrouvé des cas de perméabilité chez des sujets de 12 ans.

Variétés de l'artère pulmonaire. — Les anomalies de l'artère pulmonaire sont rares : elles sont, la plupart du temps, associées à des malformations graves du cœur, souvent incompatibles avec la vie. La bifurcation prématurée (Cassan, 1827), la duplicité (Hall et Vrœlike, 1825), l'absence de l'une des deux branches, l'existence d'une branche anormale (artère coronaire) ont été rencontrées. — La persistance complète du canal artériel, sans réduction aucune de celui-ci, est plus fréquente ; comme Alvarenga et Walkhoff l'ont montré, elle est le plus souvent associée à la persistance du trou de Botal et de l'orifice interventriculaire. D'autres anomalies du canal artériel sont liées à des anomalies de la crosse aortique, nous les étudierons en même temps que ces dernières.

SYSTÈME DE L'ARTÈRE AORTE

AORTE

L'aorte est le tronc originel de toutes les artères du corps. Née du ventricule gauche, elle s'élève, décrit autour du pédicule du poumon gauche une courbe, puis descend, verticalement appliquée sur la colonne vertébrale, passe à travers

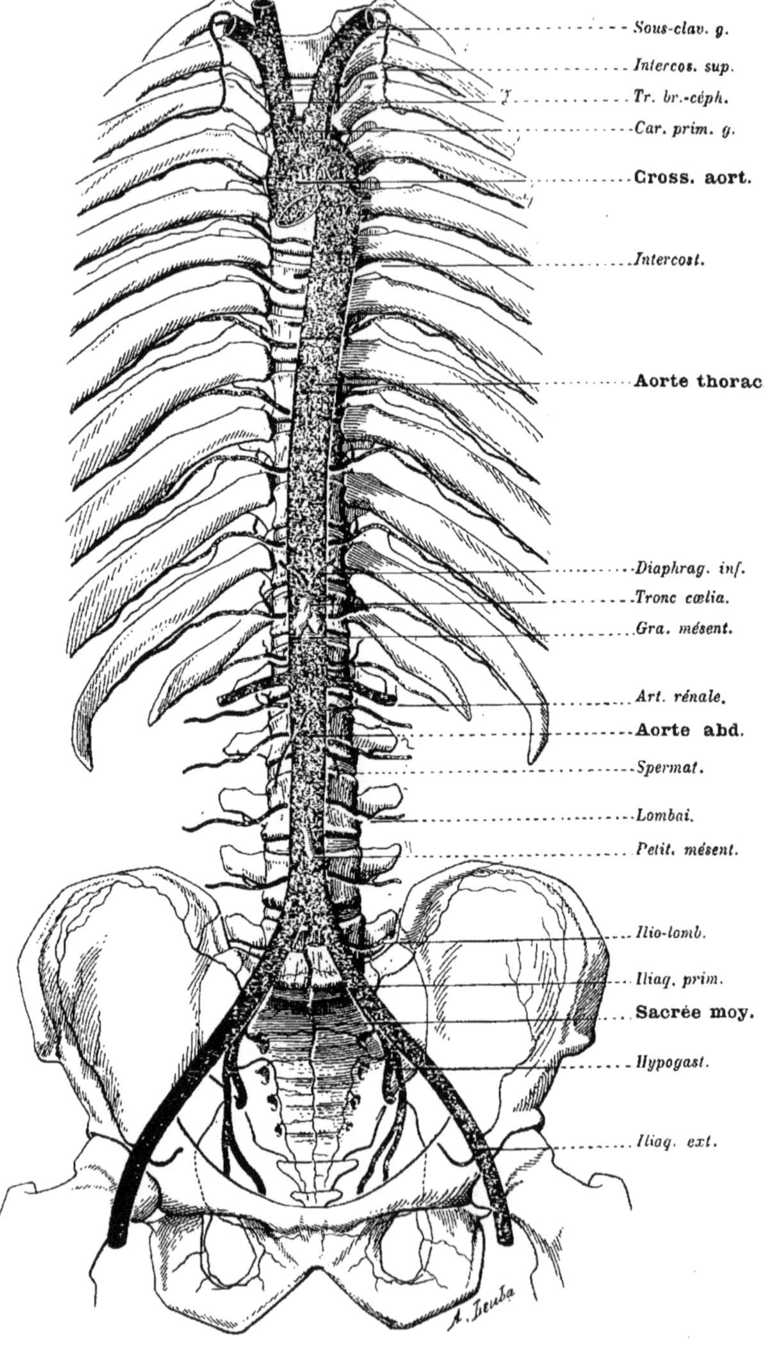

Fig. 377. — Vue générale du système aortique.

le diaphragme et pénètre dans la cavité abdominale. Elle parcourt ainsi successivement la région thoracique et la région abdominale. Dans cette dernière, elle donne deux branches que l'on décrit comme branches terminales, les *artères iliaques primitives*, et, très réduite, descend au-devant du sacrum, sous le nom de *sacrée moyenne*.

Ce long vaisseau peut être divisé en trois segments : — 1° portion qui contourne le hile, ou *crosse de l'aorte ;* — 2° portion descendante dans le thorax, ou *aorte descendante thoracique ;* — 3° portion abdominale ou *aorte abdominale*.

CROSSE DE L'AORTE

On donne ce nom au premier segment de l'aorte,en raison de la vaste courbe que décrit le vaisseau autour du hile pulmonaire gauche.

Limites. — La crosse de l'aorte commence au niveau de l'orifice du ventricule gauche ; elle finit à la quatrième vertèbre dorsale, là où l'artère change de direction pour descendre verticalement dans le thorax. Cette limite est toute conventionnelle. — Dans sa première partie, cette crosse monte d'abord obliquement, puis verticalement ; dans sa deuxième partie, elle se dirige horizontalement de droite à gauche et d'avant en arrière (voy. fig. 378).

Calibre. — La crosse de l'aorte forme un cylindre incurvé sur lui-même. Le diamètre de ce cylindre est d'environ 27 mm. Son calibre n'est pas absolument régulier ; il décroît à partir du point où le tronc émet des grosses branches. Toutefois, cette diminution n'est pas en rapport avec le volume de ces branches, si bien qu'à sa terminaison la crosse de l'aorte mesure encore 18 à 20 mm.

Stahel a décrit sur la crosse de l'aorte un rétrécissement siégeant immédiatement en aval de l'origine de la sous-clavière gauche. D'après cet auteur, ce rétrécissement ne serait pas dû à ce que la crosse vient d'émettre trois branches très volumineuses, mais serait la conséquence du changement de direction du vaisseau (Voyez généralités, p. 631).

De plus, la crosse aortique présente des dilatations : les *sinus de Valsalva* et le *grand sinus de l'aorte*.

Sinus de Valsalva. — On donne ce nom à trois saillies qui se remarquent à l'origine du vaisseau, et répondent, comme forme et situation, aux valvules sigmoïdes (voir fig. 323) : il y a donc un sinus postérieur et deux sinus latéraux, l'un droit, l'autre gauche. C'est au niveau de ces sinus, ou à quelques millimètres au-dessus d'eux, qu'émergent les artères coronaires.

Grand sinus de l'aorte. — On nomme ainsi une dilatation que l'on observe au niveau de l'union des portions ascendante et horizontale de la crosse de l'aorte. Cette dilatation est constante ; on ne peut donc pas la regarder comme un fait pathologique ; cependant elle est d'autant plus marquée que l'âge est plus avancé.

Trajet. — Direction. — En sortant du ventricule gauche, l'aorte se dirige en haut, en avant et à droite, *obliquement ascendante*. Après un trajet de 3 à 5 cm., elle se redresse légèrement et prend une direction *verticalement ascendante*. Puis, elle se recourbe, devient horizontale et se dirige ainsi d'avant en arrière et un peu de droite à gauche jusque sur le flanc gauche de la quatrième vertèbre dorsale.

Cette portion horizontale n'est pas rectiligne : comme le montre la fig. 378, elle décrit une courbe à concavité droite et postérieure embrassant la trachée

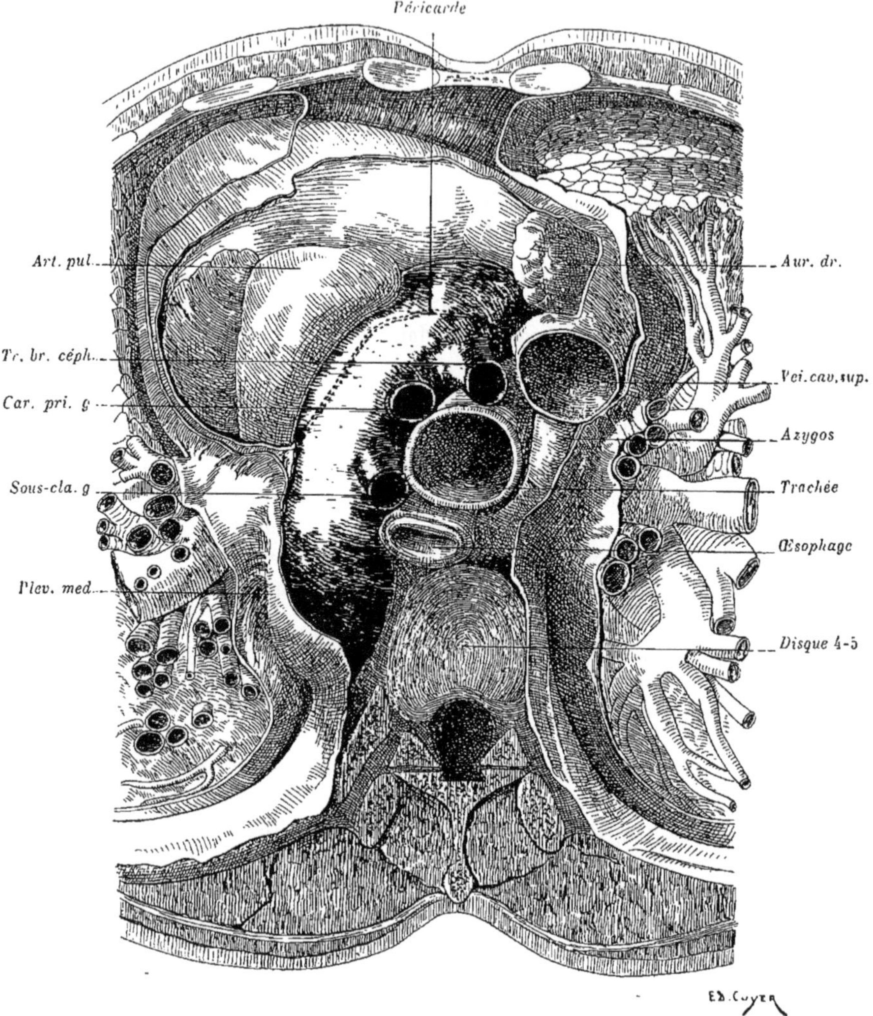

Fig. 378. — Coupe horizontale du thorax, d'après Bourgery.

et l'œsophage. — En résumé, nous voyons que la crosse de l'aorte décrit un arc de cercle très fermé, dont les deux extrémités sont distantes de 4 à 7 cm.

Rapports. — Les rapports de la crosse de l'aorte doivent être étudiés : 1° dans sa portion ascendante, 2° dans sa portion horizontale.

1° *Portion ascendante.* — L'aorte, dans son trajet ascendant, est logée dans le péricarde. Elle entre en rapport direct avec les organes situés dans cette enveloppe et, par l'intermédiaire de celle-ci, elle confine à d'autres parties. Le feuillet séreux du péricarde forme à l'aorte une gaine qui lui est commune avec l'artère pulmonaire (voyez péricarde, p. 623) ; ces connexions de l'aorte avec le tronc de l'artère pulmonaire méritent de fixer l'attention. L'artère pulmonaire, née en avant de l'aorte, se termine en arrière de sa portion verticalement ascendante ; elle la contourne en passant sur son côté gauche. Tandis que l'artère pulmonaire se dirige en haut, en arrière et à droite, l'aorte se dirige en haut, en avant et à gauche ; ainsi, les deux vaisseaux adossés adaptent leur courbure en pas de vis. — De la graisse remplit de chaque côté l'interstice des artères ; lorsque cette graisse manque, comme cela arrive chez l'enfant, le péricarde séreux se déprime de chaque côté entre les vaisseaux. Entre le péricarde et le tronc aortique rampent de nombreux rameaux nerveux.

A gauche, l'aorte est en rapport, à ce niveau, avec l'auricule gauche qui contourne le vaisseau et s'avance sur sa face antérieure ; le contact n'est pas immédiat, car le feuillet séreux s'insinue entre l'aorte et l'auricule. — A droite, elle est en rapport avec l'auricule droite. — En arrière, l'aorte est en rapport avec la face antérieure des oreillettes, surtout l'oreillette gauche, mais elle en est séparée par le circuit séreux dit canal de Theile.

Au-delà du péricarde séreux, l'aorte, toujours ascendante, est entourée par le feuillet fibreux du péricarde et elle est en rapport : en avant avec une masse cellulo-adipeuse, plus ou moins abondante, qui la sépare de la face postérieure du sternum ; dans cet espace descend le thymus, très réduit chez l'adulte. — A droite, elle est en rapport avec la veine cave supérieure qui descend verticalement, mais sur un plan un peu postérieur.

2° *Portion horizontale.* — La direction en arrière et à gauche de cette portion fait que sa face latérale gauche regarde en avant, tandis que sa face latérale droite regarde en arrière (voy. fig. 378).

Sa face antérieure et gauche adhère, dans sa partie antérieure, au péricarde fibreux, par un tissu dense qui rend sa dissection difficile. Au-devant d'elle, descendent dans la graisse qui la séparent du sternum les vaisseaux diaphragmatiques supérieurs gauches et le phrénique, les nerfs cardiaques antérieurs et le nerf pneumogastrique. Comme le montre la fig. 379, ces organes sont étagés dans l'ordre suivant : en avant, le phrénique qui n'est pas en contact direct avec la crosse de l'aorte ; plus en arrière, les nerfs cardiaques et le pneumogastrique ; ce dernier croise la crosse au niveau de l'origine de la sous-clavière gauche. Nerfs cardiaques et pneumogastriques sont directement appliqués sur le vaisseau.

Plus en arrière, dans sa portion postérieure ou pleurale, la face antérieure ou gauche de la crosse de l'aorte est recouverte par la plèvre. Le vaisseau, saillant sous la plèvre, marque son empreinte sur la face médiastinale du lobe supérieur du poumon gauche. Au-dessus de cette saillie, la plèvre se déprime en une large fosse triangulaire que l'on pourrait appeler *fosse pleurale sus-aortique.* Cette fosse est limitée en avant par la saillie, toujours très appréciable, de l'artère sous-clavière gauche ; son fond répond à la paroi vertébro-costale. — Des filets du sympathique allant au plexus cardiaque et pulmonaire descendent entre la plèvre et cette portion postérieure de la crosse de l'aorte.

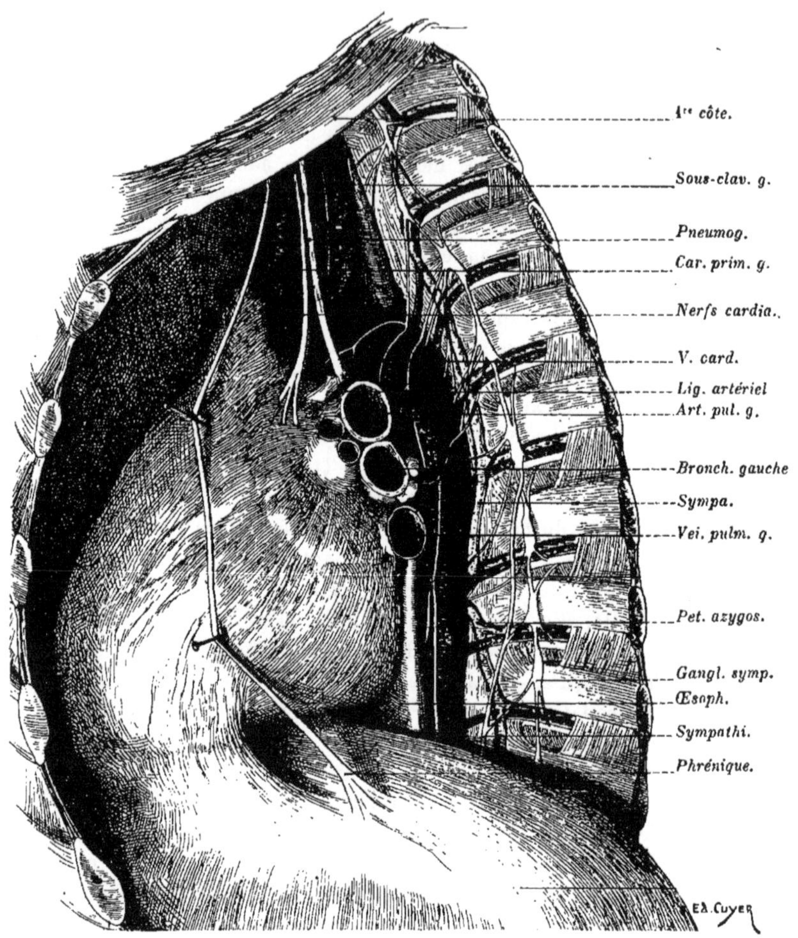

Fig. 379. — La crosse aortique et ses rapports.

La face postérieure et droite de la portion horizontale de la crosse de l'aorte entre en rapport avec tous les organes du médiastin (voy. fig. 378). D'avant en arrière, nous rencontrons : la veine cave supérieure qui, verticalement descendante, croise tout à fait en avant la crosse horizontale ; la trachée en contact direct avec l'aorte qui frappe, sur le conduit aérien, l'empreinte étudiée par Nicaise, Lejars, etc., un tissu cellulaire lâche, parfois séreux, unit les deux organes ; en arrière de la trachée, l'œsophage en contact immédiat avec la crosse, repoussé à droite par le vaisseau auquel il est souvent relié par le muscle aortico-œsophagien. Plus en arrière, l'aorte s'applique au flanc gauche de la colonne dorsale sur laquelle elle laisse son empreinte. — Signalons encore quelques filets cardiaques du sympathique gauche qui croisent obliquement cette face.

La face inférieure de la crosse de l'aorte décrit une vaste courbe qui embrasse le pédicule du poumon gauche (fig. 379). Cette face est en rapport avec la branche droite de l'artère pulmonaire logée dans l'angle formé par les portions ascendante et horizontale de la crosse. Le ligament artériel, venu de la branche gauche de l'artère pulmonaire, aboutit à cette face inférieure; il forme avec la crosse aortique en haut et à droite, et la bifurcation de l'artère pulmonaire en bas, une petite fossette où vient loger le ganglion de Wrisberg; ce ganglion, le plus souvent très étalé, ne peut trouver place dans cette fossette et empiète toujours sur les organes voisins. A ce niveau, mais plus profondément, la face inférieure de l'aorte répond à la bronche gauche, dont elle croise la direction légèrement oblique en bas et en dehors. Le tissu cellulaire intermédiaire à ces deux organes est parfois transformé en une véritable bourse séreuse (Calori). — Le nerf récurrent, détaché du pneumogastrique, contourne la face inférieure de la crosse aortique, immédiatement en arrière du ligament artériel. Chaput a montré que cette réflexion se faisait, non autour de la crosse de l'aorte (quatrième arc aortique), mais autour du canal artériel lui-même (cinquième arc aortique).

Par la face supérieure de sa portion horizontale, la crosse aortique émet trois branches : le tronc brachio-céphalique, l'art. carotide gauche, l'art. sous-clavière gauche. Elle donne ces branches avant d'avoir atteint le sommet de sa courbe. Plus en arrière, la face supérieure répond à la cavité pleurale, formant le bord inférieur de la fosse pleurale sus-aortique.

Topographie. — La crosse aortique, ou plus exactement sa portion ascendante, se projette sur le sternum de la façon suivante. En bas, elle commence au niveau d'une ligne oblique en bas et à droite, coupant l'extrémité sternale du deuxième espace intercostal gauche. Sa limite supérieure est indiquée par une ligne horizontale passant par le milieu de l'extrémité sternale des premiers cartilages costaux. Sa limite gauche est assez bien indiquée par une ligne partant du deuxième espace intercostal gauche, à quelques millimètres en dehors du sternum, et allant aboutir à l'articulation sterno-claviculaire droite. Sa limite droite est formée par une ligne qui part de l'extrémité sternale du troisième cartilage costal gauche et gagne le bord droit du sternum, qu'elle suit au niveau des deuxièmes et premiers espaces intercostaux, en se tenant un peu en dehors de lui. (Voy. fig. 336).

La distance qui sépare la convexité de la crosse aortique du bord supérieur du sternum varie avec l'âge; elle est moins considérable chez l'enfant que chez l'adulte, en raison du faible développement du sternum, moins considérable aussi chez le vieillard, en raison du développement du grand sinus. Il n'est pas rare chez les sujets âgés de voir la crosse de l'aorte battre dans la dépression sus-sternale.

AORTE THORACIQUE

Elle commence au niveau du flanc gauche de la quatrième vertèbre dorsale et finit sur la face antérieure de la dixième. Dans la partie supérieure, encore très arquée, l'aorte thoracique répond au flanc gauche de la colonne dorsale; peu à peu, elle se rapproche de la ligne médiane qu'elle atteint presque au niveau de sa partie inférieure. Dans l'ensemble, elle est donc dirigée en bas, à droite et en avant (Voy. fig. 377).

Rapports. — *En arrière,* l'A. T. repose sur la colonne dorsale, séparée du ligament vertébral commun antérieur par du tissu cellulaire épais de quelques millimètres, dans lequel cheminent, avec des veinules, la terminaison de la petite azygos et du tronc des veines intercostales supérieures gauches (Voy. fig. 379). Le canal thoracique monte presque verticalement entre l'aorte et la colonne. C'est de cette face postérieure que naissent les artères intercostales; comme leur origine est très rapprochée de l'axe du vaisseau, les artères intercostales croisent la face postérieure de celui-ci.

A gauche, l'A. T. confine à la cavité pleurale, recouverte seulement par la plèvre gauche (voyez tome IV, fig. 76); la saillie qu'elle fait dans cette cavité, très prononcée en haut où elle continue la saillie sous-pleurale de la crosse aortique, s'atténue en bas et disparaît. Dans le tissu qui double la plèvre, rampent des veines qui dépendent du système pleural et des nerfs qui proviennent du tronc du sympathique.

En avant, l'A. T. est en rapport direct avec l'œsophage ; ce conduit longe d'abord le flanc droit du vaisseau, puis croise sa face antérieure, la dépasse et vient la déborder à gauche. L'aorte et l'œsophage sont séparés par du tissu celluleux qui forme la gaine de l'œsophage. Entre l'aorte et l'œsophage, la plèvre gauche s'insinue, formant un cul-de-sal aortico-œsophagien gauche (voir pages 185-186, fig. 75 et 76, t. IV).

Au-dessus du point où la face antérieure de l'A. T. est croisée par l'œsophage, cette face répond aux éléments du pédicule du poumon gauche; c'est-à-dire, de haut en bas, à l'artère pulmonaire, à la bronche gauche qui est hypo-artérielle, et aux veines pulmonaires. C'est à ce niveau que le pneumogastrique droit vient s'appuyer sur la face antérieure de l'aorte, réduit à quatre ou cinq filets qui descendent en s'anastomosant. Comme l'œsophage perfore le diaphragme au-dessus et en avant du point où l'aorte traverse le muscle, il y a une portion de la face antérieure du vaisseau, haute de deux ou trois centimètres, qui répond aux piliers du diaphragme.

A droite, l'aorte thoracique répond à la plèvre droite, sous laquelle on peut l'apercevoir dans la partie inférieure de celle-ci ; de ce côté encore la plèvre s'insinue entre l'aorte et l'œsophage, formant le cul-de-sac aortico-œsophagien droit (voy. fig. 75, t. IV). Cette face droite est longée en arrière, dans toute son étendue, par la grande veine azygos, appliquée contre la colonne vertébrale.

Dans le canal diaphragmatique, l'aorte s'engage sous le tunnel aponévrotique formé par la réunion des deux piliers ; en arrière, elle est en rapport avec la première et la deuxième vertèbres lombaires. — Le canal thoracique et un réseau veineux dépendant du système des azygos, passent en même temps que l'artère dans le canal musculaire. Je rappelle que les troncs des azygos passent ordinairement à travers l'origine des piliers, entre leur partie principale et leur partie externe, ou pilier accessoire; rarement, la grande azygos passe avec l'aorte dans l'orifice du diaphragme.

AORTE ABDOMINALE

Après avoir traversé le canal diaphragmatique, l'aorte appartient à la région abdominale. Appliquée sur le plan vertébral, elle est située en arrière de la masse intestinale. L'aorte abdominale se dirige verticalement en bas : cependant, l'orifice diaphragmatique étant un peu à gauche de la ligne médiane, on peut dire que l'aorte abdominale continue la direction de l'aorte thoracique, et ne devient exactement médiane qu'au niveau de la quatrième vertèbre lombaire ; elle se dirige donc légèrement à droite.

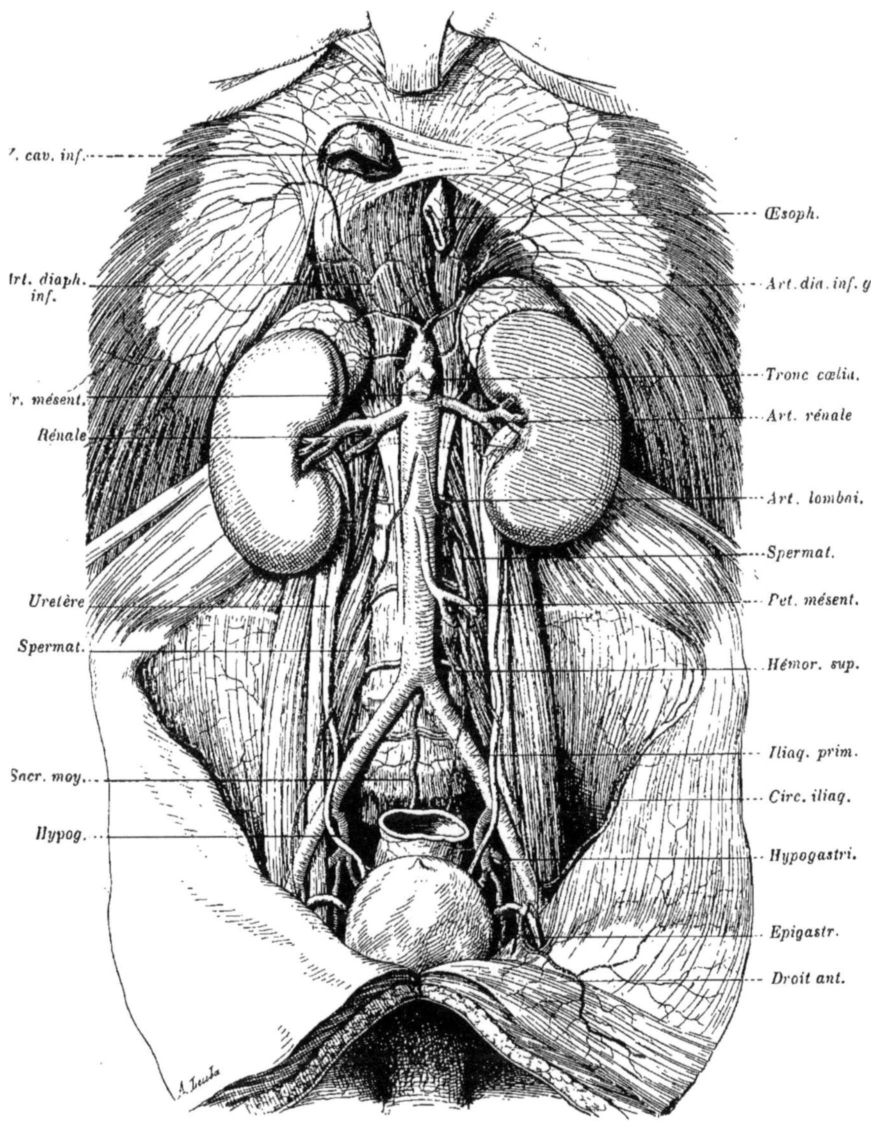

Fig. 380. — Aorte abdominale.

Rapports. — *En avant :* immédiatement à son entrée dans la cavité abdominale, l'aorte est entourée d'un plexus fibreux et nerveux très abondant (plexus solaire); de plus, elle reste en contact sur une certaine longueur avec les branches collatérales qu'elle émet et qui s'en détachent très obliquement. Dans l'angle formé par l'artère mésentérique supérieure et la face antérieure de l'aorte, vient se loger la veine rénale gauche qui croise perpendiculairement le tronc du vaisseau. *Cette face antérieure* de l'A. A. est en rapport immédiat de haut en bas : avec le pancréas (union de la tête et du corps), le duodénum (troisième portion, p. horizontale), le mésentère qui la croise obliquement et dans l'épaisseur des deux lames duquel se trouvent les artères mésentériques supérieure et inférieure avec de nombreux ganglions lymphatiques

A droite, l'aorte est longée par la veine cave : celle-ci, à son origine, est accolée directement au flanc droit de l'artère; peu à peu elle s'en éloigne, et au niveau de la deuxième lombaire, elle en est séparée par le pilier droit du diaphragme et le lobule de Spiegel.

A gauche, la face gauche de l'A. A. répond au bord interne du rein et à la capsule surrénale gauche. L'extrémité supérieure du rein est plus rapprochée de l'artère, qui est séparée de l'extrémité inférieure par le bassinet. Au-dessous du bassinet, l'uretère descend parallèlement à l'aorte.

En arrière, l'A. A. repose sur les deuxième, troisième et quatrième vertèbres lombaires, revêtues du grand ligament vertébral commun antérieur. De chaque côté sont les arcades du psoas qui donnent passage aux artères et veines lombaires et aux *rami communicantes.* Comme les intercostales thoraciques, les intercostales lombaires naissent très près de la ligne médiane : elles ont donc un trajet rétro-aortique de plusieurs millimètres. Le tronc du grand sympathique suit la face antérieure de la colonne, de chaque côté de l'aorte.

Au niveau de la quatrième vertèbre lombaire l'aorte donne deux branches, dites terminales, les *artères iliaques primitives.*

VARIÉTÉS DE LA CROSSE DE L'AORTE ET VARIÉTÉS D'ORIGINE DES DEUX CAROTIDES ET DES DEUX SOUS-CLAVIÈRES

Les dispositions anormales que peuvent présenter la crosse de l'aorte et les troncs auxquels elle donne naissance, ont été minutieusement décrites par Krause dans le mémoire déjà cité. Les lignes qui suivent ne sont qu'un résumé du travail de l'auteur allemand, travail auquel je renvoie pour des détails plus étendus.

Ces anomalies ne peuvent s'expliquer que par l'embryologie, aussi allons-nous rappeler brièvement l'histoire du développement de cette partie du système artériel.

Si on examine le schéma 381, on voit sortir de la base du cœur un tronc volumineux qui se divise bientôt en deux branches; ces branches montent verticalement dans la région antérieure du cou. Arrivées au niveau du premier arc branchial, elles se recourbent, deviennent transversales, puis descendantes ; elles cheminent alors sur les parties latérales de la région cervicale et pénètrent dans le thorax, où elles se fusionnent pour donner naissance à l'aorte descendante.

Le tronc qui émane de la base du cœur est le *tronc artériel primitif.* Les deux arcs auxquels il donne naissance en se bifurquant constituent les *deux premiers arcs aortiques.* A chacun de ces arcs, on peut, considérer une portion *ascendante,* une portion *transversale* et une portion *descendante.* Portion ascendante et portion descendante sont réunies par des anastomoses transversales, au nombre de quatre, qui portent les noms de 2e, 3e, 4e et 5e arcs aortiques. On peut donner aux segments de la portion ascendante et de la portion descendante, compris entre l'abouchement dans ces portions de deux arcs aortiques différents, le nom de *segments intermédiaires,* antérieurs pour la portion ascendante, postérieurs pour la portion descendante. Les premiers de ces segments sont formés par les parties de la portion ascendante et de la portion descendante sus-jacente au deuxième arc ; les 2es segments seront compris entre le 2e et le 3e arcs aortiques, les 3es entre le 3e et le 4e, les 4es entre le 4e et le 5e arcs. Quant à la portion de la branche descendante sous-jacente à l'abouchement dans cette branche du 5e arc aortique, on peut lui donner le nom de racine descendante de l'aorte thoracique.

Cette terminologie, toute conventionnelle, varie malheureusement avec les auteurs. Quelle que soit celle qu'on adopte, il importe d'en préciser les termes, de façon à pouvoir rendre à la fois claire et rapide l'exposition de l'évolution ultérieure normale, ou anormale, de cette partie du système artériel.

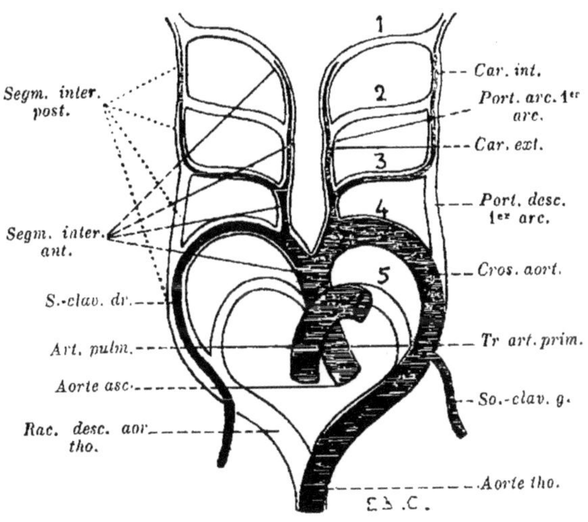

Fig. 381.

Disons maintenant comment ces arcs aortiques évoluent pour donner le type normal. Je n'indiquerai ici que les faits principaux, en les schématisant le plus possible, et sans tenir compte des détails encore discutés.

Le tronc artériel commun est divisé bientôt en deux troncs secondaires, par une cloison qui apparaît dans son intérieur. Ces deux troncs sont l'artère pulmonaire et la portion ascendante de la crosse de l'aorte.

Les arcs aortiques évoluent de la façon suivante : comme on le voit sur le schéma 381, modification du schéma de Rathke, sur lequel les portions persistantes des arcs aortiques sont colorées en rouge, le cinquième arc aortique droit s'atrophie, le gauche donne naissance : au canal artériel (il est surmonté du chiffre 5 dans notre schéma) ; les deux quatrièmes arcs aortiques persistent pour donner naissance le droit à l'artère sous-clavière droite, le *gauche, à la crosse de l'aorte*. Les troisièmes donnent naissance à une partie de la carotide interne, les premiers et les deuxièmes disparaissent.

Les premiers et les deuxièmes segments intermédiaires antérieurs donnent naissance à l'artère carotide externe ; les segments intermédiaires postérieurs correspondants à la portion terminale de la carotide interne. Le troisième segment intermédiaire antérieur donne naissance à la carotide primitive ; le troisième segment intermédiaire postérieur s'atrophie. Le quatrième donne naissance : à droite, au tronc brachio-céphalique, à gauche, à la portion verticalement ascendante de la crosse aortique. Quant aux deux racines de l'aorte descendante, la droite s'atrophie ; seule la gauche persiste et constitue la portion initiale de l'aorte thoracique.

En d'autres termes, la crosse de l'aorte se développe aux dépens : 1° du tronc artériel commun ; 2° du quatrième segment intermédiaire antérieur gauche ; 3° du quatrième arc aortique gauche ; 4° du quatrième segment intermédiaire postérieur gauche ; 5° de la racine gauche de l'aorte descendante. — L'artère pulmonaire se développe aux dépens du tronc artériel commun. — Le canal artériel naît du cinquième arc aortique gauche. — Le tronc brachio-céphalique se développe aux dépens du quatrième segment intermédiaire antérieur droit ; la sous-clavière droite aux dépens du quatrième arc aortique droit et du quatrième segment intermédiaire postérieur droit ; — la carotide primitive aux dépens des troisièmes segments intermédiaires antérieurs ; — la carotide externe aux dépens des premiers et deuxième segments intermédiaires antérieurs ; — la carotide interne aux dépens des troisièmes arcs aortiques et des premiers et deuxième segments intermédiaires postérieurs. — La sous-clavière gauche ne dérive pas des arcs aortiques, mais se développe comme un vaisseau indépendant, se détachant de la crosse aortique.

Les déviations de ce type de développement donnent naissance aux anomalies.

Anomalies de développement du tronc artériel commun. — Rares, elles sont, pour la plupart, du domaine de la tératologie. Elles peuvent être rangées en plusieurs catégories : 1° dans certains cas le cœur n'est pas divisé en cœur droit et en cœur gauche, l'aorte et l'artère pulmonaire ne forment qu'un seul et même tronc ; — 2° dans d'autres cas, le cloisonnement du cœur est incomplet, le trou de Botal persiste ordinairement, la communication entre l'aorte et l'artère pulmonaire est plus ou moins étendue ; — 3° dans d'autres cas enfin, il y a changement dans les rapports réciproques de l'aorte et de l'artère pulmonaire. Cette inversion dans les rapports des deux artères est liée, soit à une inversion de tous les viscères *(situs inversus)*, soit à une inversion des ventricules, ou elle est absolument isolée. La plupart de ces malformations sont incompatibles avec la vie.

Anomalies dans le développement des quatrième et cinquième arcs aortiques, des segments intermédiaires correspondants et des racines de l'aorte descendante.

1° Les quatrièmes segments intermédiaires antérieurs ou racines ascendantes de l'aorte, les quatrièmes arcs aortiques, les quatrièmes segments intermédiaires postérieurs et les racines descendantes de l'aorte persistent.

Dans ce cas, il existe une aorte ascendante qui se divise en deux branches, l'une gauche, l'autre droite, se reconstituant ensuite pour donner naissance à l'aorte thoracique. La branche droite donne naissance d'abord à la carotide droite, ensuite à la sous-clavière droite; de la branche gauche naissent les mêmes artères du côté gauche. Ces deux branches forment un énorme anneau artériel dans lequel passent tantôt la trachée et l'œsophage, tantôt la trachée seulement (17 et 18, fig. 388). Il n'existe qu'un nombre relativement peu considérable de cette intéressante anomalie; j'en compte huit dans le mémoire de Krause, dont les deux plus anciens sont ceux bien connus de Hommel et de Malacarne.

2° Le 4e segment intermédiaire antérieur droit (racine ascendante droite de l'aorte), les 4e arcs aortiques, le 4e segment intermédiaire postérieur droit et la racine descendante droite de l'aorte thoracique persistent; les parties correspondantes du côté gauche disparaissent en totalité ou en partie.

Dans ce cas, il existe une crosse de l'aorte qui passe à droite de la trachée et enjambe la bronche droite, pour descendre ensuite sur le flanc droit de la colonne vertébrale, disposition normale chez les oiseaux. Il existe, d'ailleurs, dans cette disposition générale, des variantes qui s'expliquent par la persistance plus ou moins étendue du côté gauche de ces portions de l'arbre artériel primitif que nous avons vu persister en totalité du côté droit.

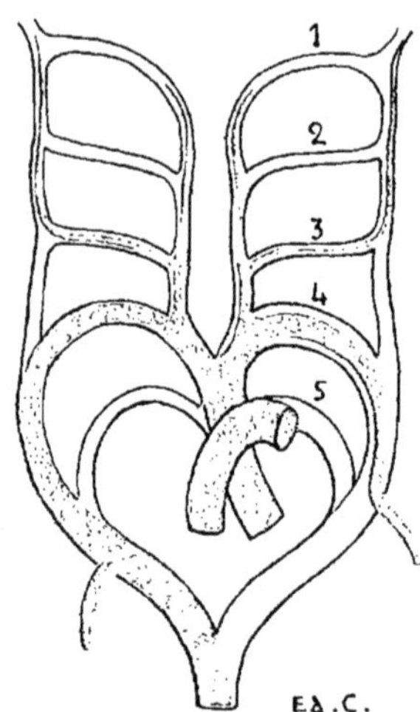

Fig. 382.

A. — *Persistance du 4e segment intermédiaire antérieur gauche (racine ascendante gauche de l'aorte), du 4e arc aortique gauche et du 4e segment intermédiaire postérieur du même côté.— Disparition de la racine descendante gauche de l'aorte* (schéma 381).

Dans ce cas, il existe toujours une crosse de l'aorte placée à droite et donnant naissance : 1° à un tronc brachio-céphalique gauche se divisant en carotide primitive gauche et sous-clavière gauche; 2° à une artère carotide primitive droite et à une sous-clavière droite.

La persistance ou l'absence du canal artériel donnent lieu à plusieurs variétés des anomalies de cet ordre.

a) S'il persiste entièrement, la sous-clavière gauche semble naître par deux racines. Cas de Klinkosch et de Meckel. — *b)* S'il disparait complètement, nous avons la disposition générale ci-dessus indiquée. — *c)* S'il persiste en partie, il peut s'ouvrir soit, dans le tronc brachio-céphalique gauche, soit dans la sous-clavière primitive gauche.

B. — *Le 4e segment intermédiaire antérieur gauche persiste, mais reste peu développé; le 4e arc aortique et le 4e segment intermédiaire postérieur gauches disparaissent ; — la racine descendante gauche de l'aorte persiste.* — Dans ce cas, la crosse de l'aorte passe encore à droite de la trachée : elle donne naissance aux carotides primitives et à une artère sous-clavière droite. La sous-clavière gauche naît de l'aorte thoracique et a un trajet rétro-œsophagien plus ou moins long pour aller passer au-dessus du sommet du poumon.

c) La racine ascendante gauche de l'aorte (ou 4e segment intermédiaire antérieur gauche), la racine descendante gauche, le 4e arc aortique gauche et le 4e segment intermédiaire postérieur gauche sont oblitérés. — Dans ce cas, dont il n'existe à ma connaissance qu'une seule observation (Panas, bull. soc. anat. 1857), la crosse de l'aorte passe à droite de la trachée et donne naissance à une artère carotide primitive droite et à une sous-clavière droite. L'artère carotide primitive gauche et l'artère sous-clavière gauche étaient fournies par un tronc naissant au niveau de la sixième vertèbre dorsale, sortant du thorax au niveau du cinquième espace, y rentrant au niveau du deuxième et se divisant pour donner naissance à l'artère carotide primitive gauche et la sous-clavière gauche. — J'insiste sur ce cas parce que, au premier abord, il semble extrêmement bizarre et impossible à interpréter. Il suffit cependant de se reporter au schéma 383 pour voir qu'il s'agit d'un développement anormal des anastomoses entre les intercostales aortiques et l'intercostale supérieure, et des anastomoses normalement à peine marquées entre le tronc de la sous-clavière gauche et de la carotide primitive gauche. Ce développement était devenu nécessaire par l'atrophie des portions précitées des arcs aortiques.

D) Il n'existe pas de modification dans le processus d'atrophie des arcs aortiques, mais il existe une inversion dans la position de ces derniers, inversion associée ou non à une inversion totale des viscères.

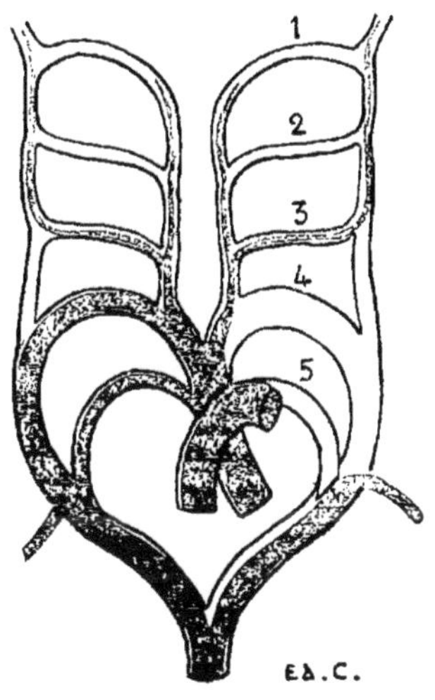

Fig. 383.

3° Le quatrième arc aortique gauche, le quatrième segment intermédiaire postérieur gauche, sont oblitérés ; le cinquième arc aortique gauche et la racine descendante gauche de l'aorte persistent (schéma 383).

La crosse de l'aorte, placée à droite de la trachée, donne la carotide gauche, la carotide primitive droite et la sous-clavière droite. — Le canal artériel persiste et vient, par l'intermédiaire de la racine descendante gauche de l'aorte, se jeter dans l'aorte thoracique. Il forme ainsi une anse dont se détache l'artère sous-clavière gauche. Il n'existe qu'un cas de cette disposition, c'est celui observé par Greig sur un fœtus (1852).

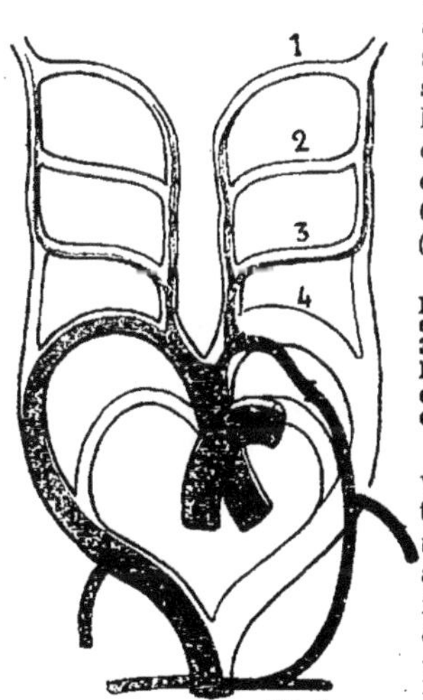

Fig. 384.

4° A l'atrophie des parties indiquées dans le paragraphe 3, se joint celle de la racine descendante gauche de la crosse de l'aorte.

L'artère sous-clavière gauche se continue alors directement avec le canal artériel ; je n'ai pas fait schématiser cette disposition que l'on peut parfaitement se représenter sur le schéma 384, en supposant atrophiée la racine ascendante gauche de l'aorte.

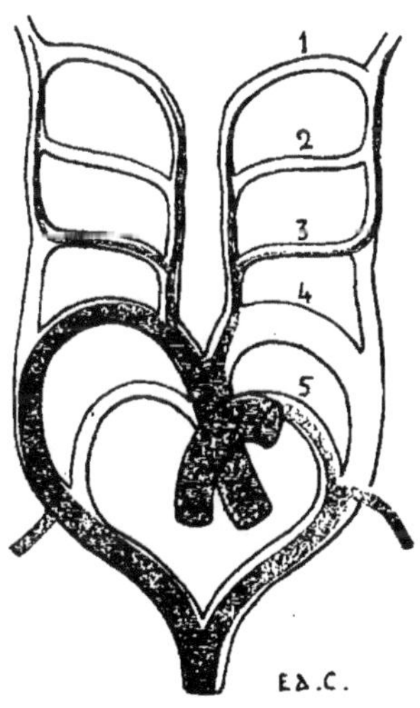

Fig. 385.

5° Le quatrième arc aortique droit et le quatrième segment intermédiaire postérieur du même côté sont atrophiés ; le quatrième segment intermédiaire antérieur droit et la racine descendante de l'aorte thoracique persistent. — Cette disposition est, comme on le voit, l'homologue de la disposition indiquée à 2° B. Les vaisseaux naissent de la crosse de l'aorte dans l'ordre suivant : artère carotide primitive droite, carotide primitive gauche et artère sous-clavière gauche. Le schéma 385 indique parfaitement le pourquoi de cette disposition. La sous-clavière droite naît ordinairement assez bas et gagne le sommet du poumon par un trajet rétro-œsophagien.

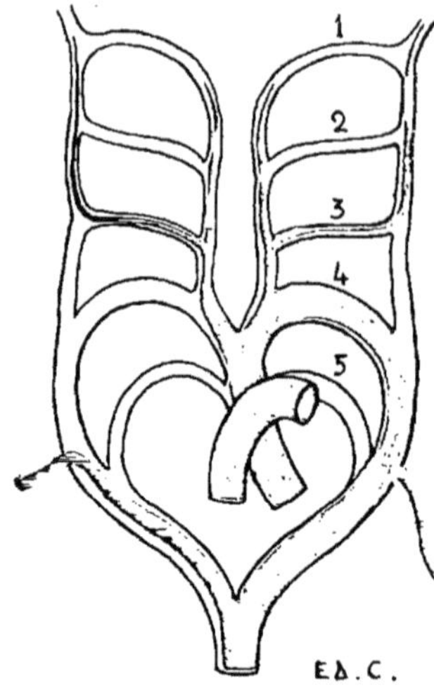

Fig. 386.

6° La racine descendante gauche de l'aorte est rétrécie immédiatement au-dessous de l'origine de l'artère sous-clavière. — Il s'agit là d'une atrophie incomplète de cette portion de l'arbre artériel. C'est ainsi que s'expliquent les cas de rétrécissement congénital de l'aorte thoracique.

7° Le cinquième arc aortique gauche est en partie ou en totalité disparu. — Cette anomalie est le plus souvent associée à des modifications, ordinairement très marquées, de l'artère, pulmonaire et incompatible avec la vie.

8° Le cinquième arc aortique gauche persiste. — Ce sont des cas de persistance du canal artériel.

5° Le cinquième arc aortique droit reste perméable. — Il existe alors un canal artériel droit accessoire. Dans le cas unique publié par Breschet, ce canal allait de la branche droite de l'artère pulmonaire au tronc brachio-céphalique droit (Breschet, Répert. génér. d'anat. et de phys. path., 1826, t. II, p. 10.

Anomalies numériques des branches naissant de la crosse de l'aorte.

Parmi les anomalies numériques des branches naissant de la crosse aortique, les unes sont la conséquence d'arrêt de développement ou de persistance anormale du cinquième, et surtout du quatrième arc aortique, les autres sont consécutives à des troubles dans l'évolution des trois premiers arcs. Les premières ont déjà été signalées ; nous allons donc retrouver ici des faits connus.

Trois cas peuvent se présenter : tantôt le nombre des branches naissant de la crosse aortique est diminué ; tantôt ce nombre reste invariable, mais la disposition des branches diffère de celle qui existe à l'état normal ; tantôt enfin ce nombre est augmenté.

1° Le nombre des branches est diminué.

A. *Il ne naît qu'une branche de la crosse aortique.* — Cette branche forme un tronc volumineux qui donne naissance aux deux carotides et aux deux sous-clavières. Cette anomalie a été notée chez des individus présentant d'autres malformations. C'est ainsi que Boudant l'a rencontrée chez un enfant qui avait un anus imperforé (Boudant, bull. soc. anat. 1829, p. 11).

B. *Il naît deux branches de la crosse aortique.* — Les dispositions observées sont des plus variables. — *a)* Les deux branches sont la carotide droite et la sous-clavière droite ; la carotide et la sous-clavière gauche naissent de l'aorte thoracique (cas de Panas déjà indiqué). — *b)* Il existe deux troncs brachio-céphaliques, l'un droit, l'autre gauche; chacun d'eux donne naissance à une artère carotide et à une artère sous-clavière. Il faut noter que, dans ce cas, la disposition du tronc brachio-céphalique gauche est toute différente de celle que présente ce tronc, lorsqu'il coexiste avec une aorte située à droite de la trachée. — *c)* Il y a deux troncs innominés donnant naissance l'un aux deux carotides, l'autre aux deux sous-clavières. — *d)* Il existe un gros tronc donnant naissance à la sous-clavière droite, à la carotide droite et à la carotide gauche, et une sous-clavière gauche naissant isolément. Cette anomalie est intéressante par sa grande fréquence : c'est la plus fréquente parmi les anomalies consécutives à un vice d'évolution des arcs aortiques. — *e)* Il existe une artère sous-clavière droite et un tronc commun pour l'artère carotide droite, la carotide gauche et la sous-clavière gauche. — *f)* On voit naître de la crosse aortique une artère carotide droite et un tronc brachio-céphalique gauche, la sous-clavière droite se détachant de l'aorte thoracique (cas de Tiedemann). — *g)* Il existe un tronc commun pour les deux carotides et une artère sous-clavière gauche. La carotide droite naît directement de l'aorte thoracique (un cas de Meckel et trois cas de Quain).

2° Le nombre des branches est normal.

Les branches peuvent se succéder dans les différents ordres que voici. — *a)* Sous-clavière droite, carotide droite et un tronc brachio-céphalique gauche ; — *b)* tronc brachio-céphalique droit, sous-clavière gauche, carotide gauche ; — *c)* sous-clavière droite, tronc commun pour les deux carotides (truncum-bicaroticum) artère sous-clavière gauche ; — *d)* tronc commun pour les deux carotides, artère sous-clavière gauche, sous-clavière droite : cette dernière peut, pour gagner le côté droit, cheminer soit en avant de la trachée, soit en arrière ; — *e)* tronc commun pour les deux carotides, sous-clavière droite, sous-clavière gauche ; — *f)* tronc brachio-céphalique donnant naissance à la carotide droite, à la sous-clavière droite et à la carotide gauche, artère vertébrale gauche, sous-clavière gauche ; — *g)* un tronc brachio-céphalique donnant naissance à la sous-clavière

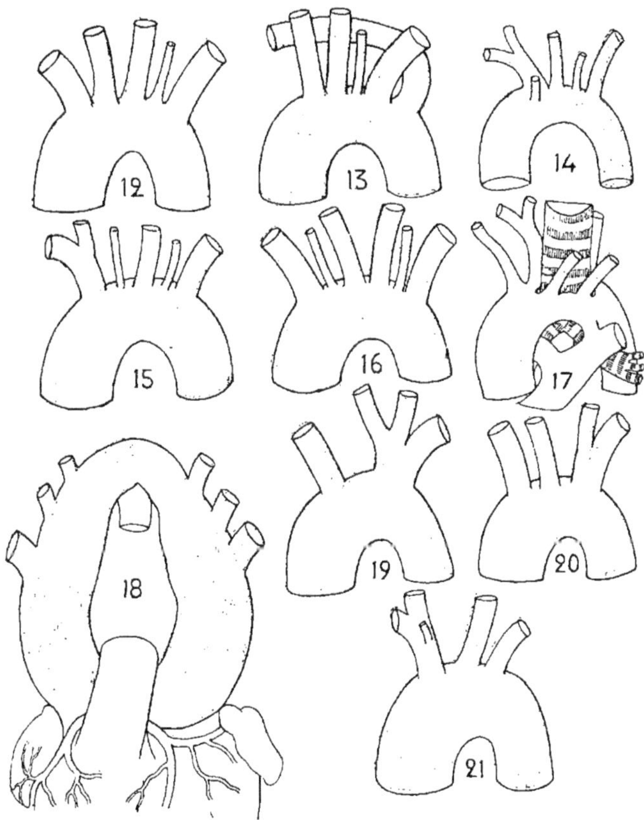

Fig. 387. — Anomalies de la crosse aortique et de ses branches, d'après Tiedemann.

droite et aux deux carotides, artère sous-clavière gauche, vertébrale gauche. Ces différentes dispositions se rencontrent aussi bien lorsque la crosse de l'aorte se trouve à droite que lorsqu'elle se trouve à gauche.

3° Le nombre des branches est augmenté.

Dans un premier groupe de faits (A), l'augmentation des branches provient soit du dédoublement du tronc brachio-céphalique, soit de la naissance directe sur la crosse aortique de l'une ou des deux vertébrales ; le tronc surnuméraire est toujours volumineux. Dans un deuxième groupe (B), il s'agit de l'adjonction aux branches normales d'une artère supplémentaire de moindre importance, comme la thyroïdienne inférieure de Neubauer.

A. — Il peut exister quatre, cinq ou six troncs.

1) *Il existe quatre troncs :* — *a)* sous-clavière droite, carotide droite, sous-clavière gauche, carotide gauche (anomalie assez fréquente) ; — *b)* carotide droite, sous-clavière droite, croisant la face postérieure de la carotide correspondante pour passer à droite, carotide gauche, sous-clavière gauche (cas unique de Huber) ; — *c)* artères carotide droite, carotide gauche, sous-clavière droite passant soit derrière, soit entre les deux carotides, sous-clavière gauche ; — *d)* carotides droite et gauche, sous-clavières droite et gauche ; — *e)* carotide gauche et droite, sous-clavière droite et gauche ; — *f)* sous-clavière droite, carotide droite, carotide gauche, sous-clavière gauche (observé sur un fœtus dont la crosse de l'aorte passait sur la bronche droite) ; — *g)* tronc brachio-céphalique droit, carotide gauche, un tronc thyro-vertébral et sous-clavière gauche ; — *h)* aux branches normales naissant de la crosse aortique vient se joindre une artère vertébrale se

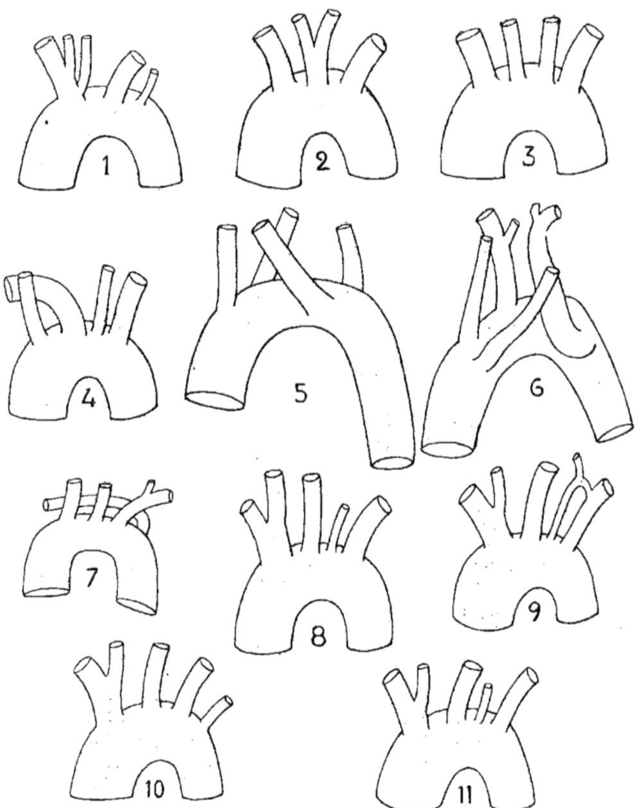

Fig. 388. — Anomalies de la crosse aortique et de ses branches, d'après Tiedemann.

détachant directement de la crosse de l'aorte ; c'est tantôt la vertébrale droite, tantôt la vertébrale gauche.

2) *Il existe cinq troncs.* — On peut rencontrer les dispositions suivantes : — *a)* artère sous-clavière droite, carotide externe droite, carotide interne droite, carotide commune gauche, sous-clavière gauche ; comme on le voit, il s'agit d'un dédoublement de la carotide primitive droite (cas de Power et de Quain) ; — *b)* les trois branches normales et deux artères vertébrales (cas de Penada, de Fiorati, de Meckel, de Tiedemann) ; — *c)* le tronc innominé manque et, avec l'adjonction de l'une ou de l'autre des vertébrales, on a cinq branches se détachant de la crosse aortique.

3) *Il existe six troncs :* — *a)* la sous-clavière droite, vertébrale droite, carotide droite, la carotide gauche, la vertébrale gauche, sous-clavière gauche (cas de Muller, Meckel, Harrisson, Tiedemann) ; — *b)* il existe deux crosses de l'aorte ; chacune d'elles donne naissance à trois branches (cas unique de Malacarne, 1784).

B — Il s'agit ici, comme nous l'avons dit, de l'adjonction aux gros troncs normaux d'une artériole anormale ; c'est le plus souvent la thyroïdienne de Neubauer ; cette thyroïdienne (thyroidea ima) a été observée pour la première fois par Neubauer ; elle est relativement fréquente, puisque Gruber prétend l'avoir observée 125 fois : d'après Nuhn, elle existerait une fois sur 11 ou sur 12. Cette artère, dont le volume est quelquefois assez considérable, naît tantôt entre le tronc brachio-céphalique et la carotide gauche, tantôt entre la carotide gauche et la sous-clavière du même côté ; elle monte verticalement en avant de la trachée et aborde le corps thyroïde par son bord inférieur. Sa présence a presque toujours pour conséquence la diminution de volume des autres artères thyroïdiennes.

On a vu encore naître de la crosse aortique une artère thymique gauche (Huber, Hyrtl), une mammaire interne droite, une thyroïdienne inférieure, ou même une artère coronaire (artère coronaire gauche, cas de Hyrtl).

ARTÈRES CORONAIRES

Syn. : A. coronariæ cordis ; — Art. cardiacæ ; — Kranzarterien.

Les artères coronaires, artères du cœur, sont au nombre de deux : l'une gauche ou antérieure, l'autre droite ou postérieure.

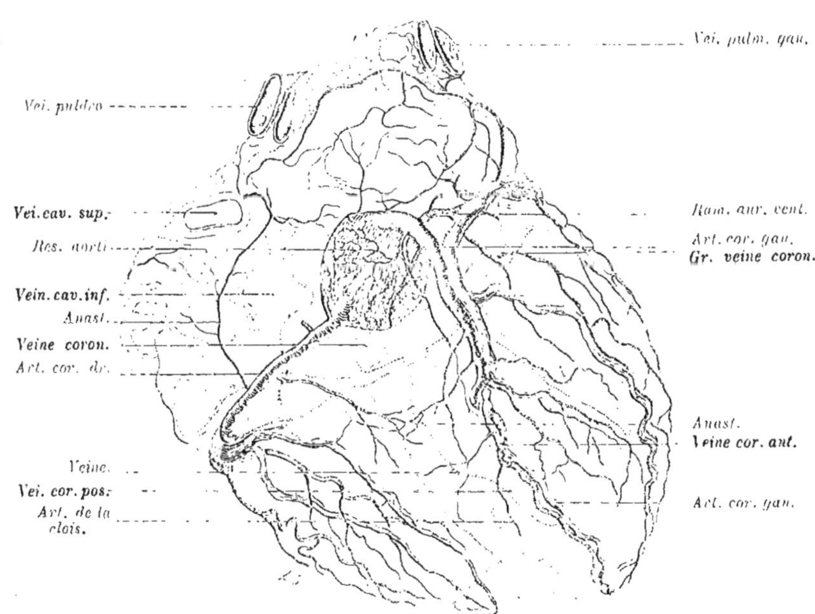

Fig. 389. — Les artères et veines coronaires, d'après Bourgery.

Elles naissent de chaque côté de l'aorte, au niveau ou un peu au-dessus du bord supérieur des valvules sigmoïdes, dans les sinus droit et gauche.

On n'admet plus aujourd'hui que les valvules aortiques, appliquées à la paroi du vaisseau par l'impulsion de l'ondée sanguine, ferment les artères coronaires, et empêchent ainsi l'arrivée du sang dans le myocarde, au moment de la systole ventriculaire. Par suite, l'opinion ancienne mettant la diastole et la systole sous l'influence de l'occlusion des artères coronaires par les valvules aortiques n'a plus cours. D'une part, en effet, les recherches précises d'anatomie ont montré que les coronaires naissent le plus souvent au-dessus du bord supérieur des valvules ; d'autre part, les physiologistes ont constaté le synchronisme des battements de l'aorte et des artères coronaires, montrant ainsi, à l'évidence, que la pénétration du sang dans les coronaires se fait comme dans toutes les artères, au moment de la systole ventriculaire.

Les deux artères coronaires ont de 3 à 5 mm. de diamètre ; on admet généralement que l'artère coronaire droite est plus volumineuse que l'artère coronaire gauche. Cependant, Halbertsma, sur vingt cœurs, a trouvé que seize fois le volume de la coronaire gauche l'emportait sur celui de la droite ; trois fois l'artère coronaire droite était plus volumineuse ; une fois seulement leur calibre était égal. — Plus que toutes les autres artères musculaires, les coronaires présentent des variations de volume en rapport avec l'état pathologique du cœur.

Artère coronaire gauche ou antérieure. — L'artère coronaire gauche se détache du flanc gauche de l'aorte ; elle chemine d'abord entre l'artère pulmonaire à droite et l'oreillette gauche à gauche, sur le segment moyen ou vasculaire de la face antérieure du cœur ; dans cette portion initiale de son trajet, elle est comme le segment sur lequel elle repose, oblique en haut et en avant (voyez fig. 323) ; la coronaire gauche arrive ainsi dans le sillon interventriculaire, le long duquel elle descend flexueuse, sur la face antérieure du cœur, au milieu de la graisse qui comble toujours le sillon interventriculaire, à côté de la veine cardiaque antérieure. D'après Dragneff (Bibliographie anatomique, juin 1896, page 111), l'artère coronaire gauche ne suivrait pas exactement le sillon interventriculaire antérieur, mais le croiserait à angle aigu et viendrait se terminer à droite de la pointe du cœur.

Dans son trajet, la coronaire gauche émet de nombreuses *collatérales*, ce sont :

1° Quelques artérioles sans importance qui se détachent de la partie initiale de l'artère et se rendent en *dehors*, sur la face interne ou concave de l'auricule, en *dedans*, sur la paroi gauche de l'aorte et de l'artère pulmonaire.

Une de ces artérioles présente un volume un peu plus considérable ; elle se perd dans la masse adipeuse abondante qui se trouve sur la face antérieure de l'artère pulmonaire ; c'est l'*artère graisseuse gauche de Vieussens*.

2° *L'artère auriculo-ventriculaire*. Cette artère, toujours volumineuse, se détache de la coronaire gauche, au moment où celle-ci s'engage dans le sillon interventriculaire antérieur ; elle se porte à gauche, dans le sillon auriculo-ventriculaire, contourne la face gauche du cœur et arrive sur la face diaphragmatique de l'organe, où elle se termine en s'anastomosant avec l'artère coronaire droite, au niveau de l'extrémité postérieure du sillon interventriculaire inférieur. — D'après Dragneff, cette artère n'atteindrait pas la face diaphragmatique du cœur et se perdrait sur sa face gauche sans s'anastomoser avec la coronaire droite. C'est d'ailleurs la disposition qui est représentée par Henle (Gefæsslehre, p. 58). — L'artère auriculo-ventriculaire fournit plusieurs rameaux collatéraux. Les uns sont *ascendants ;* ce sont : l'artère de l'auricule gauche, petit rameau qui se perd sur la face inférieure de cette auricule et dont les ramuscules montent à la surface de l'oreillette gauche; les autres, *descendants,* cheminent sur la face gauche du cœur et s'enfoncent, à un niveau variable, dans la paroi ventriculaire.

3° *Des branches ventriculaires.* Ces branches ventriculaires se détachent de la coronaire gauche au niveau du sillon interventriculaire antérieur; on peut les diviser en *superficielles* et *profondes.* — Les *artères ventriculaires superficielles* sont ordinairement au nombre de quatre ou de cinq ; très flexueuses, elles cheminent sur une étendue plus ou moins longue à la surface du cœur, dans le tissu cellulaire sous-péricardique, puis s'enfoncent dans les parois des ventricules auxquelles elles se distribuent. — Les *artères ventriculaires profondes,* au nombre de deux ou de trois, se détachent de la coronaire à des hauteurs variables; dès leur origine, elles s'enfoncent dans la cloison interventriculaire où elles s'épuisent. La plus élevée de ces artères envoie des vaisseaux à la portion charnue de la grande valve ou valve aortique de la mitrale.

Artère coronaire droite ou postérieure. — L'artère coronaire droite ou postérieure se détache du flanc droit de l'aorte; comme la coronaire gauche, elle se dirige d'abord en haut et en avant, cheminant sur le segment moyen ou vasculaire de la face antérieure du cœur (voy. fig. 323); elle arrive ainsi au niveau du sillon auriculo-ventriculaire dans lequel elle s'engage; elle contourne le bord droit du cœur, et parvient sur la face diaphragmatique; à l'extrémité postérieure du sillon interventriculaire, elle s'engage dans ce sillon et le parcourt jusqu'à la pointe du cœur, où elle se termine.

Dans ce trajet, elle fournit plusieurs collatérales : *au niveau de sa partie initiale,* c'est-à-dire avant de pénétrer dans le sillon auriculo-ventriculaire, elle donne plusieurs ramuscules assez grêles à l'auricule droite, au flanc droit de l'aorte et de l'artère pulmonaire, et une artériole plus volumineuse qui se distribue au tissu cellulo-graisseux situé en avant de l'artère pulmonaire ; c'est l'*artère graisseuse droite de Vieussens.*

Elle donne aussi une artériole constante, bien décrite par Dragneff, l'*artère de la cloison interauriculaire ;* cette artère naît de la coronaire droite assez près de son origine, se porte en haut et en arrière et pénètre dans l'épaisseur de la cloison interauriculaire; là, elle se divise en deux rameaux, l'un gauche ou antérieur, l'autre droit ou postérieur, qui reparaissent à la surface des oreillettes; le premier passe au-dessus du groupe des veines pulmonaires droites et se perd sur le bord supérieur de l'oreillette gauche; le deuxième passe en arrière de la veine cave supérieure et se ramifie sur la face postérieure de l'oreillette droite.

Au niveau du sillon auriculo-ventriculaire, l'artère coronaire droite fournit des rameaux ascendants pour l'oreillette droite et des rameaux descendants qui se distribuent au ventricule correspondant. Parmi ces rameaux, il en est un qui présente toujours un volume plus considérable, c'est l'*artère du bord droit du cœur;* cependant, elle n'arrive jamais jusqu'au niveau de la pointe de l'organe.

Au niveau du sillon interventriculaire, l'artère coronaire droite fournit de nombreux rameaux aux deux ventricules. Parmi ces rameaux il en est un, décrit par Dragneff sous le nom d'*artère postérieure de la cloison*, qui se détache de la coronaire droite, au moment où celle-ci pénètre dans la cloison interventriculaire inférieure; ce rameau pénètre aussi dans la cloison et se ramifie dans l'espace compris entre les deux orifices auriculo-ventriculaires.

Comme on le voit par cette description, et mieux encore par la figure 389, le cœur est entouré, au niveau de la jonction des oreillettes et des ventricules, par un anneau artériel à peu près complet, logé dans le sillon auriculo-ventriculaire. C'est le cercle *auriculo-ventriculaire*, formé à droite par la portion horizontale de la coronaire droite, à gauche par l'artère auriculo-ventriculaire, branche de la coronaire gauche.

La partie antérieure et la partie postérieure de cet anneau sont reliées par une anse artérielle (*anse interventriculaire*), qui occupe les sillons interventriculaires et dont la partie moyenne répond à la pointe du cœur; la partie antérieure de cette anse est formée par l'artère coronaire gauche, sa partie postérieure par la portion verticale de la coronaire droite. — Du cercle auriculo-ventriculaire naissent des rameaux ascendants pour les oreillettes et des rameaux descendants pour les ventricules. — De l'anse interventriculaire se détachent des rameaux droits et des rameaux gauches pour les ventricules et des rameaux profonds qui pénètrent dans la cloison.

Anastomoses des deux artères coronaires. — On admet que les deux artères coronaires s'anastomosent largement entre elles, c'est-à-dire que le cercle auriculo-ventriculaire et l'anse interventriculaire ne sont point interrompus. Cependant, Hyrtl avait déjà depuis longtemps constaté l'indépendance des territoires des deux coronaires. Plus récemment, Dragneff a repris cette question et est arrivé aux conclusions suivantes : dans 80 0/0 des cas, il n'existe aucune communication entre les territoires des deux coronaires et une injection fine poussée dans l'une des deux artères ne pénètre pas dans le territoire de l'autre; dans 14 0/0 des cas, les deux artères s'anastomosent tantôt à la pointe du cœur, tantôt au niveau de l'extrémité postérieure du sillon interventriculaire inférieur. Dans ces cas seulement, il existe un cercle auriculo-ventriculaire et une anse interventriculaire complets.

Variétés. — Il peut n'exister qu'une artère coronaire (Fantoni, Thebesius, Harrisson, Otto, Hyrtl); — cette disposition est normale chez les reptiles (Meckel, Archiv. f. Anat. und Phys. 1832, p. 316), et se rencontre comme variété chez l'éléphant (Camper, Œuvres, 1803, II, 133. — Vulpian et Philippeaux, Annales des sciences naturelles, 4me série zoologique, t. V, 1896). — L'une des deux artères coronaires très petite est suppléée par l'autre d'un volume anormal (Barclay, Description des artères du corps humain, 1812). — Les deux artères coronaires peuvent naître du sinus gauche (Hyrtl). — L'artère coronaire gauche peut être une branche de la coronaire droite (Bochdaleck jun., Arch. f. pathol. Anat. 1867, XLI, 260).

Il y a trois ou quatre artères coronaires (Morgagni, Halbertsma et autres); j'ai sous les yeux un cœur sur lequel il y a deux artères coronaires droites. — Ces artères supplémentaires naissent séparément du sinus droit ou gauche, à un point peu distant de l'origine des coronaires normales; elles naissent plus souvent du sinus droit que du gauche; — Cruveilhier a vu l'artère coronaire droite naître de l'aorte par trois branches juxtaposées. — Du sinus droit peut naître une artère qui passe derrière l'aorte ascendante en avant de l'oreillette, puis va dans le sillon horizontal gauche (artère circonflexe droite — 2 fois sur 100 cas, Halbertsma). — Cette artère peut exister concurremment avec un rameau antérieur de l'artère coronaire droite, né isolément, de sorte que trois artères prennent leur origine dans le sinus droit. — La branche horizontale de l'artère coronaire gauche peut naître isolément dans le sinus gauche (Halbertsma, loc. cit., 2 fois sur 100 cas).

TRONC BRACHIO-CÉPHALIQUE

Syn. : A. anonyma, brachio-cephalica, Ungenannter Stamm.

Le tronc brachio-céphalique, que les anciens anatomistes décrivaient comme constituant la partie initiale de la sous-clavière droite (Riolan), ou de la carotide primitive droite (Vésale), est décrit aujourd'hui comme formant le tronc commun de ces deux artères.

Le tronc B. C. se détache de la crosse de l'aorte au point de jonction de la portion ascendante et de la portion horizontale de cette crosse. Son origine est située en avant et à droite de celle des deux autres branches de la crosse aortique. Il finit au niveau de l'articulation sterno-claviculaire, où il se bifurque en carotide primitive et sous-clavière droite.

Sa *longueur* est d'environ 3 cm. ; son *diamètre* mesure 14 à 15 mm. ; sa *direction* est oblique de bas en haut et de dedans en dehors.

Rapports. — Le tronc B. C. répond : *en avant* à la face postérieure du sternum dont il est séparé par le tronc veineux brachio-céphalique gauche, par le thymus chez l'enfant et par son reliquat graisseux chez l'adulte, par les insertions inférieures des muscles sterno-hyoïdien et sterno-thyroïdien droits ; sur sa face antérieure descendent les filets cardiaques venus de la portion cervicale du pneumogastrique droit ; — *en arrière*, le tronc B.C. répond à la trachée qu'il croise obliquement ; entre lui et la trachée descendent les filets cardiaques venus du récurrent et les filets cardiaques nés des ganglions cervicaux du sympathique ; — *en dehors*, il répond à la plèvre qui le sépare du poumon droit ; — *en dedans*, il répond à la carotide primitive gauche, dont il est séparé par un espace angulaire au fond duquel on aperçoit la trachée.

Le tronc B.C. ne fournit normalement aucune branche collatérale.

Si l'on projette le tronc brachio-céphalique sur le sternum, on voit qu'il chemine derrière la partie droite du manubrium. Son extrémité inférieure est située au niveau d'une ligne horizontale passant par le bord inférieur de l'extrémité sternale des premiers cartilages costaux ; son extrémité supérieure est au niveau d'une ligne passant par la partie moyenne de l'interligne sterno-claviculaire. Chez le vieillard, cette extrémité supérieure se trouve ordinairement reportée plus haut, au niveau du bord supérieur de l'extrémité sternale de la clavicule.

Le tronc brachio-céphalique résulte de la persistance chez l'adulte du segment de la portion ascendante du premier arc aortique sous-jacent à l'abouchement du quatrième arc dans cette portion. Comme le montre le schéma 381, il est l'homologue de la partie supérieure de la portion ascendante de la crosse aortique.

Variétés. — Je ne parlerai pas ici des cas d'absence, ni des anomalies d'origine du tronc brachio-céphalique, qui ont été étudiées avec les anomalies de la crosse aortique.

La longueur du tronc brachio-céphalique peut être augmentée ; on l'a vue atteindre 5 et même 7 centimètres ; dans un cas de Dubrueil, il montait jusqu'à la cinquième vertèbre cervicale, la carotide primitive était très courte et la sous-clavière avait un long trajet descendant dans la région carotidienne. Anormalement, on a vu naître du tronc brachio-céphalique la vertébrale droite (ces cas sont les homologues de ceux où la vertébrale gauche naît de la crosse aortique), une thyroïdienne inférieure de Neubauer, une mammaire interne droite, une artère thymique, des petites artères médiastines, péricardiques, diaphragmatiques, trachéales, bronchiques, musculaires et un rameau ascendant, véritable carotide externe.

ARTÈRES CAROTIDES PRIMITIVES

Syn. : a. soporalis (Vésale) ; troncs céphaliques (Chaussier) ; carotis communis s. primitiva.

Les carotides primitives sont au nombre de deux ; elles s'étendent : la droite, de la bifurcation du tronc brachio-céphalique, la gauche, de la crosse de l'aorte au bord supérieur du cartilage thyroïde, où elles se divisent en deux branches terminales : la carotide externe et la carotide interne. Le niveau de la bifurcation est d'ailleurs variable ; elle peut se faire au niveau de l'os hyoïde et même au-dessus. D'après Merkel, la bifurcation élevée se rencontrerait chez les individus à cou court et la bifurcation basse chez les sujets à cou allongé.

De ces différences d'origine, il résulte que les deux carotides diffèrent par leur *longueur,* la gauche étant plus longue que la droite, de toute la longueur du tronc brachio-céphalique. Elles diffèrent également par leur *situation générale ;* on a vu (fig. 378) que la portion horizontale de la crosse aortique était orientée dans un plan presque sagittal ; le tronc brachio-céphalique naissant en avant de la carotide gauche, la carotide droite sera, du moins à son origine, sur un plan plus antérieur que la carotide gauche.

A leur origine, les deux carotides se dirigent en haut et un peu en dehors, puis elles deviennent verticales et cheminent parallèlement entre elles dans tout le reste de leur trajet. D'après Richet, la direction des deux carotides ne serait cependant pas absolument identique : la carotide droite répondrait à une ligne partant du milieu de l'espace compris entre la branche montante de la mâchoire et l'apophyse mastoïde pour aboutir à l'extrémité interne de la clavicule ; la ligne de la carotide gauche aboutirait à l'intervalle qui sépare les deux faisceaux du sterno-mastoïdien.

On admet généralement que le calibre des carotides est sensiblement uniforme. Cependant Stahel regarde comme constant un rétrécissement siégeant à la partie moyenne de leur trajet (voyez Stahel, Ueber Artérienspindeln, Arch. f. anat. u. Phys. Anat. 1886, S. 310). En outre, il existe souvent, à la partie supérieure des carotides primitives, au niveau même de la bifurcation, une dilatation plus ou moins marquée, *bulbe carotidien.* Cette dilatation n'existe jamais chez le nouveau-né ; on ne la rencontre qu'exceptionnellement chez des sujets ayant moins de trois ans. Elle peut même faire défaut chez des individus âgés ; cependant, il est peu de vieillards, surtout de vieillards athéromateux, qui ne la présentent à un degré plus ou moins avancé.

D'après Binswanger (Anat. Untersuch. uber die Ursprunstelle und den Anfangtheil der carotis interna. Arch. f. Psychiatrie, 1879, Bd IX), la dilatation porterait autant, sinon plus sur la carotide interne que sur la carotide primitive. Elle présenterait les trois modalités suivantes : la dilatation commence au niveau de la bifurcation et se prolonge sur les deux branches, plus marquée cependant au niveau de la carotide interne ; — la dilatation commence au niveau de la division, mais ne se prolonge que sur la carotide interne ; — seule, la partie initiale de la carotide interne est dilatée.

Rapports. — Les rapports des deux carotides primitives sont identiques dans la région cervicale. Mais, la carotide primitive gauche présente une portion intra-thoracique que ne possède pas la carotide droite.

Dans cette portion intra-thoracique longue de 3 cm. environ, la carotide primitive gauche répond : *en avant*, à l'origine du tronc veineux brachio-céphalique gauche, qui la croise obliquement et la sépare du sternum doublé à ce niveau par le muscle sterno-thyroïdien ; entre l'artère et la veine descendent les nerfs cardiaques supérieurs du pneumogastrique ; — *en arrière*, à l'artère sous-clavière gauche et à l'origine de la vertébrale correspondante ; — *en dehors*, à la plèvre et au poumon gauche; le nerf pneumogastrique, situé dans la région cervicale derrière l'artère, contourne ici sa face externe pour descendre en avant et à gauche de la portion horizontale de la crosse aortique ; — *en dedans*, la carotide répond à l'origine du tronc brachio-céphalique, dont elle s'écarte à angle aigu, à la face latérale gauche de la trachée et au nerf récurrent ; l'œsophage, situé plus en arrière, reste distant de l'artère de 1 cm. et demi environ.

Dans *leur portion cervicale*, les deux carotides affectent des rapports identiques..

En arrière, elles reposent sur les apophyses transverses des vertèbres cervicales, un peu en dedans des tubercules antérieurs de ces vertèbres. On sait l'importance de l'un de ces tubercules (celui de la sixième cervicale, *tubercule de Chassaignac*), comme point de repère dans la ligature de la carotide primitive. Le plan osseux est doublé à ce niveau par les muscles long du cou et droit antérieur, recouverts par l'aponévrose prévertébrale. Le grand sympathique descend en arrière des carotides, et certaines de ses branches cardiaques (nerf cardiaque supérieur et moyen) ont un long trajet rétro-carotidien avant de pénétrer dans la cage thoracique. Au niveau du tubercule de la sixième cervicale, la face postérieure de la carotide est croisée perpendiculairement par l'artère thyroïdienne inférieure.

En dedans, les carotides répondent à la trachée, à l'œsophage et aux nerfs récurrents et, plus haut, au larynx et au pharynx. Les rapports de l'œsophage et de la carotide sont beaucoup plus étendus à gauche, à cause de la situation légèrement asymétrique du conduit œsophagien qui déborde la trachée de ce côté. Leur partie supérieure est longée par la thyroïdienne supérieure.

En dehors, elles répondent à la veine jugulaire interne qui, lorsqu'elle est distendue, proémine en avant de l'artère et la recouvre en partie ; la veine tend de plus en plus à se placer en avant de l'artère; elle lui devient franchement antérieure au voisinage de sa terminaison. Dans l'angle ouvert en arrière que forment l'artère et la veine, se trouve le nerf pneumogastrique, qui, dans quelques cas cependant, peut rester assez éloigné de la veine ; il se place alors en arrière de l'artère.

En avant, l'artère est recouverte par les plans suivants: peau, peaucier, couche celluleuse sous-jacente dans laquelle on trouve les filets de la branche cervicale transverse et souvent une veine jugulaire accessoire, et sterno-cléido-mastoïdien engainé dans un dédoublement de l'aponévrose cervicale superficielle. Il est classique de dire que l'artère étant verticale et le muscle oblique en haut et en arrière, les rapports des deux organes varient suivant le point considéré : en bas, à son origine, la carotide répondrait à l'interstice qui sépare le chef sternal des chefs claviculaires ; à la partie moyenne du cou, l'artère ne serait plus recouverte que par le bord antérieur du muscle ; enfin, elle se dégagerait de ce bord près de sa bifurcation et ses deux branches terminales seraient situées en avant du sterno-mastoïdien. Richet s'est élevé vivement contre cette opinion : pour lui, le muscle, lorsque sa gaine aponévrotique est intacte, recouvre non seulement la totalité de la carotide primitive, mais encore ses deux branches de bifurcation. Richet a évidemment exagéré et, comme le fait remarquer Tillaux, si les rapports donnés par Richet sont exacts lorsque la tête est dans sa position normale, ils deviennent inexacts lorsque la tête occupe la position qu'on lui donne dans la ligature. Au-dessous du sterno-mastoïdien, on rencontre de nombreux ganglions lymphatiques en rapport, moins avec la carotide, qu'avec la jugulaire interne. Sur un plan plus profond, le ventre supérieur de l'omoplato-hyoïdien, tendant l'aponévrose moyenne, croise la face antérieure de l'artère vers la partie moyenne du cou. Sur les vaisseaux, reposent la branche descendante de l'hypoglosse et les rameaux cardiaques supérieurs du pneumogastrique. La face antérieure de l'artère est encore en rapport avec le bord postérieur des lobes latéraux du corps thyroïde ; on dit souvent qu'elle se creuse au niveau de ce bord une véritable gouttière ; d'après Gaudier cette gouttière n'existerait que post mortem et serait la conséquence du décubitus dorsal prolongé des sujets examinés.

Carotide, jugulaire interne et pneumogastrique sont contenus dans une gaine spéciale qui a été longuement décrite avec les aponévroses du cou (Voy. Myologie, p. 407).

Les carotides primitives ne fournissent normalement aucune branche collatérale, sauf quelques ramuscules insignifiants à la jugulaire interne, et à la glande intercarotidienne (Henle).

Corpuscule intercarotidien (*Ganglion intercarotidien*). — Découvert en 1762 par Haller et non par Arnold, comme on le dit généralement, le corpuscule intercarotidien a été surtout étudié par Mayer, Valentin, Henle, Luschka. En 1863, Switzer (de Copenhague lui a consacré une monographie. Plus récemment (1892), Rieffel a fait de ce corpuscule l'objet d'un travail intéressant (Rieffel, le corpuscule rétro-corotidien, Steinheil, 1892).

Le corpuscule intercarotidien est situé, non entre les deux branches de bifurcation de la carotide primitive, mais derrière ces branches, réunies entre elles à leur origine par une gaine de tissu cellulaire très dense ; il est donc plutôt rétro-carotidien qu'intra-carotidien (Rieffel). Il est fixé à la carotide primitive par un trousseau fibreux qui se détache de son extrémité inférieure, et qu'on désigne quelquefois sous le nom de ligament de Mayer.

La forme du ganglion intercarotidien est variable ; il est le plus souvent ovoïde à grand axe vertical. Il est quelquefois divisé en quatre ou cinq corpuscules secondaires ; dans ce cas, il peut passer inaperçu, mais c'est à tort que quelques anatomistes l'ont regardé comme inconstant. De consistance ferme, de coloration rougeâtre, le ganglion intercarotidien mesure 7 millimètres de longueur, 4 millimètres de largeur et 2 millimètres d'épaisseur (Luschka). D'après Rieffel, ces dimensions seraient peut-être exagérées. Le ganglion intercarotidien reçoit deux ou trois ramuscules naissant de la carotide primitive (Henle). — Un grand nombre de filets nerveux l'abordent, soit directement, soit après s'être jetés dans le plexus carotidien ; ces filets viennent du ganglion cervical supérieur, des nervi molles de Haller, du glosso-pharyngien, du grand hypoglosse, du laryngé supérieur. Seuls, les rameaux venant du sympathique paraissent constants.

On est loin d'être fixé sur la structure et par conséquent sur la signification morphologique du corpuscule intercarotidien. Luschka a décrit dans ce corpuscule des culs-de-sac glandulaires ; le corpuscule intercarotidien deviendrait ainsi une glande à sécrétion interne comparable à la thyroïde. Arnold a insisté surtout sur la richesse du tissu du corpuscule en vaisseaux sanguins et tendrait plutôt à le rapprocher de la rate. D'autres, frappés par le nombre des rameaux nerveux que reçoit le corpuscule, l'ont comparé à un ganglion nerveux. On tend aujourd'hui à le regarder comme le reliquat d'une disposition atavique disparue. Pour Debierre, il représenterait les débris d'un réseau vasculaire qui est annexé, chez les amphibiens, au deuxième arc branchial.

Variétés. — Nous avons indiqué les variétés d'origine de la C. P. (voir crosse de l'aorte). Elle peut manquer, les deux carotides secondaires naissant directement soit du tronc brachio-céphalique, soit de la crosse de l'aorte. — Sa longueur peut être diminuée : on l'a vue se bifurquer à la hauteur du cartilage cricoïde (5 fois sur 295 (Quain), de la cinquième cervicale (Dubrueil, Hyrtl), de la sixième cervicale (Burns, ou même à la partie inférieure du cou (Monro, Ryan, etc...). — Sa longueur est augmentée dans les cas de bifurcation tardive, qui peut se faire au niveau de l'os hyoïde ou même de l'apophyse styloïde ; la carotide passe alors entre le digastrique et le stylo-hyoïdien, pour gagner le canal carotidien, et donne les branches qui normalement naissent de la carotide externe. — La carotide primitive peut donner anormalement naissance à une artère coronaire (Mayer), à la vertébrale droite, à la vertébrale gauche, à une thyroïdienne inférieure accessoire, à la thyroïdienne inférieure, à une artère thymique, à la thyroïdienne supérieure, à la linguale, à la pharyngienne ascendante. Ces dernières branches ne viennent de la carotide primitive que dans les cas de bifurcation tardive de cette artère.

CAROTIDE EXTERNE

Syn. : carotis externa ; — a. com. facialis.

Branche de bifurcation de la carotide primitive, l'artère carotide externe s'étend du bord supérieur du cartilage thyroïde au col du condyle du maxillaire, point où elle se divise en deux branches terminales : l'artère temporale superficielle et la maxillaire interne. — Sa limite inférieure est variable, comme je l'ai dit, la carotide primitive pouvant se bifurquer entre le bord supérieur du cartilage thyroïde et l'os hyoïde, et même, quoique plus rarement, au niveau de ce dernier.

Chez l'adulte, son calibre, égal à celui de la carotide interne, lui est parfois un peu inférieur. Chez l'enfant, et surtout chez le fœtus, la carotide interne est notablement plus volumineuse que l'externe, en raison du développement précoce des centres nerveux et de l'appareil de la vision (Sappey).

Direction. — Placée à son origine un peu en dedans et en avant de la carotide interne, la carotide externe se porte d'abord en haut et en dehors, vers l'angle de la mâchoire ; à partir de ce point, elle devient verticalement ascendante jusqu'au col du condyle, où elle se bifurque.

Rapports. — La carotide externe est d'abord relativement superficielle, puis elle s'engage sous le digastrique pour pénétrer dans la loge parotidienne. Aussi peut-on, au point de vue des rapports, lui considérer deux portions : l'une inférieure sous-jacente au digastrique, l'autre supérieure située au-dessus de ce muscle.

Au-dessous du digastrique, la carotide externe appartient à la région sterno-mastoïdienne; sa *face externe* est recouverte par les plans suivants : peau, peaucier contenu dans le fascia superficialis dédoublé, et aponévrose cervicale superficielle, contenant dans un dédoublement le sterno-cléido-mastoïdien ; j'ai signalé ailleurs (voyez carotide primitive) les différentes opinions sur les rapports exacts de ce muscle et des deux branches de bifurcation de la carotide. Sous l'aponévrose, on trouve un tissu cellulo-adipeux plus ou moins abondant, renfermant des ganglions, et, immédiatement appliqués sur l'artère : 1° le nerf grand hypoglosse, qui croise l'artère à 5 ou 20 mm. de son origine et émet à ce niveau sa branche descendante (Voy. fig. 394) ; 2° la terminaison des veines linguale, faciale, thyroïdienne supérieure, qui, tantôt se jettent isolément dans la jugulaire interne, ce qui est rare, tantôt se fusionnent en un gros tronc commun (tronc thyro-linguo-facial, confluent inférieur de Launay) ; ce tronc veineux croise l'artère assez bas, tout près de son origine,

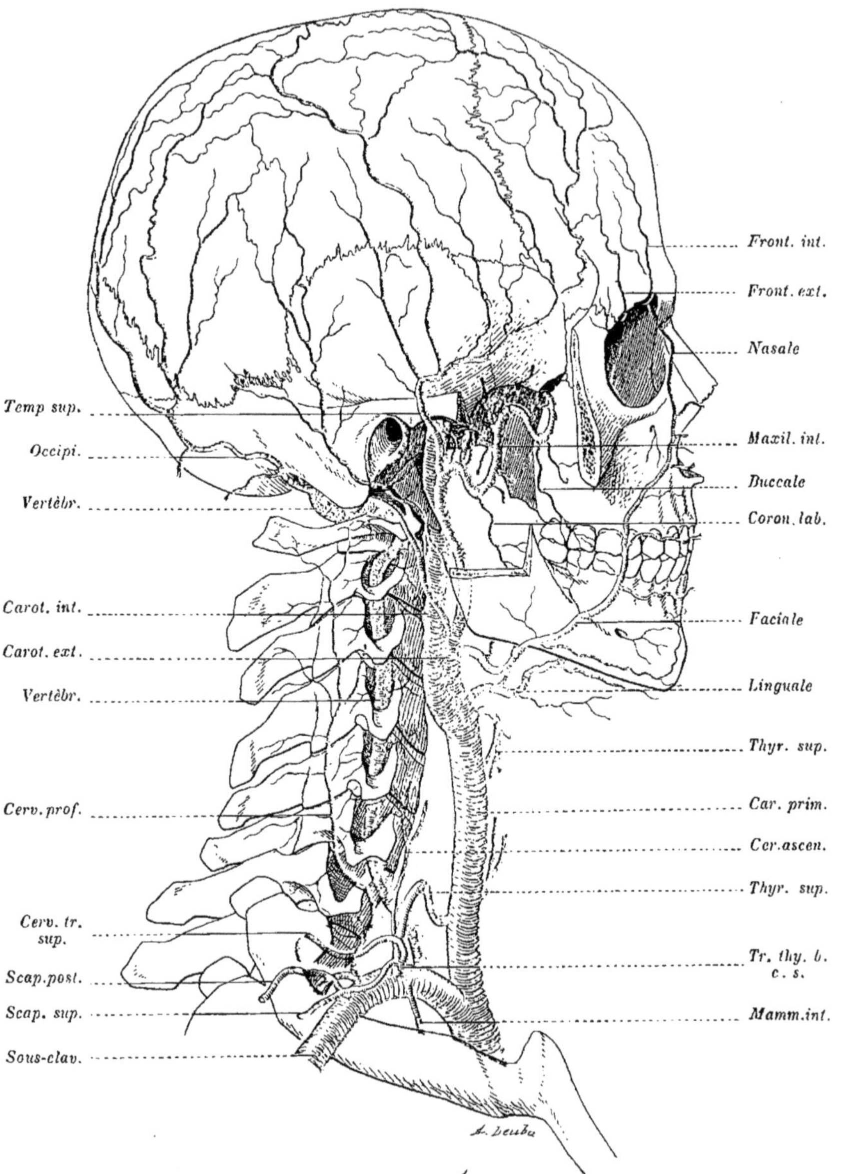

Fig. 390. — Les carotides, la sous-clavière et ses branches.

au-dessous de la grande corne de l'os hyoïde. La jugulaire interne, lorsqu'elle est distendue, s'avance sur la face externe de l'artère, mais elle lui reste ordinairement un peu postérieure.

En dedans, la carotide externe repose sur la paroi du pharynx, formée à ce niveau par le constricteur inférieur ; entre l'artère et le pharynx, s'insinue le nerf laryngé supérieur.

En arrière, la carotide externe répond à la carotide interne. Les rapports respectifs des deux carotides méritent d'être précisés : à son origine, la carotide externe est située en avant et un peu en dedans de l'interne, qui est plus superficielle ; mais, par suite de l'obliquité en haut et en dehors de la carotide externe, celle-ci croise obliquement la carotide interne et passe en dehors. Les deux carotides sont réunies par un tissu cellulaire extrêmement dense, qui

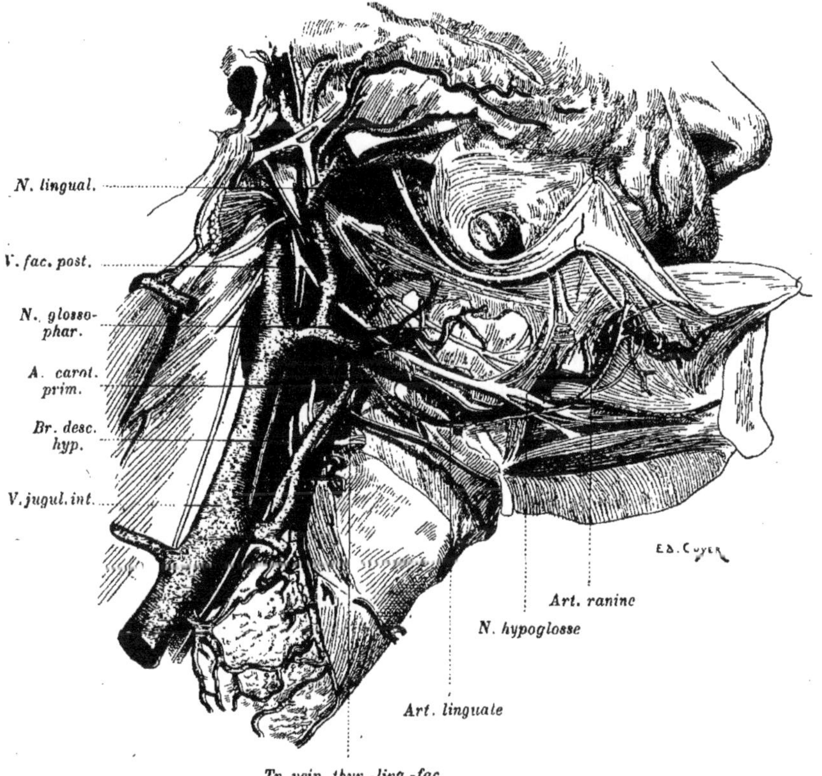

Fig. 391. — Branches de la carotide externe ; l'artère linguale naît par un tronc commun avec l'artère faciale.

rend leur séparation difficile et forme un véritable ligament intercarotidien, bien décrit par Rieffel.

En avant, la carotide externe émet des branches collatérales, thyroïdienne inférieure, linguale, faciale ; elle répond à l'extrémité postérieure de la grande corne de l'os hyoïde.

Au-dessus du digastrique, la carotide externe chemine d'abord entre le stylo-hyoïdien qui est en dehors, et la paroi du pharynx, puis entre cette paroi et la parotide, dans laquelle elle pénètre à la jonction du tiers inférieur et des tiers supérieurs de la glande. Dans cette portion sous-parotidienne, la carotide décrit parfois une courbe à convexité dirigée en arrière et en dedans. Lorsque cette courbe est très accentuée, elle peut se rapprocher beaucoup de l'amygdale, dont la carotide externe est normalement éloignée de 2 cm. environ (voir Rieffel, sur les rapports des amygdales avec les vaisseaux carotidiens, Steinheil, 1892). — Dans la parotide, l'artère chemine entre les lobules glandulaires, intimement adhérente à la glande par les branches qu'elle lui fournit. Exceptionnellement, la carotide externe suit la face interne de la glande sans être englobée par elle. Tous les autres organes intra-parotidiens, jugulaire externe, veine carotide externe de Launay, nerf auriculo-temporal, nerf facial, sont situés en dehors de l'artère; il en est de même de la plupart des ganglions lymphatiques intra-parotidiens.

Variétés. — La carotide externe peut passer en dehors du stylo-hyoïdien au lieu de passer en dedans de lui. Elle peut être très courte, lorsqu'il y a bifurcation tardive de la carotide primitive, ou plus longue que normalement, lorsque la carotide primitive se bifurque prématurément. — Elle peut manquer toutes ses branches naissant d'un même point, forment un véritable bouquet artériel. — La carotide externe peut fournir des branches surnuméraires; on a rencontré : une artère thyroïdienne supérieure accessoire, une ou deux pharyngiennes ascendantes accessoires, une laryngée supérieure, une artère crico-thyroïdienne, une artère pharyngo-basilaire, une artère palatine ascendante, une artère hyoïdienne.

Distribution. — L'artère carotide externe donne six branches collatérales, la *thyroïdienne supérieure,* la *linguale,* la *faciale,* la *pharyngienne ascendante,* l'*auriculaire postérieure,* et l'*occipitale* — et deux branches terminales, la *temporale superficielle* et la *maxillaire interne.*

Artère thyroïdienne supérieure. — Cette artère, dont les ramifications se rendent au larynx et au corps thyroïde, naît au niveau ou un peu au-dessus de la bifurcation de la carotide primitive, parfois même de ce vaisseau ; plus rarement, elle se détache d'un tronc commun avec la linguale. Elle se porte d'abord transversalement en avant et légèrement en bas; après un trajet de 5 à 10 mm., elle se courbe pour se diriger presque verticalement en bas, vers le lobe correspondant du corps thyroïde, dans lequel elle se termine. A son origine, elle est recouverte seulement par quelques veines, l'aponévrose cervicale superficielle, le peaucier et la peau ; sur la paroi pharyngienne (constricteur moyen), elle croise le nerf laryngé supérieur; dans sa portion descendante elle est recouverte par l'omo-hyoïdien et le sterno-thyroïdien.

Son calibre, toujours considérable, est en raison inverse de celui des autres thyroïdiennes et en rapport direct avec le volume du corps thyroïde.

Branches collatérales. — Dans sa première portion, horizontale, l'artère thyroïdienne supérieure donne :

A. Un *rameau sus-hyoïdien,* qui suit le bord supérieur de l'os hyoïde et se ramifie dans les muscles qui s'insèrent à cet os;

B. La *branche sterno-mastoïdienne moyenne,* très grêle, qui pénètre dans le bord antérieur du muscle où elle se termine;

C. L'**artère laryngée supérieure.** — Cette dernière constitue une véritable branche de bifurcation ; elle naît de la courbure formée par la portion horizontale avec la portion descendante de l'artère thyroïdienne supérieure, s'engage sous le muscle thyro-hyoïdien, traverse la membrane thyro-hyoïdienne, et se divise dans le larynx en rameaux ascendants et rameaux descendants, qui se distribuent aux muscles et à la muqueuse du larynx et de l'épiglotte.

D. **L'artère laryngée inférieure ou crico-thyroïdienne**; de volume assez grêle elle naît, quelquefois, de la branche interne de terminaison de l'artère thyroïdienne supérieure ; elle se porte transversalement au-devant de la membrane crico-thyroïdienne et s'anastomose sur la ligne médiane avec celle du côté opposé; elle donne des vaisseaux perforants qui se ramifient dans les muscles et la muqueuse de la portion sous-glottique du larynx.

Branches terminales. — L'artère thyroïdienne supérieure aborde le corps thyroïde par le sommet de son lobe latéral et se divise en trois branches terminales : — *a*) une *branche externe*, qui longe le côté du lobe latéral ; — *b*) une *branche interne*, qui s'infléchit en dedans pour suivre le bord supérieur de la glande ; — *c*) une *branche postérieure*, qui gagne la face postérieure de la glande, sur les côtés de la trachée. Toutes ces branches sont flexueuses et donnent naissance à de nombreux rameaux qui s'anastomosent dans l'épaisseur du corps thyroïde, entre eux, avec les rameaux venus de la thyroïdienne inférieure du même côté, et avec les rameaux des deux thyroïdiennes du côté opposé.

Variétés. — La thyroïdienne supérieure manque rarement dans sa totalité, mais son volume est assez souvent très réduit; elle ne donne alors que la laryngée supérieure : son territoire thyroïdien reçoit ses artères de l'artère opposée ou de la thyroïdienne inférieure. — L'artère peut être double; il s'agit le plus souvent d'une origine anticipée de la laryngée supérieure — La thyroïdienne supérieure peut naître directement du tronc de la carotide externe ou de la linguale. — Il n'est pas rare de la voir se détacher du tronc de la carotide primitive. — Son trajet est soumis à quelques variations dues aux flexuosités que décrit l'artère. Chez certains vieillards, elle forme une spire à plusieurs tours, pouvant s'avancer sur le bord antérieur du sterno-cléido-mastoïdien.

L'artère laryngée supérieure peut pénétrer dans le larynx en passant entre le cartilage thyroïde et le cartilage cricoïde; c'est une disposition très fréquente; Arnold et Gruber l'ont vue traverser le cartilage thyroïde, puis ressortir au-dessous du bord inférieur de ce cartilage pour se distribuer au corps thyroïde. — L'artère crico-thyroïdienne peut présenter un volume considérable. On l'a vue former, avec l'artère du côté opposé, un tronc transversal inter-crico-thyroïdien, qui donnait naissance au niveau de la ligne médiane à un gros rameau verticalement descendant. C'est bien à tort que Wood (Transact. of the path. soc. 1859, X, 119) a regardé ce tronc transversal comme le reliquat d'une anastomose reliant chez l'embryon les deuxièmes arcs aortiques.

Artère linguale. — L'artère linguale naît de la carotide externe près de la grande corne de l'os hyoïde, généralement à un centimètre au-dessus de l'artère thyroïdienne supérieure (voy. fig. 391). Elle se porte en haut et en dedans, recouverte par le ventre postérieur du digastrique, le nerf grand hypoglosse et la veine linguale; elle atteint ainsi le bord postérieur du muscle hyoglosse et s'engage sous sa face profonde. Reposant sur les muscles constricteur moyen du pharynx et génio-glosse, elle est recouverte par l'hyoglosse, le nerf grand hypoglosse accompagné des veines linguales, la glande sous-maxillaire et la peau. Au niveau de la grande corne de l'os hyoïde, la linguale donne un rameau sus-hyoïdien qui suit la face supérieure de l'os. Sous la face profonde du muscle hyoglosse, la linguale se bifurque en : artère dorsale de la langue qui monte dans la base de l'organe, et artère linguale profonde ou *ranine* qui s'avance jusqu'à la pointe de la langue. Ces artères et leurs variétés ont été complètement décrites avec la langue (v. t. IV, p. 102).

Artère faciale ou maxillaire externe. — L'artère faciale, remarquable par

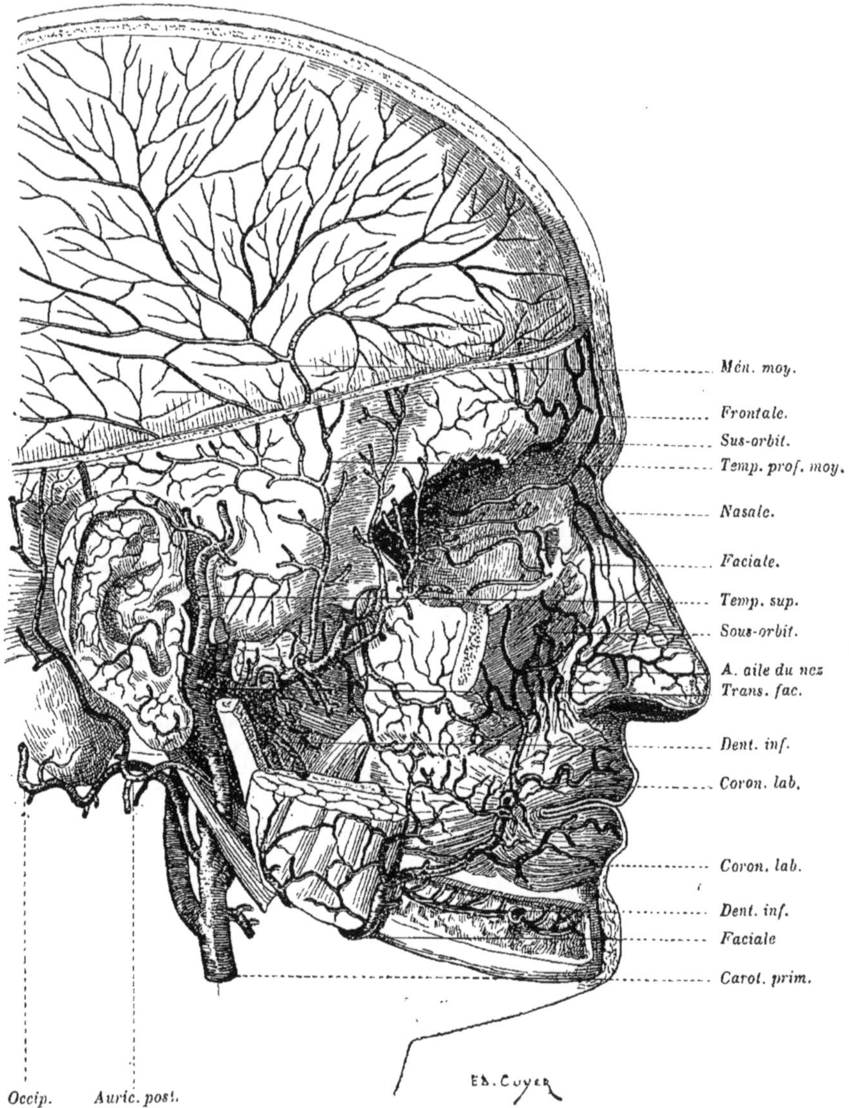

Fig. 392. — Artères de la face et du crâne, d'après Bourgery.

son volume et ses flexuosités, naît de la face antérieure de la carotide externe, à quelques millimètres au-dessus de l'origine de l'artère linguale, parfois au même point que celle-ci, ou par un tronc commun.

Elle se porte en avant et en haut, contournant la glande sous-maxillaire et le bord du maxillaire, sur lequel elle apparaît au-devant du masséter, et se dirige, alors obliquement vers le sillon naso-labial, puis dans la vallée naso-génienne, à la partie supérieure de laquelle elle se termine en s'anastomosant avec une branche de l'ophthalmique.

Rapports. — A son origine, l'artère est profondément située, comme l'artère linguale; recouverte par le bord antérieur du sterno-cléido-mastoïdien, elle est au-dessous du digastrique et du stylo-hyoïdien, au-dessus de l'artère linguale, qui lui est presque parallèle, et du nerf hypoglosse; elle est accompagnée de la veine faciale, plus superficielle. Plus haut, l'artère s'engage sous la face profonde des muscles digastrique et stylo-hyoïdien, presque au contact de la paroi pharyngienne, formée à ce niveau par le constricteur moyen. Au-dessus du digastrique, l'artère décrit une courbe à concavité inférieure qui la conduit sous le bord inférieur du maxillaire. L'arc, l'étendue et la forme de cette courbe sont des plus variables; tantôt elle est à peine marquée, quelquefois, c'est une double courbe en S, dont l'arc supérieur peut s'avancer jusqu'au voisinage de l'amygdale. — Rieffel (loc. cit.) l'a vue arriver à 12 mm. de l'amygdale, 3 fois sur 16 sujets.

Dans la partie terminale de sa courbure, la faciale contourne le bord supérieur de la glande sous-maxillaire, creusant une encoche, parfois très profonde, dans le tissu glandulaire. L'étendue des rapports de l'artère avec la glande varie suivant la forme et le rayon de la courbe.

Arrivée sur le bord inférieur du maxillaire, la faciale monte sur la face externe de cet os, parallèlement au bord antérieur du masséter, recouverte à ce niveau par le peaucier et la peau. Puis, elle se dirige obliquement en avant et en haut, vers l'aile du nez et la vallée naso-génienne. Dans cette dernière partie de son trajet, elle repose sur le buccinateur, le canin et le transverse du nez; elle est recouverte par le peaucier, le triangulaire des lèvres, le grand et le petit zygomatiques qui la croisent obliquement, et enfin par l'élévateur de la lèvre supérieure et quelques rameaux du facial : *la veine faciale la croise à angle très aigu.*

Branches collatérales. — L'artère faciale donne, de bas en haut :

1° La *palatine inférieure ou ascendante ;* petite, cette branche naît parfois du tronc même de la carotide ; elle passe sous les muscles styliens, appliquée sur la paroi pharyngienne, et se rend au voile du palais, à l'amygdale (*artères tonsillaires*) et jusqu'à la trompe d'Eustache (Voir voile du palais, t. IV, p. 163).

2° L'*artère sous-mentale ;* — plus volumineuse que la précédente, elle naît de la faciale au niveau du bord inférieur du maxillaire, et se dirige horizontalement en avant; appliquée sur la face interne de l'os, elle suit les attaches du mylo-hyoïdien jusqu'aux insertions du digastrique. La sous-mentale affecte un rapport important avec le bord supérieur de la glande sous-maxillaire, logé dans l'angle dièdre formé par la face interne de la mâchoire et la face externe du mylo-hyoïdien. — La sous-mentale donne des rameaux à la glande sous-maxillaire et au mylo-hyoïdien ; des rameaux externes qui contournent le bord inférieur du maxillaire, irriguent la peau, le peaucier et s'anastomosent avec les branches terminales (mentonnières) de la dentaire inférieure ; ces branches montent jusqu'à la lèvre. — Parfois, elle donne l'artère sublinguale ou constitue un rameau de celle-ci.

3° Les *branches ptérygoïdiennes ;* — grêles, elles se détachent de la faciale, au moment où celle-ci contourne les insertions inférieures du muscle ptérygoïdien interne et s'épuisent dans ce muscle.

4° Les *branches massétérines ;* — généralement petites, elles abordent le muscle par son bord antérieur.

5° Les *artères coronaires ou labiales ;* — au nombre de deux, une inférieure, une supérieure, les coronaires naissent de la faciale au niveau de la commissure des lèvres ; elles cheminent, flexueuses, dans l'épaisseur des lèvres et vont s'anastomoser sur la ligne médiane, avec les coronaires labiales du côté opposé, formant ainsi un cercle artériel complet autour de l'orifice buccal. — L'étude complète de ces artères a été faite avec les lèvres (Voir tube digestif, page 57).

6° Les *rameaux faciaux ;* — sur son trajet facial, l'artère émet des rameaux qui vont aux muscles et aux téguments de la région, en s'anastomosant avec les rameaux de la temporale superficielle (artère transverse de la face) et de la maxillaire interne (artères buccales, sous-orbitaire, alvéolaire).

7° *L'artère de l'aile du nez ;* — d'un volume variable, elle naît du tronc facial à la hauteur de la narine, et se divise en deux rameaux : l'un, inférieur, suit le bord externe de l'orifice de la narine, l'autre, supérieur, ascendant, longe le bord supérieur de l'aile du nez. Du rameau inférieur naît parfois l'*artère de la cloison,* quand elle n'est pas fournie par l'arcade des coronaires supérieures. L'artère de l'aile du nez s'anastomose avec l'artère coronaire supérieure et avec l'artère nasale, branche de l'ophthalmique. Elle constitue souvent la branche terminale de la faciale, qui donne alors un rameau insignifiant, montant dans le sillon naso-génien.

Branche terminale. — Devenue très grêle après l'émission des branches précitées, la faciale monte sur les faces latérales du nez, donne quelques ramuscules aux muscles et aux téguments voisins, et se termine en s'anastomosant avec la branche nasale de l'ophthalmique et avec la sous-orbitaire.

Variétés — L'artère faciale manque rarement, mais elle peut être réduite à un petit rameau qui s'arrête à l'angle du maxillaire. Dans ce cas, le tronc de l'artère est suppléé par la transverse de la face, la nasale, la sous-orbitaire et même la lacrymale. — Inversement, elle peut remplacer toutes ces artères. — Il est très fréquent (presque un tiers des cas) de la voir naître avec la linguale. — La faciale peut avoir un trajet anormal et se mettre en rapport intime avec la face externe de l'amygdale. — Chez certains sujets l'artère est sous-cutanée dans toute son étendue. — Certaines des branches qu'elle émet normalement peuvent provenir des artères voisines.

Lorsque la faciale naît au niveau de l'angle de la mâchoire, elle appartient à la région amygdalienne. Dans cette situation, la faciale est en rapport : en avant, avec la carotide interne, en dedans avec la carotide externe, en dehors avec la palatine ascendante dont les rameaux tonsillaires sont l'origine ordinaire des hémorrhagies dans l'amygdalotomie.

L'artère faciale peut donner naissance à une artère pharyngienne ascendante, à la maxillaire interne (Quain), à l'artère sterno-cléido-mastoïdienne, à l'artère sublinguale. — Hyrtl l'a vue fournir une branche ascendante qui atteignait la fosse ptérygo-maxillaire et donnait la plupart des branches de la maxillaire interne atrophiée.

Artère pharyngienne ascendante. — Cette artère naît de la face interne et postérieure de la carotide, au voisinage de l'origine de la faciale et de la linguale ; elle monte verticalement, appliquée sur le pharynx. C'est essentiellement une artère du pharynx ; elle a été étudiée à propos de cet organe (voir Splanchn., t. IV, p. 163). Près de sa terminaison, la ph. as. émet

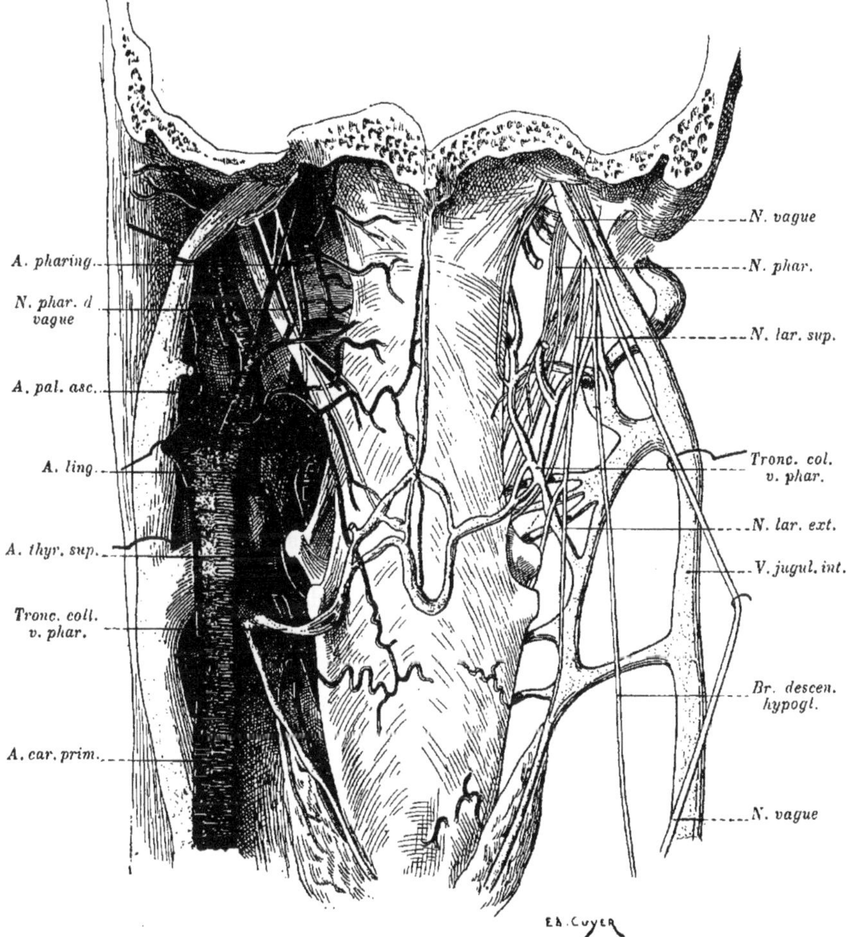

Fig. 393. — Vue postérieure du pharynx avec ses artères, ses veines et ses nerfs. Les gros troncs vasculaires et nerveux ont été écartés de façon à permettre de voir la disposition de leurs branches. A gauche on a conservé les artères, une partie des veines et les rameaux nerveux pharyngiens du vague. L'artère carotide interne a été enlevée tout près de son origine. Les artères linguale et faciale naissent par un tronc commun de la carotide externe. L'artère pharyngienne naît près de la bifurcation de la carotide. L'artère palatine ascendante naît de l'angle que forme le tronc linguo-facial avec la carotide externe. A droite on n'a conservé que les veines et les nerfs qui entourent le pharynx ou s'y rendent.

une branche méningienne qui, passant au-devant de la veine jugulaire, donne quelques ramuscules au pneumogastrique et au ganglion supérieur du grand sympathique, pénètre dans le crâne par le trou déchiré postérieur, et se ramifie dans la dure-mère qui tapisse les fosses occipitales inférieures; cette branche donne aussi un rameau qui entre dans le crâne par la substance fibreuse du trou déchiré antérieur (Sappey).

Variétés. — L'origine de l'artère pharyngienne inférieure est très variable; il n'est pas rare de la voir naître de l'occipitale, de la faciale, de la linguale ou des carotides. — Elle peut manquer et être remplacée par la palatine ascendante. Hyrtl l'a vue pénétrer dans le canal carotidien et se terminer comme artère méningée, au voisinage de la selle turcique, en s'anastomosant avec la méningée moyenne. — Elle peut fournir anormalement la palatine ascendante (anomalie très fréquente) et l'artère laryngée supérieure (Hildebrandt).

Artère auriculaire postérieure. — L'auriculaire postérieure, qui se rend au pavillon de l'oreille et à la partie avoisinante du cuir chevelu, naît de la face postérieure de la carotide, à quelques millimètres au-dessus de l'origine de l'artère occipitale, au niveau du point où la carotide externe passe sous le ventre postérieur du digastrique; elle naît parfois d'un tronc commun avec l'occipitale.

L'auriculaire postérieure se dirige en haut et un peu en arrière, suivant le bord supérieur du muscle digastrique, appliquée sur la face externe du muscle stylo-hyoïdien; puis, elle s'infléchit et se porte verticalement en haut, vers le bord antérieur de l'apophyse mastoïde, où elle se divise en ses branches terminales, l'*auriculaire* et la *mastoïdienne*.

Les rapports de l'auriculaire avec la parotide sont des plus variables : quelquefois, elle est tout entière en dehors de la glande; beaucoup plus souvent, dès sa naissance, elle pénètre dans la glande et en ressort au niveau de la pointe de l'apophyse mastoïde ; quand l'origine de l'artère est reportée un peu plus haut, elle naît dans la glande et aborde ensuite le bord antérieur de l'apophyse mastoïde.

Branches collatérales. — Dans son trajet, l'auriculaire postérieure donne :

a) L'artère *stylo-mastoïdienne*, qui naît dans l'épaisseur de la glande parotide, passe immédiatement en dehors du nerf facial, et pénètre avec lui dans l'aqueduc de Fallope; elle donne des rameaux aux muscles de l'étrier, à la caisse du tympan, aux canaux demi-circulaires et s'anastomose avec les rameaux auriculaires de la méningée moyenne. Parfois l'artère stylo-mastoïdienne vient de l'occipitale.

b) Des *rameaux parotidiens* dans la glande.

c) Des *rameaux auriculaires*, qui se perdent dans la peau de la face postérieure du pavillon.

d) Quelques *rameaux musculaires*.

e) Des *rameaux mastoïdiens*, qui se portent en arrière vers les téguments de la région mastoïdienne.

Branches terminales. — Au-dessous du conduit auditif externe, l'artère auriculaire postérieure se divise en deux branches terminales :

1° Une *branche supérieure* ou *auriculaire*, qui monte dans le sillon auriculo-crânien, donne des rameaux à la face crânienne du pavillon et quelques rameaux perforants à sa face externe, dans la région de l'hélix et de l'anthélix ;

2° Une *branche postérieure* ou *mastoïdienne*, dont les rameaux se portent en arrière aux téguments de la région mastoïdienne, au muscle occipital ; ils s'anastomosent avec les rameaux de l'occipitale en arrière, et avec ceux de la temporale superficielle en avant.

Variétés. — *L'artère auriculaire postérieure* peut naître avec l'artère occipitale. Elle peut être suppléée par celle-ci ou par l'auriculaire antérieure. — Inversement, elle peut suppléer l'occipitale par un ou deux rameaux.

Artère stylo-mastoïdienne. Hyrtl a vu l'artère stylo-mastoïdienne pénétrer dans la caisse du tympan par sa paroi inférieure, cheminer sur le promontoire, passer entre les deux branches de l'étrier, puis sortir de la caisse, soit en pénétrant dans le canal de Fallope, soit en traversant le *tegmen tympani* pour se distribuer à la dure-mère. Arnold pense que l'artère en question ne doit pas être regardée comme une artère stylo-mastoïdienne à trajet anormal, mais comme une artère satellite du nerf de Jacobson anormalement développée.

Artère occipitale. — L'artère occipitale naît de la face postérieure de la carotide externe, à peu près au même niveau que la linguale et la faciale, le plus souvent en regard de cette dernière. Son volume est inférieur à celui des trois branches déjà émises par le tronc carotidien, mais il surpasse celui de l'auriculaire postérieure et surtout celui de la pharyngienne ascendante.

Elle se dirige obliquement en haut et en arrière jusqu'au niveau de l'apophyse transverse de l'atlas ; là, elle se réfléchit pour se diriger horizontalement en arrière et en haut, sous le splénius où elle se recourbe pour devenir verticalement ascendante dans sa dernière portion. Presque superficielle, à son origine, elle devient bientôt très profonde, pour redevenir superficielle vers sa terminaison.

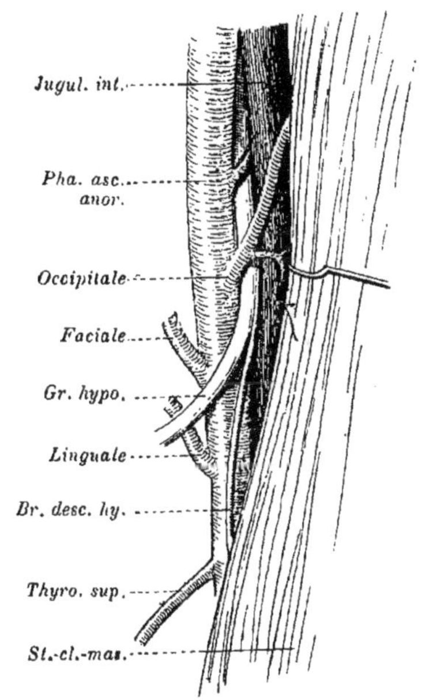

Fig. 394. — L'anse de l'hypoglosse et les branches de la carotide externe.

Rapports. — A son origine, l'artère est croisée par le bord antérieur du sterno-cléido-mastoïdien; puis, elle s'enfonce et vient au contact de la veine jugulaire interne, sur une longueur de plus d'un centimètre. Entre l'artère et la veine s'insinue le nerf hypoglosse qui se réfléchit autour de l'occipitale pour se porter en bas et en avant, tandis que l'artère se dirige en haut et en arrière. De là, elle suit le bord inférieur du digastrique et ne tarde pas à s'engager sous ce muscle. Le nerf spinal, oblique en bas, en dedans et en arrière, s'insinue aussi entre la veine jugulaire interne et l'artère, dont il croise perpendiculairement la face profonde. L'occipitale arrive ainsi jusqu'à la face supérieure de l'apophyse transverse de l'atlas ; elle passe entre l'atlas et l'occipital, laissant parfois sur cet os une empreinte ; à ce niveau, elle est très profondément située sous les insertions supérieures du sterno-cléido-mastoïdien et du digastrique :

puis, elle s'engage sous le splénius, en rapport en dedans avec le petit oblique. Enfin, elle émerge sous le bord interne du splénius, et apparaît dans l'espace laissé libre entre les insertions supérieures du sterno-cléido-mastoïdien et du trapèze. Devenue superficielle, elle repose sur l'occipital, recouverte par l'aponévrose épicrânienne et la peau, engainée dans un lacis fibreux dense, qui rend sa dissection très difficile ; dans quelques cas, elle perfore l'insertion supérieure du trapèze.

L'occipitale est flexueuse, en raison de la mobilité de la région qu'elle parcourt ; ses rameaux terminaux se répandent dans le cuir chevelu de toute la région occipito-pariétale postérieure. — Elle s'anastomose avec l'occipitale du côté opposé, avec l'auriculaire postérieure, avec la temporale superficielle.

Branches collatérales. — Dans son long trajet, l'occipitale donne de nombreuses collatérales; les principales sont :

1° l'*artère sterno-mastoïdienne supérieure,* qui naît de l'occipitale au moment où l'hypoglosse vient la croiser, se réfléchit autour de ce nerf et se dirige transversalement en dehors, pour pénétrer la face profonde du sterno-cléido-mastoïdien dans lequel elle se termine;

2° l'*artère stylo-mastoïdienne,* qui se détache plus souvent de l'auriculaire postérieure avec laquelle nous l'avons étudiée. Lorsqu'elle provient de l'occipitale, elle naît sous les insertions supérieures du digastrique, s'insinue entre le digastrique et le stylo-hyoïdien et gagne ainsi la face externe du nerf facial avec lequel elle pénètre dans le trou stylo-mastoïdien ;

3° des *branches musculaires,* qui naissent de la portion horizontale de l'artère et se rendent dans le petit oblique, dans le grand complexus, dans le splénius, dans tous les muscles de la nuque où ils s'anastomosent avec les branches terminales de la cervicale ascendante, branche de la sous-clavière ;

4° une *artère cervicale postérieure* (Cruveilhier), parfois considérable, qui descend entre le splénius et le complexus jusqu'à la partie supérieure du cou ;

5° une *artère méningienne postérieure,* qui pénètre dans le crâne par le trou déchiré postérieur ou par le trou occipital (Cruveilhier).

Branches terminales. — Elles sont au nombre de deux : l'une, *externe,* se porte en dehors et en avant, et vient s'anastomoser avec l'auriculaire postérieure; un de ses rameaux pénètre par le trou mastoïdien ; l'autre *interne,* très longue et flexueuse, monte sur les côtés de la ligne médiane, jusqu'au sommet du crâne, distribuant ses ramifications terminales au muscle occipital et au cuir chevelu. L'un de ses rameaux pénètre dans le trou pariétal, *rameau pariétal,* et se répand dans la dure-mère sous-jacente, où il s'anastomose avec les ramifications supérieures de la méningée moyenne.

Variétés. — L'artère occipitale peut être atrophiée ; elle est alors suppléée par l'auriculaire postérieure, par la cervicale profonde, ou même par l'artère vertébrale. — Elle peut naître par un tronc commun avec l'auriculaire postérieure ou avec la faciale, ou la linguale. Elle peut rester superficielle et passer sur le sterno-cléido-mastoïdien. Il n'est pas rare de la voir se mettre en contact avec la vertébrale au niveau de l'apophyse transverse de l'atlas. Ces deux artères s'envoient quelquefois une anastomose. — Hyrtl a vu la branche de bifurcation externe de l'occipitale pénétrer dans le diploë à travers la suture occipito-mastoïdienne, puis redevenir superficielle après un trajet osseux de plusieurs millimètres.

L'occipitale peut fournir la pharyngienne ascendante, une artère pharyngienne ascendante accessoire, des rameaux anastomotiques pour la sous-clavière et la thyroïdienne inférieure. Le rameau que l'occipitale envoie dans le trou pariétal peut s'anastomoser avec la méningée moyenne (Jancke, Sœmmering, Barkow, Sappey) ou avec le rameau homologue du côté opposé (Gruber).

Artère maxillaire interne. — L'artère maxillaire interne, branche de bifurcation profonde de la carotide externe, plus volumineuse que la temporale, s'étend du col du condyle au sommet de la fosse zygomatique ou ptérygo-maxillaire. Les variétés de son trajet, de ses rapports, de l'origine de ses branches, ont été étudiées sous mes yeux, dans mon laboratoire, par mon élève

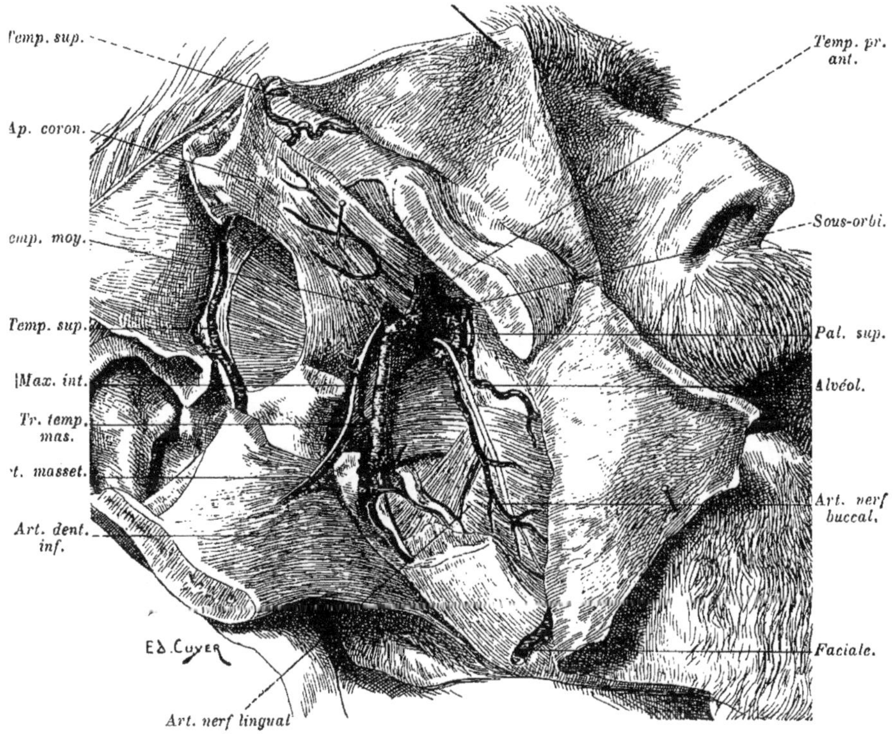

Fig. 395. — La maxillaire interne, variété externe.

Juvara, à la thèse duquel j'emprunte une partie de leurs détails (Anatomie de la région ptérygo-maxillaire, Thèse de Paris, 1895).

Trajet. — La maxillaire interne naît de la carotide externe, au niveau du col du condyle ; elle s'engage aussitôt dans une boutonnière formée par le bord interne du condyle et le bord postérieur, épaissi, de l'aponévrose ptérygoïdienne : c'est la *boutonnière rétro-condylienne* de Juvara. Le nerf auriculo-temporal sort par cette boutonnière, au-dessus de l'artère.

La maxillaire interne se dirige en avant et en dedans, dans la loge du ptérygoïdien externe, appliquée sur la face externe, près du bord inférieur de ce muscle, qui peut être dit son *muscle satellite*. A partir de ce point, l'artère se dirige très flexueuse, en avant et en dedans, vers le trou sphéno-palatin, fond de la fosse ptérygo-maxillaire. Mais, pour y arriver, elle peut prendre deux voies. Tantôt, elle suit la face interne du ptérygoïdien externe, passant ainsi dans l'interstice des deux muscles ptérygoïdiens et traverse le ptérygoïdien externe pour arriver à sa destination ; *c'est la voie profonde ;* tantôt, elle suit la face externe du ptérygoïdien externe, passant entre ce muscle et le muscle temporal, *c'est la voie externe.* En deux mots, elle passe tantôt en dedans, tantôt en dehors du ptérygoïdien externe, qui reste toujours son muscle satellite.

Ces deux variétés sont presque d'une égale fréquence : on peut même les

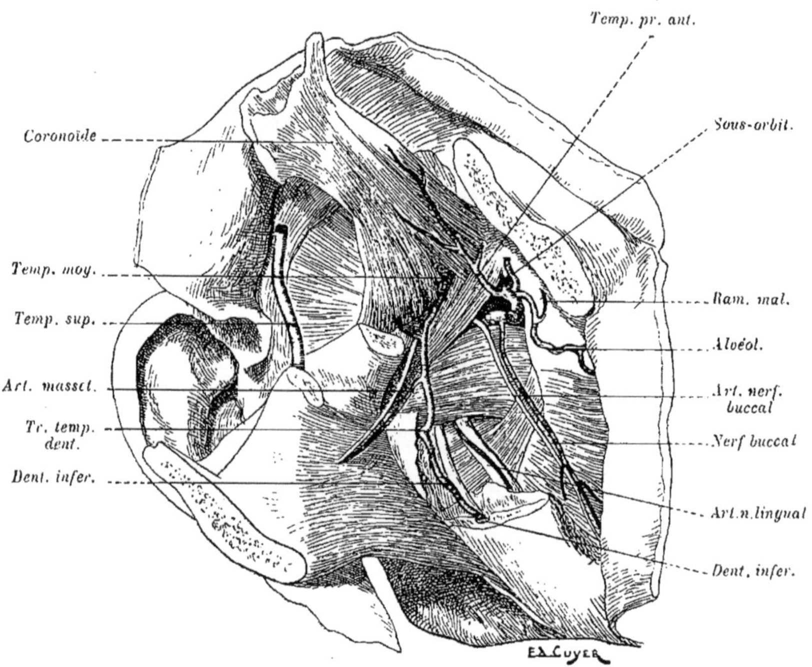

Fig. 396. — Artère maxillaire interne, variété profonde.

rencontrer toutes les deux chez le même sujet ; toutefois, il m'a paru que la variété externe était un peu plus fréquente.

Variété profonde. — La maxillaire interne, appliquée sur le bord inférieur de la face interne du ptérygoïdien externe, décrit une première courbe à concavité inférieure ; puis, elle se relève et se dirige vers l'apophyse ptérygoïde ; un peu au-dessous de la base de celle-ci, elle s'applique à l'aile ptérygoïdienne externe, qu'elle creuse parfois en gouttière, et s'engage obliquement de bas en haut entre les deux faisceaux du ptérygoïdien externe. Arrivée à la face externe de ce muscle, la M. I., devenant très flexueuse, décrit une nouvelle courbe à concavité supérieure, et vient s'appliquer à la partie supérieure de la tubérosité maxillaire ; elle creuse souvent une gouttière ou fossette sur celle-ci, et, suivant la partie supérieure de cette tubérosité, elle va traverser l'arrière-fond de la fosse ptérygo-maxillaire pour s'engager dans le trou sphéno-palatin, à partir duquel elle appartient aux fosses nasales, et prend le nom d'artère sphéno-palatine.

Quand l'artère suit ce trajet, elle croise perpendiculairement, dans sa portion sous-ptérygoïdienne, les nerfs dentaire inférieur et lingual, près de la réunion de la corde du tympan, et perfore le ptérygoïdien à côté du nerf buccal.

Variété externe. — Dans cette variété (Voy. fig. 395), la M. I., pour arriver au trou sphéno-palatin, suit la face externe du ptérygoïdien externe, cheminant dans l'interstice ptérygo-temporal, au milieu du tissu fibro-graisseux qui se trouve entre l'extrémité inférieure du muscle temporal et la face externe du ptérygoïdien externe. Après avoir dépassé le ptérygoïdien, l'artère s'applique sur la tubérosité du maxillaire et se termine de la même façon que dans la variété profonde.

Quand l'artère suit ce trajet, elle affecte avec les nerfs dentaire inférieur et lingual des rapports moins intimes que dans la variété profonde : elle ne touche le dentaire inférieur qu'au niveau du point où elle contourne le bord inférieur du ptérygoïdien externe. Elle est loin du lingual; par contre, elle est croisée par le nerf buccal, qui perfore le muscle ptérygoïdien, et passe en avant de l'artère.

La M. I. émet quatorze branches collatérales; l'habitude est de classer ces collatérales en :

Supérieures ou ascendantes ; — inférieures ou descendantes ; — externes ou antérieures ; — internes ou postérieures.

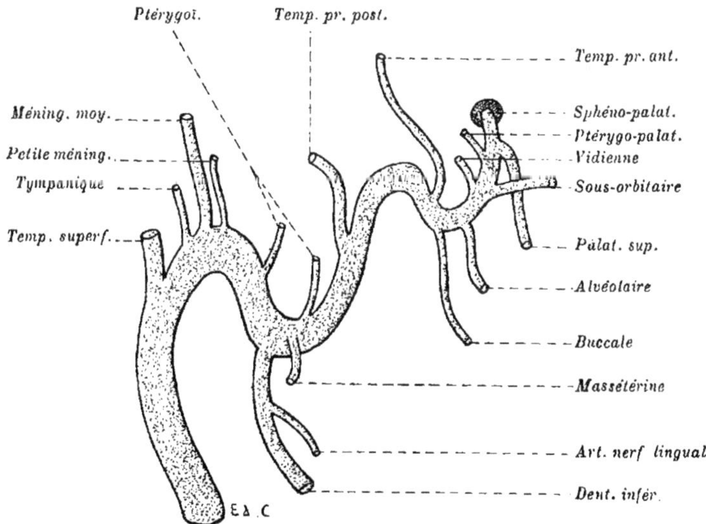

Fig. 397. — Schéma de la maxillaire interne et de ses branches.

Les cinq ascendantes sont : la *tympanique*, la *petite méningée*, la *méningée moyenne*, la *temporale profonde postérieure* et la *temporale profonde antérieure*.

Les cinq descendantes : la *dentaire inférieure*, la *massétérine*, la *buccale*, les *ptérygoïdiennes* et la *palatine supérieure*.

Les deux antérieures : l'*alvéolaire* et la *sous-orbitaire*.

Les deux postérieures : la *vidienne* et la *ptérygo-palatine*.

Je décrirai ces branches, en suivant, autant que possible, l'ordre suivant lequel elles se détachent du tronc M. I. (Voy. fig. 397) ; ainsi, on rencontre successivement : la tympanique, la méningée moyenne, la petite méningée, la dentaire inférieure avec l'artère du nerf lingual, la massétérine, les artères ptérygoïdiennes, la temporale profonde postérieure, la buccale, la temporale profonde antérieure, l'alvéolaire, la palatine supérieure, la sous-orbitaire, la vidienne, la ptérygo-palatine, enfin la branche de terminaison ou *artère sphéno-palatine*.

Artère tympanique (Lauth). — De très petit volume, elle naît de la M. I. près du col du condyle ; assez souvent, elle vient de la méningée moyenne, plus rarement de la temporale ou de la dentaire inférieure. Elle passe en avant du nerf auriculo-temporal, donne quelques rameaux à l'articulation temporo-maxillaire, et pénètre à côté de la corde du tympan dans un conduit spécial, pour arriver dans l'oreille moyenne, où elle distribue ses rameaux à la muqueuse de la caisse du tympan ; elle s'anastomose avec les rameaux de la stylo-mastoïdienne, branche de la carotide externe.

Artère méningée moyenne. — Syn. sphéno-épineuse. — Remarquable par son volume et son long trajet, elle constitue la plus considérable des branches de la M. I. ; elle irrigue la plus grande partie de la dure-mère, et toute la région temporo-pariétale du crâne. La méningée moyenne naît de la M. I. en dedans du ptérygoïdien externe, et monte obliquement vers le trou petit rond ou sphéno-épineux, dans lequel elle s'engage, souvent après avoir passé dans une boutonnière nerveuse formée par l'auriculo-temporal. — Dans le crâne, elle se dirige en dehors et en avant, creusant un profond sillon dans la paroi osseuse de la fosse cérébrale moyenne ; après un trajet de deux à quatre centimètres, elle se divise en deux branches.

Dans son trajet extra-crânien, la méningée moyenne donne : — 1° quelques rameaux très grêles, qui se perdent dans le muscle ptérygoïdien ; — 2° une petite branche qui descend avec le nerf lingual vers le plancher de la bouche (Juvara) ; — et 3° quelquefois, la petite méningée et l'artère tympanique.

Dans le crâne, la méningée moyenne donne : 1° quelques rameaux à la dure-mère de la fosse sphénoïdale et au ganglion de Gasser ; — 2° un rameau qui pénètre avec le nerf pétreux supérieur dans l'aqueduc de Fallope, où il s'anastomose avec l'artère stylo-mastoïdienne, branche de l'auriculaire postérieure ou de l'occipitale ; — 3° des rameaux orbitaires, qui pénètrent dans l'orbite par la fente ethmoïdale, et s'anastomosent avec l'ophthalmique qu'elles peuvent suppléer ; — 4° quelques rameaux qui pénètrent par la suture pétro-squameuse, et se rendent dans l'oreille moyenne, où ils s'anastomosent avec la stylo-mastoïdienne et la tympanique.

Les *branches terminales* de la méningée moyenne sont au nombre de deux.

L'*antérieure* gagne l'extrémité externe de la petite aile du sphénoïde, et arrive à l'angle du pariétal ; sur cet os, elle suit parfois la suture fronto-pariétale, plus souvent, elle se tient à 5 ou 10 mm. environ en arrière de celle-ci

(Marchand). J'ai indiqué, ailleurs (Topographie crânio-encéphalique, p. 35), le procédé de trépanation qu'il faut employer pour l'atteindre sûrement. Cette branche antérieure est flanquée de deux veines, dont l'une est souvent confondue avec le sinus sphéno-pariétal.

La *branche postérieure,* plus petite, se dirige en haut et en arrière, et se ramifie sur la portion écailleuse du temporal, et sur la portion inférieure et postérieure du pariétal, en suivant d'abord la suture pétro-occipitale qu'elle croise plus haut.

La portion intra-crânienne du tronc de la méningée moyenne et ses deux branches de terminaison proéminent sur la face externe de la dure-mère et creusent sur la table interne des os du crâne des gouttières arborescentes, parfois transformées en canaux osseux sur certains points de leur trajet. — Ces branches terminales échangent des anastomoses avec celles du côté opposé, si bien que les deux bouts de l'artère saignent après la section.

Petite méningée (Lauth). — Inconstante, elle naît tout près de la méningée moyenne, dont elle n'est très souvent qu'un rameau. Elle se dirige en haut, suivant le nerf maxillaire inférieur, et pénètre avec lui dans le trou ovale. Dans le crâne, elle répond à la face profonde du ganglion de Gasser, auquel elle donne des rameaux, ainsi qu'à la paroi externe du sinus caverneux.

Artère dentaire inférieure — Elle naît du tronc de la maxillaire interne, au moment où celle-ci contourne le bord inférieur du muscle ptérygoïdien externe ; puis, elle se dirige en bas et en avant, appliquée sur la face interne du maxillaire inférieur par l'aponévrose inter-ptérygoïdienne épaissie à ce niveau en ligament sphéno-maxillaire. En dedans de l'épine de Spix, la dentaire inférieure pénètre avec le nerf dentaire inférieur dans le canal dentaire, qu'elle suit dans toute son étendue.

Au niveau des petites molaires, elle se divise en deux branches : l'une, *mentonnière,* émerge par le trou mentonnier et se rend aux téguments du menton ; l'autre, *incisive,* continue la direction de la dentaire jusqu'à la symphyse, où elle se perd dans le diploé.

Ses rameaux collatéraux, *rameaux dentaires*, en nombre égal à celui des racines des dents correspondantes, montent vers les dents, dans lesquelles ils pénètrent par l'orifice placé au sommet de la racine de celles-ci ; d'autres, *rameaux diploïques*, vont au diploé du maxillaire inférieur.

Avant d'entrer dans le canal dentaire inférieur, la dentaire inférieure donne souvent une artère intéressante, sur laquelle les recherches de Juvara ont appelé l'attention, l'*artère du nerf lingual ;* au-dessous de celle-ci, elle fournit le *rameau mylo-hyoïdien.*

Le *rameau mylo-hyoïdien* se détache de la dentaire au moment où celle-ci va pénétrer dans l'orifice du canal dentaire ; il creuse sur la face interne du maxillaire un sillon qui descend vers le muscle mylo-hyoïdien dans lequel le rameau se termine.

L'*artère du nerf lingual* naît de la dentaire inférieure, ou du tronc même de la M. I., entre la dentaire inférieure et la petite méningée ; dès son origine, elle se porte en avant et en dedans, et, après un trajet de quelques millimètres, elle aborde le nerf lingual qu'elle suit jusqu'à la langue dans laquelle elle se termine.

Artère massétérine. — L'artère massétérine, petite, naît quelquefois par un tronc commun avec la buccale, et assez souvent de la temporale profonde postérieure ou de la dentaire inférieure ; elle se porte obliquement en bas et en dehors, au-devant du col du condyle, passe dans l'échancrure sigmoïde avec le nerf massétérin, en avant duquel elle est placée, et pénètre dans la partie supérieure du masséter par la face profonde de celui-ci. Ses rameaux terminaux s'anastomosent avec les rameaux de l'artère transverse de la face ; son volume est en raison inverse de celui de la massétérine fournie par la transverse de la face.

Artères ptérygoïdiennes. — De très petit volume et en nombre très variable, elles se rendent aux muscles ptérygoïdiens. Tandis que ces rameaux sont les voies principales de nutrition du ptérygoïdien externe, ils ne sont pour le ptérygoïdien interne que des voies accessoires ; en effet, ce muscle reçoit d'importants rameaux du tronc de la dentaire inférieure et de la faciale, au niveau où celle-ci croise ses insertions inférieures.

Artère temporale profonde postérieure. — Elle naît très souvent d'un tronc commun avec la dentaire, *tronc temporo-dentaire de Juvara* (V. fig. 396), ou directement de la maxillaire interne près de son origine ; dans ce dernier cas, elle fournit d'ordinaire la massétérine. Le tronc temporo-dentaire, long de quelques millimètres, naît au niveau de la face interne du ptérygoïdien externe, descend obliquement en avant, en dehors des nerfs lingual et dentaire inférieur, contourne le bord inférieur du muscle et se divise immédiatement en : 1° une branche inférieure, qui continue le trajet primitif (l'artère dentaire inférieure) et 2° une branche supérieure qui se recourbe brusquement autour du bord inférieur du muscle ; c'est la *temporale profonde postérieure.*

La *temporale profonde postérieure* monte verticalement sur la face externe du ptérygoïdien, en avant et en dedans du nerf massétérin et atteint la crête du sphénoïde. Là, elle se divise presque aussitôt en deux branches qui rampent sur le périoste, sous la face profonde du muscle temporal, et s'anastomosent avec la temporale profonde antérieure et la temporale profonde moyenne.

Artère buccale. — Elle naît du tronc de la maxillaire au point où celui-ci atteint la tubérosité maxillaire, se place tantôt en avant, tantôt en arrière du nerf buccal, sur les insertions antérieures du ptérygoïdien externe, passe dans la partie antérieure de l'espace ptérygo-temporal, et aborde les insertions postérieures du buccinateur ; elle se répand alors sur la face externe de ce muscle, formant un plexus en rapport avec la terminaison du canal de Sténon. Ses branches terminales vont aux parois buccales et aux nombreuses glandes que l'on trouve sur la face externe du buccinateur. La buccale, à ce niveau, s'anastomose avec la faciale, avec l'alvéolaire et la sous-orbitaire.

Artère temporale profonde antérieure. — Cette branche, assez volumineuse, naît de la maxillaire interne, au moment où cette artère décrit ses sinuosités sur la tubérosité du maxillaire, le plus souvent entre la buccale et les alvéolaires ; elle monte dans la graisse qui sépare le bord antérieur du temporal de la paroi antérieure de la fosse temporale, et se trouve ainsi plus temporale antérieure que temporale profonde. Flexueuse, elle donne au muscle de nombreux rameaux qui s'anastomosent avec ceux des artères temporale profonde moyenne, temporale profonde postérieure, et temporale superficielle. Elle émet constamment des rameaux qui passent par les trous du malaire dans l'orbite, où ils s'anastomosent avec l'artère lacrymale qu'ils peuvent même suppléer.

Artère alvéolaire. — Née sur la tubérosité du maxillaire, elle se dirige en bas et en avant, d'abord assez adhérente à l'os sur lequel elle est comme bridée par une lame fibreuse dépendant du périoste. Presque dès son origine, elle émet deux ou trois rameaux qui pénètrent dans les canaux dentaires postérieurs et se ramifient dans les racines des grosses molaires, dans la muqueuse des gencives et dans celle du sinus maxillaire (*rameaux dentaires postérieurs* et *rameaux gingivaux*). Son tronc se divise en plusieurs rameaux qui forment, sur la tubérosité maxillaire et sur le buccinateur, un plexus, prolongement du plexus formé par l'artère buccale avec laquelle l'artère alvéolaire s'anastomose.

Artère sous-orbitaire. — Branche importante, elle naît au moment où l'artère, après avoir décrit ses flexuosités sur la tubérosité maxillaire, va gagner l'arrière-fond de la fosse ptérygo-maxillaire.

Elle se dirige transversalement en avant, et, après un trajet de quelques millimètres, pénètre dans la gouttière creusée sur la paroi inférieure de l'orbite; elle suit cette gouttière et vient émerger par le trou sous-orbitaire avec le nerf maxillaire supérieur.

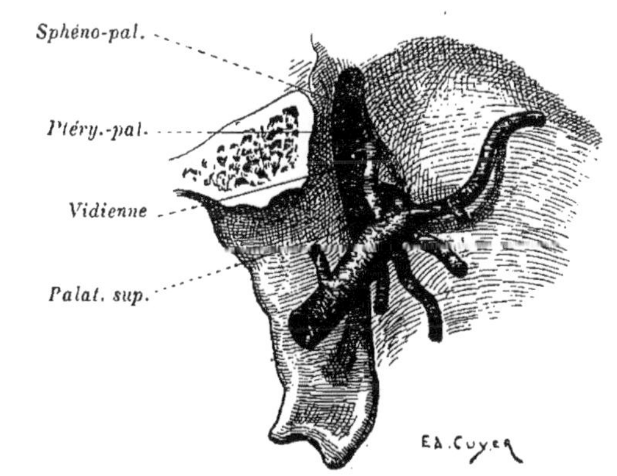

Fig. 398. — L'artère maxillaire interne dans l'arrière-fond de la fosse ptérygo-maxillaire.

Dans la fente sphéno-maxillaire, elle donne une branche orbitaire qui se divise en deux rameaux : l'un se porte en avant vers la paupière inférieure où il s'épuise ; l'autre se rend dans la glande lacrymale. — Dans le canal sous-orbitaire, l'artère donne une branche qui descend dans le conduit dentaire supérieur et antérieur, et se rend à la pulpe des incisives et des canines.

Arrivée à l'orifice antérieur du canal sous-orbitaire, l'artère s'épanouit en un bouquet de branches : les ascendantes, palpébrales, s'anastomosent avec les rameaux de l'ophthalmique; les descendantes vont aux muscles et à la peau de la joue ; les internes, nasales, se rendent aux téguments du nez ; d'autres, externes, vont sur la pommette et s'anastomosent avec les branches de la transverse faciale.

Artère vidienne. — Très grêle, elle naît de l'artère maxillaire interne tout près du trou sphéno-palatin, se dirige immédiatement en arrière, passe en dehors du ganglion sphéno-palatin, traverse l'arrière-fond de la fosse ptérygo-maxillaire et pénètre dans le canal vidien ; elle suit ce canal d'avant en arrière, accompagnée par le nerf vidien. Arrivée sous la muqueuse du pharynx, elle se termine sur la partie latérale de la voûte, dans le voisinage de la trompe à laquelle elle donne des rameaux. — Elle s'anastomose avec la branche postérieure de la palatine supérieure ou descendante, et avec l'artère ptérygo-palatine.

Artère palatine supérieure. — Elle naît de la M. I. tout au fond de la fosse ptérygo-maxillaire et descend aussitôt dans le canal palatin postérieur ; arrivée à l'orifice inférieur de ce canal, elle se réfléchit et se dirige horizontalement en avant entre la voûte et la muqueuse palatines ; très sinueuse, elle trace de profondes gouttières sur le palais osseux. Sa branche principale chemine dans

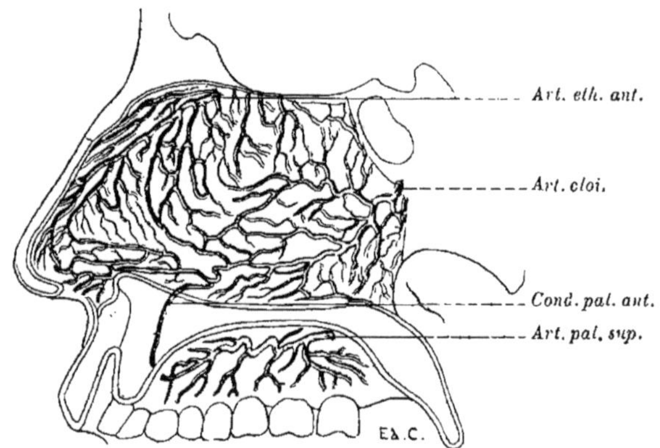

Fig. 399. — Branches de la sphéno-palatine, cloison des fosses nasales.

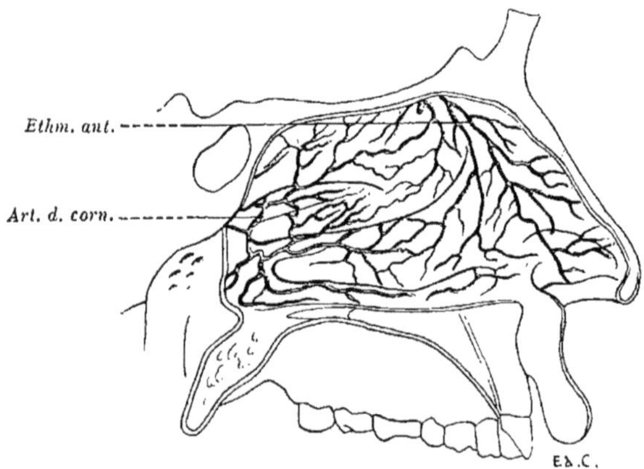

Fig. 400. — Branches de la sphéno-palatine, paroi externe des fosses nasales.

la gouttière osseuse qui longe le bord alvéolaire, jusqu'au conduit palatin antérieur dans lequel elle envoie un rameau (rameau nasal), qui s'anastomose avec la terminaison de la sphéno-palatine (artère de la cloison); elle donne des rameaux gingivaux et alvéolaires. Peu après son origine, avant de s'engager dans le conduit palatin postérieur, la pal. sup. fournit des *rameaux staphylins,* qui pénètrent par les conduits palatins accessoires et se distribuent aux muscles, à la muqueuse, et à l'épaisse couche glandulaire de la voûte du palais (Voy. t. IV, fig. 39), jusqu'à l'orifice de la trompe.

Artère ptérygo-palatine (pharyngienne supérieure). — Encore plus grêle que la vidienne, à côté de laquelle elle prend origine(fig. 398), elle se porte en arrière, traverse le conduit ptérygo-palatin, en compagnie du nerf de même nom, et se ramifie dans la muqueuse de la voûte en s'anastomosant avec la vidienne.

Artère sphéno-palatine. — Au trou sphéno-palatin, la maxillaire interne, très réduite de volume, prend le nom de sphéno-palatine et pénètre dans la fosse nasale correspondante. Parfois, elle se divise avant ou au moment de passer dans le trou sphéno-palatin; il y a alors deux et quelquefois trois artères sphéno-palatines. A l'extrémité postérieure du méat supérieur, la sphéno-palatine se divise en deux branches :

1° L'une, *interne; artère de la cloison,* descend obliquement en avant et vient pénétrer dans le conduit palatin antérieur, où elle s'anastomose avec la palatine supérieure; — l'autre, *externe, artère des cornets et des méats,* donne successivement trois rameaux, qui suivent horizontalement les cornets, et s'épuisent dans la muqueuse qui les recouvre. — Le réseau vasculaire de la pituitaire, très riche, sera étudié avec cette membrane.

Résumé de la distribution de la maxillaire interne. — Avec Cruveilhier, on peut résumer la distribution de la maxillaire interne de la façon suivante. Elle fournit :

1° aux organes de la mastication (maxillaires, dents, muscles, les artères : *dentaire inférieure, alvéolaire, sous-orbitaire, massétérine, temporales et ptérygoïdiennes ;*

2° aux organes de la déglutition (voûte palatine, voile du palais, pharynx), les artères *palatine supérieure, petite méningée, vidienne, ptérygo-palatine ;*

3° aux fosses nasales (olfaction), la *sphéno-palatine* et des rameaux de la *sous-orbitaire ;*

4° à l'oreille (caisse du tympan), l'*artère tympanique ;*

5° à la face, les artères *buccale, sous-orbitaire, mentonnière* (de la dentaire inférieure) ;

6° aux os du crâne et à la dure-mère, *la méningée moyenne* et la *petite méningée.*

Variétés. — *Tronc.* — L'artère maxillaire interne peut être très réduite et ne donner que la méningée moyenne, les autres branches étant fournies par les artères avec lesquelles s'anastomose la maxillaire interne.

Branches anormales. — La maxillaire interne peut fournir anormalement la branche terminale postérieure de la temporale superficielle (Haller), la transverse de la face, une artère linguale accessoire. Quain l'a vue donner deux troncs volumineux, qui pénétraient dans le crâne par les trous ovale et petit rond et remplaçaient la carotide interne absente. Hyrtl a signalé, comme branche anormale de la maxillaire interne, une artère méningée accessoire, qui pénétrait dans la caisse du tympan, s'engageait ensuite dans l'aqueduc de Fallope et débouchait dans le crâne par le conduit auditif interne.

Variétés des branches. — Les variétés des branches de la maxillaire interne sont fréquentes. Je ne signalerai que les principales. La *méningée moyenne* peut donner : l'artère temporale profonde postérieure, l'ophthalmique (Krause), ou une des branches de cette artère. — Hyrtl et Barkow l'ont vue fournir des rameaux perforants volumineux. — L'artère temporale *profonde antérieure* peut donner la lacrymale, qui pénètre dans l'orbite par la fente sphénoïdale ou le canal zygomatico-temporal. — On a signalé l'absence de la plupart des branches de la maxillaire interne et leur suppléance par les artères voisines.

Artère temporale superficielle. — (A. temporalis superficialis). — Branche de bifurcation externe et superficielle de la carotide externe, l'artère temporale superficielle se distribue à la moitié supérieure de la face et à la partie antéro-latérale du cuir chevelu. — Née au niveau du col du condyle, elle monte verticalement au-devant du tragus, croise l'apophyse zygomatique, et à 3 ou 4 cm. au-dessus de cette dernière, se divise en deux branches terminales.

Rapports. — Au-dessous de l'apophyse zygomatique, l'artère temporale superficielle est située dans l'épaisseur de la parotide. Elle répond à ce niveau : *en avant,* au col du condyle et à la partie postérieure de l'articulation temporo-maxillaire ; *en arrière,* au conduit auditif externe. Au-dessus de l'apophyse zygomatique, elle devient sous-cutanée et repose sur l'aponévrose temporale, qui la sépare du muscle temporal. Elle est recouverte par le muscle auriculaire antérieur, l'aponévrose épicrânienne et les téguments à travers lesquels on la voit, d'autant plus flexueuse que le sujet est d'un âge plus avancé.

L'artère temporale superficielle est accompagnée par une veine et par le nerf auriculo-temporal. Ordinairement, on trouve échelonnés, d'avant en arrière, l'artère, la veine et le nerf. Ces trois organes sont contenus, en regard du tragus, dans une gaine celluleuse très dense, qui rend leur séparation difficile.

Branches collatérales. — La temporale superficielle fournit de nombreuses collatérales. On les distingue en *antérieures ou faciales, postérieures* ou *auriculaires* et *interne* ou *temporale moyenne.*

1) Les branches *antérieures,* pour la plupart assez grêles, se distribuent à l'articulation temporo-maxillaire et au masséter ; les massétérines, ordinairement au nombre de deux, s'anastomosent avec l'artère massétérine, branche de la maxillaire interne.

Deux des branches antérieures de la temporale méritent une mention spéciale : ce sont l'*artère transversale* de la face et l'artère *zygomato-orbitaire.*

L'artère transversale de la face (*a. facialis transversa posterior*) naît un peu au-dessous de l'arcade zygomatique ; elle se dirige directement en avant, chemine sur la face externe du masséter, au-dessous de l'arcade zygomatique, parallèle et sus-jacente au canal de Sténon, et arrive ainsi sur le buccinateur, au niveau duquel elle se termine. Elle fournit de nombreux rameaux à la parotide, au canal de Sténon, au masseter, au grand et au petit zygomatique, à l'élévateur de la lèvre supérieure, au canin, à la partie inférieure de l'orbiculaire, au buccinateur et aux téguments de la joue. Elle s'anastomose avec les branches postérieures de la faciale et avec les artères buccale, alvéolaire et sous-orbitaire, branches de la maxillaire interne.

L'artère zygomato-orbitaire (*R. supra-orbitalis, A. temporalis ant. de*

Tiedemann) suit le bord supérieur de l'apophyse zygomatique, logée dans un dédoublement de l'aponévrose temporale, et se distribue à la partie interne de l'orbiculaire des paupières, où elle s'anastomose avec les palpébrales de l'ophthalmique.

2°) Les branches *postérieures*, au nombre de quatre ou cinq, se distribuent aux muscles auriculaires antérieur et supérieur et au pavillon de l'oreille.

3°) La *branche interne*, ou *artère temporale moyenne* naît du tronc de la temporale immédiatement au-dessus ou au-dessous de l'arcade zygomatique; elle traverse l'aponévrose, puis pénètre dans l'épaisseur du muscle temporal, auquel elle se distribue en s'anastomosant avec les deux artères temporales profondes, branches de la maxillaire interne.

D'après Barkow (die Blutgefæsse, Taf. XV, fig. 4), la temporale moyenne traverserait, le muscle temporal et se diviserait au-dessous de lui en deux branches divergentes. Ces deux branches suivent, l'une la partie antérieure, l'autre la partie postérieure de la ligne courbe temporale inférieure et s'anastomosent à la partie moyenne de celle-ci, formant ainsi un arc vasculaire qui longe les insertions supérieures du muscle temporal.

Branches terminales. — Les deux branches terminales de la temporale superficielle se séparent à 3 ou 4 cm. de l'arcade zygomatique. L'une se porte en avant, c'est la branche *antérieure* ou *frontale;* l'autre continue à monter verticalement, prolongeant en haut le tronc primitif, c'est la branche *postérieure* ou *verticale*. Les branches terminales de la temporale cheminent dans le tissu cellulaire sous-cutané; elles soulèvent les téguments, à travers lesquels il est facile de suivre leurs flexuosités, sur les sujets artério-scléreux et maigres.

La branche *antérieure* ou *frontale* se divise en un grand nombre de rameaux; les uns se portent en haut et en avant, se distribuent à la peau du front et au muscle frontal et s'anastomosent avec la sus-orbitaire; les autres se portent en bas, pénètrent dans la paupière supérieure et s'anastomosent avec la palpébrale supérieure.

La branche *postérieure* ou *pariétale* se divise : en rameaux antérieurs, qui s'anastomosent avec les rameaux de la branche précédente; rameaux supérieurs, qui montent jusqu'au niveau de la suture sagittale et s'anastomosent avec ceux du côté opposé, et rameaux postérieurs, qui s'anastomosent avec les artères auriculaires postérieure et occipitale. Tous ces rameaux se distribuent aux téguments, à l'aponévrose épicrânienne, au muscle auriculaire supérieur et à l'aponévrose temporale, que quelques-uns traversent pour s'anastomoser avec les artères temporales moyenne et profonde.

Variétés. — Le calibre de l'artère temporale superficielle peut être très réduit. Cette artère est alors suppléée par les artères temporales profondes ou par la temp. occipitale, la sus-orbitaire et la lacrymale. — La bifurcation de la carotide externe peut se faire très bas, au niveau de la partie moyenne de la branche du maxillaire; la temp. a alors un long trajet parotidien. — La *transversale de la face* peut acquérir un volume considérable et suppléer la sous-orbitaire, la buccale, la faciale, les coronaires. — Il n'est pas rare de la voir naître d'une autre branche de la carotide comme l'auriculaire postérieure, de la faciale, ou même se détacher directement du tronc de la carotide externe. Elle peut être suppléée par des rameaux de la buccale, de la sous-orbitaire, branches de la maxillaire interne avec lesquelles elle s'anastomose.

CAROTIDE INTERNE

Syn. : carotis interna s. cerebralis

Branche de bifurcation de la carotide primitive (fig. 390), la carotide interne s'étend du bord supérieur du cartilage thyroïde à l'apophyse clinoïde antérieure, au niveau de laquelle elle se divise en quatre branches terminales : *cérébrale antérieure, cérébrale moyenne, choroïdienne antérieure et communicante postérieure* (fig. 410). Elle se distribue à la partie antérieure du cerveau, à l'œil et à ses dépendances.

Chez l'adulte, son volume est égal ou légèrement supérieur à celui de la carotide externe ; chez l'enfant et surtout chez le fœtus, le volume de la carotide interne l'emporte toujours sur celui de la carotide externe. On admet généralement que les deux carotides internes sont sensiblement égales. Cependant, d'après Agle (Médico-chirurg. transact., 1871, p. 279), la carotide gauche serait un peu plus volumineuse que la droite ; le même auteur aurait également remarqué que, chez les gauchers, la carotide droite est aussi volumineuse, ou même plus volumineuse, que la gauche.

La carotide interne, d'abord située en dehors de la carotide externe, se dirige en haut et un peu en dedans, croisant, par conséquent, à angle aigu la carotide externe qui a une direction inverse. Elle arrive ainsi sous la parotide, redevient verticale et monte le long du pharynx jusqu'au niveau de l'orifice inférieur du canal carotidien. Là, d'abord verticale comme le conduit lui-même, elle devient ensuite horizontale et transversale ou plus exactement oblique en avant et en dedans ; elle arrive ainsi sur les parties latérales de la selle turcique et pénètre dans le sinus caverneux, dans lequel elle chemine d'arrière en avant et de bas en haut, en décrivant une double courbe en *S* italique, dont les courbures sont d'autant plus accentuées que l'âge du sujet est plus avancé ; parvenue au niveau de l'apophyse clinoïde antérieure, elle se relève, devient verticale et perfore la dure-mère. Elle donne alors sa seule collatérale importante, l'artère ophthalmique et se divise presque aussitôt en quatre branches terminales.

La carotide interne décrit de nombreuses flexuosités : sans parler de celles que lui impose son trajet à travers le canal carotidien, et de sa double courbure en *S* dans le sinus caverneux, elle présente deux ou trois incurvations avant de pénétrer dans le crâne ; celles-ci sont parfois assez accentuées pour faire saillie du côté du pharynx.

Rapports. — Étudiée au point de vue de ses rapports, la carotide interne présente trois portions principales : une portion cervicale, une portion intrapétreuse et une portion intra-crânienne.

Portion cervicale (fig. 393). — Au cou, la carotide interne chemine d'abord, comme la carotide externe, au-dessous du digastrique, dans la partie supérieure de la région carotidienne ; elle s'engage ensuite sous le digastrique et les autres muscles styliens et chemine alors dans l'espace sous-parotidien postérieur. — Au-dessous du digastrique, ses rapports généraux se rapprochent de ceux de la carotide externe ; je ne fais que les indiquer brièvement. Presque superficielle, elle répond, *en dehors,* au bord antérieur du sterno-cléido-mastoïdien, à l'aponévrose superficielle, au peaucier et à la peau. — *En dedans,* elle est contiguë à la paroi du pharynx. — *En avant,* elle est en contact avec la partie initiale de la carotide externe. — *En arrière,* elle répond aux apophyses transverses des vertèbres cervicales, doublées par le droit antérieur et le long du cou. La jugulaire interne longe sa paroi externe.

Au-dessus du digastrique et du stylo-hyoïdien, l'artère chemine dans l'espace sous-parotidien postérieur. Cet espace est limité : *en arrière,* par les apophyses transverses de la colonne cervicale; — *en avant,* par le prolongement pharyngien de la parotide et par une cloison fibreuse qui prolonge en dedans le plan des muscles styliens et comble l'espace triangulaire entre le stylo-pharyngien et la paroi latérale du pharynx; — *en dedans,* par la paroi du pharynx; enfin, *en dehors,* l'espace n'a pas de limites bien nettes; il se prolonge entre le plan stylien et les apophyses transverses de la colonne cervicale, jusqu'à la face profonde du sterno-cléido-mastoïdien. *En haut,* l'espace sous-parotidien postérieur est surplombé par la base du crâne, percée de nombreux orifices qui livrent passage aux organes vasculaires et nerveux contenus dans cet espace ; *en bas,* il communique largement avec la région carotidienne.

La carotide interne est en rapport plus ou moins direct avec les différentes parois de cet espace. Elle est en contact immédiat avec le prolongement pharyngien de la parotide et avec la paroi du pharynx; nous avons dit que ses flexuosités pouvaient repousser cette paroi. En revanche, les rapports de la carotide interne avec l'amygdale sont loin d'être aussi immédiats que l'enseignent les classiques. L'amygdale est en effet placée en regard, non pas de l'espace sous-parotidien postérieur, mais de l'espace sous-parotidien antérieur, et dans les cas moyens, 2 cm. environ la séparent de la carotide interne (Voyez pour les détails et la bibliographie, rapports de l'amygdale, t. IV, p. 128).

Enfin, la carotide interne est encore en rapport avec les autres organes contenus dans l'espace sous-parotidien postérieur.

La jugulaire interne, à sa sortie du trou déchiré postérieur, est d'abord placée en arrière de la carotide, puis elle se porte en bas et un peu en dehors et vient s'accoler à la partie externe de l'artère. — *Le spinal* se porte en bas et en dehors, croise la face postérieure de la jugulaire interne et ne présente point de rapports immédiats avec la carotide interne. — Le *pneumogastrique,* au contraire, vient, dès sa sortie du crâne, se placer dans l'angle dièdre ouvert en arrière que forment en s'accolant la carotide et la jugulaire et descend ensuite parallèlement à la direction de ces vaisseaux. — Le *glosso-pharyngien,* d'abord situé en arrière de la carotide, croise plus bas sa face externe, lorsqu'il change de direction pour se porter sur les parties latérales du pharynx et de la base de la langue. — Le *grand hypoglosse,* au moment où il sort du trou condylien antérieur, est situé en arrière et en dedans de la carotide interne; il croise ensuite très obliquement la face postérieure du vaisseau, sans être en contact immédiat avec lui, et se porte en bas et en dehors pour aller contourner la carotide externe, immédiatement au-dessous de l'origine de l'occipitale. — Le *ganglion cervical supérieur* est situé en arrière et en dedans de la carotide interne, à la hauteur des deuxième et troisième vertèbres cervicales. Son rameau jugulaire (tronc commun des rameaux anastomiques pour IX et X) et ses rameaux communicants pour les premières paires cervicales, croisent la face postérieure de l'artère. Les rameaux pharyngiens du ganglion croisent la face interne de la carotide, le long de laquelle descend verticalement le nerf cardiaque supérieur. Enfin le rameau carotidien s'applique à l'artère et pénètre avec elle dans le canal intra-pétreux, où il se divise en plusieurs branches qui forment le plexus carotidien. — Enfin, la carotide interne est encore en rapport dans l'espace sous-parotidien postérieur avec de nombreux *ganglions lymphatiques.*

Portion intra-pétreuse. — Dans sa portion intra-pétreuse, la carotide interne chemine dans le canal carotidien. Elle est séparée des parois de ce dernier par le plexus sympathique qui l'accompagne et par un plexus veineux. Dans la portion verticale du canal carotidien, elle répond, par l'intermédiaire des parois de ce conduit : *en avant,* à la paroi postérieure de la portion osseuse de la trompe d'Eustache et du conduit du muscle du marteau qui la croisent perpendiculairement ; *en arrière* au limaçon ; *en dehors,* à la jonction de la paroi antérieure ou tubaire de la caisse du tympan et de sa paroi interne ou labyrinthique.

Dans la portion horizontale du canal carotidien, la carotide interne est en rapport : *en bas,* avec la paroi inférieure de ce canal, complétée en dedans par les trousseaux fibreux qui obturent le trou déchiré antérieur ; *en haut,* avec la paroi supérieure du canal, complétée en dedans par la dure-mère et quelquefois par une lamelle osseuse qui se détache du sphénoïde (lingula). La face antérieure de la carotide est croisée, à ce niveau, par le tronc qui résulte de la fusion du grand nerf pétreux superficiel et du grand nerf pétreux profond. Ce tronc, après avoir reçu un filet sympathique du plexus carotidien, prend le nom de nerf vidien, s'engage sous l'artère et sort du crâne par le trou déchiré antérieur.

Portion crânienne. — La carotide interne est d'abord contenue dans le sinus caverneux. Dans le sinus, la carotide occupe la partie moyenne de ce conduit. Sa face *supérieure* est fixée à la paroi durale du sinus par de solides adhérences. Sa face *inférieure* donne attache au ligament carotidien, qui va s'insérer sur l'extrémité postérieure de la gouttière carotidienne du corps du sphénoïde et sur le feuillet profond de la cavité durale du ganglion de Gasser (Voir Trolard, Journal de l'anatomie, 1890, n° 5). La face *interne* de la carotide est en rapport avec la portion vasculaire du corps pituitaire, sur la face externe duquel elle creuse parfois une gouttière. Sa face *externe* est croisée, de haut en bas, par le moteur oculaire commun, le pathétique, le moteur oculaire externe et l'ophthalmique. Le moteur oculaire externe est ordinairement libre dans l'intérieur du sinus ; les autres troncs nerveux (ophthalmique, mot. oc. com., pathé.) sont inclus dans l'épaisseur de la paroi externe du sinus.

A sa sortie du sinus, l'artère croise la face externe du nerf optique et, après avoir traversé l'arachnoïde qui lui forme une gaine complète, elle se divise, au niveau de l'extrémité interne de la scissure de Sylvius, en ses quatre branches terminales.

Branches collatérales. — Dans sa portion cervicale, la carotide interne ne donne pas, normalement, de branches collatérales; très exceptionnellement, elle peut donner une pharyngienne ou une occipitale. — Dans sa portion intra-pétreuse, la carotide interne fournit quelques rameaux peu importants qui se distribuent au périoste du canal, et une artériole un peu plus volumineuse, *rameau carotico-tympanique,* qui pénètre dans le canal de ce nom et se ramifie dans la muqueuse de la paroi inférieure de la caisse du tympan.

Dans sa portion *intra-crânienne,* la carotide interne fournit : *un rameau anastomotique pour l'artère vidienne,* rameau qui sort du crâne avec le nerf vidien ; un *rameau anastomotique pour l'artère méningée moyenne,* et des ramuscules très grêles pour la dure-mère, le ganglion de Gasser, et les nerfs qui cheminent dans le plexus caverneux. La seule collatérale importante est l'artère ophthalmique.

Variétés de la carotide interne. — L'absence de la carotide interne a été notée par Todd (1787). Sans disparaître entièrement, cette artère peut être très petite, plus petite même que la vertébrale correspondante. — Les variations de longueur tiennent, comme pour la carotide externe, à la bifurcation tardive ou prématurée de la carotide primitive. — La carotide interne peut fournir anormalement certaines branches de la carotide externe : artères pharyngienne ascendante, linguale, transverse de la face; on a également signalé d'autres branches surnuméraires, comme une artère méningée accessoire, une branche anastomotique pour l'artère basilaire, une autre pour les sinus sphénoïdaux. — Il existe de nombreuses variétés dans la disposition et la distribution de ses branches terminales (voir tome III, p. 693).

ARTÈRE OPHTHALMIQUE

L'artère ophthalmique, qui distribue ses nombreuses branches à l'œil et aux annexes de l'œil, naît de la carotide interne dans le crâne, sort avec le nerf optique par le canal osseux de ce nerf, traverse l'orbite et se termine dans les paupières, le front et le nez.

Elle se détache de la carotide, au moment où celle-ci émerge de la paroi supérieure du sinus caverneux.

Direction, trajet. — Elle se dirige horizontalement en avant et un peu en dehors, vers le trou ou canal optique avec le nerf optique, au-dessous duquel elle est alors placée, et pénètre dans l'orbite. Là, elle contourne le nerf, passe en dehors de lui, puis au-dessus et, continuant son trajet oblique en avant et en dehors, vient atteindre l'angle interne de l'orbite où elle se termine.

Rapports. — Dans le crâne, elle est en dehors du nerf optique ; — dans le canal optique, l'artère est au-dessous et en dehors du nerf, incluse avec lui dans le prolongement orbitaire de la dure-mère; — dans l'orbite, elle est d'abord en dehors, puis au-dessus, et enfin en dedans du nerf optique. L'art. O. est en rapport avec le ganglion ophthalmique. Ce ganglion répond, en général, au point où l'artère va croiser le nerf optique pour passer sur sa face supérieure. Le plexus sympathique qui entoure l'artère envoie constamment de petits rameaux au ganglion (racines sympathiques du ganglion). Le nerf lacrymal et le muscle droit externe sont en dehors de l'artère. — Au-dessus du nerf optique, l'artère passe sous le droit supérieur et le releveur de la paupière, qui la séparent du nerf frontal. Le nerf nasal, placé au côté interne de l'artère, affecte avec elle des rapports plus immédiats ; il peut être considéré comme son nerf satellite — En dedans du nerf optique, l'artère longe l'interstice du muscle droit interne et du grand oblique, arrive au-dessous de la poulie du grand oblique, sort alors de l'orbite avec la racine inférieure

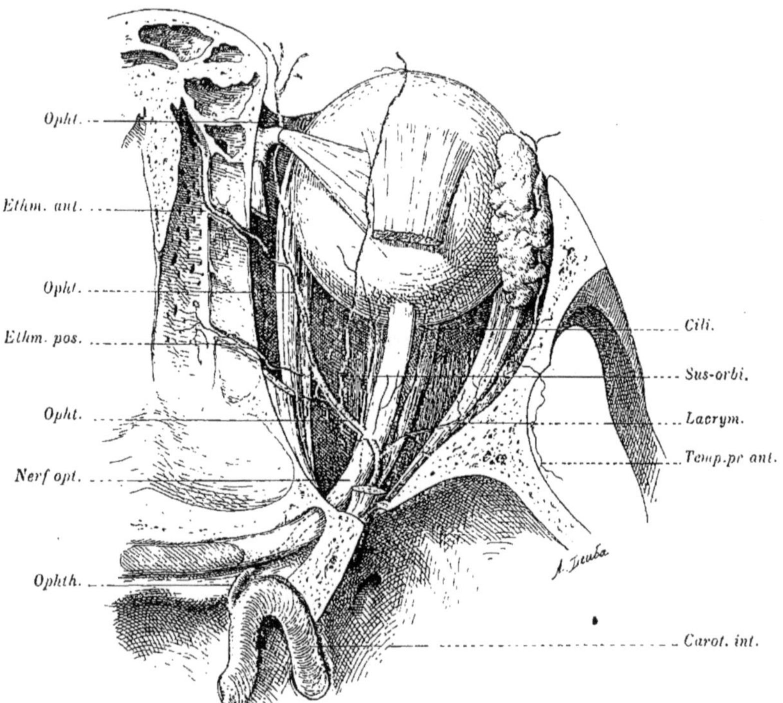

Fig. 401. — Artère ophthalmique.

(L'injection à base de glycérine n'a pas rempli les vaisseaux).

de la veine ophthalmique (Festal), et se termine en s'anastomosant avec la faciale.

Dans tout ce trajet, l'artère ophthalmique est accompagnée par une veine volumineuse, la veine ophthalmique, qui placée en dehors sur un plan inférieur, aussi souvent sous-jacente au nerf optique que sus-jacente, sort de l'orbite par la fente sphénoïdale.

Branches collatérales. — Dans son trajet orbitaire, le long de la courbure *en bayonnette* qu'elle décrit au-dessus du nerf optique, l'artère ophthalmique donne un grand nombre de branches collatérales.

Artère centrale de la rétine. — C'est la première branche qui se détache du tronc de l'ophthalmique après son entrée dans l'orbite. Nos classiques la font naître en aval de l'artère lacrymale, mais Meyer, dans un important mémoire sur cette artère (morphologische Jahrbuch, 1887, page 414) a montré que la première branche de l'artère ophthalmique était la centrale de la rétine.

Courte et grêle, elle est d'abord appliquée au nerf optique par la gaine dure-mérienne ; puis à 15 mm. environ du globe oculaire, elle plonge dans l'épaisseur du nerf optique et chemine au centre de ce nerf, accompagnée par un petit rameau nerveux (nerf de Tiedemann) vers le globe oculaire. Au moment où le nerf s'épanouit dans la rétine, l'artère centrale se divise en deux branches principales, l'une descendante, l'autre ascendante, qui rayonnent, se ramifient et s'anastomosent, formant, sous la face profonde de la rétine, un réseau à mailles serrées. L'artère centrale donne au nerf optique un grand nombre de ramifications très ténues.

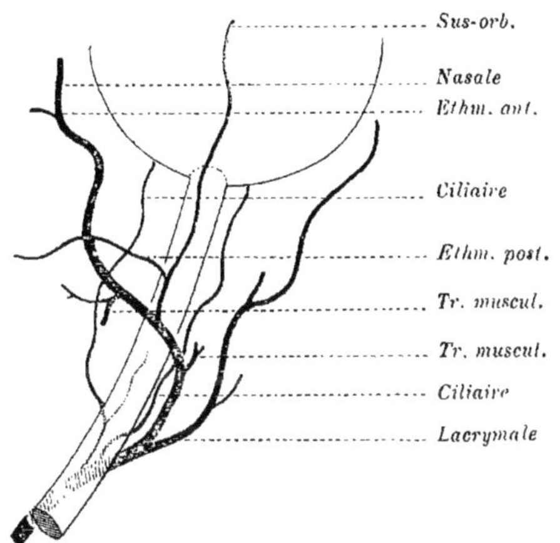

Fig. 402. — Schéma des branches de l'ophthalmique.

Chez le fœtus, l'artère centrale donne une branche antéro-postérieure qui traverse le corps vitré d'arrière en avant et va se terminer dans la membrane pupillaire ; ce rameau s'atrophie et disparaît avec cette dernière.

Artère lacrymale. — Volumineuse, elle naît du tronc de l'ophthalmique peu après son entrée dans l'orbite, au niveau de la face externe du nerf optique. Dès son origine, elle se porte en dehors, accompagnée par le nerf lacrymal, s'applique à la paroi externe de l'orbite, et suit le bord supérieur du muscle droit externe jusqu'à la glande lacrymale, qu'elle traverse en lui donnant de nombreux rameaux. Au sortir de la glande, elle est très réduite de volume et envoie ses branches terminales dans la paupière supérieure.

La veine lacrymale accompagne l'artère qui est parfois très flexueuse ; située en dedans de l'artère, elle en partage la distribution, sans que les deux réseaux soient calqués l'un sur l'autre (Festal).

Branches collatérales — L'artère lacrymale donne des rameaux au périoste et aux muscles droit externe et releveur. Un de ses rameaux, très grêle, traverse la fente sphénoïdale et s'anastomose avec la méningée moyenne (*petite artère méningienne* de Cruveilhier). Un autre traverse la paroi externe de l'orbite dans un canal osseux du malaire (*rameau malaire*), donne des rameaux osseux et s'anastomose avec la temporale profonde antérieure et la transversale de la face.

Branches terminales. — Très grêles, elles vont dans la paupière supérieure, où elles s'anastomosent avec la palpébrale supérieure, la sus-orbitaire et la temporale superficielle.

Artère sus-orbitaire, frontale externe. — Elle naît du tronc de l'ophthalmique au moment où ce tronc contourne la face supérieure du nerf optique. Elle se dirige en haut, puis horizontalement en avant entre le périoste de la voûte orbitaire et le releveur de la paupière supérieure ; dans son trajet, elle est en dehors du nerf nasal et est longée en dedans par le nerf sus-orbitaire. Elle sort de l'orbite avec ce nerf, par l'échancrure sourcilière (quelquefois le trou sourcilier), et se divise en trois branches terminales. Dans tout son trajet, elle fournit des rameaux périostiques et un ramuscule au nerf sus-orbitaire, des rameaux musculaires au droit supérieur et au releveur, et un rameau diploïque qui s'en détache au moment où elle passe dans l'échancrure sus-orbitaire.

Branches terminales. — Le plus souvent, elles sont au nombre de trois : une *branche palpébrale* qui descend dans la paupière supérieure, s'anastomose avec une branche de terminaison de l'ophthalmique, et deux *branches frontales,* qui montent en divergeant légèrement, donnent des rameaux superficiels à la peau, et des rameaux profonds au périoste. Ces branches, très longues, atteignent le sommet de la tête et s'anastomosent avec des branches de la temporale superficielle, de l'auriculaire postérieure et de l'occipitale (Voy. fig. 392).

Artères ciliaires. — Les artères ciliaires, naissant de l'ophthalmique, peuvent être divisées en *ciliaires longues* et *ciliaires courtes.*

Les *ciliaires longues,* au nombre de deux, l'une interne, l'autre externe, naissent de l'ophthalmique au-dessus du nerf optique, et se portent en avant

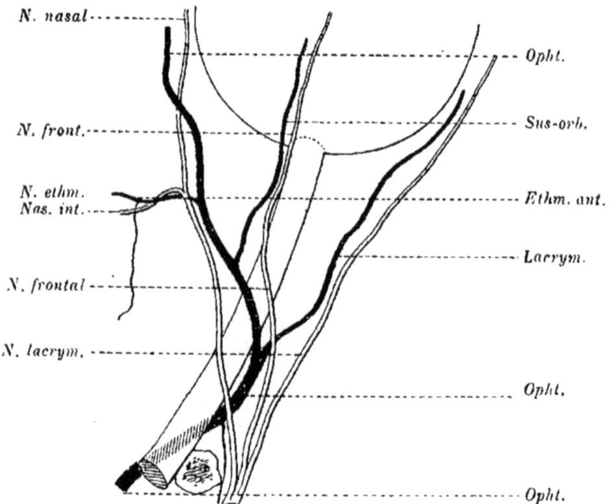

Fig. 403. — Rapports des branches artérielles de l'ophthalmique avec les nerfs.

de chaque côté de ce nerf ; longues et flexueuses, elles vont traverser obliquement la sclérotique de chaque côté et à quelque distance du point de pénétration du nerf optique, dans le plan de l'équateur de l'œil.

Elles cheminent, sans se ramifier, entre la sclérotique et la choroïde jusqu'au cercle ciliaire, dans lequel elles se divisent et anastomosent leurs branches pour former le *grand cercle artériel* de l'iris (*artères iriennes* de Chaussier).

Les *ciliaires courtes* naissent en avant des précédentes, par un, deux ou plusieurs troncs, au-dessus et au-dessous du nerf optique; très grêles et très flexueuses, elles se dirigent vers le globe de l'œil, entourant immédiatement le nerf optique. Au voisinage du globe, elles s'épanouissent en une touffe de ramuscules flexueux qui traversent la sclérotique tout autour de l'entrée du nerf optique, se ramifient sur la face externe de la choroïde et se terminent en s'avançant jusqu'aux procès ciliaires. — Leur nombre à l'entrée du nerf optique est de 8 à 10 (Sappey), 15 à 18 (Cruveilhier), 16 (Hyrtl).

Ce système des artères ciliaires est complété par les artères *ciliaires antérieures*, rameaux des artères musculaires ou de la lacrymale, qui rampent entre la sclérotique et la conjonctive et viennent traverser la sclérotique à deux ou trois mm. en dehors de la circonférence de la cornée, pour se rendre au muscle ciliaire et au grand cercle de l'iris; on les appelle encore *petites iriennes*.

Suivant Meyer (loc. cit.) cette disposition, adoptée par tous les classiques, serait exceptionnelle. Il n'y aurait point d'ordinaire deux variétés d'artères ciliaires, les unes courtes, les autres longues; le plus souvent, on observerait seulement deux troncs, naissant de l'artère ophthalmique, cheminant le long et de chaque côté du nerf optique et se divisant, avant de pénétrer dans le globe de l'œil, en rameaux fins, au nombre de onze en moyenne pour chaque tronc, qui pénètrent irrégulièrement la sclérotique autour du nerf optique. Ces conclusions de Meyer sont basées sur la dissection de trente artères ophthalmiques.

Artères musculaires. — On décrit d'ordinaire deux artères musculaires, l'une supérieure l'autre inférieure, naissant isolément; or, le plus souvent, ces artères naissent d'un tronc commun. Ce tronc naît de l'artère ophthalmique au moment où celle-ci contourne la face inférieure du nerf optique. Il se dirige immédiatement en bas et en avant et se divise presque aussitôt en deux rameaux; l'un, constant, se porte en bas vers les muscles droit inférieur, droit externe et petit oblique; l'autre inconstant et plus petit se rend aux muscles droit supérieur, droit interne, grand oblique et releveur. — Le rameau inférieur donne souvent des artères ciliaires. — La lacrymale et la sus-orbitaire donnent aussi de fins ramuscules aux muscles de l'œil.

Artères ethmoïdales. — Les artères ethmoïdales sont au nombre de deux, l'une antérieure, l'autre postérieure. Leur volume est en rapport inverse. Elles peuvent naître par un tronc commun; ce tronc est alors celui de l'ethmoïdale antérieure et cette artère donne simplement un petit rameau récurrent qui devient l'ethmoïdale postérieure; c'est la disposition que j'ai le plus souvent rencontrée (fig. 404). — D'autres fois, elles naissent isolément par deux rameaux, qui viennent de l'artère ophthalmique; cependant il n'est pas rare de voir l'ethmoïdale postérieure naître de l'artère sus-orbitaire.

Le tronc des artères ethmoïdales affecte avec le nerf nasal des rapports intimes que j'ai représentés dans le schéma 403.

Chacune des artères ethmoïdales est accompagnée par un filet nerveux qui pénètre avec elle dans les trous ethmoïdaux creusés dans l'angle supérieur et interne de l'orbite; d'ordinaire, le filet nerveux est en arrière de l'artère; pour l'eth. ant. c'est le filet ethmoïdal du rameau nasal de la branche ophthalmique de Willis, pour l'eth. post. c'est le nerf sphéno-ethmoïdal de Luschka, filet du nasal. Les artères ethmoïdales suivent les canaux ethmoïdaux (voir ostéol., t. I, p. 493, fig. 371, 403, 441), entourées par les cellules ethmoïdales. A leur sortie des canaux orbitaires, les artères ethmoïdales, intra-crâniennes, sont appliquées sur la lame criblée de l'ethmoïde et donnent des rameaux au bulbe olfactif, au nerf olfactif et à la dure-mère. Le plus souvent, l'artère ethmoïdale postérieure s'épuise à ce niveau ; exceptionnellement, elle est volumineuse et descend dans les fosses nasales par les trous de la lame criblée.

L'artère ethmoïdale antérieure a un trajet plus long. Elle suit le sulcus ethmoïdalis (v. t. I, fig. 403), s'engage dans un orifice de la lame criblée, situé sur les côtés de l'apophyse crista-galli, et arrive dans les fosses nasales. Avant de s'engager dans cet orifice, elle émet une petite artériole méningée qui se perd dans la dure-mère de la région frontale (fig. 410).

Dans les fosses nasales, l'artère ethmoïdale antérieure descend obliquement en bas et en avant sur la face postérieure des os propres du nez (fig. 399 et 400), et concourt à l'irrigation de la portion correspondante de la pituitaire.

A. palpébrale inférieure. — Volumineuse en général, elle naît de l'ophthalmique, au niveau de la poulie du grand oblique, se porte derrière le tendon du muscle orbiculaire, puis se réfléchit, et se dirige en dehors, dans l'épaisseur de la paupière inférieure qu'elle suit dans toute sa longueur pour s'anastomoser, vers l'angle externe des paupières, avec les rameaux de la transverse de la face. L'artère palpébrale inférieure forme ainsi sous la paupière, à quelques millimètres au-dessous du bord libre, une arcade palpébrale inférieure; cette arcade, située immédiatement au-dessous des bulbes ciliaires, entre le cartilage tarse et le muscle orbiculaire, donne des rameaux ascendants pour la peau, l'orbiculaire, les glandes de Meibomius, les glandes ciliaires, la conjonctive, et des rameaux descendants qui se perdent dans le muscle et la peau de la paupière en s'anastomosant avec les rameaux supérieurs de la sous-orbitaire.

A sa sortie de l'orbite, la palpébrale inférieure donne un rameau qui descend dans le canal nasal et se ramifie dans la muqueuse : c'est le rameau du canal nasal.

Artère palpébrale supérieure. — Elle naît presque au même niveau que la palpébrale inférieure, souvent par un tronc commun avec elle, et se porte en bas et en dehors, puis en dehors et en haut, formant dans la paupière supérieure une arcade, l'arcade palpébrale supérieure, dont la terminaison s'anastomose avec les rameaux de la temporale superficielle. Elle chemine entre l'orbiculaire et le cartilage tarse, près du bord libre de celui-ci, et donne, comme l'arcade palpébrale inférieure, des rameaux ascendants et descendants.

Artère frontale interne. — C'est la dernière des branches de l'ophthalmique ; la plupart des auteurs la décrivent comme l'une des branches de la bifurcation terminale de l'ophthalmique. Elle naît un peu en avant de la poulie du grand oblique, se dirige en haut et en dedans, donne à la partie interne de la paupière quelques rameaux qui s'anastomosent avec les branches de la nasale et de la palpébrale supérieure, et se divise, après un court trajet, en deux branches terminales : l'une superficielle, moins volumineuse, se rend aux téguments de la racine du nez ; l'autre, profonde, sous-musculaire, se distribue au frontal, au pyramidal, et au périoste crânien.

Branches terminales. — **Artère nasale**. — L'artère nasale est la vraie branche terminale de l'artère ophthalmique ; elle est toujours plus volumineuse que la frontale interne et parfois plus volumineuse que l'ophthalmique elle-même, par le fait de son anastomose à plein canal avec la terminaison de la faciale (Fig. 392). Elle continue la direction de l'artère, oblique en bas et en avant, et passe au-devant du tendon de l'orbiculaire. De là, elle descend dans l'angle formé par la racine du nez et la paupière inférieure, et, prenant le nom d'*artère angulaire*, s'anastomose avec la faciale par inosculation, de telle sorte qu'il est impossible d'établir une limite précise entre ces deux artères.

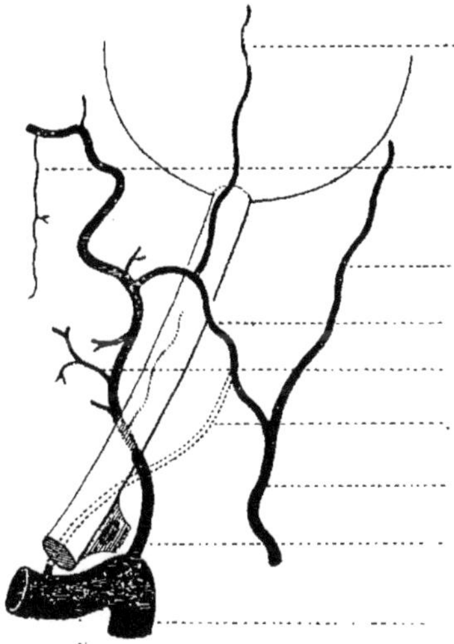

Sus-orbit.
Ethmoïdales
Lacrymale
Sus-orbitaire
Tr. muscul.
Anastom.
Tra. lacry. s. orb.
Opht.
Carot. int.

Fig. 404. — L'artère ophthalmique naît par deux branches de la carotide interne ; la lacrymale et partie de la sus-orbitaire viennent de la méningée moyenne.

Dans son trajet, l'artère nasale donne un rameau qui se rend à la paroi du sac lacrymal et une autre branche plus volumineuse, la *dorsale du nez*, qui descend sur le dos de cet organe et s'anastomose, à sa terminaison, avec l'artériole de l'aile du nez.

Variétés. *Tronc*. — J'ai vu l'artère ophthalmique passer au-dessous du nerf optique. — Elle peut naître par deux branches de la carotide interne (fig. 404) : l'une passant par le trou optique, l'autre par la fente sphénoïdale. Le rameau venu de la carotide passe par la partie la plus interne de la fente sphénoïdale et va se jeter dans l'artère ophthalmique, immédiatement après son entrée dans l'orbite. D'habitude très grêle, cette branche peut parfois acquérir des proportions considérables et suppléer alors le vrai tronc. S'il y a atrophie de la branche interne, l'artère ophthalmique passe par la fente sphénoïdale ; elle est alors située à la partie la plus interne de celle-ci, en dedans de l'anneau de Zinn et de tous les nerfs moteurs. — L'anastomose avec la méningée moyenne peut prendre un développement considérable et suppléer en totalité ou partie l'artère ophthalmique. Il n'est pas rare de voir la lacrymale naître de l'artère méningée moyenne. — L'artère, en contournant la face inférieure du nerf optique, émet un petit rameau qui, passant sur la face inférieure de ce nerf, contourne son bord interne et va se jeter à nouveau dans le tronc de l'ophthalmique, qui a décrit sa courbe sur le nerf optique. Le tronc de l'artère et son anastomose forment donc un véritable cercle autour du nerf. Quelquefois, cette anastomose acquiert des proportions considérables et peut devenir égale au vrai tronc de l'ophthalmique : dans certains cas même, elle est plus volumineuse que lui. Le tronc de l'artère passe alors au-dessous du nerf optique. Dans ces conditions l'artère sus-orbitaire naît d'un tronc commun avec la lacrymale (Meyer).

Branches. — L'artère lacrymale peut venir de la temporale profonde antérieure par l'anastomose que j'ai signalée et qui passe à travers la paroi osseuse. Plus fréquemment, l'artère lacrymale donne la temporale profonde antérieure. — L'artère lacrymale peut n'être représentée que par un petit filet sans importance qui n'arrive pas jusqu'à la glande ; l'artère lacrymale vient alors de la transverse de la face. — Les anomalies des artères sus-orbitaire et nasale sont rares et de peu d'importance; ces artères peuvent être suppléées par des branches de la faciale ou de la transverse de la face.

ARTÈRE SOUS-CLAVIÈRE

Syn. : Subclavia, truncus brachialis, Schlusselbein-oder Unterschlusselbeinpulsader, portion sous-clavière du tronc brachial de Chaussier.

Limites. — L'artère sous-clavière s'étend du tronc brachio-céphalique à droite, de la crosse de l'aorte à gauche, jusqu'à la partie moyenne de la clavicule, où elle change de nom pour prendre celui d'artère axillaire.

Cette différence d'origine s'explique par l'embryologie (voyez anomalies de la crosse aortique). La sous-clavière droite se développe aux dépens du quatrième arc aortique droit; elle est, par conséquent, l'homologue de la portion transversale de la crosse aortique qui se développe aux dépens de l'arc correspondant du côté gauche. — Au contraire,

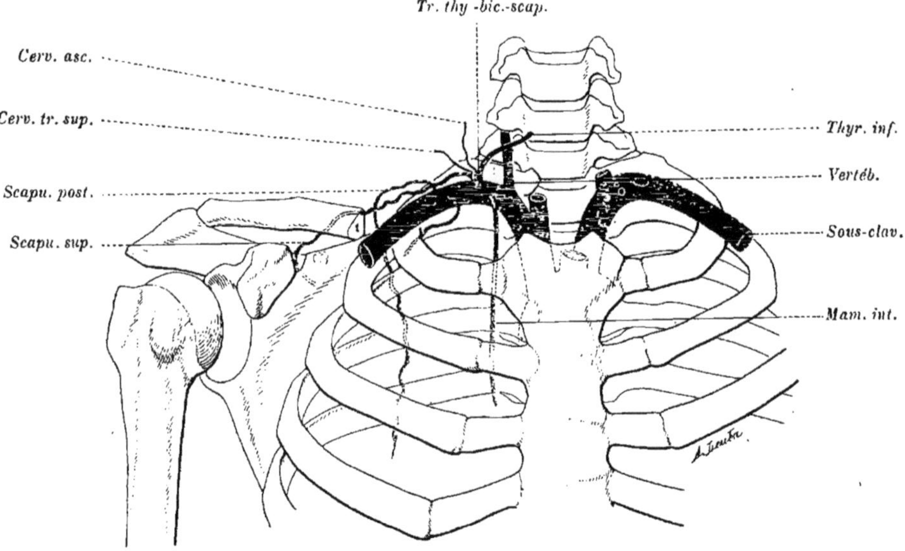

Fig. 405. — Schéma des branches de la sous-clavière.

la sous-clavière gauche se développe sous forme d'un vaisseau autonome, qui se détache de la crosse elle-même et n'est pas un dérivé des arcs aortiques primitifs. Ce mode de développement explique pourquoi le nerf récurrent du côté droit contourne la sous-clavière droite, alors que le récurrent gauche contourne la crosse aortique. Mais, il explique surtout certaines anomalies d'origine de la sous-clavière, que nous avons déjà étudiées.

Longueur. — Différentes par leur origine, les sous-clavières diffèrent encore par leur direction, leur situation, leur calibre et leurs rapports.

La sous-clavière droite est plus courte que celle du côté gauche de toute la longueur du tronc brachio-céphalique.

Direction. — La sous-clavière droite, cervicale dès l'origine, est d'abord très légèrement oblique en haut et en dehors; elle s'infléchit ensuite sur le sommet du poumon et se dirige en bas et en dehors, vers le milieu de la face inférieure de la clavicule. — Dans son ensemble, elle décrit une courbe de grand rayon, à concavité regardant directement en bas.

La sous-clavière gauche, d'abord thoracique, monte, verticale, jusqu'à la base du cou; puis, elle s'infléchit sur le dôme pulmonaire, devient transversale et enfin descend obliquement en dehors. A la courbe de la sous-clavière droite, elle ajoute toute sa portion thoracique verticale.

Situation générale. — Le tronc brachio-céphalique naissant de la crosse de l'aorte sur un plan beaucoup plus antérieur que celui de la sous-clavière gauche (v. fig. 378), il en résulte que la sous-clavière droite est plus antérieure que la sous-clavière gauche.

Calibre. — La sous-clavière droite est ordinairement un peu plus volumineuse que la sous-clavière gauche. Ces deux artères présentent, au niveau de leur partie moyenne, un rétrécissement ou *isthme* qui a été décrit par Stahel.

Ce rétrécissement est plus ou moins marqué suivant les cas, mais il est ordinairement assez notable. C'est ainsi que, mesurant la surface de section d'une artère sous-clavière gauche, Stahel a trouvé :

en amont de l'isthme.	27 mm.
au niveau —	15 —
en aval —	20 —

Quelle est la cause de ce rétrécissement? On ne peut admettre qu'il soit déterminé par le passage à travers le défilé des scalènes. Cet isthme a en effet une longueur de 10 mm. et ses 5 derniers millimètres sont situés en dehors des scalènes. On ne peut guère admettre non plus qu'il soit dû à ce que la sous-clavière donne immédiatement en amont toutes ses collatérales puisque le calibre augmente de nouveau après le rétrécissement. — Stahel explique la formation de cet isthme d'une façon tout à fait particulière. Pour lui il ne s'agirait que d'un cas particulier d'une véritable loi générale : toutes les fois qu'une artère décrit une courbe assez prononcée, il se produit au niveau du point culminant de la courbe une contraction de la veine liquide, contraction déterminée par la force centrifuge; là où la veine liquide se contracte le vaisseau devient nécessairement plus étroit.

Rapports. — Au point de vue des rapports on doit diviser la sous-clavière en trois portions : la première située en dedans des scalènes *pré-scalénique*, la deuxième entre les scalènes *inter-scalénique*, et la troisième en dehors des scalènes *post-scalénique*.

1re **portion.** — Les rapports de cette portion pré-scalénique diffèrent pour la sous-clavière droite et pour la sous-clavière gauche.

Sous-clavière droite. — *En avant,* l'artère sous-clavière est recouverte par les plans suivants : peau, tissu cellulaire sous-cutané, peaucier, clavicule et insertions inférieures du sterno-cléido-mastoïdien, du sterno-cléido-hyoïdien, et du sterno-thyroïdien. Au-dessous de ces muscles, on trouve le confluent veineux formé par la réunion de la jugulaire interne et de la sous-clavière. Dans la veine sous-clavière, tout près de ce confluent, viennent se jeter les veines jugulaire antérieure, jugulaire externe, et vertébrale. Cette dernière descend verticalement jusqu'au confluent; la jugulaire externe et la jugulaire antérieure, venues la première de la région sus-claviculaire, la deuxième de la région médiane antérieure du cou, abordent la veine sous-clavière après un trajet horizontal, rétro-claviculaire pour la jugulaire externe, rétro-sternal pour la jugulaire antérieure : signalons à ce niveau des ganglions lymphatiques et la grande veine lymphatique. — En arrière de ce plan veineux, trois cordons nerveux verticaux croisent la face antérieure de l'artère : en dehors, le phrénique, en dedans le pneumogastrique, entre les deux, un gros rameau sympathique.

Le phrénique croise l'artère immédiatement en dedans de l'origine de la mammaire, avec laquelle il affecte d'étroites connexions ; il envoie à ce niveau un filet récurrent qui croise la face inférieure de l'artère sous-clavière, pour gagner le ganglion cervical inférieur du sympathique, ou une des branches afférentes de ce ganglion. — Le pneumogastrique croise l'artère tout près de son origine et émet à ce niveau le nerf récurrent, dont la courbe embrasse l'artère par sa concavité. — Le sympathique se comporte ordinairement de la

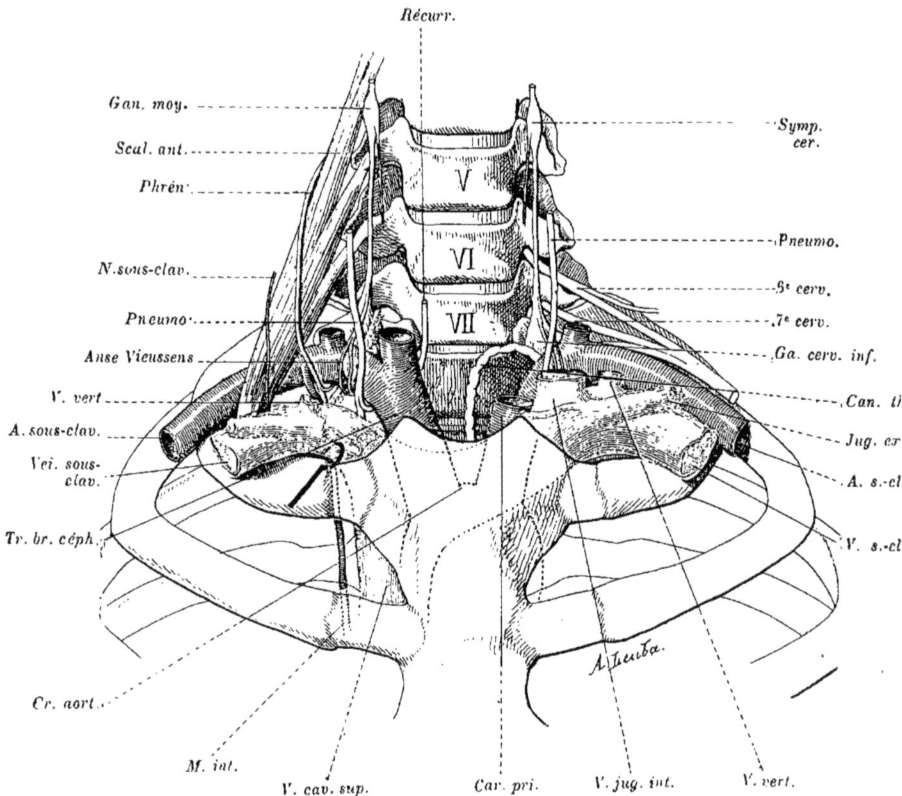

Fig. 406. — Rapports de la sous-clavière. — Schéma.

façon suivante : au niveau du disque qui sépare la sixième vertèbre cervicale de la septième, le sympathique cervical se divise en deux troncs ou plus exactement en deux groupes de rameaux : un groupe postérieur qui gagne directement le ganglion cervical inférieur, en passant derrière l'artère ; un groupe antérieur qui passe en avant de la sous-clavière, contourne sa face inférieure et gagne, par un trajet récurrent, le bord inférieur du ganglion, formant ainsi une anse (anse de Vieussens). En somme, trois anses nerveuses contournent la face antérieure de l'artère.

En arrière, la sous-clavière droite répond à l'apophyse transverse de la septième cervicale dont elle est séparée par la portion verticale du nerf récurrent, le ganglion cervical inférieur du grand sympathique, la première racine antérieure dorsale, et le muscle transverso-pleural.

En bas, la sous-clavière répond à la plèvre; cette face inférieure est ordinairement croisée par les veines qui correspondent au tronc cervico-intercostal, veines parmi lesquelles se trouve la jugulaire postérieure de Walther, qui gagne la veine sous-clavière.

En haut, elle fait angle avec la carotide primitive et donne la plupart de ses branches qui, comme nous le verrons, naissent en dedans des scalènes.

Sous-clavière gauche. — La première portion de la sous-clavière gauche est

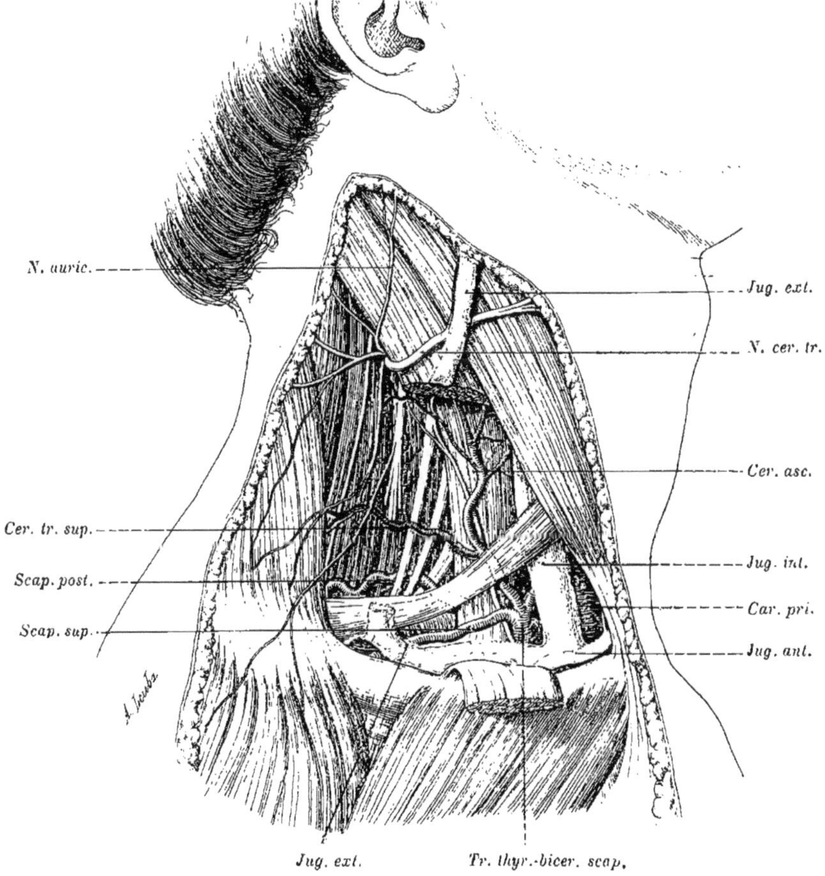

Fig. 407. — Région sus-claviculaire.

beaucoup plus longue que celle de la sous-clavière droite, de toute la longueur de sa portion thoracique. Dans ce trajet intra-thoracique, l'artère sous-clavière répond : *en avant,* à la carotide du même côté, et à l'origine du tronc veineux brachio-céphalique gauche qui la sépare du sternum ; — *en arrière,* elle est en contact presque immédiat avec la colonne dorsale, dont la sépare la partie inférieure du muscle long du cou ; — *en dedans*, elle répond à la face latérale gauche de la trachée et surtout de l'œsophage, au nerf récurrent correspondant et à de nombreux ganglions lymphatiques ; — *en dehors*, elle répond à la plèvre médiastine qui la sépare de la face interne du poumon gauche.

Dans son trajet cervical, elle présente les mêmes rapports généraux que la sous-clavière droite. Ici, comme à droite, le phrénique et le sympathique croisent perpendiculairement la face antérieure de cette portion cervicale, mais le pneumogastrique, situé plus en dedans, descend verticalement en avant de la portion thoracique. Ajoutons encore, comme rapport spécial de la sous-clavière gauche, le canal thoracique, dont la crosse enjambe la sous-clavière pour se jeter dans le confluent des veines jugulaire interne gauche et sous-clavière du même côté (voy. fig. 406).

2e portion. — *Entre les scalènes*, la sous-clavière répond : *en avant*, au scalène antérieur, *en bas* à la première côte, excavée en gouttière que limite en avant le tubercule de Lisfranc sur lequel s'insère le scalène antérieur ; *en arrière* et *en haut*, aux cordons du plexus brachial qui séparent l'artère des scalènes moyen et postérieur.

3e portion. — Dans sa troisième portion, l'artère sous-clavière chemine à la base du creux sus-claviculaire : *en haut*, elle est recouverte par les plans suivants : la peau et le tissu cellulaire sous-cutané, dans lequel se trouvent le peaucier, les branches sus-claviculaires du plexus cervical superficiel et la veine jugulaire externe, qui perfore l'aponévrose un peu en arrière du bord postérieur du muscle sterno-cléido-mastoïdien ; au-dessous, l'aponévrose cervicale superficielle, une couche épaisse de graisse, des ganglions lymphatiques et enfin le muscle omo-hyoïdien, prolongé jusqu'à la clavicule par l'aponévrose cervicale moyenne. — *En bas*, l'artère repose sur le premier espace intercostal. — *En avant* elle répond à la veine sous-clavière et à l'artère sus-scapulaire (rétro-claviculaire) qui la sépare de la clavicule. — *En arrière*, elle est en rapport avec les nerfs du plexus brachial traversés à ce niveau par l'artère scapulaire postérieure.

Branches collatérales. — La sous-clavière donne naissance à neuf branches qui sont : la *vertébrale*, la *thyroïdienne inférieure*, la *cervicale ascendante*, la *cervicale transverse superficielle*, la *scapulaire supérieure*, la *mammaire interne*, la *cervicale profonde*, l'*intercostale supérieure*, la *scapulaire postérieure*.

Quelques-unes de ces artères naissent de la sous-clavière par des troncs communs. Le plus souvent on trouve la disposition indiquée dans le tableau suivant :

— Vertébrale.

— Tronc thyro-bi-cervico scapulaire donnant { thyroïd. inférieure, cervicale ascendante, cervicale transverse superficielle, scapulaire supérieure.

— Mammaire interne.

— Tronc cervico-intercostal donnant { cervicale profonde. / intercostale supérieure.

— Scapulaire postérieure.

Cette nomenclature est loin d'être universellement acceptée. Certaines des branches que nous regardons comme des branches autonomes sont regardées par d'autres auteurs comme simples rameaux des collatérales de premier ordre de la sous-clavière. Ces auteurs ne décrivent à la sous-clavière que cinq collatérales. Mais, la confusion vient surtout de la multiplicité des dénominations données à chacune des branches de la sous-clavière, et de ce fait qu'un même nom désigne, suivant les auteurs, des artères différentes.

Les branches de la sous-clavière se détachent du tronc dans l'ordre suivant : en premier lieu la vertébrale qui naît de la face supérieure de l'artère ; puis, un peu en dehors de la vertébrale, naissent au même niveau, la mammaire interne et le tronc cervico-intercostal, qui se détachent, la première de la face antérieure, le deuxième de la face postérieure de la sous-clavière ; enfin à deux

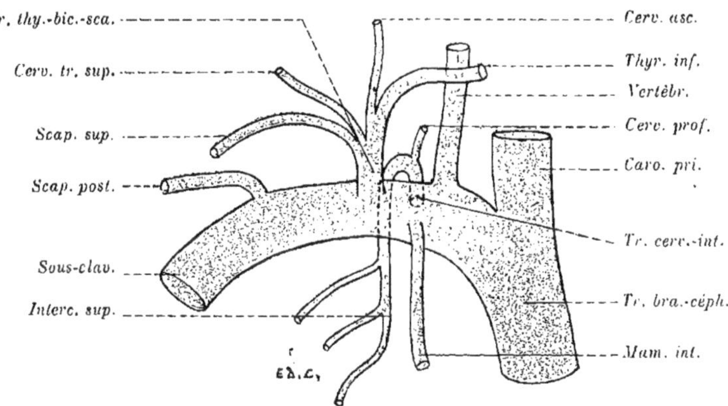

Fig. 408. — Schéma des branches de la sous-clavière.

ou trois mm. plus en dehors, le tronc thyro-bi-cervico-scapulaire qui naît de la partie supérieure de la sous-clavière. L'origine de ces quatre collatérales est *en dedans du bord interne du scalène antérieur*, c'est-à-dire sur la première portion de l'artère. La distance qui sépare le point d'émergence de la vertébrale de celui du tronc thyro-bi-cervico-scapulaire ne dépasse pas 25 mm. Beaucoup plus en dehors, au niveau du point où la sous-clavière vient de franchir les scalènes, elle donne sa dernière branche, la scapulaire postérieure.

Variétés. — Les variétés d'origine ont été étudiées avec la crosse de l'aorte, nous n'y reviendrons pas. — Certains rapports anormaux tiennent aux anomalies d'origine et nous les avons indiqués avec ces dernières (voyez page 655 et suiv.); d'autres sont liées à l'existence d'une côte surnuméraire ; dans ces cas, la sous-clavière passe ordinairement au-dessus de la côte supplémentaire (Adams, Halbertsma). — Les rapports de l'artère avec le scalène antérieur sont des plus variables ; elle peut passer en avant de ce muscle (anomalie relativement fréquente) ou entre ses faisceaux (Robert, Quain, Knox... etc.). — Hyrtl, Schwegel ont vu la sous-clavière former autour du scalène antérieur un anneau artériel.

La bifurcation de la sous-clavière est rare. Beck en a décrit un cas remarquable (Archiv. für physiol. Heilkunde, 1846).

Branches surnuméraires. — La sous-clavière peut fournir anormalement : une racine accessoire pour l'artère vertébrale ; une artère vertébrale accessoire passant par le trou de la septième apophyse transverse ; un vaisseau aberrant qui descend derrière l'artère vertébrale et l'œsophage, et se termine dans les parois de l'aorte thoracique. Ce rameau est intéressant au point de vue morphologique, car il représente la racine droite descendante de l'aorte thoracique, racine qui enjambe la bronche droite, comme sa racine gauche enjambe la bronche gauche (Wood, transact. of the pathol. soc., 1859, X, 123) ; — une artère thyroïdienne inférieure (arteria thyroïdea ima des Allemands), qui passe en avant de la carotide primitive ; — un tronc commun pour les artères thyroïdiennes inférieures droite et gauche (Barclay, S. Burns Diseas of the Heart, 1809, page 290). — Une artère thyroïdienne inférieure accessoire, se distribuant au lobe droit de la glande thyroïde (Alquier-Dubrueil). Il ne faut pas confondre cette dernière avec la « thyroïdea ima » : celle-ci se distribue à la partie moyenne du corps thyroïde, alors que l'artère thyroïdienne accessoire se distribue aux lobes latéraux de la glande. Il peut y avoir de chaque côté deux artères thyroïdiennes inférieures accessoires et deux « thyroïdea ima ». Il en résulte l'existence de huit artères thyroïdiennes ; cela se rencontrait dans un cas de Hyrtl sur un sujet qui présentait deux thyroïdiennes supérieures, deux thyroïdiennes inférieures venant de la sous-clavière, deux thy. accessoires, deux arteriæ thyroïdeæ imæ : de ces deux dernières, l'une, la gauche venait de la crosse de l'aorte, l'autre provenant du tronc brachio-céphalique (Hyrtl, Oesterr. Zeitsch. f. Heilk. 1860, § 324) ; — une artère mammaire interne accessoire ; — une fine artère pour le plexus brachial, fréquente d'après Quain. Une artère péricardique (Dieterich) ; une artère bronchique, le plus souvent la droite (Turner médico-chirurg. transact. 1862-XXX). Cette anomalie répéterait la disposition normale chez quelques animaux ; — la collatérale interne inférieure (Labatt. London, médical gazette, 1838, I, 8) ; — les artères thoracique externe, sous-scapulaire, circonflexe antérieure et postérieure ; — une artère aux ganglions de l'aisselle ; — l'artère humérale profonde (Zagorsky, Mémoires de l'académie des sciences de Saint-Pétersbourg, 1809, 1, 386.

ARTÈRE VERTÉBRALE

(*Arteria vertebralis, Wirbelpulsader*).

L'artère vertébrale est la première des branches de la sous-clavière. Elle naît, comme nous l'avons dit, à la partie supérieure de la première portion du vaisseau et monte par le canal des apophyses transverses vers la protubérance, le bulbe et la partie postérieure du cerveau et du cervelet.

Dès son origine, elle se porte en haut et en arrière, passe en avant de l'apophyse transverse de la septième vertèbre cervicale, et s'engage dans le canal osseux de l'apophyse transverse de la sixième. Elle monte alors, verticale, et traverse successivement les trous ou canaux des apophyses des cinquième, quatrième, troisième et deuxième cervicales. Arrivée au-dessous de l'axis, elle se porte très obliquement en haut et en dehors, pour gagner le trou de l'apophyse transverse de l'atlas, situé plus en dehors que les trous sous-jacents ; elle traverse ce conduit osseux, décrivant une courbe à concavité antérieure qui embrasse la face externe et la face postérieure des masses latérales de l'atlas, sur lesquelles elle creuse une gouttière profonde ; perfore les ligaments atloïdo-occipitaux postérieurs et la dure-mère, entre l'arc postérieur de l'atlas et l'occipital, et pénètre ainsi dans la cavité crânienne. Alors, se portant en haut et en avant, elle contourne la face latérale du bulbe et vient se réunir à la vertébrale du côté opposé, au niveau du sillon qui sépare la protubérance du bulbe, pour former le *tronc basilaire*.

Rapports. — De son origine au trou de la sixième vertèbre cervicale, la vertébrale occupe la partie la plus profonde de la région sus-claviculaire ; à ce niveau, elle répond : *en avant,* à la veine vertébrale, qui passe devant l'artère pour se jeter dans la veine sous-clavière, à la partie antérieure de l'anse de

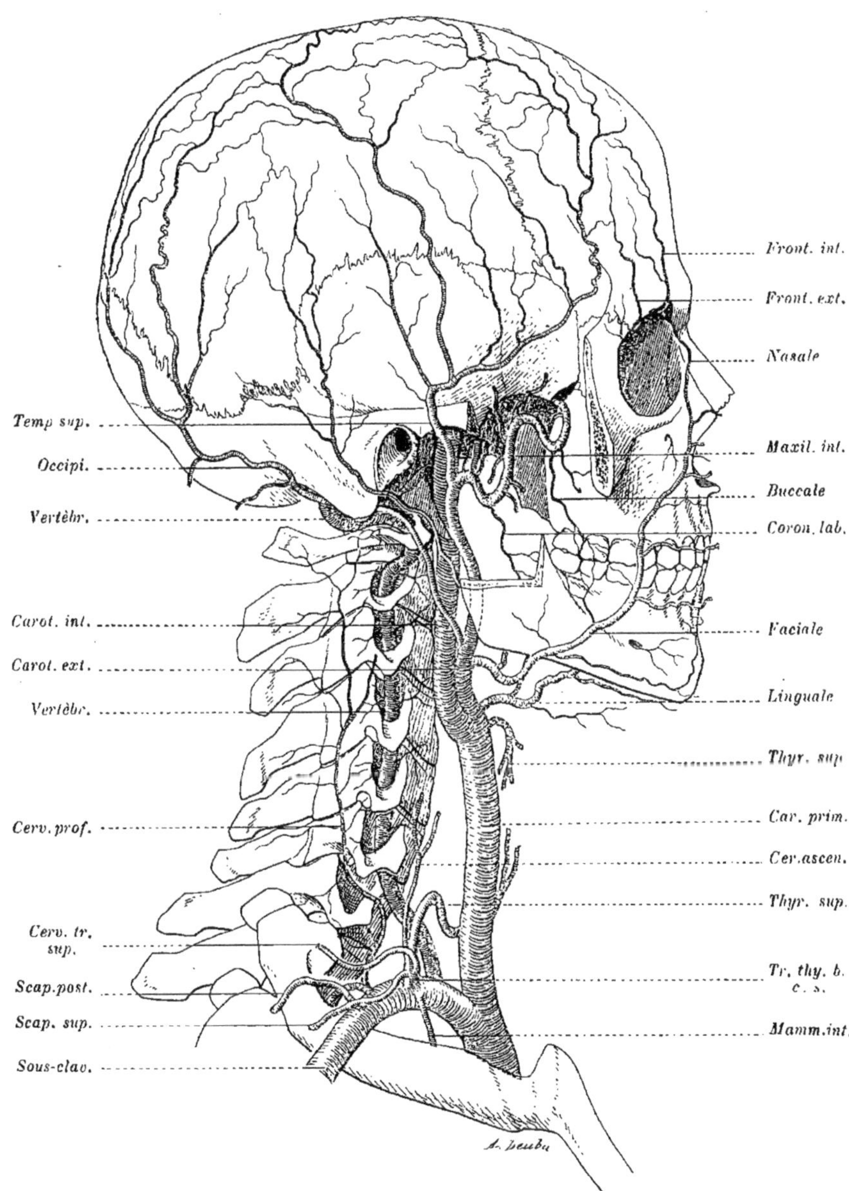

Fig. 409. — Les carotides, la sous-clavière et ses branches.

Vieussens et à l'artère thyroïdienne inférieure, qui la croise perpendiculairement; — *en arrière,* elle répond à la terminaison de la veine jugulaire postérieure, au ganglion de Neubauer et à la branche antérieure de la première paire dorsale et de la septième cervicale; — *en dehors*, elle est en rapport avec le muscle transverso-pleural (Sébileau); — *en dedans*, elle répond à la jugulaire interne, à la carotide primitive et au tronc du pneumogastrique, situés sur un plan antérieur et, profondément, au muscle long du cou.

Dans son trajet par le canal mi-osseux, mi-musculaire, que forment les trous des apophyses transverses réunies par les muscles intertransversaires, antérieurs et postérieurs, la vertébrale est entourée d'un plexus veineux (plexus vertébral) et accompagnée d'un tronc nerveux (nerf vertébral de François Franck); elle croise les nerfs cervicaux en passant au-devant d'eux.

Entre l'atlas et l'axis, elle entre en rapport, en arrière, avec le muscle grand oblique. — Entre l'atlas et l'occipital, elle répond en arrière au petit oblique, en avant à la gouttière osseuse de la face postérieure des masses latérales. — Après avoir perforé la dure-mère rachidienne et l'arachnoïde, elle pénètre dans la cavité crânienne et chemine d'abord entre la face interne des masses latérales de l'occipital et la face latérale du bulbe, puis entre la face antérieure du bulbe et la gouttière basilaire.

Au niveau du bord inférieur de la protubérance, elle s'unit à celle du côté opposé pour donner naissance au *tronc basilaire*. Celui-ci, impair et médian, chemine entre la face antérieure de la protubérance et la gouttière basilaire; arrivé au niveau du bord supérieur de la protubérance, il se divise en deux branches terminales, les deux artères cérébrales postérieures.

Branches collatérales. — La vertébrale fournit de nombreuses collatérales. On peut les diviser en trois groupes : branches naissant de la portion cervicale de la vertébrale; branches naissant de sa portion intra-crânienne; branches naissant du tronc basilaire.

Branches naissant de la portion cervicale. — Au niveau du cou, la vertébrale ne fournit que quelques rameaux insignifiants. En passant entre les apophyses transverses, elle émet quatre ou cinq rameaux peu volumineux : ce sont les *rameaux spinaux*, qui pénètrent avec les nerfs rachidiens dans la cavité vertébrale où ils se comportent comme les rameaux spinaux des artères intercostales. La vertébrale cervicale fournit encore quelques rameaux musculaires, de nombre et de volume très variables, qui se distribuent aux muscles prévertébraux, aux muscles spinaux et aux muscles intertransversaires. Enfin, elle fournit quelques branches grêles aux articulations des apophyses articulaires et aux articulations unci-vertébrales.

Branches naissant de la portion intra-crânienne. — *Dans le crâne*, la vertébrale fournit quatre branches.

1° L'*artère méningée postérieure* (*occipito méningienne de Chaussier*). — Cette branche se détache de la vertébrale, aussitôt après que celle-ci a traversé la dure-mère rachidienne; elle se dirige en haut et en dehors, cheminant dans la fosse cérébelleuse; au niveau de la tente du cervelet, elle se recourbe et se ramifie sur la face inférieure de l'organe.

2° L'*artère spinale postérieure.* — On appelle ainsi, bien à tort, une branche très grêle qui naît de la vertébrale peu après que cette artère a traversé la dure-mère, contourne les faces latérales du bulbe, passe entre les fibres radiculaires du spinal et arrive sur la face postérieure de la moelle, où elle se divise en deux rameaux : l'un *ascendant* ou *ventriculaire* gagne la partie latérale du quatrième ventricule ; l'autre, *descendant* ou *spinal*, représente la continuation de l'artère.

Ce rameau spinal chemine, très flexueux, sur les côtés de la face postérieure de la moelle, où il se subdivise en deux artérioles, qui descendent l'une en avant, l'autre en arrière des racines postérieures des nerfs spinaux. Cette

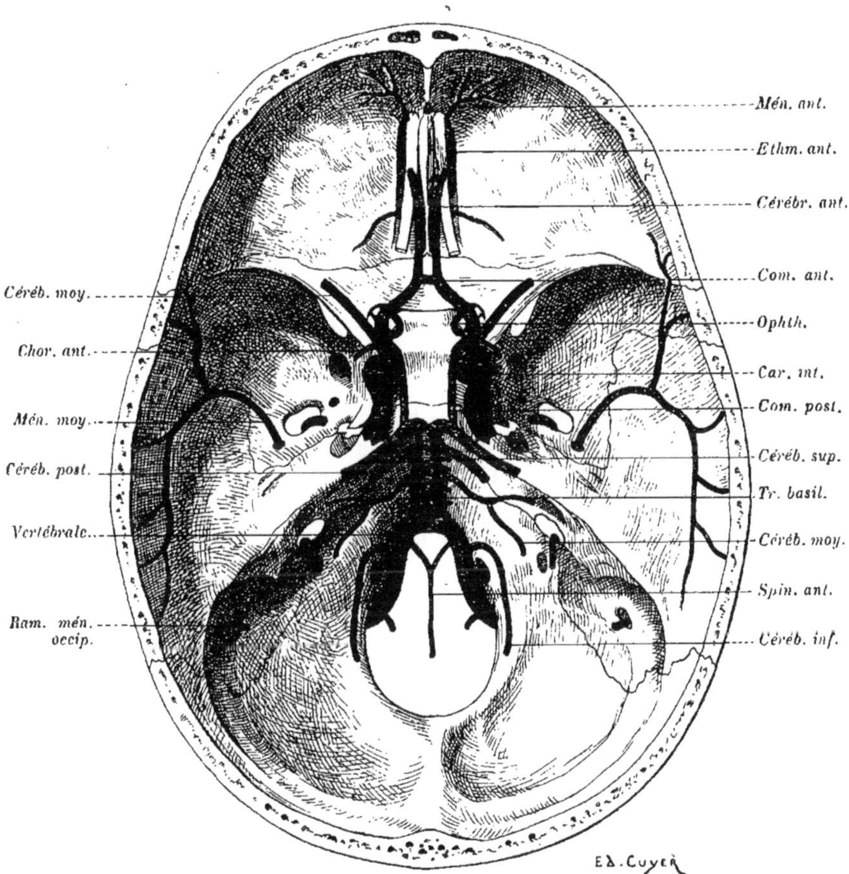

Fig. 410. — Les artères de la base du crâne.

artère spinale postérieure, émanée de la vertébrale, *s'épuise bientôt ;* mais, elle est continuée par des rameaux venus des branches spinales cervicales, dorsales et lombaires qui, s'anastomosant entre eux par leurs branches médullaires, les unes ascendantes, les autres descendantes, constituent l'*artère spinale postérieure vraie* (Voyez à ce sujet la description de Charpy, in tome III, page 254 et la reproduction des belles figures de Kadyi à la même page).

3° L'*artère spinale antérieure,* plus volumineuse que la précédente, se détache de la vertébrale au-dessus de la postérieure, tout près du tronc basilaire dont elle peut aussi provenir; elle se porte aussitôt en bas et un peu en dedans, au-devant du bulbe, et s'anastomose avec l'artère spinale antérieure du côté opposé, pour constituer un tronc médian antérieur ; ce tronc renforcé par les artères radiculaires antérieures cervicales, dorsales et lombaires, constitue l'*artère spinale antérieure* proprement dite, qui descend jusqu'à la partie terminale de la moelle, en suivant à peu près le sillon médian antérieur de celle-ci (Voyez tome III, page 252, la reproduction de la figure de Kadyi).

4° *Artère cérébelleuse.* — (Cérébelleuse inférieure et postérieure; vertébro-cérébelleuse). — L'artère cérébelleuse naît du côté externe de la vertébrale, en regard de la précédente (voyez fig. 378, t. IV). Son calibre, parfois inégal d'un côté à l'autre, est toujours assez considérable (grande cérébelleuse inférieure, Chaussier); elle contourne les faces latérales du bulbe, passant entre les filets radiculaires du grand hypoglosse, contourne ou traverse les racines du pneumogastrique et du glosso-pharyngien, croise le corps restiforme et gagne ainsi les côtés du quatrième ventricule; là, elle s'enfonce vers la scissure interhémisphérique du cervelet et s'épuise sur le lobe médian, envoyant une ou deux branches en dehors sur la face inférieure des lobes latéraux.

Branches collatérales du tronc basilaire. — Le tronc basilaire qui a été décrit (tome IV, pages 681-682 et représenté ibid., fig. 378 et 379) fournit : 1° les *branches protubérantielles* qui, très nombreuses et très grêles, s'enfoncent dans la protubérance annulaire à laquelle elles se distribuent.

2° L'*artère auditive interne,* qui accompagne le nerf auditif dans le conduit auditif interne et se distribue à l'oreille interne.

3° L'*artère cérébelleuse moyenne* (artère cérébelleuse inférieure et antérieure) petite, qui se dirige en dehors, vers le lobule du pneumogastrique et se distribue à la face antérieure du cervelet.

4° L'*artère cérébelleuse supérieure,* qui naît du tronc basilaire, tout près de sa bifurcation, et se distribue à la face supérieure du cervelet. Elle suit dans son parcours le tronc du moteur oculaire commun dans le sillon sus-protubérantiel et se distribue à la face supérieure du cervelet (voyez t. IV, p. 682, 683 et fig. 378, 379).

Branches terminales du tronc basilaire. — Au niveau du bord supérieur de la protubérance et un peu au-dessous du bord supérieur du plan basilaire, le tronc basilaire se divise en deux branches terminales : les artères cérébrales postérieures, l'une droite, l'autre gauche. Chacune d'elles contourne le pédoncule cérébral jusqu'aux tubercules quadrijumeaux, de là, elle se porte en arrière et en dehors sur le lobe occipital, où elle se divise en ses branches terminales.

L'artère cérébrale postérieure reçoit, à 5 ou 12 mm. de son origine basilaire, la communicante postérieure, qui anastomose le système de la vertébrale avec celui de la carotide interne. Elle donne des collatérales à la protubérance, au ventricule moyen, etc., etc.; ses branches terminales, d'ordinaire au nombre de trois, se rendent à la face inférieure du lobe temporal et au lobe occipital (voyez t. IV, pages 698, 699 et fig. 386, 387).

Variétés. — L'artère vertébrale peut naître de la sous-clavière par un tronc commun avec l'une quelconque des branches de celle-ci ; mais, cette origine est d'autant plus rare que l'on considère une branche plus éloignée : on observe assez souvent une vertébrale naissant avec la thyroïdienne ou la cervicale ascendante, exceptionnellement avec la scapulaire postérieure. — La vertébrale peut naître d'un tronc autre que la sous-clavière : 1° du tronc brachio-céphalique, soit près de sa bifurcation, soit dès son origine ; 2° de la crosse de l'aorte, à une hauteur variable ; 3° de la sous-clavière gauche : dans ce cas, elle passe en arrière de l'œsophage (Struthers-Hyrtl) ; — 4° de la carotide primitive ou même de la carotide externe, par un tronc commun avec l'occipitale. Quain l'a vue naître par deux rameaux bientôt fusionnés en un seul tronc.

La longueur, la complexité du trajet de la vertébrale permettent de comprendre les variétés qu'elle peut présenter. Elle passe quelquefois par le trou de la septième apophyse transverse. Elle peut ne pénétrer que dans le cinquième, le quatrième ou même le deuxième trou transversaire. On l'a vue sortir du canal pour y rentrer ensuite (Romaglia). N. Batuzeff (Anat. anz. mai 1889) a vu le tronc basilaire manquer. Ce tronc était remplacé par une artère naissant de la carotide interne, un peu avant que celle-ci pénètre dans le canal carotidien. Cette branche anormale entrait dans le crâne par le trou condylien antérieur gauche, gagnait le plan basilaire et se comportait comme l'aurait fait un tronc basilaire normal. Les deux vertébrales étaient atrophiées.

Branches surnuméraires. — La vertébrale peut fournir l'artère thyroïdienne inférieure, l'intercostale supérieure, la cervicale profonde, l'artère occipitale (Grun) ; par contre, elle peut perdre quelques-unes de ses branches normales. — Les anomalies de ses branches intra-crâniennes sont étudiées, t. III, p. 693.

TRONC THYRO-BICERVICO-SCAPULAIRE (Farabeuf).

Syn. : Tronc thyro-scapulaire. Truncus thyreo-cervicalis (At. Allemands).

Je décris, sous cette dénomination heureuse, le tronc qui se détache de la sous-clavière et donne naissance à la thyroïdienne inférieure, à la cervicale ascendante, à la cervicale transverse superficielle et à la scapulaire supérieure. Nos classiques décrivent ces quatre branches comme naissant, à l'ordinaire, directement de la sous-clavière, alors qu'une telle disposition est plutôt exceptionnelle. Les Allemands (Henle, Luschka, etc.) décrivent le tronc commun aux quatre branches sous le nom de truncus thyreo-cervicalis, tronc thyro-cervical de Sebileau.

Toujours très volumineux, ce tronc se détache de la partie antéro-supérieure de la sous-clavière, à quelques millimètres en dehors de la naissance de la mammaire interne et du tronc cervico-intercostal. Dès son origine, il se porte en haut et un peu en avant, et, après un trajet très court variant entre 2 et 10 mm., il se divise en quatre branches : *thyroïdienne inférieure, cervicale ascendante, cervicale transverse superficielle et scapulaire supérieure.* Dans un certain nombre de cas, le tronc thyro-scapulaire donne simultanément ces quatre branches ; le plus souvent, il se divise en deux branches : l'une interne qui donne naissance à la thyroïdienne inférieure et à la cervicale ascendante ; l'autre, externe, qui se divise en cervicale transverse superficielle et en scapulaire supérieure. C'est ce qui explique pourquoi la plupart de nos classiques décrivent la cervicale ascendante comme branche de la thyroïdienne inférieure et la cervicale transverse superficielle, comme branche de la scapulaire supérieure. Il est assez rare de voir l'une de ces quatre branches naître isolément du tronc de la sous-clavière, et plus rare encore de voir les quatre se détacher séparément de ce tronc.

Variétés. — Le tronc thyro-cervical peut manquer ; ses quatre branches naissent isolément de la sous-clavière ; il est beaucoup plus fréquent de le voir se scinder en deux troncs, l'un donnant naissance à la thyroïdienne inférieure et à la cervicale ascendante, l'autre à la scapulaire supérieure et à la cervicale transverse superficielle. — Le tronc thyro-cervical peut naître en dehors du scalène antérieur (Quain), ou entre les scalènes. Dans un cas où le tronc thyro-cervical naissait entre les scalènes, Gruber l'a vu perforer le scalène antérieur. — Le nombre des branches du tronc thyro-cervical peut être porté à cinq par l'adjonction aux quatre branches normales d'une branche surnuméraire comme la vertébrale, la mammaire interne, la cervicale profonde, l'intercostale supérieure.

THYROIDIENNE INFÉRIEURE

La thyroïdienne inférieure est la plus interne des branches du tronc T. B. S. Son calibre, toujours considérable, est en raison inverse de celui de l'artère thyroïdienne supérieure du même côté.

Dès son origine, elle se porte verticalement en haut, jusqu'au niveau de l'apophyse transverse de la cinquième cervicale ; là, elle s'infléchit brusquement, redevient descendante, puis transversale et enfin de nouveau ascendante, pour gagner l'extrémité inférieure du lobe latéral du corps thyroïde, où elle se divise en deux branches terminales. Elle décrit ainsi deux courbes, l'une, externe et profonde, dont la concavité regarde en bas et un peu en avant, l'autre, interne et moins profonde, dont la concavité regarde en haut et un peu en arrière.

La thyroïdienne inférieure affecte les rapports suivants. — *En arrière,* elle répond aux apophyses transverses des sixième et cinquième vertèbres cervicales, dont elle est séparée par le long du cou, par l'aponévrose prévertébrale et par l'artère et la veine vertébrales qui, d'abord placées au-devant de la thyroïdienne inférieure, passent ensuite en arrière d'elle ; — *en avant,* elle répond à la carotide primitive, à la jugulaire interne, au pneumogastrique et au sympathique, qui la croisent perpendiculairement et qu'elle embrasse dans la concavité de sa courbure externe ; — *en dehors,* la partie initiale ascendante de la thyroïdienne longe le bord externe du scalène antérieur ; — *en dedans,* sa partie terminale, également ascendante, longe la trachée et l'œsophage et entre en rapport avec le récurrent (voy. t. IV, p. 181 et 182).

Branches collatérales. — Dans tout ce trajet, la thyroïdienne inférieure fournit des *rameaux* musculaires aux muscles long du cou, cléido-hyoïdien, sterno-thyroïdien ; des rameaux œsophagiens et trachéaux. La plus importante de ses collatérales est *l'artère laryngée postérieure.* Cette artère, qui se détache souvent de l'une des branches terminales de la thyroïdienne inférieure, monte verticalement à côté du nerf récurrent, se termine sur la face postérieure du larynx dans les muscles crico-aryténoïdien postérieur et ary-aryténoïdien, et dans la muqueuse de la paroi postérieure du larynx.

Branches terminales. — Ces branches sont au nombre de trois : 1° une branche inférieure, qui longe le bord inférieur de l'isthme du corps thyroïde et s'anastomose à plein canal avec celle du côté opposé ; — 2° une branche postérieure, qui monte verticalement le long du bord postérieur des lobes latéraux et s'anastomose avec la branche homologue de la thyroïdienne supérieure ; — 3° une branche profonde, qui s'insinue entre la trachée et la glande, dans la partie postérieure de laquelle elle se distribue.

Variétés. — L'artère thyroïdienne inférieure peut manquer : elle est suppléée alors par l'une des autres thyroïdiennes ou par une thyroïdienne surnuméraire comme la thyroïdienne de Neubauer. — Il est rare de la voir naître d'un autre tronc que la sous-clavière, comme la carotide primitive, le tronc brachio-céphalique, la crosse de l'aorte, et même de la carotide ou de la sous-clavière du côté opposé. Dans un cas où la thyroïdienne inférieure gauche naissait de la sous-clavière droite, Barclay et Burns ont vu cette artère passer devant la trachée. Par contre, dans un cas de Luschka, la même artère, naissant de la carotide droite, gagnait le lobe gauche du corps thyroïde par un trajet rétro-trachéal. L'artère thyroïdienne inférieure peut fournir anormalement un rameau anastomotique pour l'artère vertébrale, une thyroïdea ima accessoire, l'artère crico-thyroïdienne, une ou plusieurs artères bronchiques.... etc.

ARTÈRE CERVICALE ASCENDANTE

Syn. : Branche cervicale de la thyroïdienne supérieure. — Cervicalis ascendens.

Deuxième branche du tronc T. B. S., la cervicale ascendante se porte dès son origine verticalement en haut; elle repose d'abord sur le scalène antérieur, longée en dehors par le nerf phrénique, recouverte par le muscle omoplato-hyoïdien et l'aponévrose moyenne. Elle vient ensuite se placer sur les tubercules antérieurs des apophyses transverses des vertèbres cervicales, et chemine là entre les insertions du scalène antérieur en dehors, du long du cou et du droit antérieur en dedans. Elle se termine ordinairement au niveau de la troisième vertèbre cervicale. Dans son trajet, elle donne des rameaux *musculaires* et des rameaux *spinaux*. Les premiers se distribuent au long du cou, au grand droit antérieur et au scalène antérieur. Les rameaux spinaux s'engagent dans la gouttière des apophyses transverses, passent en avant des nerfs cervicaux, en arrière de l'artère vertébrale, et pénètrent par les trous de conjugaison dans la cavité rachidienne.

Variétés. — Elle peut manquer ou présenter un volume anormal et remplacer alors en totalité ou en partie la cervicale profonde; elle peut donner naissance à la mammaire interne ou à l'occipitale.

ARTÈRE CERVICALE TRANSVERSE SUPERFICIELLE

A. cervicalis superficialis ; branche trapézienne de la scapulaire supérieure.

Troisième branche du tronc T. B. S., la cervicale transverse superficielle se porte, dès son origine, en bas et en dehors, traverse la partie inférieure du creux sus-claviculaire et s'engage sous le trapèze dans lequel elle se termine.

Recouverte d'abord par le sterno-cléido-mastoïdien, puis par l'aponévrose cervicale superficielle, elle croise successivement le nerf phrénique, le scalène antérieur et le ventre postérieur de l'omoplato-hyoïdien qui la sépare du plexus brachial. Elle chemine à une distance moyenne de 25 mm. au-dessus de la clavicule et de la sus-scapulaire qui lui est parallèle, mais a un trajet rétro-claviculaire. La cervicale transverse superficielle fournit quelques rameaux aux ganglions sus-claviculaires et à la nappe graisseuse sous-aponévrotique. Sous le trapèze, elle se divise en plusieurs rameaux terminaux : les uns, *ascendants*, s'anastomosent avec les rameaux trapéziens de l'occipitale et de l'artère cervicale profonde; les autres, *descendants*, s'anastomosent avec les rameaux de la scapulaire postérieure.

Son absence ou son dédoublement ont été souvent observés. — La cervicale transverse supérieure peut naître de la scap. post., ou donner une vertébrale accessoire (Hyrtl).

ARTÈRE SCAPULAIRE SUPÉRIEURE

Sus-scapulaire ; — transverse du scapulum; — rétro-claviculaire (Farabeuf).

Quatrième branche du tronc T. B. S., la scapulaire supérieure se dirige, dès son origine, en bas et en dehors, et vient se placer derrière la clavicule dont elle longe le bord postérieur. Elle traverse ainsi le creux sus-claviculaire et

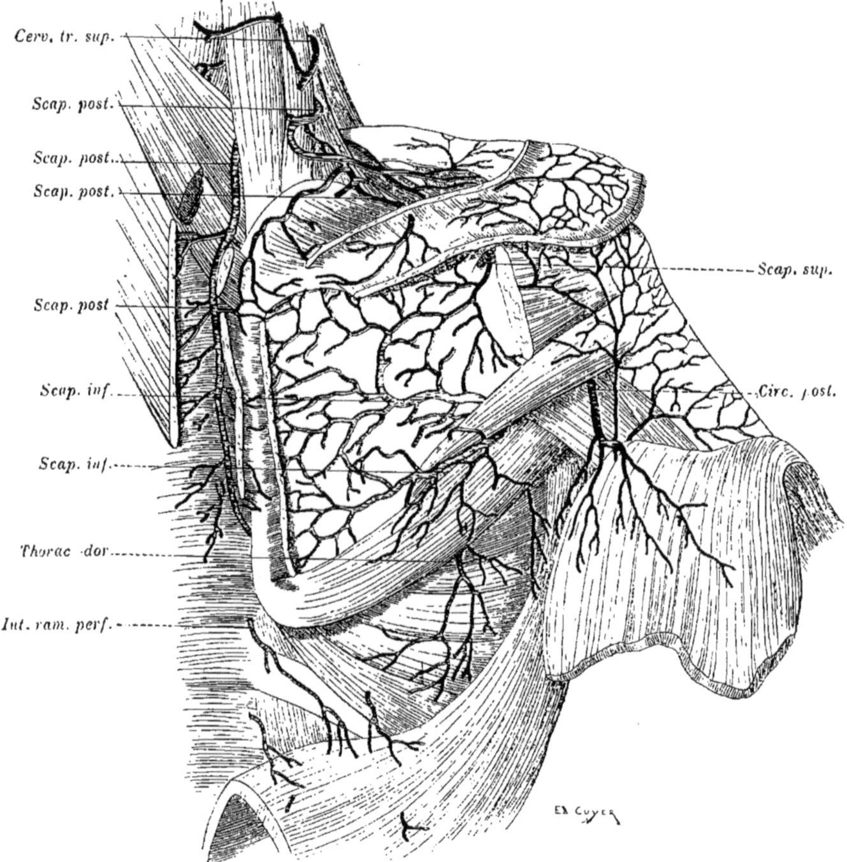

Fig. 411. — Les artères scapulaires d'après Tiedemann.

arrive au niveau du bord supérieur du scapulum. Là, elle se recourbe en arrière et passe au-dessus du ligament qui clôt l'échancrure coracoïdienne, pour descendre dans la fosse sus-épineuse, qu'elle traverse, et jusque dans la fosse sous-épineuse, en croisant le bord concave de l'épine de l'omoplate.

Rapports. — Dans le creux sus-claviculaire, elle répond en avant au bord postérieur de la clavicule; en arrière, elle croise successivement le nerf phrénique, le scalène antérieur, la veine et l'artère sous-clavière et les cordons du plexus brachial. — Au niveau du bord supérieur du scapulum, elle passe au-dessus du ligament qui transforme en trou l'échancrure coracoïdienne; le nerf sus-scapulaire, accolé à l'artère depuis le point où celle-ci a croisé le plexus brachial, l'abandonne à ce niveau pour passer avec les veines sous-scapulaires au-dessous du ligament. Enfin, dans les fosses sus- et sous-épineuses, l'artère chemine entre les muscles et le périoste.

Branches collatérales. — Dans son trajet, elle fournit de nombreuses collatérales. Ce sont : 1° un *rameau thoracique,* qui se détache de la partie initiale de la sus-scapulaire, passe en arrière de la veine sous-clavière, plus rarement en avant, et se ramifie dans le muscle sous-clavier ; souvent il traverse ce muscle et vient s'anastomoser au-dessous de lui avec les branches thoraciques de l'axillaire; 2° plusieurs rameaux *musculaires,* pour le scalène antérieur, le trapèze et le sous-scapulaire; le rameau de ce dernier muscle se détache de la scapulaire supérieure, au moment où cette artère va croiser le bord supérieur de l'omoplate ; il descend entre le muscle et l'os et s'anastomose avec la volumineuse branche que donne au sous-scapulaire la scapulaire inférieure, branche de l'axillaire ; — 3° des rameaux pour le muscle sus-épineux et pour le périoste de la fosse sus-épineuse.

Branches terminales. — Dans la fosse sous-épineuse, l'artère fournit des rameaux périostiques, osseux, musculaires. Elle s'anastomose en arcade avec la scapulaire inférieure, branche de l'axillaire, et donne un rameau qui suit le bord axillaire de l'omoplate et va s'anastomoser avec un rameau de la scapulaire postérieure.

Variétés. — Elle peut manquer et être remplacée par l'une des deux autres scapulaires. Elle peut fournir une artère sterno-cleido-mastoïdienne accessoire (Dubrueil), une thyroïdea ima (Nuhn), l'artère cervicale profonde (Krause).

ARTÈRE MAMMAIRE INTERNE

Syn. : thoracique interne ; — mammaria interna, innere brustpulsader.

L'artère mammaire interne, d'un calibre inférieur à celui de la vertébrale, est remarquable par l'étendue du trajet qu'elle parcourt et par la multiplicité de ses branches ; elle naît de la face antérieure de la sous-clavière, à 3 ou 4 mm. en dehors de la vertébrale. Dès son origine, elle se porte en bas, en avant et un peu en dedans et atteint ainsi la face postérieure du premier cartilage costal; là, elle devient verticale, croise perpendiculairement la face postérieure des six premiers cartilages costaux, et, au niveau de l'extrémité sternale du sixième espace intercostal, se divise en deux branches terminales, l'une interne, l'autre externe.

Rapports. — *Au niveau du cou,* la mammaire interne, qui répond à l'extrémité interne de la clavicule, chemine entre le dôme pleural sur le versant antérieur duquel elle est appliquée et la face inférieure de la veine sous-clavière. A ce niveau, elle est croisée par le nerf phrénique qui, d'abord situé en avant et en dehors de l'artère, passe en arrière et en dedans d'elle, contournant sa face interne (voy. fig. 406). — *Dans le thorax,* la mammaire interne est en rapport en arrière avec le feuillet pariétal de la plèvre, dont elle est séparée à partir de la troisième côte par le muscle triangulaire du sternum; en avant elle répond à la face postérieure des six premiers cartilages costaux et aux muscles intercostaux internes. Elle longe le bord du sternum à une distance qui varie suivant les auteurs.

Sappey l'évalue à 8 ou 10 mm., Cruveilhier, à 5 mm. seulement. Récemment, Delorme et Mignon (loc. cit). ont étudié cette distance sur trente sujets : comme le montrent les chiffres suivants, cette distance est des plus variables. Au niveau du premier espace, la distance oscille entre 6 et 20 mm.; — au niveau du deuxième, elle varie entre 10 et 20 mm.; — au niveau du troisième, entre 10 et 21 mm.; — au niveau du quatrième, entre 8 et 25 mm.; — au niveau du cinquième, entre 7 et 35 mm.; — au niveau du sixième enfin, entre 6 et 45 mm.

La mammaire est accompagnée de deux veines et d'une chaîne de ganglions lymphatiques. Les deux veines ne sont pas toujours en contact avec l'artère; chez certains sujets, Delorme et Mignon ont vu l'ensemble formé par les trois vaisseaux atteindre une largeur de 1 cm.

Branches collatérales. — Dans son trajet, la mammaire interne fournit de nombreuses branches collatérales. On peut les diviser en postérieures, externes et antérieures.

Les branches postérieures sont des artères *thymiques,* qui se distribuent au thymus ou à la graisse qui le remplace, des artères *péricardiques* qui se rendent sur la face antérieure du péricarde et une artère plus importante, l'*artère diaphragmatique supérieure.* Cette artère se porte en arrière et en bas et va rejoindre le nerf phrénique, sur le côté interne duquel elle se place. De calibre assez réduit, elle descend avec le nerf entre la plèvre et le péricarde jusqu'à la face supérieure du diaphragme, dans lequel elle se termine en s'anastomosant avec la diaphragmatique inférieure. Dans son trajet, elle fournit quelques rameaux très grêles à la plèvre médiastine, au thymus, au nerf phrénique et au péricarde.

Les *branches internes* sont les artères *intercostales antérieures ;* au nombre de deux pour chaque espace, l'une supérieure, l'autre inférieure, ces artères se dirigent obliquement en bas et en dehors, car elles naissent un peu au-dessus de l'espace auquel elles se rendent. D'abord situées entre le triangulaire et l'intercostal interne, elles perforent ce dernier muscle et se placent en avant de lui. Elles se terminent en s'anastomosant à plein canal avec la partie terminale des intercostales aortiques. — Le volume de ces artères est des plus variables; il n'est pas rare de voir une ou plusieurs d'entre elles faire défaut.

Les branches *antérieures,* encore appelées *branches perforantes,* sont en nombre égal à celui des espaces intercostaux que croise la mammaire interne. Elles perforent la partie la plus interne de l'espace intercostal et se distribuent au muscle grand pectoral, à la glande mammaire et à la peau. Chez la femme, surtout chez la femme enceinte, les branches qui se rendent à la glande mammaire deviennent très flexueuses et prennent un grand volume; Cruveilhier les a vues atteindre le calibre d'une radiale.

Branches terminales. — Les branches terminales sont au nombre de deux : l'une *externe* ou *thoracique*, l'autre *interne* ou *musculo-phrénique*.

La *branche externe* ou *thoracique* se dirige en bas et en dehors, formant avec le tronc de la mammaire interne un angle obtus ouvert en haut et en dehors. Elle chemine au niveau des insertions du diaphragme, en arrière du rebord cartilagineux de l'ouverture inférieure du thorax. Au niveau de chaque espace intercostal, elle donne une ou deux branches qui offrent la même disposition que les branches intercostales venues du tronc de l'artère mammaire interne. Elle fournit de nombreux rameaux au diaphragme et se termine en général au niveau du dixième espace, rarement du douzième.

La branche *interne* ou *abdominale*, d'ordinaire moins volumineuse que l'externe, continue la direction du tronc principal, sort de la cavité thoracique en passant dans l'interstice celluleux qui sépare les faisceaux sternaux des faisceaux costaux du diaphragme et pénètre dans la gaine du muscle droit. Avant de pénétrer dans cette gaine, elle émet un petit rameau qui se dirige transversalement en dedans, soit en avant, soit en arrière de l'appendice xyphoïde et s'anastomose au niveau de la ligne médiane avec un rameau analogue du côté opposé. Parvenue dans la gaine du grand droit, elle chemine d'abord entre cette enveloppe aponévrotique et le corps charnu du muscle et se termine en s'anastomosant avec l'épigastrique, vers la région ombilicale. — Les mammaires internes, leurs branches abdominales et les épigastriques constituent, dans la paroi antérieure du thorax et de l'abdomen, une double anastomose verticale entre le système aortique supérieur et l'inférieur. De plus, les intercostales thoraciques et lombaires, s'unissant aux intercostales mammaires, forment autant de traits d'union entre la grande anastomose et le système aortique.

Variétés. — Il est extrêmement rare que la mammaire interne fasse complètement défaut, mais on peut la voir considérablement réduite de volume. — Elle est quelquefois double de chaque côté. — Les variétés d'origine sont multiples ; elle naît fréquemment de la sous-clavière avec l'une des autres branches de cette artère ; on l'a vue naître encore de l'aorte, du tronc brachio-céphalique et même de l'axillaire. — Hyrtl l'a vue sortir du thorax par un espace intercostal et y rentrer par l'espace sous-jacent.

Mammaire interne accessoire. — On donne ce nom à une artère qui descend sous la plèvre, parallèlement à la mammaire interne. Signalée pour la première fois par Otto qui l'appela « ramus costalis lateralis sive intercostalis », elle a été observée par Tiedeman, Hodges, Henle qui l'appelle mammaire interne latérale, Hyrtl qui lui donne le nom d'artère intercostale médiane. Plus récemment, Rieffel en a observé un cas : l'artère, née de la sous-clavière, s'étendait jusqu'au quatrième espace intercostal, elle donnait des branches antérieures et postérieures à chaque espace. Souligoux (th. Paris, 1894, p. 73) a également décrit un cas de mammaire interne accessoire.

TRONC CERVICO-INTERCOSTAL

Le tronc cervico-intercostal se détache de la face postérieure de la sous-clavière au même niveau que la mammaire interne. Il se porte en bas et en arrière et pénètre dans la fossette sus-rétro-pleurale (Sebileau), fossette limitée en dedans par la bandelette vertébro-pleurale, en dehors par le muscle pleuro-transversaire et le ligament costo-pleural ; il passe en dehors du ganglion de Neubauer qui occupe la partie la plus interne de cette fossette et, après un parcours de 8 à 10 mm. environ, se divise en deux branches terminales. Ces deux branches sont : l'*intercostale supérieure* et la *cervicale profonde.*

ARTÈRE INTERCOSTALE SUPÉRIEURE

Syn. : A. intercostalis suprema. — A. intercostalis prima.

Branche de bifurcation inférieure du tronc cervico-intercostal, l'artère intercostale supérieure se porte verticalement en bas, jusqu'au troisième espace intercostal au niveau duquel elle se termine. Dans ce trajet descendant elle répond : en avant, à la plèvre pariétale ; en arrière, au col de la première et de la deuxième côte et aux deux premiers nerfs dorsaux qu'elle croise perpendiculairement ; en dedans, au tronc du sympathique qui lui est parallèle (voy. fig. 379).

Au niveau de chaque espace intercostal qu'elle croise, elle fournit : 1° un *rameau dorso-spinal,* qui a la même distribution que les rameaux dorso-spinaux des intercostales aortiques ; — 2° un rameau *intercostal proprement dit,* qui se comporte comme les intercostales aortiques et vient s'anastomoser en avant avec les intercostales antérieures, fournies par la mammaire interne. Ce rameau intercostal fournit des branches perforantes qui s'anastomosent avec les branches thoraciques de l'axillaire.

Le volume de l'intercostale supérieure est des plus variables ; quelquefois elle est réduite à un ramuscule très grêle et les intercostales des premiers espaces sont fournis par l'aorte thoracique. L'intercostale supérieure peut se terminer dans le deuxième espace; plus rarement elle descend jusqu'au quatrième.

Variétés. — Son volume peut être plus considérable ; elle peut descendre jusqu'aux cinquième ou sixième espace intercostal. Quain l'a vue passer par le trou de l'apophyse transverse de la septième vertèbre cervicale. L'artère intercostale peut fournir une artère bronchique, une artère pour le canal vertébral (Quain), une mammaire interne accessoire (Blandin).

ARTÈRE CERVICALE PROFONDE

Syn. : cervicalis profunda cervicalis post.

Branche de bifurcation supérieure du tronc cervico-intercostal, l'artère cervicale se porte dès son origine en haut et en arrière. Elle passe au-dessus du huitième nerf cervical, s'engage entre le col de la première côte et l'apophyse transverse de la septième vertèbre cervicale, puis monte verticalement entre le transversaire épineux et le grand complexus, dans lesquels elle s'épuise.

Au moment où l'artère cervicale profonde vient de contourner le col de la première côte, elle donne un rameau descendant qui va s'anastomoser avec la scapulaire postérieure. Dans sa portion verticale, elle donne de nombreux rameaux qui se dirigent en dehors, se distribuent au petit complexus, au splenius et à l'angulaire de l'omoplate.

Variétés. — Elle peut être très réduite ; elle est alors suppléée par les rameaux cervicaux de la vertébrale, par la scapulaire postérieure ou par une branche anormale de la thyroïdienne inférieure ou de la cervicale ascendante. — Elle peut passer entre les apophyses transverses de la septième et de la sixième ; ou même de la sixième et de la cinquième cervicales. On l'a vue donner une artère vertébrale accessoire.

ARTÈRE SCAPULAIRE POSTÉRIEURE

Transversa colli, cervicale transverse.

L'artère scapulaire postérieure est la plus externe des branches de la sous-clavière. Elle naît ordinairement entre les scalènes, quelquefois même un peu en dehors d'eux. Dans la grande majorité des cas, elle se détache isolément de la sous-clavière ; exceptionnellement, elle naît du tronc T. B. S. ou du tronc cervico-intercostal.

Son volume moins considérable que celui de la vertébrale, de la thyroïdienne inférieure et de la mammaire interne, dépasse celui des autres branches de la sous-clavière : il est d'ailleurs en raison inverse de celui des autres scapulaires.

Dès son origine, la scapulaire postérieure se porte en haut ; puis, elle change de direction et devient horizontale ; elle se dirige alors en dehors, en décrivant de nombreuses flexuosités, traverse les cordons du plexus brachial et arrive au niveau de l'angle supérieur du scapulum. Là, elle descend le long du bord spinal de l'omoplate, jusqu'à l'angle inférieur de cet os au niveau duquel elle se termine.

Rapports. — Dans sa portion *horizontale* ou *cervicale,* la scapulaire postérieure repose sur le *plexus brachial* qu'elle traverse entre le sixième et le septième nerf cervical, plus rarement entre le septième et le huitième, et sur la saillie du scalène moyen et du scalène postérieur. — En *avant,* elle répond d'abord à l'aponévrose moyenne et à l'omoplato-hyoïdien, puis elle s'engage sous le trapèze et enfin sous l'angulaire de l'omoplate. — Dans sa portion *verticale* ou *scapulaire,* elle chemine parallèlement au bord spinal de l'omoplate, en arrière du dentelé postérieur et supérieur sur lequel elle repose, en avant du rhomboïde qui la recouvre.

Branches collatérales. — Dans sa portion cervicale, la scapulaire postérieure donne plusieurs rameaux assez grêles aux scalènes, au sterno-cléido-mastoïdien, au peaucier, aux téguments et aux nerfs du plexus brachial. Elle peut aussi fournir l'artère scalénique (voy. page 722). — En atteignant le bord antérieur du trapèze, elle fournit une artère volumineuse qui chemine entre l'angulaire de l'omoplate et le trapèze et se distribue à ces deux muscles, ainsi qu'au splénius et au sus-épineux. Ce rameau *artère trapézienne,* s'anastomose avec les branches postérieures de l'artère vertébrale, avec l'artère cervicale profonde et la cervicale transverse superficielle. — Dans sa portion verticale, l'artère donne des rameaux *postérieurs* pour le rhomboïde, le trapèze et les téguments du dos ; des rameaux *antérieurs* pour le petit dentelé supérieur ; des rameaux *internes* qui vont à la masse commune et s'anastomosent avec les rameaux dorsaux des intercostales, et des rameaux *externes* qui se distribuent au grand dentelé, au sous-scapulaire et au sous-épineux en s'anastomosant avec les deux autres scapulaires.

La partie terminale de la scapulaire postérieure se perd dans le grand dorsal ou s'anastomose au niveau de l'angle inférieur du scapulum avec les scapulaires supérieure et inférieure.

Variétés. — L'artère scapulaire postérieure peut être très grêle ; elle est suppléée alors par les scapulaires supérieure et inférieure. Elle peut croiser le plexus brachial sans le traverser (Marcellin Duval), fournir la cervicale superficielle, la scapulaire supérieure et la cervicale profonde.

En plus de ces branches principales, la sous-clavière fournit quelques rameaux innominés au thymus, à l'œsophage, à différents muscles du cou et aux ganglions lymphatiques du creux sus-claviculaire.

En 1886, Stahel (loc. cit.) a décrit sous le nom d'*artère scalénique* une petite artériole qui naît de la face supérieure de la sous-clavière entre les scalènes, monte verticalement en avant du plexus brachial et se perd à une hauteur variable dans les scalènes moyen et postérieur. Elle s'anastomose toujours par un rameau transversal avec la scapulaire postérieure ; dans quelques cas l'artère scalénique se détache de cette artère scapulaire.

Si j'en crois mes recherches, cette dernière disposition serait très fréquente, car je l'ai constatée quatre fois sur dix.

ARTÈRE AXILLAIRE

Syn. : axillaris, — Achselpulsader.

L'artère axillaire s'étend du milieu du bord postérieur de la clavicule, où elle fait suite à la sous-clavière, au bord inférieur du tendon du grand pectoral, où elle change de nom et prend celui d'humérale. Elle est donc constituée par la portion du grand tronc du membre supérieur qui répond à la cavité axillaire. — J'évite de répéter qu'elle traverse en diagonale la cavité axillaire ; rien n'est plus faux : l'artère suit la paroi antérieure de l'aisselle.

Lorsque le bras est pendant le long du corps, l'artère se rapproche beaucoup de la verticale, présentant seulement une faible obliquité en bas, en avant et en dehors et décrivant une courbe très peu prononcée, à concavité postéro-interne. — Sa direction varie d'ailleurs, avec la position qu'occupe le bras : elle devient rectiligne quand le bras est étendu à angle droit.

Rapports. — J'envisagerai successivement les rapports de l'axillaire avec les parois et le contenu de l'aisselle.

1° *Rapports avec les parois du creux axillaire*. — L'axillaire suit la paroi antérieure du creux axillaire. Elle pénètre dans cette cavité par son sommet, c'est-à-dire par cet espace triangulaire limité : en avant, par la clavicule doublée du sous-clavier ; en dedans, par la première côte recouverte par la digitation supérieure du grand dentelé ; en dehors, par le bord supérieur de l'omoplate, caché par le muscle sous-scapulaire. L'artère descend obliquement le long de la paroi antérieure de l'aisselle et va s'appliquer en bas sur la paroi externe de cette cavité et la face interne du bras. Dans ce trajet, l'artère croise la face postérieure du petit pectoral. En se basant sur les rapports qu'elle affecte avec ce muscle, on peut lui considérer trois portions : une première portion située au-dessus du bord supérieur du petit pectoral ; une deuxième portion placée derrière ce muscle ; une troisième portion sous-jacente au bord inférieur du muscle.

Dans sa première portion qui va de la clavicule au bord supérieur du petit pectoral, l'artère est en rapport : en dedans, avec les deux digitations supérieures du grand dentelé ; en arrière, avec la graisse qui comble l'interligne scapulo-thoracique ; en avant, elle est recouverte par les éléments qui constituent à ce niveau la paroi antérieure du creux de l'aisselle, c'est-à-dire, en allant de la superficie vers la profondeur et abstraction faite des couches superficielles : par le grand pectoral, par la couche de tissu cellulaire sous-jacente à ce muscle, couche dans laquelle cheminent les vaisseaux acromio-thoraciques, le nerf du grand pectoral, la partie terminale de la céphalique, enfin par

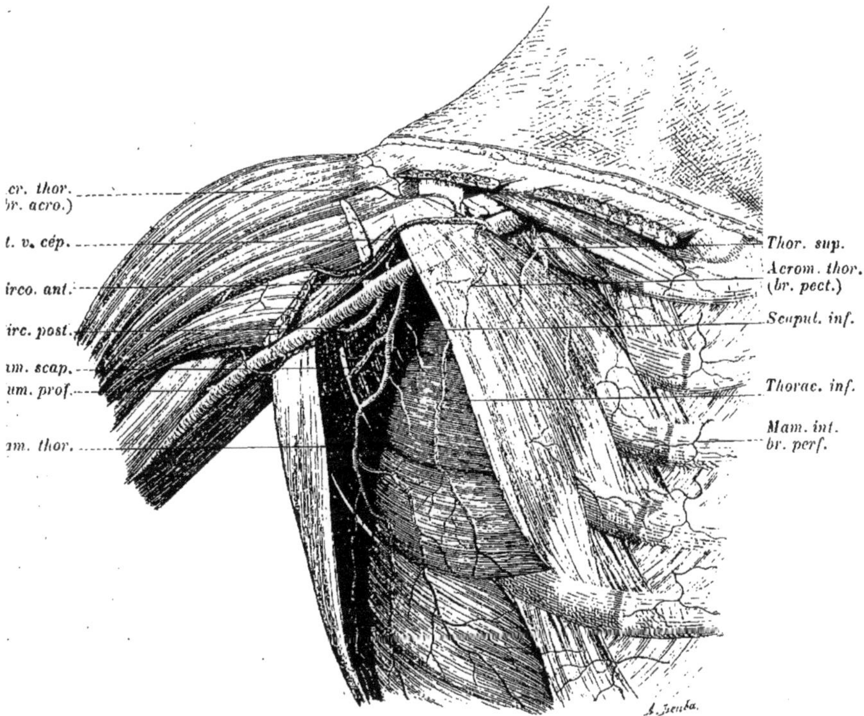

Fig. 412. — Artère axillaire et ses branches, d'après Tiedemann.

le sous-clavier, et, au-dessous de ce muscle, par la portion supérieure de l'aponévrose clavi-coraco-axillaire, aponévrose parfois très épaisse et toujours perforée par les vaisseaux acromio-thoraciques et la veine céphalique.

Dans sa deuxième portion, l'artère répond : *en avant,* à la face profonde du muscle petit pectoral engainé dans un dédoublement de l'aponévrose clavi-pectorale ; *en dedans,* elle s'est déjà notablement éloignée de la paroi interne du creux de l'aisselle ; *en dehors,* elle répond à l'insertion coracoïdienne du coraco-brachial et du biceps ; *en arrière,* elle repose sur le tendon du sous-scapulaire soulevé par la tête humérale.

Dans sa troisième portion, l'artère, devenue partie intégrante de la paroi externe de l'aisselle, est en rapport : *en avant,* avec le bord interne du coraco-brachial qui la sépare de la face postérieure du grand pectoral ; *en arrière,* elle répond aux tendons du grand dorsal et du grand rond ; *en dehors,* à l'interstice des muscles grand dorsal et coraco-biceps ; *en dedans*, à l'aponévrose et aux téguments.

Je rappelle qu'à ce niveau l'aponévrose s'est beaucoup amincie et, qu'un peu au-dessus de la terminaison de l'axillaire, elle semble disparaître brusquement, formant là un repli falciforme à concavité supérieure, l'armbogen de Langer (V. Myologie, p. 161).

2° *Rapports de l'artère avec les éléments du paquet vasculo-nerveux.* — Au niveau de la première portion, la *veine* est placée en dedans de l'artère ; mais, lorsqu'elle est distendue par le sang, elle s'avance sur la face antérieure de l'artère, qu'elle couvre en partie. C'est à ce niveau que la veine acromio-thoracique, la céphalique et le canal collatéral de la veine axillaire, se jettent dans la veine axillaire, soit isolément, soit par un tronc commun (1). A ce niveau, les branches terminales du plexus brachial, encore accolées, sont placées en arrière et en dehors de l'artère. Ajoutons que le nerf du grand pectoral (n. thoracique antérieur de Bourgery) croise la face antérieure de l'artère, tandis que le nerf du petit pectoral (thoracique postérieur de Bourgery), plus profond, croise la face postérieure du vaisseau. Ces deux filets nerveux s'anastomosent à ce niveau, en formant une anse qui passe sur la face interne de l'artère et embrasse dans sa concavité l'embouchure de la veine acromio-thoracique dans la veine axillaire.

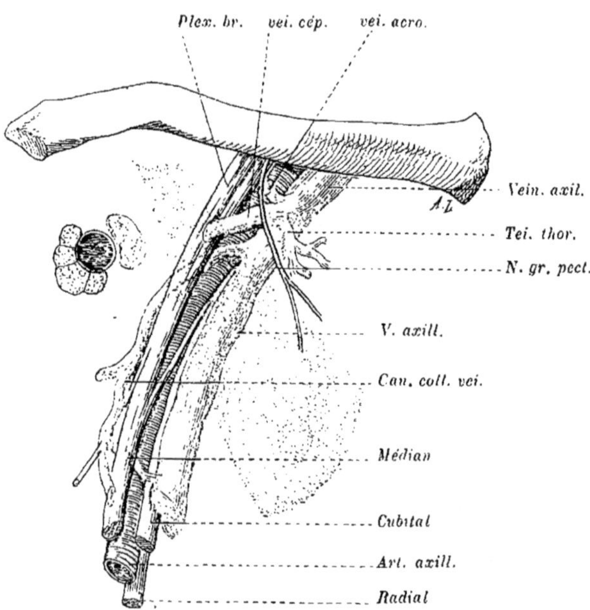

Fig. 413. — Rapports des vaisseaux axillaires et des troncs nerveux. (La racine interne du médian est trop petite, ainsi que le nerf musculo-cutané ; le brachial cutané interne n'a pas été figuré).

Au niveau de la deuxième portion, la veine s'est déjà écartée de l'artère ; — le plexus brachial a commencé à se diviser, et les trois troncs qui le résument

(1) Les veines céphalique et acromiale croisent la face antérieure de l'artère, mais elles sont placées en avant de l'aponévrose ; le canal collatéral est au contraire sous-aponévrotique et en contact immédiat avec la paroi artérielle. Ce canal collatéral est de volume et d'importance très variables ; tantôt assez grêle, il représente simplement le canal collecteur des veines circonflexes antérieures ; tantôt, beaucoup plus volumineux, il continue le trajet de la veine humérale externe. — Marcellin Duval a bien étudié les différentes variétés de l'embouchure de ces canaux veineux dans la veine axillaire, variétés très intéressantes pour le chirurgien qui veut lier l'artère axillaire au niveau de sa première portion (voir Marcellin Duval, Atlas général d'Anatomie... et de Médecine opératoire, pl. 10 et texte expl., p. 44 et suiv.).

sont disposés de la façon suivante : en arrière, le tronc commun du radial et du circonflexe ; en dehors, la racine externe du médian ; en dedans, la racine interne du même nerf, qui croise obliquement la face antérieure de l'artère, pour aller se fusionner avec la racine externe. Les rapports au niveau de la troisième portion sont plus complexes ; pour les étudier d'une façon pratique et utile, il faut placer le bras en abduction, c'est-à-dire dans la position de la ligature. Les éléments du paquet vasculo-nerveux, devenus horizontaux, s'étagent, superposés dans le sens vertical, le long de la paroi externe de l'aisselle. Tout à fait en haut, s'engageant immédiatement dans le tunnel musculaire que lui forme le coraco-brachial : le musculo-cutané, qui n'affecte avec l'artère que des rapports éloignés ; — au-dessous du musculo-cutané, le médian, sus-jacent à l'artère et immédiatement en contact avec elle, occupe cependant un plan plus superficiel que le vaisseau. Au-dessous de lui, l'artère, plus profonde ; plus bas encore, le brachial cutané interne et le cubital ; enfin, la veine, plus superficielle. Le radial, qui a donné le circonflexe, est au même niveau que le cubital et le brachial cutané interne, mais sur un plan plus profond. Ajoutons qu'en dedans du médian, un peu au-dessus de l'artère par conséquent, et immédiatement en contact avec elle, chemine le petit canal collatéral de la veine axillaire que nous avons vu plus haut croiser la face antérieure de l'artère pour se jeter dans la veine axillaire.

La situation exacte du médian par rapport à l'artère est un point assez discuté. Henle place le nerf en dedans de l'artère (Henle, Gefæslehre, 2e v., p. 136 et fig. 14). C'est aussi l'opinion de Marcellin Duval (voy. Duval, atlas, pl. X, fig. 10 et 11 et texte explicatif, p. 41 à 45). C'était d'ailleurs l'ancienne opinion de Boyer, de Richet et de Cloquet. Si l'on expose les rapports de l'axillaire en supposant le bras pendant le long du corps, l'opinion de ces auteurs peut se soutenir ; les vaisseaux et les nerfs sont alors disposés dans un plan sagittal, et comme le médian est plus superficiel que l'artère, il est plus rapproché qu'elle de la ligne médiane, et par conséquent plus interne. C'est précisément afin d'éviter toute confusion que j'ai supposé le bras en abduction et en légère rotation externe. Dans ces conditions, le médian, plus rapproché du coraco-brachial que l'artère, lui est sus-jacent ; il n'y a pas de contestation possible.

Rapports avec les ganglions lymphatiques. — Le groupe externe ou brachial des ganglions lymphatiques est disposé parallèlement aux vaisseaux, mais toujours plus rapproché de la veine que de l'artère.

Rapports avec les faisceaux musculaires anormaux. — Dans certains cas, l'artère axillaire peut présenter des rapports intéressants avec des faisceaux musculaires anormaux. Le plus important de ces faisceaux est le faisceau surnuméraire du long dorsal (à tort désigné sous le nom d'achselbogen de Langer, voir Myologie, t. II, page 499), qui va s'attacher le plus souvent à la face profonde du grand dorsal. Il croise toujours la face antérieure du paquet vasculo-nerveux. — Signalons encore la présence anormale au-devant de l'artère du costo-coracoïdien de Wood et enfin de faisceaux surnuméraires du petit pectoral et du sous-clavier, qui tendent à faire disparaître le triangle clavi-pectoral en remplaçant l'aponévrose clavi-pectorale par un plan charnu.

Branches collatérales. — Les collatérales principales de l'axillaire, dont le nombre varie de 6 à 7, peuvent être réparties suivant la direction qu'elles prennent pour gagner les quatre parois de la cavité axillaire. — Les unes, *antérieures,* au nombre de deux ou trois, la *thoracique supérieure,* l'*acromio-thoracique* et les *petites thoraciques,* vont aux muscles de la paroi axillaire antérieure ; — les *externes,* au nombre de deux, la *circonflexe antérieure* et la *circonflexe postérieure,* se disposent en anneau autour du col chirurgical de l'humérus et se répandent dans les divers éléments de la paroi axillaire externe ; — l'*interne,* la *thoracique inférieure* ou *mammaire,* descend sur la paroi interne de l'aisselle ; — la *postérieure,* la scapulaire *inférieure,* gagne la paroi scapulaire ou postérieure de la cavité.

Thoracique supérieure. — *Thoracica suprema, s. prima, seu minor, superior or short thoracicartery.* — Nos classiques ne mentionnent pas cette bran-

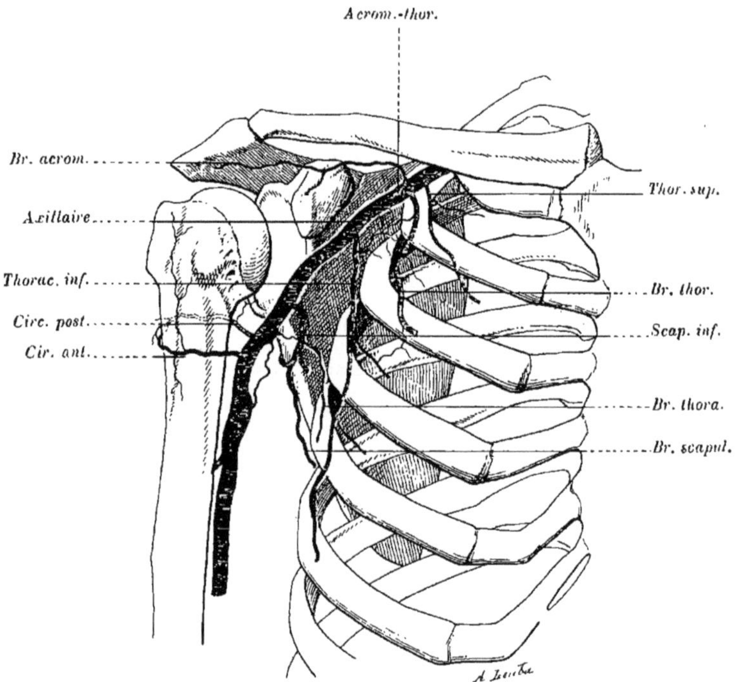

Fig. 414. — Schéma des branches de l'axillaire.

che de l'axillaire ; la raison de cet oubli est que dans un grand nombre de cas la thoracique supérieure provient d'un tronc commun avec l'acromio-thoracique ; cependant, le plus souvent, elle naît directement de l'axillaire et doit prendre place au nombre des collatérales. Toujours assez grêle, elle naît de la face antérieure de l'artère axillaire au niveau du bord inférieur du muscle sous-clavier, perfore l'aponévrose clavi-pectorale et se distribue aux muscles pectoraux et à la peau de la région mammaire. Avant son passage à travers l'aponévrose, elle fournit un ou deux rameaux aux digitations supérieures du grand dentelé ; ce rameau profond peut descendre jusqu'à la cinquième côte.

Acromio-thoracique. — *Thoraco-acromialis; s. humeraria, s. secunda; Brustschulterpulsader.* — Beaucoup plus volumineuse que la précédente, elle naît de la face antérieure de l'axillaire, le plus souvent un peu au-dessous du bord supérieur du petit pectoral, quelquefois à son niveau ou même au-dessus, décrit une petite crosse pour contourner ce bord supérieur du muscle et perfore l'aponévrose clavi-pectorale. Arrivée ainsi sous la face profonde du grand pectoral, elle se bifurque en branches externe ou acromiale et branche interne ou thoracique.

La *branche externe ou acromiale* (ramus transversus) se porte en haut et en dehors, s'engage sous le deltoïde, passe sur la face supérieure du ligament acromio-coracoïdien, et se termine au voisinage de l'articulation acromio-claviculaire, en s'anastomosant avec la sus-scapulaire. — Elle fournit des rameaux musculaires, au sous-clavier, au petit pectoral et à la portion claviculaire du deltoïde, des rameaux plus grêles pour les ligaments coraco-claviculaires et pour la partie supérieure de la capsule de l'articulation de l'épaule, enfin des rameaux cutanés pour la peau de la région deltoïdienne. — Un de ces rameaux collatéraux (*ramus descendens seu deltoïdeus*) mérite une mention spéciale : il se détache de l'artère acromiale au niveau du point où cette artère croise l'interstice delto-pectoral, descend dans cet interstice au-dessous de la veine céphalique et s'épuise dans les deux muscles voisins.

La *branche interne ou thoracique* se dirige en bas et en dedans ; elle se divise presque aussitôt en plusieurs branches qui se distribuent au sous-clavier, au petit pectoral, mais surtout au grand pectoral. Les branches de ce dernier courent dans l'épaisseur du corps charnu parallèlement à ses fibres jusque dans le voisinage du sternum ; elles s'anastomosent là avec les perforantes de la mammaire interne. — Constamment, ces filets du grand pectoral fournissent eux-mêmes de nombreux rameaux à la mamelle et aux téguments.

Petites thoraciques (*thoraciques postérieures de Sappey*). — Constantes et très grêles, les petites thoraciques sont ordinairement au nombre de deux ; elles naissent de la face antérieure de l'artère axillaire, derrière le muscle petit pectoral ; elles se distribuent surtout à ce muscle, mais fournissent cependant quelques rameaux au grand pectoral et aux muscles intercostaux au niveau des insertions thoraciques du petit pectoral.

Thoracique inférieure. (*Thoracica longa, s. major, s. inferior ; mammaire externe*). — Toujours volumineuse et longue, la thoracique inférieure naît de la face interne de l'axillaire un peu au-dessus du bord inférieur du petit pectoral ; il n'est pas rare de la voir naître par un tronc commun avec la sous-scapulaire. Elle se porte en bas et en dedans sur la paroi interne de l'aisselle, et descend sur cette dernière en suivant le bord antérieur du grand dentelé jusqu'au septième espace intercostal environ. D'abord placée entre le grand pectoral et le grand dentelé, elle chemine ensuite entre le grand dentelé et la peau parallèlement au nerf de ce muscle.

Elle fournit des rameaux au grand et au petit pectoral, au grand dentelé, aux intercostaux des troisième, quatrième, cinquième et sixième espaces, aux ganglions lymphatiques du groupe axillaire antéro-interne, à la glande mammaire et à la peau. — Elle s'anastomose avec les autres thoraciques fournies par l'axillaire et avec les intercostales.

Scapulaire inférieure. — (*Syn. : subscapularis, infra-scapularis, scapularis inferior s. communis.*) — La scapulaire inférieure, la plus volumineuse des branches de l'axillaire, se détache du tronc principal au moment où celui-ci croise le bord inférieur du muscle sous-scapulaire, parfois elle naît d'un tronc commun avec les circonflexes et l'humérale profonde ; son volume devient alors très considérable. Elle se dirige en bas, en arrière et en dedans, chemine sur une étendue de quelques millimètres sur la face antérieure du muscle sous-scapulaire, en suivant son bord inférieur et en lui abandonnant quelques rameaux assez grêles (rami subscapulares). — Elle se divise ensuite en deux branches : l'une, interne ou thoracique, l'autre externe ou scapulaire, toutes deux très flexueuses.

La *branche thoracique* (*branche descendante, thoracica dorsalis de Krause, thoracica longa de Meckel*) descend sur la paroi interne de l'aisselle, en arrière et au-dessous de la mammaire externe, à laquelle elle est sensiblement parallèle. Appliquée sur le grand dentelé, elle fournit des rameaux nombreux aux dernières digitations de ce muscle, aux intercostaux sous-jacents, au grand dorsal et enfin à la peau ; elle s'anastomose avec les intercostales et les autres thoraciques.

La *branche scapulaire* (*circonflexe scapulaire*), plus volumineuse que la précédente, s'engage dans l'espace triangulaire limité en avant par le tendon de la longue portion du triceps, en haut par le bord inférieur du sous-scapulaire et du petit rond, en bas par le bord supérieur du grand rond, et vient contourner le bord externe de l'omoplate, un peu au-dessous du col de l'os sur lequel elle trace son empreinte. — Au niveau du bord externe de l'omoplate elle se divise en trois branches : antérieure, postérieure et descendante. La branche antérieure s'enfonce entre l'omoplate et la face profonde du muscle sous-scapulaire, dans lequel elle s'épuise en totalité ; la branche postérieure se perd dans l'épaisseur du sous-épineux et du petit rond ; la branche inférieure, ou descendante, longe le bord axillaire de l'omoplate et fournit de nombreux rameaux aux muscles ronds.

Ces deux branches s'anastomosent largement avec les autres artères scapulaires et plus spécialement avec la scapulaire postérieure.

Circonflexe postérieure. — Ordinairement assez volumineuse, la circonflexe postérieure se détache de la face postérieure de l'axillaire au niveau du bord supérieur du grand rond. Elle naît souvent par un tronc qui lui est commun avec la circonflexe antérieure. D'après Meckel, dans les cas d'origine commune des deux circonflexes, le tronc commun se détacherait de la scapulaire inférieure. — Dès son origine, cette artère se porte en arrière, contourne le col chirurgical de l'humérus en cheminant dans un espace quadrangulaire limité : en haut, par le bord inférieur du petit rond, en bas par le bord supérieur du grand rond, en dedans par la longue portion du triceps, en dehors par le col huméral. Elle arrive ainsi, accompagnée par le nerf circonflexe, sous la face profonde du deltoïde, dans l'épaisseur duquel elle se termine en s'anastomosant avec la circonflexe antérieure. Chemin faisant elle a fourni de nombreux rameaux aux grand et petit ronds, à la longue portion du triceps et à la partie supérieure du vaste externe, au périoste huméral, à l'articulation et enfin à la peau du moignon de l'épaule.

Circonflexe antérieure. — Le plus souvent moins volumineuse que la précédente, elle se porte transversalement en dehors au niveau du bord supérieur du tendon grand dorsal, contourne la partie antérieure du col chirurgical de l'humérus en passant sous l'arcade de Struthers, et gagne la face profonde du deltoïde. Elle fournit de nombreux rameaux à la partie antérieure de ce muscle, ainsi qu'au coraco-brachial et à la courte portion du biceps. Au niveau de la coulisse bicipitale, elle se divise en deux rameaux terminaux : l'un, ascendant, donne quelques filets très grêles à la séreuse qui entoure le tendon et s'épuise dans le périoste huméral et la partie supéro-externe de la capsule ; l'autre, descendant, fournit des rameaux au deltoïde et à la partie supérieure du brachial antérieur ; les deux rameaux s'anastomosent avec les terminaisons de la circonflexe postérieure.

Indépendamment de ces branches principales, l'artère axillaire donne encore un grand nombre d'artérioles innominées aux ganglions lymphatiques, à la graisse, à la peau, aux nerfs de la région axillaire.

Je résumerai plus loin dans un chapitre d'ensemble les anastomoses des branches de l'axillaire avec les autres segments du grand tronc artériel brachial.

Variétés. — *Branches anormales.* — On a signalé : un tronc très volumineux, donnant naissance à une thyroïdienne inférieure, à une cervicale ascendante, à une cervicale superficielle, à une cervicale profonde, et à une autre cervicale accessoire (Lauth) ; — l'artère mammaire interne (une fois sur 506 cas (Quain) ; — *une artère* transverse du scapulum ; — *un gros tronc* d'où venaient l'artère sous-scapulaire, l'artère circonflexe humérale postérieure, l'artère circonflexe antérieure et deux artères humérales profondes (Guy's hospit, reports, 1871, XVI, 155) ; — *un tronc commun* donnant : une artère sus-scapulaire, la circonflexe postérieure et l'humérale profonde (Schwegel, quatre fois sur 140 bras) ; — un tronc commun fournissant : une artère sus-scapulaire, la thoracique longue, la circonflexe humérale antérieure et postérieure, et une collatérale externe et inférieure (Alquier et Dubrueil) ; — un tronc volumineux, qui passait à travers le muscle grand rond et donnait naissance à la scapulaire inférieure, aux circonflexes antérieure et postérieure, et à l'humérale profonde (Krause, sur un nouveau-né).

On a souvent observé une volumineuse artère ganglionnaire pour les ganglions et la peau de l'aisselle (A. thoracica alaris, thoracica quarta de Sœmmering). On a également observé une artère thoracique longue accessoire, des artères circonflexes antérieure et postérieure accessoires, une artère circonflexe du scapulum accessoire.

En résumé, nous voyons qu'il n'est pas rare de voir les branches normales ou anormales de l'artère naître par un tronc commun.

Quain a étudié sur 501 bras la fréquence des différentes dispositions et en a donné le tableau suivant :

Tronc commun des circonflexes	29	fois
Tronc des circonflexes et le rameau dorsal, branche de l'artère sous-scapulaire	2	—
Tronc des circonflexes, thoracique dorsale et artère humérale profonde	2	—
Tronc des circonflexes et humérale profonde	5	—
Tronc des circonflexes, humérale profonde et collatérale interne supérieure	2	—

L'artère circonflexe postérieure peut s'unir à d'autres branches de l'axillaire ou de l'humérale :

Avec le rameau thoracico-dorsal	8	fois

Avec celui-ci, l'humérale profonde et la collatérale interne supérieure . . . . 2 fois
Avec l'humérale profonde et la collatérale interne supérieure . . . 1 —
Avec l'artère humérale profonde . . . . 14 —

L'acromio-thoracique donne la thoracique supérieure ou la thoracique longue; sa branche acromiale peut manquer. Elle peut donner une volumineuse artère, qui descend dans la coulisse bicipitale et se distribue au biceps. — *L'artère mammaire externe* peut manquer et être suppléée par la thoracico-dorsale, branche de la sous-scapulaire: elle peut donner l'artère cubitale. — *L'artère sous-scapulaire* peut fournir anormalement: 1° le rameau sus-épineux de la scapulaire postérieure (Dubrueil), 2° l'artère thoracique longue, disposition fréquente et même normale pour Meckel, — 3° une artère ganglionnaire; les deux circonflexes, ou l'une des deux ; une artère thoracique spéciale, l'artère collatérale interne supérieure (Bourgery et Jacob, Dubrueil), une artère aberrante qui se réunit au-dessus du poignet avec une branche de l'interosseuse antérieure, pour former l'artère radiale (Tiedemann, 1846, Tab. XLV, f. 2). Cette artère aberrante peut aussi se jeter dans l'artère humérale au-dessus de l'articulation du coude (Gruber), ou se continuer avec la cubitale (Barkow). — *L'artère circonflexe antérieure* peut manquer. — *L'artère circonflexe postérieure* donne une ou plusieurs collatérales humérales interne ou externe.

ARTÈRE HUMÉRALE

Syn. : A. brachialis ; a. humeraria. Armpulsader ; oberarmpulsader.

Limites. — L'artère humérale, qui continue directement le tronc de l'axillaire, s'étend du bord inférieur du grand pectoral au pli du coude, un peu au-dessous duquel elle se bifurque en branches terminales : la radiale et la cubitale.

Direction. — Le bras étant supposé pendant le long du corps, l'artère est très légèrement oblique en bas, en avant et en dehors. Située d'abord à la partie interne du bras, elle descend peu à peu sur la face antérieure. Rectiligne chez les sujets jeunes et les adultes, elle tend à devenir flexueuse chez les sujets âgés.

Dans ce trajet son calibre diminue peu à peu d'une façon assez régulière.

Rapports. — *Au bras,* l'artère répond : *a*) *en avant :* 1° au bord interne du coraco-brachial remplacé plus bas par le bord interne du biceps (*muscle satellite*), suivant que ces muscles sont plus ou moins développés, ils empiètent plus ou moins sur la face antérieure de l'artère ; leur atrophie la découvre et la laisse en contact avec l'aponévrose. — *En arrière,* la brachiale répond à la cloison intermusculaire interne, qui la sépare du vaste interne, et plus bas à la face antérieure du brachial antérieur. — *En dedans,* est en contact immédiat avec l'aponévrose brachiale recouverte d'une peau mince. — *En dehors,* elle répond au coraco-brachial, et, plus bas, à l'interstice qui sépare le biceps du brachial antérieur.

Au pli du coude, l'artère chemine dans l'interstice qui sépare le tendon du biceps du faisceau coronoïdien du rond pronateur. Elle est recouverte par l'aponévrose, renforcée par l'expansion aponévrotique du biceps, qui sépare l'artère de la veine médiane basilique et des filets du brachial cutané interne.

Rapports avec les veines, les lymphatiques et les nerfs. — L'artère humérale est accompagnée de deux veines collatérales, occupant l'une, le côté antéro-externe, l'autre, le côté postéro-interne de l'artère. Ces veines échangent en avant et en arrière de l'artère, des anastomoses transversales. Au niveau du pli du coude, il n'est pas rare de voir l'une des deux veines, ordinairement la collatérale externe, se placer devant l'artère. La médiane basilique et la basilique suivent, au-dessus de l'aponévrose, un trajet qui est sensiblement le même que celui de l'humérale; — l'h. est accompagnée de deux troncs lymphatiques profonds qui présentent sur leur trajet trois ou quatre ganglions ordinairement peu volumineux.

Le n. médian affecte avec l'artère des rapports intimes. En haut du bras, il répond à la partie externe de l'artère et souvent à sa partie antérieure (Marcellin Duval), puis il la croise en X très allongé en passant sur la face antérieure du vaisseau et devient de plus en plus interne. Au pli du coude, il en est séparé par toute l'épaisseur du chef coronoïdien du rond pronateur. — Le nerf cubital, qui appartient à la loge postérieure du bras, est d'abord très rapproché de l'artère à la partie postérieure de laquelle il répond, séparé d'elle toutefois par la cloison intermusculaire interne. Plus bas, ce nerf, qui descend directement pour gagner la face postérieure de l'épitrochlée, est séparé du vaisseau par une épaisse couche musculaire appartenant au vaste interne. — Le nerf musculo-cutané, qui a perforé le coraco-brachial avant que l'axillaire soit devenue l'humérale, n'affecte avec cette dernière que des rapports éloignés. — Il en est de même du radial. — Quant au brachial cutané interne, d'abord situé à la

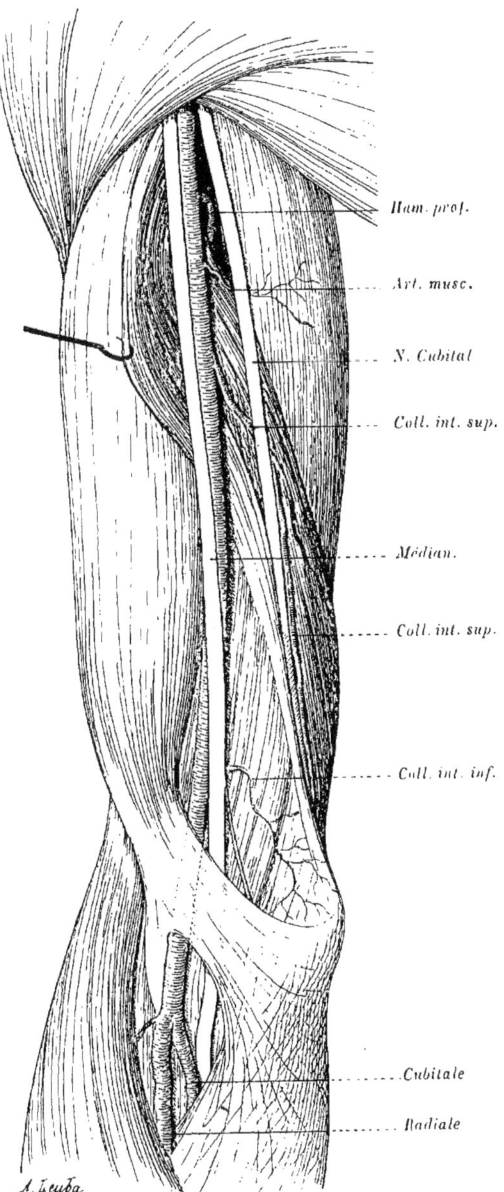

Fig. 415. — L'artère humérale.

partie interne de l'artère, il perfore bientôt l'aponévrose pour devenir sous-cutané.

Branches collatérales. — L'humérale fournit un nombre assez considérable de collatérales (16 à 20, Theile ; 12, Henle). Les plus petites de ces collatérales n'ont pas reçu de nom spécial ; ce sont les *rameaux musculaires* qui se distri-

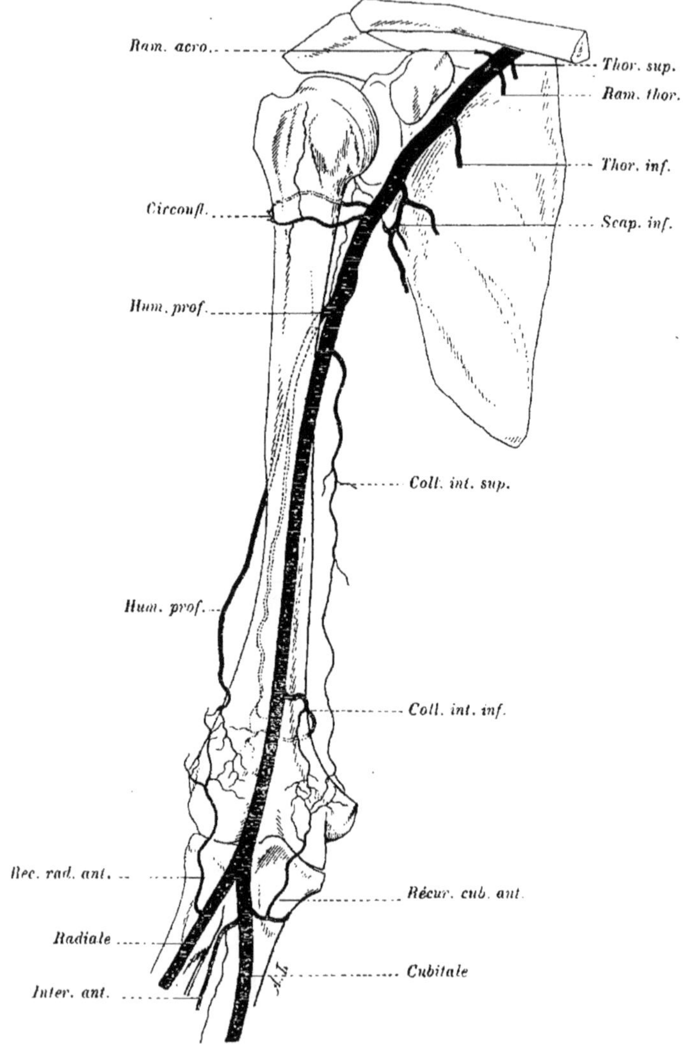

Fig. 446. — Schéma des branches de l'humérale.

buent aux muscles voisins, deltoïde, coraco-brachial, biceps, brachial antérieur et vaste interne, aux téguments et au périoste huméral.

L'un des rameaux d'une branche musculaire pénètre dans le conduit nourricier de l'humérus ; cette *artère nourricière* vient le plus souvent d'un rameau appartenant au brachial antérieur; il peut provenir aussi de l'humérale profonde. — Les collatérales principales sont : 1° le *rameau deltoïdien ;* 2° la collatérale externe ou humérale profonde ; — 3° la collatérale interne supérieure ; — 4° la collatérale interne inférieure. Toutes ces branches présentent des dispositions et un développement variable non seulement sur des sujets différents, mais encore sur les bras d'un même sujet.

Rameau deltoïdien (Cruveilhier, collateralis radialis sup.). — Cette branche se détache de la face externe de l'humérale, un peu au-dessous du bord inférieur du grand pectoral ; elle se porte en dehors, passe sous l'arcade de Struthers, sous la courte portion du biceps, et se termine dans la partie inférieure du deltoïde et la partie supérieure du brachial antérieur.

Collatérale externe. — (*humérale profonde — brachialis profunda — profunda humeri, the superior profunda artery, Quain*). — Elle naît de la partie postérieure de l'humérale, au niveau du bord inférieur du grand rond. Très développée d'ordinaire, elle se dirige en bas, en dehors et un peu en arrière, gagnant la face postérieure puis la face externe de l'humérus ; elle descend ainsi, en spirale, logée avec le nerf radial dans la *gouttière radiale* de l'humérus, gouttière qu'il ne faut point confondre avec la gouttière dite de torsion (Voy. Ostéol., t. I, p. 148, B). Elle est alors recouverte par la longue portion et le vaste externe du triceps brachial ; elle longe les insertions supérieures du vaste interne et arrive au niveau du bord externe de l'humérus, où elle se divise en deux branches terminales, l'une antérieure, l'autre postérieure.

Dans son trajet, la collatérale externe a fourni de nombreux rameaux collatéraux : les uns musculaires (grand rond, grand dorsal et surtout triceps), les autres périostiques et osseux, d'autres enfin à distribution cutanée (peau de la face postérieure du bras). — Dans un certain nombre de cas, elle fournit l'artère nourricière de l'humérus.

Sa *branche terminale antérieure,* branche superficielle de quelques auteurs, descend dans l'interstice qui sépare le long supinateur et le premier radial externe du brachial antérieur et se termine au niveau de l'épicondyle en s'anastomosant avec la récurrente radiale antérieure.

La *branche postérieure* ou *profonde* descend dans l'épaisseur du vaste interne, fournit de nombreux rameaux à ce muscle, ainsi qu'à la face postérieure de l'humérus et à l'articulation du coude. Elle se termine en s'anastomosant avec les récurrentes radiale et cubitale postérieures, prenant ainsi part à la formation du réseau périarticulaire du coude.

Collatérale interne supérieure. — (*Branche superficielle de la portion interne du triceps, Sappey, Cruveilhier — collateralis ulnaris superior seu prima* (Allem.), — *the inferior profound artery, Quain*). — Elle naît un peu au-dessous de l'humérale profonde, se dirige en bas et en arrière et perfore la cloison intermusculaire interne. Elle descend alors dans la loge postérieure du bras, sur la face antérieure de la longue portion du triceps et du vaste interne, accompagnée du nerf cubital, dont elle constitue l'artère satellite. La c. i. s. fournit des rameaux au triceps et au brachial antérieur et se termine au voisinage de l'épitrochlée, en s'anastomosant avec les récurrentes radiales et cubitales et avec la collatérale interne et inférieure.

On voit souvent se détacher de la partie initiale de cette collatérale supéro-interne une branche qui descend, superficielle, sur la partie interne du brachial antérieur ; cette branche peut aussi provenir de l'humérale elle-même. Sappey, Cruveilhier considèrent cette dernière disposition comme normale et décrivent le rameau interne en question sous le nom de branche superficielle du brachial antérieur.

Collatérale interne inférieure. — (*Collateralis ulnaris inferior s. secunda — Anastomotic artery, Quain*). — Cette artère naît environ à quatre centimètres au-dessus de l'interligne du coude, se dirige en bas et en dedans, abandonne des rameaux au brachial antérieur et au rond pronateur et se termine dans la région de l'épitrochlée, en s'anastomosant avec les récurrentes cubitales antérieure et postérieure. Cette artère fournit, immédiatement au-dessus de l'épitrochlée, une branche importante que les auteurs anglais considèrent comme la continuation du tronc principal ; cette branche se porte transversalement en dedans, perfore la cloison intermusculaire, contourne le bord interne de l'humérus et s'anastomose avec la terminaison de la branche postérieure de l'humérale profonde, en formant une arcade transversale au-dessus de la fosse olécrânienne.

Variétés. — *Anomalies de trajet et de rapports* (Voir pages 42, 43 et 44 du Précis de Manuel opératoire du Pr L. H. Farabeuf, les types principaux et importants de ces anomalies). Le nerf médian peut, dans toute l'étendue de son trajet, cheminer en arrière de l'artère (Chassaignac 2 fois, Dubrueil 3 fois, Grüber, Anat. abhandl., 1852, p. 133 (Duval, loc. citat). Le nerf médian peut croiser l'artère en passant derrière elle (Velpeau, Grüber, 6 fois sur 100 bras, Schevegel. — Une des anomalies de trajet les plus intéressantes consiste dans le passage de l'artère humérale sous une apophyse sus-épitrochléenne ou par un conduit osseux spécial creusé dans l'humérus au niveau de cette apophyse. Cette anomalie a fait l'objet d'un grand nombre de travaux dont le plus important est celui de G. Ruge (Morphol. jahrb. vol. 9, p. 329), qui donne une bibliographie très complète jusqu'à 1884. On sait que cette disposition est normale chez différents animaux (voir Ostéologie, T. I, p. 148, fig. 137). — L'artère humérale peut décrire à sa partie inférieure un arc convexe en dedans, saillant sous l'aponévrose (Cruveilhier, Dubrueil). Il ne faut pas confondre ces flexuosités congénitales avec celles qui existent chez les individus âgés et athéromateux.

L'humérale traverse l'aponévrose au-dessus du pli du coude et se divise en deux branches également sous-cutanées (cette anomalie est représentée in Bourgery et Jacob, Anat. descript. 1835, t. IV, Taf. 38, fig. 5).

Anomalies de terminaisons. — Elles sont relativement très fréquentes ; il en existe un nombre considérable d'observations ; elles ont d'autant plus d'intérêt qu'elles retentissent sur la disposition des artères de l'avant-bras et souvent même sur celles de la main. — Il est exceptionnel que l'humérale se bifurque tardivement ; la bifurcation prématurée est au contraire fréquente. Elle se présente d'ailleurs sous des formes très différentes, la disposition la plus fréquente est la suivante : à une hauteur variable, l'artère humérale se divise en deux branches, dont l'une chemine superficiellement et représente une branche anormale et dont l'autre suit le trajet habituel de l'artère humérale ; celle-ci, arrivée au pli du coude, se divise en ses deux branches habituelles, radiale et cubitale. Lorsque ces deux troncs sont de gros volume, il existe trois artères principales au niveau de l'avant-bras ; mais, dans la plupart des cas, une des deux artères antibrachiales normales est atrophiée et suppléée par la branche brachiale anormale, que l'on regarde alors comme formant la radiale ou la cubitale.

Lorsque c'est la cubitale qui naît ainsi prématurément au niveau du bras, son point d'origine est des plus variables ; elle peut naître de l'axillaire au niveau de l'origine des circonflexes (Grüber, 2 fois sur 20 cas d'anomalie de l'art. cubitale rencontrés sur 440 bras, appartenant à 220 cadavres), ou au-dessous de celles-ci (2 fois), ou au niveau du tiers supérieur de l'artère humérale (6 fois), au niveau du tiers moyen (3 fois), au niveau du tiers inférieur (2 fois). — Son trajet est variable ; le plus souvent elle accompagne l'artère humérale, et passe sous l'expansion aponévrotique du biceps, 15 fois sur 20 cas ; mais elle peut perforer cette expansion ou cheminer dans son épaisseur. — Dans quelques cas, lle chemine dans toute l'étendue de son trajet brachial anormal dans un dédoublement de 'aponévrose, accompagné de la veine basilique et du brachial cutané interne. On l'a vue ontourner l'épitrochlée accompagnant par conséquent le nerf cubital (Thomson Quains' nat. p. II, 1866, p. 387). — Lorsque l'artère cubitale a ainsi une origine anormale, elle hemine superficiellement au niveau de l'avant-bras ; il est exceptionnel qu'elle occupe a place habituelle ; on l'a vue, assez rarement d'ailleurs, suivre la face profonde du 'rand palmaire.

Lorsque la radiale naît au niveau du bras, elle chemine ordinairement en dehors du *ronc brachial ;* elle peut quelquefois être située d'abord en dedans de ce tronc qu'elle roise ensuite pour passer en dehors de lui. Dans ces conditions, les deux troncs artériels orment un 8, dans l'ouverture supérieure duquel peut passer le nerf médian. — La adiale est en général superficielle, tout en passant au-dessous de l'expansion aponévro- ique du biceps, exceptionnellement au-dessus de cette expansion (Tiedemann, Bourgery t Jacob, Quain, Grüber, Dursy). — Cette radiale anormale chemine le plus souvent en vant du muscle biceps ; elle peut aussi passer derrière ce muscle et descendre dans le illon bicipital externe en suivant jusqu'au pli du coude le trajet du musculo-cutané. u pli du coude, elle est séparée de l'artère humérale par toute l'épaisseur du tendon du iceps (Langer).

Il peut arriver que, la radiale et la cubitale naissant au niveau du bras, l'artère humé- ale, très réduite, se continue au pli du coude avec l'interosseuse commune (Grüber 2 ois sur 120 cas). Dans ce cas, il n'est pas rare de voir la cubitale et la radiale, unies ar un rameau transversal anastomotique volumineux, affecter les dispositions les plus 'ariables.

En résumé, les principales dispositions que l'on peut rencontrer sont les suivantes :

L'humérale donne en un point quelconque du bras une artère qui constitue à l'avant- ras un tronc surnuméraire, puis elle se divise au pli du coude en cubitale et radiale ; — 'humérale donne une artère qui vient remplacer à l'avant-bras la radiale atrophiée ; — n peut observer la même disposition pour la cubitale ; — la coexistence de ces deux ano- nalies ; — une humérale devenue très grêle au-dessous de l'origine de ces deux branches normales descend jusqu'au pli du coude et se continue le plus souvent avec l'interos- euse commune.

Quelle est la cause de cette origine prématurée des branches terminales de l'humérale ? S'agit-il d'un véritable arrêt de développement, comme l'ont pensé Hyrtl et Giacomini, qui nt constaté la division prématurée de l'artère chez les embryons

Ou bien ces anomalies s'expliquent-elles par le développement anormal de rameaux rdinairement peu développés ? Cette hypothèse a été soutenue surtout par Krause. J'ai lit (voir généralités) que, d'après cet auteur, la disposition originelle du système artériel tait une disposition en réseau. Ordinairement, certaines parties de ces réseaux prennent n développement notable, et constituent les troncs artériels normaux. Mais, on peut très ien concevoir que des portions de ce réseau qui, normalement, restent insignifiantes, uissent augmenter de volume et arriver à supplanter les troncs habituels. Dans le cas par- iculier, ce rôle serait joué par les *vasa aberrantia de Haller*. On désigne sous ce nom depuis Haller des vaisseaux, le plus souvent de petit calibre et de trajet superficiel, qui naissent le l'artère humérale ou même de l'axillaire et viennent se jeter ordinairement dans une les artères antibrachiales, le plus souvent dans la radiale, exceptionnellement dans la cu- itale. Très rarement ils aboutissent aux artères de la main.

Branches surnuméraires. — On a signalé comme branches surnuméraires : l'artère sous-scapulaire ou la circonflexe postérieure ; ces artères peuvent se détacher isolé- ment de l'humérale ou naître par un tronc commun avec d'autres branches normales ou anormales de la brachiale ; — une collatérale externe accessoire : — un rameau anastomotique allant se jeter dans une radiale née anormalement de l'axillaire. (Vergez).

L'artère superficielle du pli du coude. — Sous le nom de arteria plicæ cubiti sup., Gruber décrit une artère qui, d'après lui, serait normale et qui naît de la brachiale, ou quelquefois de la collatérale inférieure et interne, ou même de la radiale. Cette artère descend sous l'aponévrose, dans l'interstice du cubital antérieur et du grand palmaire et se termine dans ces muscles. Dans quelques cas, cette artériole prend un développement considérable et devient une artère cubitale accessoire (Voyez Gruber, Zeitschr. d. Ge- sellsch. d. Aertzte zu Wien, 1852, II, 48).

Anomalies des branches. — Les anomalies des branches, à part les variétés dans l'ori- gine, variétés que nous avons signalées, sont rares. Elles sont souvent associées à la bifur- cation prématurée. — L'absence de quelques-unes des branches, et notamment des colla- térales externes, ou le dédoublement de l'une de ces artères, ont été assez souvent ren- contrés.

ARTÈRE RADIALE

Syn. : A. radialis, Radialartery, Speichenpulsader, Armspindelpulsader.

Branche de bifurcation externe de l'humérale, la radiale s'étend du pli du coude à la paume.

Trajet. — Limites. Ordinairement moins volumineuse que la cubitale, la radiale se dirige d'abord obliquement en bas et en dehors, continuant presque la direction de l'humérale ; elle descend ensuite, verticale, jusqu'au-dessus de l'interligne radio-carpien ; là, elle dévie en dehors et en arrière et contourne, sous l'apophyse styloïde du radius, le ligament latéral externe de l'articulation radio-carpienne. Ayant ainsi passé de la face antérieure de l'avant-bras à la face externe du poignet, elle gagne obliquement le premier espace intermétacarpien, dans l'extrémité supérieure duquel elle s'enfonce pour aboutir à la paume, où elle constituera, en s'anastomosant avec une branche de la cubitale, l'*arcade palmaire profonde.*

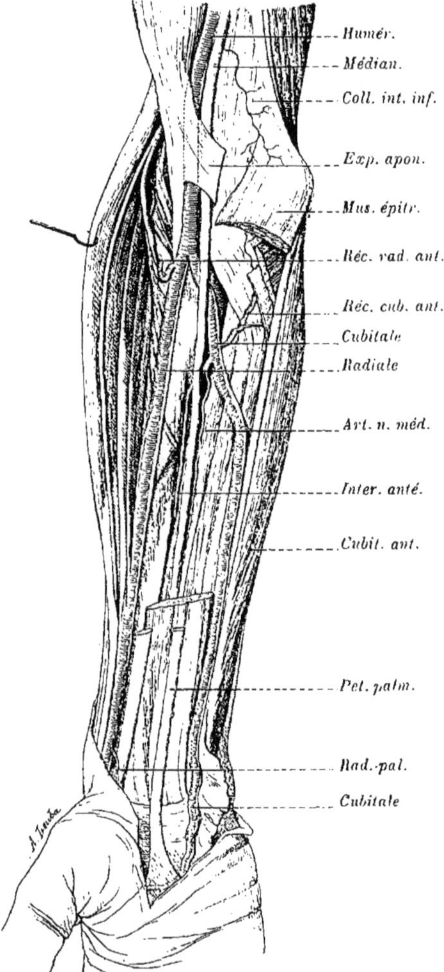

Fig. 417. — Artères de l'avant-bras.

Division. — Comme on le voit, la radiale occupe successivement les régions de l'avant-bras, du poignet et de la paume : on peut donc lui considérer trois portions, *antibrachiale, carpienne* et *palmaire.*

Rapports. — *Portion antibrachiale.* — Dans le tiers supérieur de sa portion antibrachiale, la radiale, profonde, est ordinairement recouverte par le bord interne du long supinateur. Ses rapports avec ce muscle varient suivant les sujets : chez les sujets musclés, l'artère est complètement recouverte par le ong supinateur, qu'il faut récliner en dehors pour voir le vaisseau ; chez les ujets peu musclés, l'artère affleure le bord interne du muscle. En arrière, la adiale repose sur le court supinateur et, plus bas, sur le rond pronateur ; elle st maintenue sur ce dernier par le feuillet profond de la gaine aponévrotique lu long supinateur.

Dans la partie inférieure de la portion antibrachiale, le long supinateur tant devenu tendineux, l'artère répond : *en avant,* à l'aponévrose antibrahiale ; *en arrière,* elle repose successivement sur le fléchisseur commun uperficiel des doigts, le fléchisseur propre du pouce et le carré pronateur et, ar l'intermédiaire de ce muscle, à l'extrémité inférieure du radius. Tout n bas de sa portion antibrachiale, la radiale, immédiatement sous-aponérotique, répond au large intervalle qui sépare les tendons long supinateur t grand palmaire ; là, la peau mince se déprime et permet de voir les battenents de l'artère en même temps que la pulpe peut apprécier les qualités le ses battements : c'est la *gouttière du pouls.* — Une ligne allant du milieu lu pli du coude à la gouttière du pouls trace sur l'avant-bras le trajet de la adiale et constitue la *ligne d'opération,* le long de laquelle l'opérateur doit nciser pour aller à la recherche du vaisseau.

Portion carpienne. — Lorsqu'elle contourne le bord externe du poignet aulessous de l'apophyse styloïde du radius, la radiale s'engage entre les tendons ccolés du long abducteur et du court extenseur du pouce et le ligament latéal externe de l'articulation radio-carpienne.

Elle pénètre alors dans cette excavation losangique que limitent le tendon ong extenseur du pouce en dehors, les tendons long abducteur et court exteneur en dedans ; c'est la *tabatière* anatomique, dont le fond est formé par le rapèze. La radiale traverse obliquement la tabatière sur le fond osseux de aquelle elle repose ; elle est recouverte par la peau, le tissu cellulaire sousutané dans lequel cheminent la veine céphalique du pouce et les ramificaions du nerf radial, l'aponévrose et une abondante couche de tissu cellulograisseux sous-aponévrotique. Enfin, ayant passé sous le tendon long extenseur lu pouce, la radiale s'enfonce dans l'extrémité supérieure du premier espace nterosseux.

Portion palmaire. — Au niveau de la paume, la radiale chemine profondénent, appliquée sur les métacarpiens et les interosseux, recouverte par le aquet des tendons fléchisseurs (v. artères de la main).

Branches collatérales. — *Portion antibrachiale.* — Dans sa portion antirachiale, l'artère radiale fournit de nombreux rameaux innominés : les uns, ntérieurs, se distribuent à la peau de l'avant-bras ; d'autres, externes, se erminent dans le long supinateur, les radiaux, le long abducteur du pouce, le ong extenseur et les téguments de la région externe ; les internes vont dans e grand palmaire et le fléchisseur superficiel ; les postérieurs se distribuent u court supinateur, au rond pronateur, au fléchisseur propre du pouce, au arré pronateur, et au radius.

Ces branches innominées sont en nombre variable : pour Meckel, il n'en xisterait pas moins de 40 en moyenne.

La R. fournit trois branches plus importantes : *la récurrente radiale antérieure, la transverse antérieure radiale du carpe et la radio-palmaire.*

Récurrente radiale antérieure (Recurrens radialis). — Elle naît de la partie externe de la radiale, tout près de l'origine de cette artère. Le plus souvent, elle se porte d'abord en bas et en dehors, puis se réfléchit et monte obliquement entre le long supinateur et le brachial antérieur, reposant sur le court supinateur d'abord, puis sur la capsule de l'articulation du coude. Elle décrit donc dans son ensemble une courbe à concavité supéro-externe. De la convexité de cette courbe partent de nombreux rameaux qui se distribuent au long et au court supinateurs, et aux deux radiaux externes. Par sa concavité, elle donne une branche au brachial antérieur et à l'articulation huméro-antibrachiale. Elle se termine en s'anastomosant avec le rameau terminal antérieur de l'humérale profonde.

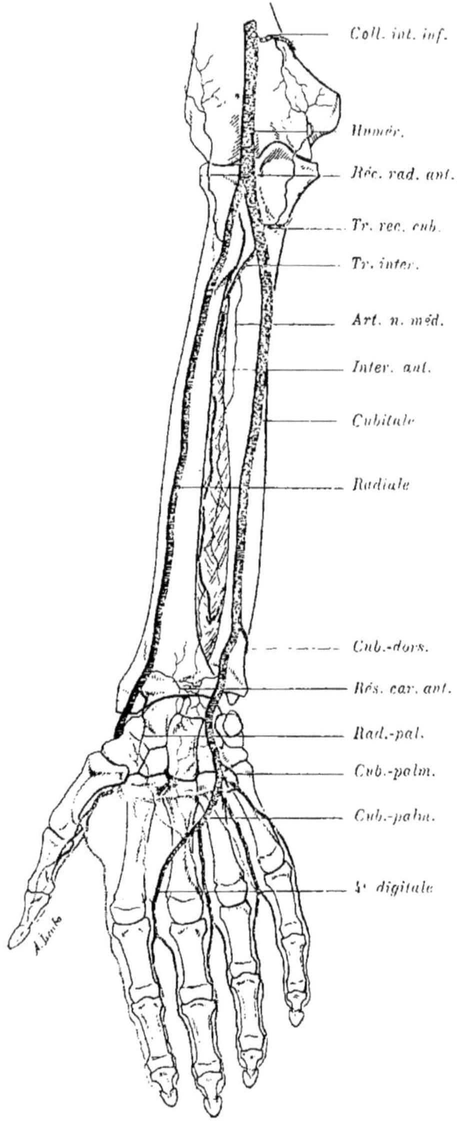

Fig. 418. — Schéma des artères de l'**avant**-bras.

Artère transverse antérieure du carpe (A. carpea volaris radialis). — Petite mais constante, elle se détache de la radiale au niveau du bord inférieur du carré pronateur, se dirige transversalement en dedans, et se termine en s'anastomosant avec une branche homologue venue de la cubitale, avec la terminaison de l'artère interosseuse antérieure et avec les branches récurrentes de l'arcade palmaire profonde, formant ainsi un réseau carpien antérieur (rete carpeum anterius seu volare). — Elle donne chemin faisant des rameaux musculaires (rond pronateur), articulaires (ligaments antérieurs de l'articulation radio-carpienne), périostiques et osseux (radius).

Artère radio-palmaire (*Ramus volaris, arteria superficialis volæ, arteria adio-palmaris, a metacarpea volaris sublimis*). — Elle naît de la radiale ordiairement au niveau de l'interligne radio-carpien, c'est-à-dire au niveau du ointoù la radiale, changeant de direction, va contourner le bord externe du oignet, quelquefois plus haut sur la face antérieure de l'avant-bras. De olume variable, elle est ordinairement assez grêle. Elle se dirige en bas et un eu en dedans, cheminant au niveau de la base ou talon de l'éminence thénar. antôt elle n'est recouverte que par l'aponévrose, tantôt elle chemine dans épaisseur du court abducteur du pouce ou même au-dessous de ce muscle. Arrivée à la paume, elle vient se jeter à *angle droit* dans la partie terminale e la cubitale. Plus rarement, elle s'anastomose à plein canal avec la terminaion de la cubitale, *formant alors une arcade palmaire superficielle*. Dans uelques cas enfin, elle s'épuise dans les muscles de l'éminence thénar.

Portion carpienne. — Dans sa portion carpienne, la radiale fournit trois ranches: la *dorsale du pouce*, la *transverse postérieure du carpe* et l'*interoseuse dorsale du premier espace*. Je ne fais que mentionner ici ces trois brannes que je décrirai plus loin avec les artères du dos de la main.

Portion palmaire. — Dans sa portion palmaire, où elle forme l'arcade palaire profonde, la radiale fournit quatre branches ; ce sont les *artères interseuses antérieures*. Elles seront étudiées avec les artères de la paume.

ARTÈRE CUBITALE

Syn. : a. cubitalis. — Ellenbogen pulsader.

Limites. — Branche de bifurcation interne de l'humérale, la cubitale s'étend u pli du coude (plus exactement deux centimètres au-dessous), à la paume ù elle se termine par une arcade ou crosse à concavité supérieure, l'*arcade almaire superficielle*.

Volume, direction, trajet. — Plus volumineuse que la radiale, elle naît au ilieu du coude ; pour gagner le côté interne de l'avant-bras, qu'elle va suivre usqu'au poignet, la cubitale s'engage sous la masse des muscles épitrohléens ; par ce trajet oblique, elle atteint la face antérieure du cubitus recouerte par le fléchisseur commun profond et descend verticalement sur cette ace jusqu'au poignet. Là, elle s'engage en dehors du pisiforme, dans l'épaiseur du ligament annulaire et arrive à la paume, où elle se dirige en bas et n dehors, en décrivant une courbe à concavité supérieure et externe, l'*arade palmaire superficielle*.

Le point où la C. se termine est difficile à préciser. Lorsque les artères de la ain affectent leur disposition type, la cubitale paraît se continuer sans ligne e démarcation aucune avec la quatrième digitale et on pourrait, en bonne ogique, la conduire jusqu'à la partie supérieure de l'espace interdigital, où elle e bifurquerait pour donner naissance à la collatérale externe du médius et à la ollatérale interne de l'index (voy. fig. 421). Mais au point de vue de la nomenlature, ce mode de description ne serait pas sans inconvénient. On peut onsidérer comme formant la limite inférieure de la cubitale le point où lle reçoit la radio-palmaire. J'insiste dès à présent sur ce mode de terminaison, ne pouvant consentir à répéter avec tous « que la cubitale se termine en s'anastomosant à plein canal avec la radio-palmaire », ce qui est l'exception.

Rapports. — *Portion antibrachiale*. — Dans le tiers supérieur de cette portion, la cubitale, oblique en bas et en dedans, répond, *en avant*, au médian qui croise sa face antérieure et aux muscles épitrochléens (rond pronateur, grand et petit palmaires, fléchisseur commun superficiel); *en arrière*, elle croise le tendon du brachial antérieur et repose sur le fléchisseur commun profond, sur lequel l'applique une couche aponévrotique, mince d'abord, plus épaisse ensuite.

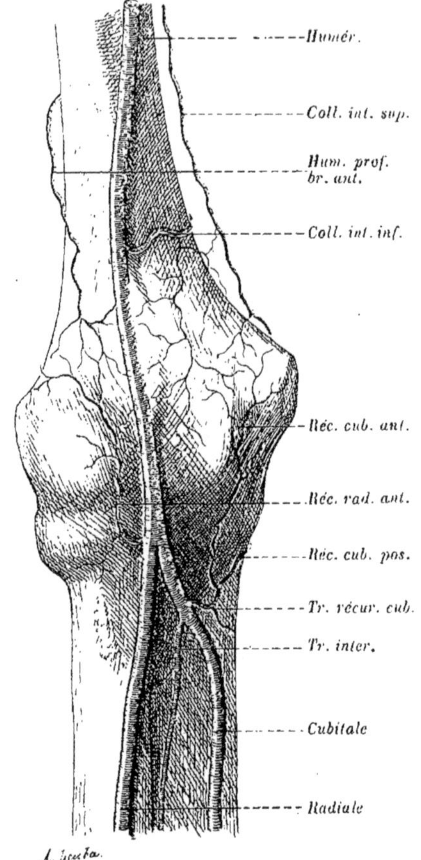

Fig. 419. — Réseau péri-articulaire du coude; face antérieure.

Dans *ses deux tiers inférieurs*, devenue verticale, elle répond : *en avant*, au muscle cubital antérieur, puis à l'interstice de ce muscle et du faisceau interne du fléchisseur sublime : tout en bas, au-dessus du poignet, l'artère repose sur le carré pronateur. Elle est toujours séparée de la peau par deux feuillets aponévrotiques : l'un représente la continuation de l'aponévrose superficielle, l'autre la couche celluleuse qui tapisse le fléchisseur profond. Le bord externe du tendon cubital tend à recouvrir la C. En somme, dans les deux tiers inférieurs de l'avant-bras, le cubital peut être dit *muscle satellite*, et c'est lui qui marque la ligne épitrochléo-pisiformienne, *ligne d'opération de la cubitale*.

Portion carpienne. — Au niveau du carpe, l'artère repose sur la face antérieure du ligament annulaire antérieur, immédiatement en dedans de la saillie du pisiforme; elle est recouverte à ce niveau par la terminaison des fibres du ligament annulaire dorsal du poignet.

Je rappelle qu'au niveau du bord cubital du poignet les fibres inférieures du ligament s'arrêtent sur le pisiforme. Les supérieures au contraire viennent se perdre sur la face antérieure du ligament antérieur; elles forment là, au-devant de l'artère cubitale, un trousseau fibreux très net au-dessous duquel passe l'artère (v. tome II, myol., p. 165, et vérifiez les rapports des artères cubitale et radiale sur la coupe de l'avant-bras, t. II, fig. 120).

Entre ces deux couches fibreuses, l'artère, ordinairement flexueuse, se meut dans une atmosphère séreuse : de gros pelotons adipeux, très mobiles, favorisent les mouvements de l'artère dans cette logette fibreuse.

Appuyez fortement avec la pulpe du pouce sur la base de votre éminence thénar et vous verrez sourdre au poignet, immédiatement au-dessus du pli qui limite en haut le talon de la main, ces pelotons adipeux, sous l'aspect de petites masses arrondies, faussement fluctuantes et jouant le kyste séreux. C'est par cet artifice que l'artère échappe à la compression, quand le talon de la main s'appuie fortement sur un corps dur.

Portion palmaire. — Plus bas, l'artère est recouverte par le palmaire cutané; à la paume elle est entre le plan tendineux et l'aponévrose, accolée à la face profonde de cette dernière, en rapport avec les branches du nerf médian et du nerf cubital, *croisée par l'anastomose entre ces deux nerfs.*

Dans tout son trajet, la cubitale est accompagnée par deux veines, veines cubitales profondes, et par des lymphatiques profonds. — Le nerf cubital, qui descend à la partie postérieure de l'avant-bras par la gouttière rétro-épitrochléenne, est d'abord séparé de l'artère par un espace angulaire à sommet inférieur. Il s'en rapproche de plus en plus et vient se mettre en contact avec elle à la jonction du tiers supérieur et des deux tiers inférieurs de l'avant-bras. Il l'accompagne ensuite, toujours placé en dedans du vaisseau.

Branches collatérales. — *Portion antibrachiale.* — Dans son trajet antibrachial, la cubitale fournit un grand nombre de branches aux muscles avec lesquels elle entre en rapport. La plupart de ces branches peu volumineuses, n'ont reçu aucun nom. D'autres, plus importantes, méritent une mention spéciale. Ce sont : la *récurrente cubitale antérieure,* la *récurrente cubitale postérieure,* le *tronc commun des interosseuses,* la *dorsale du carpe* et la *transverse antérieure du carpe.*

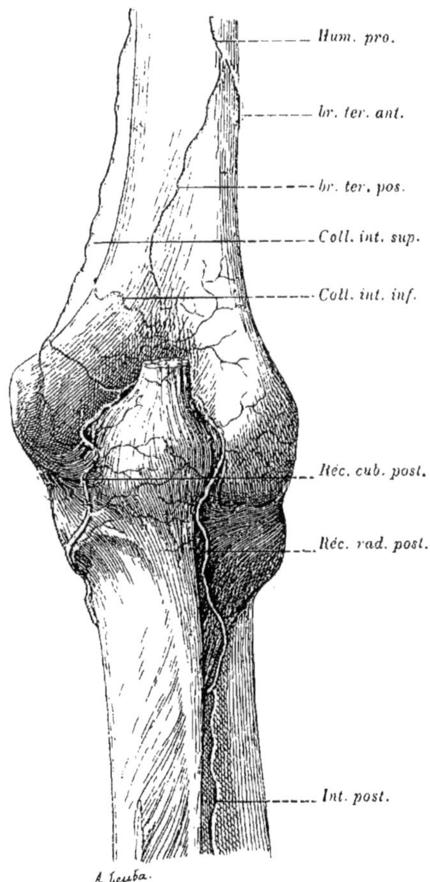

Fig. 420. — Réseau périarticulaire du coude, face postérieure.

Récurrente cubitale antérieure. — La récurrente cubitale antérieure se détache de la partie supérieure de la cubitale. Dans la moitié des cas environ, elle naît d'un tronc commun avec la récurrente cubitale postérieure, *tronc commun des récurrentes cubitales.* Ordinairement assez grêle, elle se dirige en haut et en dedans, cheminant dans l'interstice du brachial antérieur et du rond pronateur. Elle se termine au niveau de l'épitrochlée en s'anastomosant avec la collatérale interne inférieure de l'humérale. Dans son trajet, elle fournit : des rameaux musculaires au brachial antérieur, au rond pronateur, au grand palmaire et au chef épitrochléen du fléchisseur commun superficiel; des rameaux articulaires à la partie antérieure de la capsule de l'articulation du coude.

Récurrente cubitale postérieure. — Elle se détache de la cubitale soit immédiatement au-dessous de la précédente, soit par un tronc qui lui est commun avec celle-ci.

Beaucoup plus volumineuse, elle se dirige d'abord horizontalement en arrière et en dedans, contourne l'extrémité supérieure du cubitus au-dessous des muscles épitrochléens, puis se recourbe en haut, monte dans la gouttière olécrânienne interne, longeant le nerf cubital, et passant, comme lui, sous l'arcade d'insertion du cubital antérieur. Elle se termine au niveau de la face postérieure de l'épitrochlée, en s'anastomosant avec le rameau postérieur de la collatérale inférieure et interne de l'humérale. La récurrente cubitale postérieure fournit des rameaux musculaires aux muscles voisins (grand et petit palmaires, fléchisseur commun superficiel et fléchisseur commun profond, cubital antérieur, vaste interne) ; — des rameaux articulaires (partie postéro-interne de l'articulation du coude) ; — des rameaux cutanés (téguments de la partie postérieure de la région du coude).

Tronc commun des interosseuses. (*A. interossea antibrachii communis*). — Ce tronc se détache de la partie postérieure de la cubitale, un peu au-dessous du précédent. Il est d'ordinaire si volumineux qu'un grand nombre d'anatomistes le considèrent comme une branche de bifurcation. Ce tronc se dirige en bas, en arrière et un peu en dehors, gagnant ainsi l'extrémité supérieure de l'espace interosseux, où il se divise en deux branches, l'une antérieure, l'autre postérieure. La longueur du tronc commun des interosseuses est variable : tantôt il n'existe pour ainsi dire pas et se divise presque immédiatement en ses deux branches terminales; tantôt il atteint une longueur de 1 cm. et demi à 2 cm. Ses deux branches de terminaison constituent les *artères interosseuses antérieure et postérieure.*

Interosseuse postérieure (*interossea externa, s. posterior, perforans suprema*). — Dès son origine, l'interosseuse postérieure se dirige directement en arrière et s'engage dans l'orifice ménagé entre les os de l'avant-bras et le bord supérieur, concave, du ligament interosseux, à 5 cm. environ au-dessous de l'interligne de l'articulation huméro-cubitale. Arrivée dans la loge postérieure de l'avant-bras, elle change brusquement de direction, descend entre le court supinateur et le long abducteur du pouce, puis entre la couche superficielle et la couche profonde des muscles de la région postérieure de l'avant-bras et se termine au niveau de l'interligne radio-carpien, en prenant part à la constitution du réseau carpien dorsal (rete carpeum dorsale).

L'interosseuse postérieure fournit de nombreux rameaux innominés aux muscles de la région postérieure et une branche importante, la *récurrente radiale postérieure.*

La *récurrente radiale postérieure* (*interossea recurrens*) est considérée par quelques auteurs comme une branche de bifurcation de l'interosseuse postérieure. Dès son origine, elle monte entre l'anconé qui la recouvre et le court supinateur sur lequel elle repose et se termine au niveau de la gouttière rétro-épicondylienne, en s'anastomosant avec les autres branches qui prennent part à la constitution du réseau périarticulaire du coude.

Elle fournit des rameaux musculaires (anconé, court supinateur, cubital postérieur, vaste interne), des rameaux articulaires et des rameaux cutanés.

Interosseuse antérieure (*interossea interna, s. anterior*). L'interosseuse antérieure est plus volumineuse que la postérieure. Elle descend, appliquée sur le ligament interosseux, dans le sillon qui sépare les origines ligamenteuses du long fléchisseur propre du pouce et du fléchisseur commun profond et s'engage plus bas sous la face profonde du carré pronateur. A 4 cm. environ de l'interligne radio-carpien, elle traverse obliquement le ligament interosseux par un canal fibreux que j'ai décrit et représenté (tome I, arth. p. 603, fig. 511), et se termine, comme l'interosseuse postérieure, dans le réseau carpien postérieur.

Dans son trajet, elle fournit un nombre considérable de rameaux que l'on distingue en antérieurs, postérieurs et latéraux. Les *antérieurs* se distribuent au cubital antérieur, au fléchisseur commun superficiel, au carré pronateur et à la peau (Theile). Le plus important de ces rameaux antérieurs est le *rameau du nerf médian*. Ce rameau pénètre dans les fibres du médian et chemine dans l'épaisseur du tronc nerveux ; ordinairement très grêle, il est intéressant surtout par la longueur de son trajet, par sa constance et, enfin, par les anomalies qu'il peut présenter ; nous étudierons ces anomalies plus loin. Notons seulement ici que très souvent (dans la moitié des cas d'après Theile), le rameau du médian provient directement de la cubitale. — Les rameaux *postérieurs* traversent le ligament interosseux, s'anastomosent avec les rameaux de l'interosseuse postérieure et, comme ceux-ci, viennent se distribuer aux muscles de la couche profonde de la région postérieure de l'avant-bras. — Les rameaux *internes* se distribuent au fléchisseur commun profond ; le plus important est l'*artère nourricière du cubitus* qui pénètre dans la diaphyse cubitale au niveau de la face antérieure de celle-ci, à la jonction du tiers supérieur de l'os avec ses deux tiers inférieurs. — Les rameaux *externes* se distribuent au long fléchisseur propre du pouce. Citons parmi eux l'*artère nourricière du radius* qui pénètre dans la face antérieure de la diaphyse radiale.

Artère dorsale du carpe, cubito-dorsale (carpea dorsalis, arteria s. ramus dorsalis). — Ordinairement très grêle, cette branche naît à environ 4 cm. de l'interligne radio-carpien. Elle contourne la partie inférieure du cubitus en passant sous le cubital antérieur, et gagne ainsi la face dorsale du poignet, sur laquelle elle se jette dans le réseau carpien postérieur, ou bien elle s'anastomose avec la dorsale du carpe fournie par la radiale pour former l'arcade dorsale (Voir artères du dos de la main). Elle fournit des rameaux au cubital antérieur, au carré pronateur, au périoste cubital et aux téguments du bord interne du poignet.

Artère transverse antérieure du carpe. — On décrit, sous le nom de transverse antérieure du carpe, un rameau qui se détacherait de la cubitale au niveau du bord inférieur du carré pronateur et irait se perdre dans le réseau carpien antérieur, s'anastomosant avec la branche homologue de la radiale. En réalité, il n'existe le plus souvent à ce niveau que deux ou trois ramuscules presque insignifiants qui méritent à peine de recevoir un nom spécial.

Portion carpienne. — Dans sa portion carpienne, la cubitale fournit quelques rameaux à la peau et au palmaire cutané ; elle donne surtout une branche beaucoup plus importante, la cubito-palmaire.

Cubito-palmaire. — La cubito-palmaire, dont le volume est en raison directe de celui de l'arcade palmaire profonde, arcade radiale, se détache de la partie postérieure de la portion carpienne de la cubitale à un niveau assez variable. Tantôt, l'origine se fait immédiatement au-dessous du pisiforme ; dans ce cas, l'artère s'enfonce dans la profondeur, en passant au-dessus du bord supérieur du court fléchisseur et de l'opposant : tantôt, elle naît plus bas, au-dessous de l'os crochu, et contourne alors le bord inférieur ou externe de ces muscles; dans le premier cas, elle est satellite de la branche profonde du nerf cubital; dans le deuxième, nerf et artère suivent un trajet différent. La cubito-palmaire abandonne quelques branches aux muscles de l'éminence hypothénar et se termine en s'anastomosant avec la portion palmaire de la radiale.

Portion palmaire. — Dans sa portion palmaire, la cubitale fournit quatre troncs qui donnent les collatérales digitales du petit doigt, de l'annulaire, du médius et la collatérale interne de l'index, et deux branches anastomotiques dont l'une va se jeter dans le tronc commun de la collatérale externe de l'index et de la collatérale interne du pouce, l'autre, dans la collatérale externe de ce doigt. — Je ne fais que mentionner ici les branches palmaires de la cubitale sur lesquelles je vais revenir plus longuement en étudiant les artères de la main

Variétés des artères de l'avant-bras — Je serai bref sur les variétés des artères de l'avant-bras, n'ayant pas à indiquer ici les anomalies d'origine, qui ont été étudiées avec l'artère humérale, ni les anomalies de terminaison, qui seront étudiées avec les artères de la main.

Variétés de l'artère radiale et de ses branches. — 1. *Variétés du tronc.* — *a) Variétés de trajet.* — Nous avons vu, en étudiant les anomalies de l'humérale, que, lorsque la radiale naissait anormalement au bras, elle pouvait présenter un trajet anormal dans toute son étendue ; il en est de même lorsqu'elle naît au pli du coude. On l'a vue perforer l'expansion aponévrotique du biceps et cheminer sous les téguments, à côté de la veine radiale superficielle. Elle peut, dans ces cas, contourner le bord externe de l'avant-bras, et, après avoir donné la radio-palmaire, gagner la face dorsale de la main (Dubrueil, Cruveilhier, Gruber). Cette anomalie est rare, puisque Gruber ne l'a rencontrée qu'une fois sur plusieurs milliers de bras injectés. — Le même auteur a vu la radiale se diviser en deux branches qui se réunissaient de nouveau en une seule après un trajet de 3 cm. 5 (Gruber, Archiv. für Anat. und Physiologie, 1864, p. 439).
b) Variétés de volume. — 1° *Diminution.* — La radiale peut être complètement atrophiée. Elle est alors suppléée par l'interosseuse commune (Otto, Barkow, Blandin, Dubrueil), par l'artère du nerf médian, ou par l'interosseuse antérieure (Gruber). Elle peut n'exister que dans son segment supérieur. Dans un cas de ce genre, Gruber l'a vue suppléée, en partie, par une branche de la récurrente radiale, qui descendait jusqu'à la face dorsale de la main — Elle peut atteindre la main et se jeter dans une des arcades palmaires oudorsale, sans prendre part à la constitution de ces dernières entièrement fournies par la cubitale. — 2° *Augmentation de volume.* — Lorsque la radiale naît au niveau du bras, elle est ordinairement augmentée de volume. Cette augmentation est d'autant plus considérable qu'elle donne,dans ce cas, des branches fournies normalement par l'humérale ou même l'axillaire. Elle est également augmentée de volume lorsqu'elle empiète

sur le territoire de la cubitale, soit au niveau de l'avant-bras, soit au niveau de la main.

c) Branches surnuméraires. — L'artère radiale peut fournir des branches surnuméraires. Ce sont, au niveau du bras (lorsqu'elle a une origine prématurée) : la sous-scapulaire (Gœttig), les circonflexes, l'humérale profonde et la collatérale interne supérieure (Quain), la circonflexe du scapulum (Baader), une des collatérales cubitales (Lauth), ou une branche du réseau articulaire du coude (Meckel). — Au niveau de l'avant-bras, elle peut donner l'interosseuse commune, une branche anormale allant se jeter dans l'arcade palmaire superficielle (Meckel), un rameau anastomotique pour l'artère cubitale (Monro), une artère médiane (Gruber). — Enfin, au niveau de la main, elle peut donner de nombreuses branches surnuméraires fournies normalement par les artères de la main (voir anomalies des artères de la main).

II. — *Variétés des branches.* — *a) Récurrente radiale antérieure.* — Elle est parfois très volumineuse ; son calibre peut atteindre celui de la radiale (2 fois sur 229 cas (Quain). — On l'a vue donner la récurrente radiale postérieure, fournie normalement par l'interosseuse postérieure. — *b)* Pour les anomalies des autres branches de la radiale, voir les artères de la main.

Variétés de l'artère cubitale et de ses branches. — I. *Variétés du tronc.* — Je ne parlerai pas ici des anomalies d'origine et de terminaison pour lesquelles je renvoie aux anomalies de l'humérale et des artères de la main.

a) Variétés de trajet. — Très fréquentes, lorsque l'artère cubitale se détache de l'humérale au niveau du bras, elles sont plus rares lorsque l'artère a son origine normale ; cependant on a vu la cubitale, naissant normalement au niveau du pli du coude, cheminer au-dessous des téguments. Elle peut passer aussi entre le grand palmaire et le fléchisseur commun superficiel, au lieu de s'engager sous la masse commune des muscles épitrochléens.

b) Variétés de volume. — Elle peut être atrophiée et ne fournir que quelques branches musculaires aux muscles de l'avant-bras, et être alors suppléée, au niveau de la main, par l'artère radiale. Cette atrophie de la cubitale est, d'ailleurs, beaucoup plus rare que celle de la radiale, ce qui s'explique peut-être par ce fait que la cubitale est, du moins d'après Meyer (archives f. anat., 1881), l'artère originelle de l'avant-bras et de la main. Par contre, il n'est pas rare de voir l'artère cubitale augmenter de volume, ce qui a lieu, soit parce qu'elle naît au niveau du bras, soit encore parce que son territoire au niveau de la main a pris une extension plus considérable.

c) Branches surnuméraires. — Au niveau du bras, l'artère cubitale, naissant prématurément, peut donner l'artère sous-scapulaire (Barkow), l'artère humérale profonde (Hyrtl), les collatérales internes de l'humérale. Elle peut également donner naissance, au-dessus de l'épitrochlée, à une branche venant la rejoindre de nouveau, au niveau de sa portion antibrachiale. Hyrtl a vu un de ses rameaux descendre jusqu'à la face dorsale de la main où il formait l'artère dorsale du métacarpe.

Au niveau de l'avant-bras, elle peut donner naissance à des vasa aberrantia. Charles a vu ces vasa aberrantia naître d'un anneau artériel formé par un dédoublement de l'artère cubitale. Elle peut encore donner une artère récurrente cubitale accessoire, la récurrente radiale, une artère articulaire moyenne du coude (art. articularis cubiti media de H. Meyer), une artère du nerf médian qui peut perforer ce nerf et prendre part à la constitution des arcades palmaires de la main.

II. *Anomalies des branches.* — Les anomalies de certaines des branches de la cubitale (interosseuses antérieure et postérieure et artère du nerf médian) sont relativement fréquentes. Comme elles sont surtout intéressantes lorsqu'elles viennent modifier le type artériel de la main, nous les étudierons avec les anomalies des artères de cette partie du membre supérieur.

ARTÈRES DE LA MAIN

Généralités. — Les artères de la main sont fournies par l'artère cubitale et l'artère radiale. Elles sont remarquables par leur extrême variabilité. Celle-ci n'a d'ailleurs rien qui doive nous étonner, la main étant une formation récente au point de vue phylogénique ; comme tous les organes en évolution progressive ou régressive, elle est sujette à de multiples variations portant sur les différents éléments qui la constituent. Parmi les nombreux types artériels qu'elle peut présenter, les uns représentent de véritables formes régressives, rappelant des dispositions antérieures ataviques, les autres sont des anomalies progressives indiquant le sens de l'évolution.

Cependant, il existe un type que l'on doit considérer comme représentant en quelque sorte l'étape actuelle de cette évolution. Pour établir ce dernier, on ne peut se baser que sur sa fréquence. Mais, celle-ci est très relative et ne devient évidente qu'après un chiffre assez élevé de constatations. J'insiste donc, en commençant, sur la nécessité de ne baser la description d'un type artériel de la main que sur un assez grand nombre de pièces. C'est faute d'avoir observé cette règle que quelques auteurs ont décrit comme représentant le type, nombre de dispositions que je suis forcé de regarder comme anormales.

J'étudierai successivement les artères de la main du niveau de la face dorsale et de la face palmaire.

ARTÈRES DE LA FACE PALMAIRE

Elles sont fournies par l'arcade palmaire superficielle, *cubitale,* et par l'arcade palmaire profonde, *radiale.*

ARCADE PALMAIRE SUPERFICIELLE

L'arcade palmaire superficielle, arcade cubitale, est formée, *lorsqu'elle existe,* par l'anastomose de la portion palmaire de la cubitale avec la radio-palmaire.

Forme et constitution. — La forme de cette arcade mérite d'être précisée, car elle est assez inexactement décrite et figurée dans la plupart de nos classiques. On représente en effet, d'ordinaire, l'arcade palmaire superficielle comme un arc artériel *uniformément* calibré ou à calibre décroissant *régulièrement* de dedans en dehors, c'est-à-dire de la cubitale vers la radio-palmaire. La cubitale se continuerait ainsi, sans ligne de démarcation bien nette, avec la radio-palmaire, et il serait difficile, sinon impossible, de préciser leurs limites réciproques. Cette disposition existe, je dois même reconnaître qu'elle n'est pas exceptionnelle, mais je pense qu'on ne doit pas la considérer comme la disposition typique.

Il m'a paru en effet que *l'arcade palmaire superficielle est normalement formée par deux segments bien distincts : l'un interne, cubital, très volumineux, l'autre externe, radial, ordinairement très grêle.* Ces deux segments se réunissent, tantôt en formant une courbe plus ou moins régulière en U, tantôt en formant un angle plus ou moins aigu en V. Mais dans les deux cas, il y a au point de jonction changement brusque de calibre et on ne peut dire que la cubitale se continue à plein calibre avec la radio-palmaire. *Dans la plupart des cas* (13 fois sur 20 mains injectées que j'ai sous les yeux), *la cubitale paraît se continuer directement avec la quatrième digitale.* — Je m'empresse d'ajouter que les déviations de ce type sont fréquentes (voir les planches de Tiedemann, Bourgery et Jacob, Farabeuf, etc.) : nous aurons plus loin à les indiquer et à les interpréter.

Rapports. — Le point le plus déclive de l'anse artérielle formée par la réunion de la cubitale et de la radio-palmaire est assez bien indiqué par l'intersection de deux lignes: la bissectrice de l'angle formé par le pli cutané supérieur

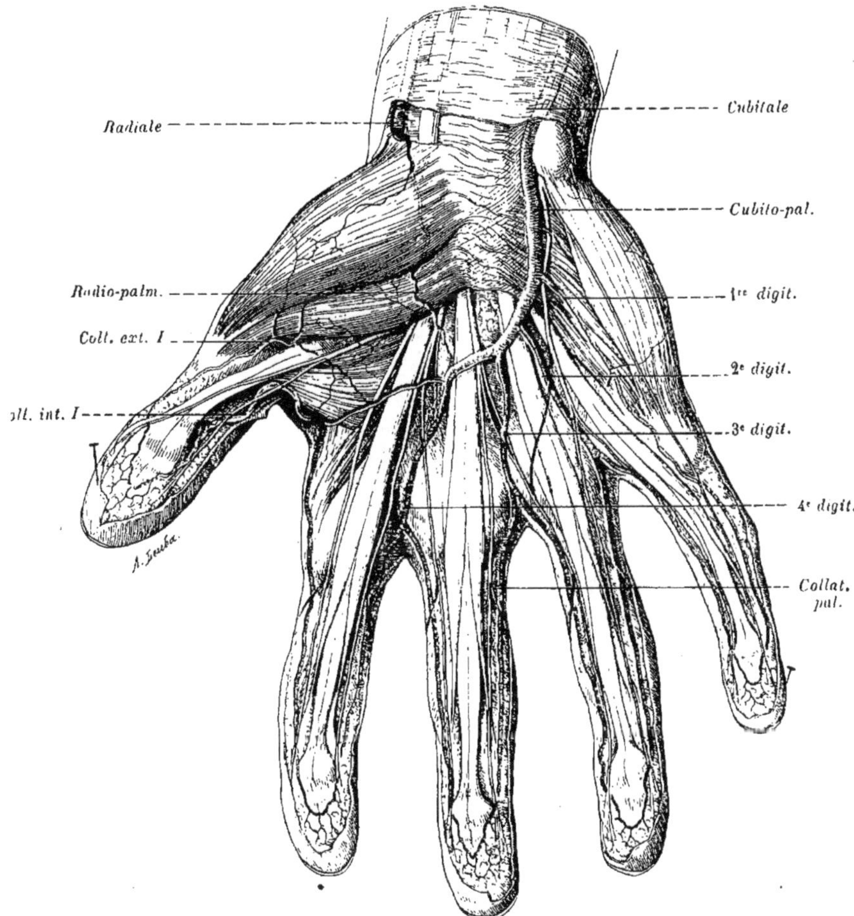

Fig. 421. — Artères de la main : arcade *palmaire superficielle.*
(Les nerfs, desséchés sur la préparation qui a servi de modèle, n'ont point leur volume).

de la paume et le pli cutané moyen, et la ligne qui continue dans la paume le bord interne du pouce quand ce doigt est dans l'abduction complète.

Le meilleur moyen pour préciser les rapports de l'arcade palmaire superficielle avec les plis cutanés est celui qu'a, depuis longtemps, indiqué Pingaud (Pingaud, in th. Cauchy, Paris, 1875). Il consiste à disséquer l'arcade palmaire par sa face profonde, après désarticulation des métacarpiens et à la fixer sur les téguments en la transfixant par des épingles d'arrière en avant.

L'arcade palmaire superficielle est recouverte par la peau et l'aponévrose palmaire. Elle repose sur les nerfs collatéraux fournis par les portions palmaires du médian et du cubital, sur les tendons fléchisseurs superficiels et les lombricaux. Le filet anastomotique entre le médian et le cubital la croise quelquefois très obliquement. L'arcade, flanquée de deux veines collatérales et entourée d'un tissu celluleux lâche, est mobile et se déplace aisément.

Branches. — L'arcade palmaire superficielle n'émet aucune branche par sa concavité.

Le segment radial de l'arcade palmaire superficielle fournit des rameaux nombreux, mais grêles, aux muscles de l'éminence thénar.

L'un d'eux (A, fig. 422), cheminant à la superficie des muscles de l'éminence

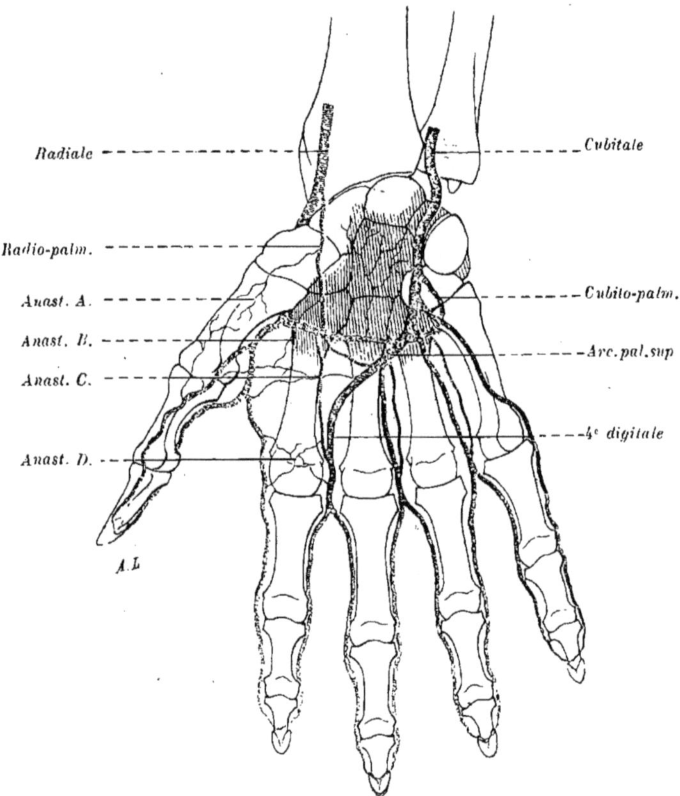

Fig. 422. — Schéma des artères de la main, type normal.

thénar, établit une anastomose entre le segment radial de l'arcade palmaire superficielle et la collatérale externe du pouce. Cette anastomose est *directe* ou *indirecte ;* en d'autres termes, ce rameau peut aller se jeter directement dans la collatérale externe du pouce ou s'anastomoser avec ses branches récurrentes. — Il n'est pas rare de voir se détacher de la radio-palmaire même un ou deux ramuscules qui vont se jeter dans les branches anastomotiques constantes que la cubitale envoie à la collatérale externe du pouce, et au tronc commun de la collatérale interne de ce doigt et de la collatérale externe de l'index (B, fig. 422); quoique très grêles ces rameaux n'en ont pas moins une importance considérable, car leur existence permet d'interpréter certaines anomalies d'origine de la collatérale externe de l'index et des deux collatérales du pouce.

Le segment cubital de l'arcade palmaire superficielle fournit 4 branches volumineuses : ce sont les artères digitales et des branches anastomotiques.

Artères digitales. — On distingue les artères digitales en 1re, 2e, etc., en allant du bord cubital vers le bord radial, (c'est en sens contraire qu'on compte les métacarpiens et les artères interosseuses). Leur volume va en augmentant de dedans en dehors. Le plus souvent, elles naissent isolément de l'arcade superficielle, mais il n'est pas très rare de voir deux d'entre elles naître par un tronc commun.

Les artères digitales descendent sous l'aponévrose, sur les muscles lombricaux, entre les tendons fléchisseurs, séparées de ces derniers par des cloisons sagittales, dépendances de l'aponévrose palmaire moyenne (Voir myologie, page 151). Elles sont accompagnées par les branches terminales du médian et du cubital, qui forment parfois autour des artères digitales des anastomoses en boutonnière.

Un peu au-dessous du bord inférieur du ligament transverse superficiel, chaque artère digitale se divise en deux branches qui vont constituer les deux collatérales des doigts limitant l'espace interdigital correspondant.

Seule la première digitale ne se divise pas. Elle se dirige en bas et en dedans, croisant obliquement les muscles de l'éminence hypothénar, auxquels elle abandonne chemin faisant quelques petits ramuscules, et vient constituer la *collatérale interne du petit doigt.*

La deuxième digitale donne naissance à la *collatérale externe du petit doigt* et la *collatérale interne de l'annulaire.*

La troisième forme la *collatérale externe de l'annulaire, et la collatérale interne du médius.*

La quatrième donne la *collatérale externe du médius* et la *collatérale interne de l'index.*

Au niveau du bord inférieur du ligament palmaire transverse superficiel, chaque artère digitale s'anastomose avec l'interosseuse antérieure correspondante, ce qui explique la possibilité pour cette interosseuse de supplanter l'artère digitale, et de fournir les deux collatérales de l'espace interdigital auquel elle correspond. Cette anastomose est normalement très grêle et difficile à mettre en évidence.

Au niveau même de leur bifurcation, les digitales reçoivent les perforantes inférieures (Voir artères de la face dorsale).

Rameaux anastomotiques. — Les rameaux anastomotiques fournis par le segment cubital de l'arcade palmaire superficielle sont au nombre de deux. Ils naissent par un tronc commun (D, fig. 422); le premier va se jeter dans la collatérale interne du pouce, ordinairement au niveau du point où cette artère croise l'interligne métacarpo-phalangien.

Le deuxième va se jeter dans le tronc commun de la collatérale interne du pouce et externe de l'index, au niveau même de la bifurcation de ce tronc. Il n'est pas rare de voir ce rameau anastomotique se jeter non plus dans le tronc lui-même, mais dans l'une de ses deux *branches terminales.*

L'existence de ces deux rameaux anastomotiques permet d'expliquer les cas où les collatérales du pouce et la collatérale externe de l'index sont fournies par le segment cubital de l'arcade palmaire superficielle.

ARCADE PALMAIRE PROFONDE

L'arcade palmaire profonde, *radiale,* est formée par la portion palmaire de la radiale et son anastomose avec la cubito-palmaire, branche collatérale de la cubitale.

Contrairement à ce que nous avons vu pour l'arcade palmaire superficielle,

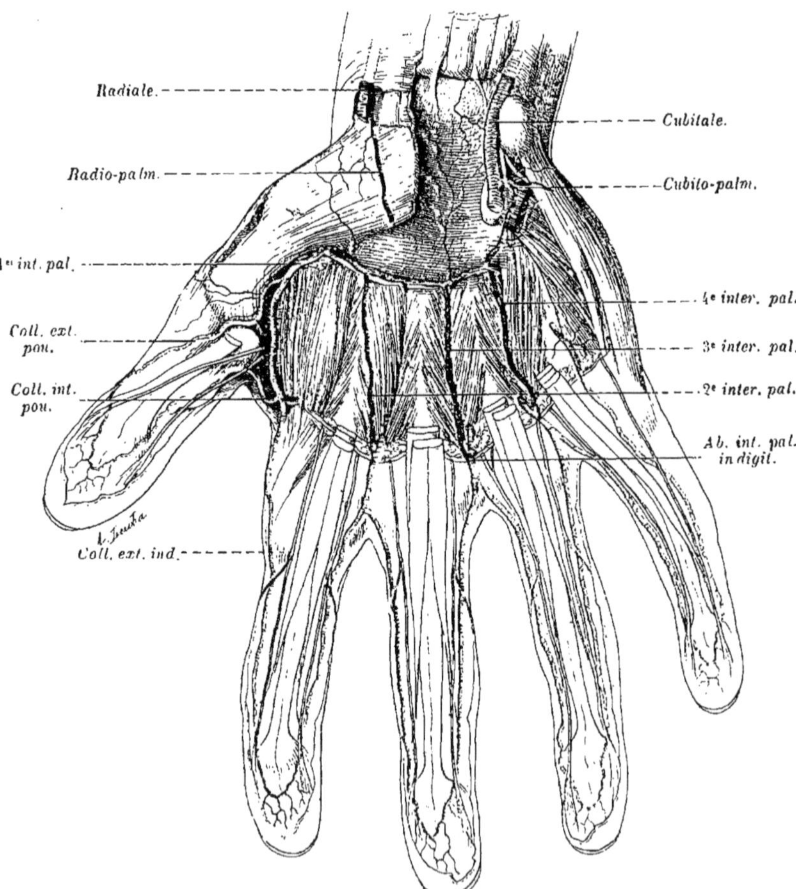

Fig. 423. — Artères de la main, *arcade palmaire profonde.*

il s'agit ici d'une anastomose à plein canal entre les deux artères qui constituent l'arcade, et le calibre de celle-ci diminue régulièrement de dehors en dedans. D'ailleurs, cette diminution de calibre de dehors en dedans atteste que c'est la radiale qui forme essentiellement l'arcade palmaire profonde.

Cependant, lorsque la cubito-palmaire est très grêle, ce qui n'est pas exceptionnel, la radiale se continue directement non plus avec la cubito-palmaire, mais avec la perforante supérieure du quatrième espace, disposition à rapprocher de celle que je considère comme normale pour l'arcade palmaire superficielle.

L'arcade palmaire profonde a une direction transversale. Elle repose sur les bases des quatre derniers métacarpiens. Elle est recouverte par le paquet des tendons fléchisseurs profonds et, à sa partie externe, par l'adducteur du pouce; elle passe ordinairement entre le chef métacarpien et le chef carpien de ce muscle. L'A. P. P., flanquée de deux veines, est croisée par la branche profonde du nerf cubital.

Branches. — Elle fournit *des branches ascendantes, des branches postérieures, des branches descendantes.*

Les *branches ascendantes* sont en nombre variable. Ordinairement très grêles, elles se distribuent aux os de la deuxième rangée du carpe et aux articulations médio-carpiennes et carpo-métacarpiennes.

Les *branches postérieures* portent le nom de perforantes.

Perforantes. — Elles sont ordinairement au nombre de trois. Très courtes, elles cheminent d'avant en arrière dans l'espace interosseux et viennent se jeter dans l'interosseuse postérieure correspondante ; dans les cas où la dorsale du carpe est très réduite, ce sont ces perforantes qui fournissent les interosseuses dorsales. — Dans leur trajet elles fournissent des ramuscules très grêles aux interosseux, aux métacarpiens et aux articulations intermétacarpiennes.

Les *branches descendantes* portent le nom d'artères *interosseuses.*

Interosseuses. — Elles sont au nombre de quatre ; je rattache en effet, à l'arcade palmaire profonde le tronc commun des collatérales interne du pouce et externe de l'index, qui me paraît constituer l'interosseuse du premier espace. Ce tronc descend en effet, *le plus souvent,* en avant de l'interosseux dorsal du premier espace. Par sa situation même, il est absolument l'homologue des autres artères interosseuses ; cependant, il diffère de celles-ci par son volume plus considérable et surtout par son mode de distribution, aussi mérite-t-il une description spéciale.

Tronc commun des collatérales du pouce et de la collatérale externe de l'index, ou *première interosseuse palmaire.* — Ce tronc commun se détache de la radiale immédiatement après qu'elle a perforé le premier interosseux dorsal. Il descend verticalement, répondant en avant à l'adducteur du pouce, en arrière au chef externe du premier interosseux dorsal, et, au-dessous de ce chef, aux téguments de la face dorsale. Lorsque le chef externe du premier interosseux est réduit, le tronc artériel est beaucoup plus facilement visible par la face dorsale de la main que par la face palmaire.

Mais c'est une erreur que de le considérer comme appartenant au système des interosseuses dorsales. L'interosseuse dorsale du premier espace existe, en effet, quoique normalement très réduite, et elle descend, comme ses congénères, *en arrière* du muscle interosseux dorsal.

Après un trajet qui varie de quelques millimètres à trois centimètres, le tronc abandonne une branche qui chemine sur le versant interne de la face antérieure du premier métacarpien, croise l'articulation métacarpo-phalangienne du pouce en passant entre les deux os sésamoïdes et vient former la collatérale externe du pouce. — Je remarque, sans y attacher autrement d'importance, le trajet intersésamoïdien de cette artériole, rapport qui m'a paru constant lorsque ce vaisseau provenait de l'arcade palmaire profonde.

Après avoir fourni la collatérale externe du pouce, la première interosseuse palmaire se divise en deux branches, la *collatérale interne du pouce* et la *collatérale externe de l'index.* La disposition que je viens de décrire m'a paru la plus fréquente. Dans l'excellente figure 26 du Précis de Manuel opératoire du Pr Farabeuf, on voit les deux collatérales du pouce naître de l'arcade palmaire profonde par un tronc commun qui se détache de cette arcade au même point que la collatérale externe de l'index ; si cette disposition existe, elle doit être exceptionnelle, puisque sur les 20 mains injectées que j'ai sous les yeux, je ne la rencontre pas une fois.

Le plus souvent, la première interosseuse palmaire envoie à la quatrième digitale une anastomose (v. fig. 422, D) qui atteint cette dernière au niveau même de sa bifurcation en branches terminales, disposition intéressante car elle explique une anomalie d'origine de ces deux branches qui est loin d'être exceptionnelle

Interosseuses des deuxième, troisième et quatrième espaces. — Beaucoup moins volumineuses que celle du premier espace, les interosseuses des deuxième, troisième et quatrième espaces descendent verticalement, appliquées sur les muscles interosseux par l'aponévrose qui les recouvre. Un peu au-dessous des articulations métacarpo-phalangiennes, elles se terminent soit librement, soit en se jetant dans les artères digitales un peu au-dessus de leur bifurcation.

Elles donnent des rameaux nombreux, mais très grêles, aux muscles interosseux, à l'adducteur du pouce, aux tendons fléchisseurs et aux lombricaux, aux métacarpiens, aux articulations métacarpo-phalangiennes et aux téguments de l'espace interdigital.

ARTÈRES DE LA FACE DORSALE

Les artères qui cheminent sur la face dorsale de la main viennent de la radiale, soit *directement,* soit *indirectement* par l'intermédiaire de l'*arcade dorsale.* J'insiste encore une fois sur le petit volume de ces artères dorsales, qui contraste singulièrement avec le développement considérable du système artériel de la face palmaire.

Artères venant directement de la radiale. — Elles sont au nombre de deux: la *dorsale du pouce,* qui serait mieux nommée la collatérale dorsale externe de ce doigt — et l'*interosseuse dorsale du premier espace,* tronc commun de la *collatérale dorsale interne du pouce et de la collatérale dorsale externe de l'index.*

Artère dorsale du pouce ou *collatérale dorsale externe* (dorsalis pollicis radialis). — Toujours très grêle, cette artère se détache de la radiale immédiatement avant le passage de cette artère dans la tabatière anatomique, c'est-à-dire au niveau du point où la radiale croise la face profonde du long abducteur du pouce et du court extenseur. Elle descend sur la face postérieure du premier métacarpien, longe la partie externe de la face postérieure de la première phalange du pouce et se termine ordinairement au niveau de l'articulation

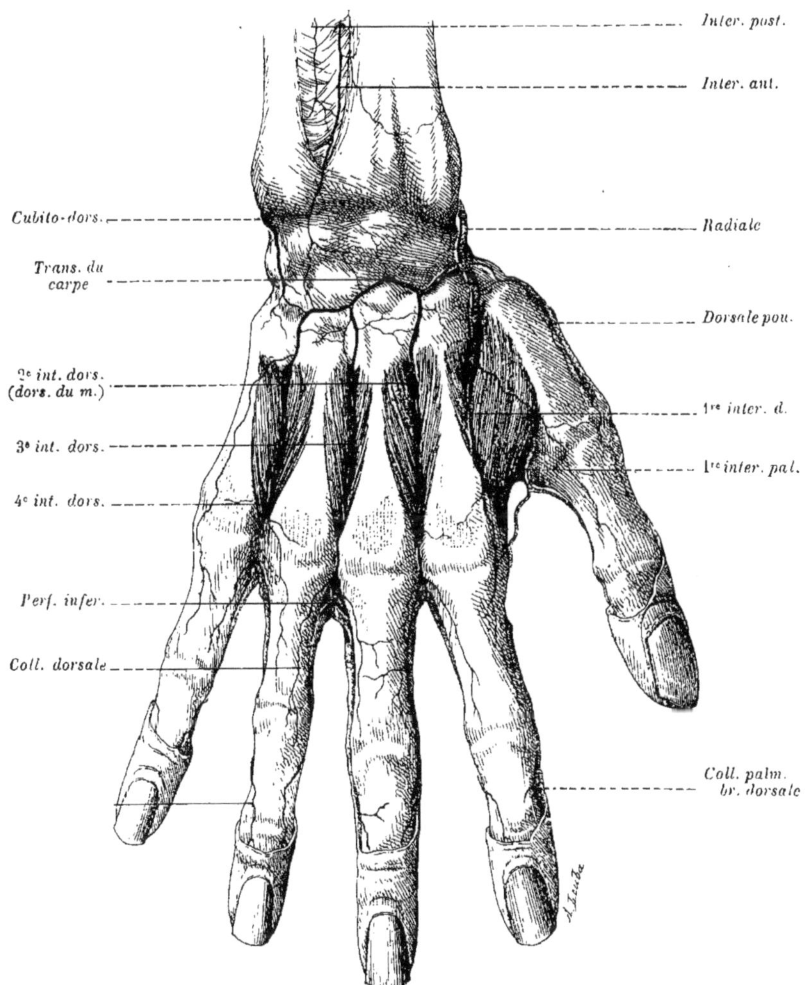

Fig. 424. — Artères de la main, face dorsale.

de la première et de la deuxième phalange; il est rare qu'elle descende jusqu'à la phalange unguéale.

Interosseuse dorsale du premier espace. — Cette interosseuse est ordinairement très courte et c'est ce qui la différencie des autres interosseuses dorsales. Elle se détache de la radiale au moment où celle-ci va s'engager entre les deux chefs de l'interosseux dorsal. Toujours très grêle, à moins qu'elle ne supplée l'interosseuse palmaire correspondante, normalement beaucoup plus développée, elle descend sur la face postérieure du premier espace interosseux. Après un parcours de quelques millimètres à peine, elle se bifurque en : *collatérale dorsale interne du pouce* et *collatérale dorsale externe de l'index*. — Cependant la collatérale dorsale interne du pouce peut être fournie par le tronc interosseux palmaire correspondant, et alors la collatérale dorsale externe de l'index naît isolément de la radiale.

Artères naissant de l'arcade dorsale. — Arcade dorsale. — L'arcade dorsale a une disposition variable. Dans les cas *types*, elle est formée par l'anastomose à plein canal de la dorsale du carpe fournie par la cubitale avec la dorsale du carpe fournie par la radiale.

La dorsale du carpe (*cubitale*) se détache du tronc de la cubitale à quatre centimètres au-dessus de l'interligne radio-carpien et gagne la face postérieure du poignet en passant au-dessous du muscle cubital postérieur.

La dorsale du carpe (*radiale*) se détache de la radiale dans la tabatière anatomique; elle se dirige transversalement en dedans et vient se réunir à la précédente.

L'*arcade dorsale,* formée par la réunion de ces artères, a une direction transversale; elle est située sur les os de la deuxième rangée du carpe, recouverte par les tendons extenseurs.

Chez certains sujets, l'arcade dorsale du carpe est remplacée par un réseau plus ou moins régulier (réseau carpien postérieur), à la constitution duquel prennent part les deux dorsales du carpe, radiale et cubitale, et la terminaison des deux artères interosseuses de l'avant-bras.

C'est de cette arcade ou du réseau qui la remplace que se détachent les artères interosseuses postérieures et la *collatérale dorsale interne du petit doigt*. — Je ne fais que signaler cette dernière toujours très grêle, atteignant à peine la deuxième phalange et faisant assez souvent défaut.

Interosseuses postérieures. — Les *artères interosseuses postérieures* descendent d'abord sur la face postérieure de l'interosseux dorsal correspondant. Au niveau de l'extrémité supérieure des métacarpiens, elles échangent souvent des anastomoses transversales, dont l'ensemble constitue une *arcade dorsale du métacarpe,* quelquefois assez nette. Au niveau de l'extrémité supérieure de l'espace interosseux, elles reçoivent la perforante supérieure qui vient de l'arcade palmaire profonde. Dans certains cas, les inter. post. augmentent brusquement de volume, immédiatement après cette anastomose ; parfois même le segment sus-jacent à cette dernière est si réduit qu'on est autorisé à dire qu'elles proviennent des perforantes.

Au niveau de la partie inférieure de l'espace interosseux, chaque inter. post. se divise en trois branches : deux branches latérales qui constituent les *collatérales dorsales des doigts* (voir page 756) ; une branche moyenne qui plonge entre les têtes métacarpiennes et va se jeter dans l'artère digitale correspondante, constituant ainsi une *perforante inférieure*.

Ces *perforantes inférieures* ne sont pas mentionnées dans nos classiques ; je dois avouer qu'elles sont souvent très grêles et qu'elles font parfois défaut. Cependant, j'ai vérifié la remarque de Henle, à savoir que la perforante inférieure du deuxième espace interosseux manque rarement. Cette perforante inférieure est intéressante car sa présence fait comprendre qu'une interosseuse dorsale puisse fournir les deux collatérales palmaires correspondantes, anomalie rare dont j'ai un exemple sous les yeux.

Les interosseuses postérieures des troisième et quatrième espaces sont ordinairement très grêles ; l'absence de l'interosseuse du quatrième espace est même un fait relativement fréquent. Par contre, l'interosseuse du deuxième espace a un volume toujours notable. Improprement appelée par quelques auteurs *artère dorsale du métacarpe,* cette interosseuse du deuxième espace est décrite par nos classiques comme se détachant normalement de la radiale. Je ne peux souscrire à cette opinion, puisque sur vingt pièces, je la vois deux fois seulement se détacher de la radiale ; dans tous les autres cas, elle vient de la dorsale du carpe. J'ai signalé la constance de l'anastomose de cette artère avec la digitale correspondante par une perforante antérieure.

COLLATÉRALES DES DOIGTS

Les collatérales des doigts sont au nombre de quatre pour chaque doigt : deux palmaires, deux dorsales; mais, je dois ajouter que les collatérales dorsales sont si grêles, si insignifiantes, surtout quand on les compare aux collatérales palmaires, que l'opinion des auteurs qui ne décrivent que deux collatérales pour chaque doigt est jusqu'à un certain point justifiée.

Collatérales palmaires. — *Origine.* — J'ai indiqué dans le chapitre précédent le mode d'origine des collatérales des doigts, lorsque la main présente sa disposition typique. Je résume ce mode d'origine dans le tableau ci-dessous et je renvoie aux anomalies des artères de la main pour l'étude des différentes variétés que peuvent présenter à ce point de vue les collatérales des doigts.

L'arcade palmaire superficielle (segment cubital) fournit	les deux collatérales du petit doigt, — de l'annulaire, — du médius, la collatérale interne de l'index.
L'arcade palmaire profonde fournit :	la collatérale externe de l'index, les deux collatérales du pouce.

Volume. — Ces collatérales sont toujours volumineuses. D'après Hyrtl, lorsque la main présente sa disposition artérielle typique, les deux collatérales d'un même doigt seraient dans un rapport constant : au pouce, à l'index et au médius, la collatérale qui correspond au bord cubital de ces doigts l'emporterait sur la collatérale du côté opposé ; ce serait l'inverse à l'annulaire et au petit doigt.

Trajet. — Les collatérales digitales cheminent sur la face latérale du doigt, dans le tissu cellulo-adipeux sous-cutané. Elles sont situées un peu en arrière des nerfs collatéraux palmaires ; le rameau dorsal de ceux-ci croise obliquement l'artère, en cheminant sur un plan plus superficiel.

Branches. — Les collatérales digitales s'anastomosent à la partie *moyenne* de chacune des trois phalanges. Elles fournissent de nombreux rameaux collatéraux au tissu cellulo-adipeux du doigt, aux téguments, aux nerfs collatéraux correspondants, aux tendons fléchisseurs et aux phalanges. Presque toujours, elles émettent vers la partie moyenne du doigt un rameau dorsal qui se distribue aux parties molles des doigts au niveau des deuxième et troisième phalanges et supplée ainsi à l'insuffisance des collatérales dorsales. Il se passe là quelque chose d'analogue à ce qui existe pour les nerfs des doigts; la face dorsale de ceux-ci étant innervée, au niveau des deuxièmes et troisièmes phalanges, par le rameau dorsal d'un collatéral palmaire.

Rameaux terminaux. — Les deux collatérales palmaires d'un même doigt s'unissent par des anastomoses transversales ordinairement au nombre de quatre. La première de ces anastomoses répond à la partie moyenne de la première phalange; la deuxième à l'extrémité supérieure de la deuxième phalange; la troisième à l'extrémité inférieure de cette deuxième phalange. Enfin, l'anastomose terminale se trouve au niveau de la partie moyenne de la troisième phalange.

C'est de cette dernière anastomose que naissent, irradiées dans la pulpe, les branches terminales des collatérales des doigts. Ce sont des troncules assez volumineux et si nombreux que tout l'espace compris entre la peau et le périoste est rempli par l'épanouissement de ces ramuscules artériels; sur des pièces bien injectées on a l'illusion d'un véritable plexus (Hyrtl, Bourceret).

Collatérales dorsales. — Elles sont, théoriquement au moins, au nombre de deux pour chaque doigt.

J'ai signalé leur mode d'origine : je le résume ici rapidement. Les collatérales de l'auriculaire, de l'annulaire, du médius, la collatérale interne de l'index proviennent des quatrième, troisième, deuxième interosseuses dorsales, fournies par l'arcade dorsale du carpe. La collatérale externe de l'index et l'interne du pouce sont fournies par la première interosseuse dorsale qui se détache directement de la radiale. La collatérale externe du pouce vient directement de la radiale; on la décrit ordinairement sous le nom de dorsale du pouce.

Ces collatérales dorsales des doigts sont très grêles; elles manquent souvent. Il est rare qu'elles atteignent la partie moyenne de la deuxième phalange, et exceptionnel qu'elles arrivent à la phalange unguéale d'ordinaire irriguée, comme la phalangine, par le rameau dorsal des digitales palmaires.

Anomalies des artères de la main.

Les anomalies des artères de la main sont d'une fréquence extrême, et c'est cette fréquence qui explique la difficulté d'établir un type et les divergences qui existent à ce sujet entre les auteurs.

J'ai décrit plus haut la disposition que je considère comme typique. Je me suis basé, pour l'établir, sur sa fréquence même, et sur la possibilité de lui rapporter et d'expliquer par elle les autres dispositions observées. Mais j'insiste sur ce point que cette fréquence est toute relative, puisque, sur les vingt mains injectées que j'ai là sous les yeux, je ne trouve que quatre fois ce type absolument réalisé; je me hâte d'ajouter qu'en revanche, aucune des autres dispositions observées ne se répète plus de deux fois.

Si nombreuses que soient les anomalies artérielles de la main, elles tiennent dans une formule assez simple : il s'agit presque toujours de la réduction de l'une des arcades artérielles, avec suppléance compensatrice par l'autre. Je dois ajouter que toujours la suppléance se fera par l'*hypertrophie des anastomoses que j'ai signalées en décrivant le type*, et figurées fig. 422, anastomoses dont on saisit l'importance.

Avant d'étudier les modifications que peuvent subir les territoires des arcades de la main, je crois bon de rappeler brièvement leur disposition normale.

L'arcade palmaire superficielle fournit normalement les sept collatérales digitales palmaires internes. Cette arcade superficielle est d'ailleurs formée par deux segments distincts : l'un interne ou cubital, qui donne les collatérales en question, l'autre externe ou radial (radio-palmaire) qui ne fournit normalement que des branches insignifiantes. J'insiste sur cette division, car au point de vue des anomalies, ces deux segments de l'arcade palmaire superficielle possèdent une autonomie complète.

L'arcade palmaire profonde ne fournit que la collatérale externe de l'index et les deux collatérales du pouce

L'arcade dorsale et la portion carpienne de la radiale ne donnent que des collatérales dorsales insignifiantes.

La connaissance de cette disposition va nous permettre de classer les anomalies artérielles de la main. On peut les diviser en deux grands groupes. Le premier comprend les anomalies des artères de la main indépendantes des anomalies des artères de l'avant-bras; le deuxième les anomalies des artères de la main qui sont la conséquence d'une modification dans le nombre ou la disposition des gros troncs artériels antibrachiaux.

1er groupe. — 1° *Atrophie de l'arcade palmaire superficielle.* — Cette atrophie peut porter soit sur la *radio-palmaire*, soit sur la *portion palmaire de la cubitale*.

A) Je n'insiste pas sur l'atrophie de la radio-palmaire. Reportez-vous à la figure 422 représentant la disposition typique et voyez combien est grêle cette artère ; son peu de développement est un fait presque normal, elle peut cependant être plus réduite encore. Dans ces cas, elle n'atteint pas la cubitale et s'épuise entièrement dans l'abducteur du pouce. Cependant, la communication radio-cubitale est assurée par l'existence d'une récurrente cubitale, qui se rend également au court abducteur et qui s'anastomose avec la précédente, soit dans l'épaisseur du muscle, soit au niveau des téguments. Il s'agit là d'une anomalie fréquente.

B) L'atrophie du segment cubital est beaucoup plus intéressante, car son territoire est, comme nous l'avons vu, très étendu ; dans les anomalies, il a tout à perdre, rien ou presque rien à gagner. — Son territoire peut être diminué d'une ou plusieurs digitales. La perte d'une digitale (la quatrième) est une anomalie *très fréquente*. La perte de deux digitales est rare. La perte de toutes les digitales est exceptionnelle. Je ne connais que le cas de Baader (Var. der Armarterien. Diss. Bern. 1866, p. 19).

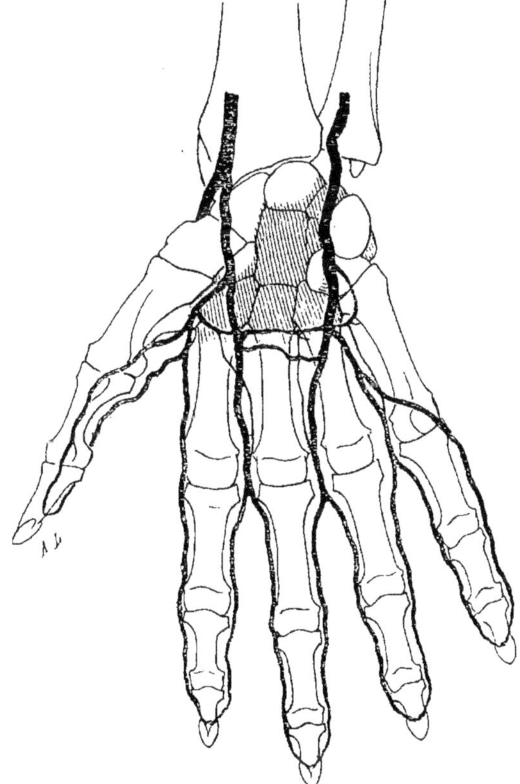

Fig. 425 — Schéma des artères de la main, type rare, caractérisé par l'égalité des segments cubital et radio-palmaire que réunit une anastomose transversale.

Le mode de suppléance est ici des plus intéressants à étudier; le segment cubital atrophié est remplacé soit par le segment radial de l'arcade palmaire superficielle, soit par l'arcade palmaire profonde, soit encore par le système dorsal.

a) La suppléance par la radio-palmaire se fait le plus souvent de la façon suivante : Cette artère augmente de volume, devient aussi considérable, quelquefois même plus considérable, que la portion palmaire de la cubitale et paraît se continuer directement avec celle-ci. Cette disposition est très intéressante, car, dans ces cas, il existe une arcade palmaire superficielle telle que la décrivent et la comprennent nos auteurs. Je n'hésite pas à déclarer cette disposition extrêmement rare, ce qui surprendra peut-être, car il est fréquent de rencontrer une arcade palmaire constituée, en apparence, comme le veulent nos classiques. Mais j'ai remarqué que dans tous les cas où existait une arcade palmaire avec radio-palmaire volumineuse, il y avait le plus souvent, pour ne pas dire toujours, anomalie d'origine des collatérales de l'index et du pouce, en d'autres termes, ce cas rentre dans les cas d'*atrophie de l'arcade palmaire profonde avec suppléance par la radio-palmaire*. C'est ce que je constate sur quatre mains qui présentent une radio-palmaire volumineuse, ainsi que sur les belles planches de Tiedemann qui reproduisent cette anomalie.

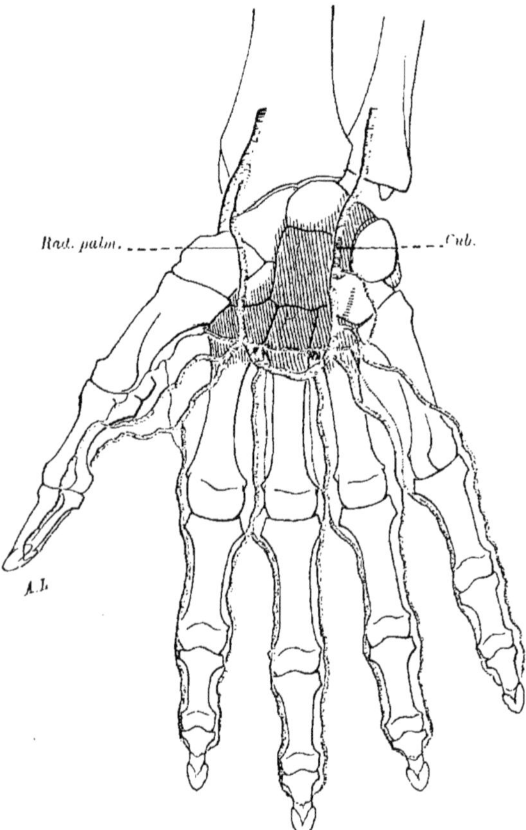

Fig. 426. — Schéma des artères de la main ; type assez fréquent, caractérisé par la présence d'une arcade palmaire répondant au type classique.

Dans d'autres cas la radio-palmaire supplée la cubitale en *donnant directement* les digitales que ne fournit pas celle-ci. Ici encore je constate que cette anomalie est liée le plus souvent à une anomalie d'origine des collatérales du pouce et de la collatérale externe de l'index. Dans ces cas, l'arcade palmaire se présente sous la forme d'un rameau transversal très court et très grêle venant s'aboucher perpendiculairement dans la cubitale et la radio-palmaire anormalement développée.

Enfin, la radio-palmaire peut encore renforcer la cubitale en se dédoublant (fait de Tiedemann, loc. cit., t. XVIII, fig. 2) ou en envoyant une branche supplémentaire à une des digitales (Barkow, Ang. Samml. d. Univ. Breslau, 1869, Tab. III, fig. 2).

b) La suppléance par l'arcade palmaire profonde se fait le plus souvent par l'augmentation de volume de l'interosseuse antérieure correspondant à la digitale atrophiée. L'arcade palmaire profonde peut donner ainsi la totalité des collatérales digitales, comme dans le cas déjà cité de Baader. Cette anomalie devient alors des plus intéressantes, car elle reproduit la disposition normale au pied, où il n'existe pas, normalement, de formation homologue à l'arcade palmaire superficielle. Mais une artère digitale peut être supplantée par une interosseuse autre que celle qui lui correspond : c'est ainsi qu'on peut voir la collatérale externe du médius et la collatérale interne de l'index fournies par la première interosseuse grâce au développement anormal de l'anastomose (fig. 422, D).

c) Je ne fais que signaler la suppléance d'une digitale par l'interosseuse postérieure correspondante. C'est une anomalie extrêmement rare : je n'en trouve pas d'exemple dans les nombreux types fournis par Tiedemann. Dans le seul cas que j'aie rencontré, c'était l'interosseuse dorsale du deuxième espace qui remplaçait la quatrième digitale. Cette anomalie s'explique par le développement anormal de la perforante inférieure, qui, au niveau du deuxième espace, ne fait presque jamais défaut.

2° *Atrophie de l'arcade palmaire profonde*. Dans le cas d'atrophie de l'arcade palmaire profonde, une ou plusieurs des collatérales que donne normalement cette arcade sont fournies, soit par la radio-palmaire, soit par la cubitale, soit par le système dorsal.

a) La radio-palmaire peut fournir la collatérale externe du pouce, la collatérale interne de ce doigt et la collatérale externe de l'index, et cela par développement anormal des anastomoses B. (Voy. fig. 422). Elle peut donner la collatérale externe du pouce par développement anormal du système anastomotique A.

b) La suppléance de l'arcade profonde par le segment cubital de l'arcade palmaire superficielle se fait par développement anormal des anastomoses C (Voy. fig. 422). Je remarque que l'anastomose C est commune à la collatérale externe de l'index et à la collatérale interne du pouce. C'est ce qui explique la solidarité habituelle de ces deux artères dans leurs anomalies d'origine.

c) La suppléance de l'arcade palmaire profonde par le système dorsal est un fait assez rare. Dans quelques cas cependant, les trois collatérales digitales normales de l'arcade profonde sont fournies par un tronc qui chemine sur la face postérieure du premier interosseux dorsal. — Nos classiques font de ces cas une ***anomalie de situation*** du tronc commun des collatérales externe de l'index, externe et interne du pouce, tronc qui, d'après eux, pourrait cheminer soit en avant, soit en arrière, du muscle premier interosseux dorsal. — Je regarde au contraire ces faits comme des cas de suppléance du système palmaire profond par le système dorsal. Le vaisseau qui chemine sur la face postérieure du premier interosseux dorsal est la première interosseuse dorsale hypertrophiée, remplaçant la première interosseuse palmaire grâce aux anastomoses qui unissent ces deux vaisseaux. En effet, lorsque j'ai observé cette anomalie, j'ai toujours constaté, même lorsque le tronc dorsal était très développé, la persistance du tronc palmaire, très réduit, il est vrai.

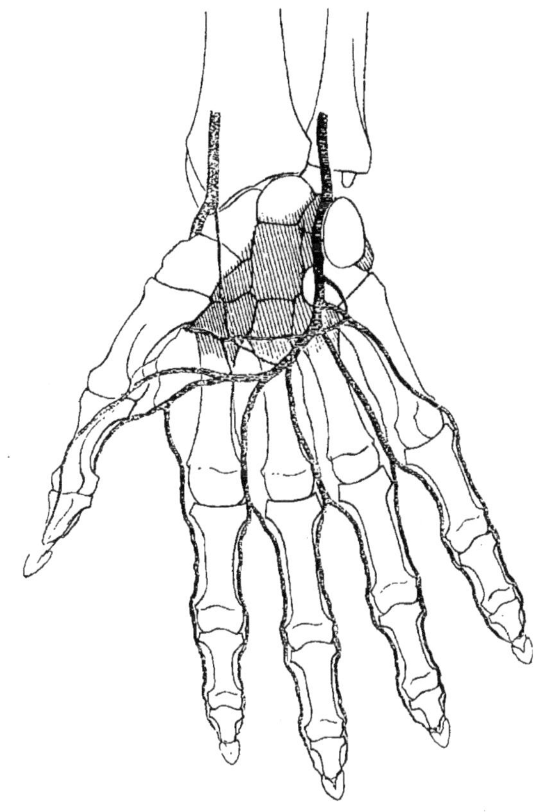

Fig. 427. — Schéma des artères de la main, type rare caractérisé par l'atrophie du système de l'arcade palmaire profonde, suppléée par le segment cubital de l'arcade palmaire superficielle.

3° ***Atrophie du système dorsal***. L'atrophie du système dorsal est un fait presque normal. Cependant, elle peut s'accentuer encore. C'est le cas lorsque les interosseuses dorsales sont fournies par les perforantes supérieures. Cette anomalie est des plus intéressantes, car elle reproduit la disposition que von Meyer (Archiv. für Anatomie, 1881) regarde comme la disposition originelle.

C'est par l'excès de développement d'une de ces perforantes supérieures qu'on peut expliquer cette anomalie signalée par Luschka : l'artère radiale, s'enfonçant dans le premier espace interosseux, forme l'arcade profonde et revient sur le dos de la main en perforant le quatrième espace interosseux (Luschka, cité par W. Krause).

2e groupe — Dans ce groupe je place, comme je l'ai dit, celles des anomalies de la main qui sont la conséquence d'une disposition anormale des gros troncs artériels de l'avant-bras. Le plus souvent il s'agit de l'existence d'un gros tronc supplémentaire dû au développement anormal de l'interosseuse antérieure, ou de l'interosseuse postérieure, ou de l'artère du nerf médian.

Dans certains cas, ces artères atteignent la main et se jettent dans une des arcades palmaires ou dorsales, mais sans modifier beaucoup la disposition générale du réseau artériel de la main.

Dans d'autres cas, elles prennent part à la formation de ces arcades ou donnent directement naissance à des artères digitales, elles suppléent alors la radiale ou la cubitale plus ou moins atrophiées.

C'est ainsi qu'on a vu l'interosseuse antérieure très volumineuse se jeter au-dessus du poignet dans une radiale assez grêle, absorber en quelque sorte cette artère et donner ainsi toutes les branches fournies normalement par la radiale (C. Krause, Tiedemann, Tab. XLV, fig. 3). Elle peut se comporter d'une façon analogue vis-à-vis de la radio-palmaire. — De même, l'interosseuse postérieure peut donner des interosseuses dorsales. Mais, c'est surtout l'artère du nerf médian que l'on a vu ainsi prendre part anormalement à la formation des arcades de la main. — Blandin (élém. d'anat. descript., 1838) et Dubrueil (loc. cit) ont vu cette artère donner naissance à toutes les artères digitales sur un sujet dont la radiale et la cubitale étaient atrophiées.

Ludwig, Haller ont vu l'artère du nerf médian constituer l'arcade palmaire superficielle.

VOIES ANASTOMOTIQUES DU MEMBRE SUPÉRIEUR

Nous venons de voir que le courant artériel principal du membre supérieur est formé par la *sous-clavière, l'axillaire, l'humérale* et les deux branches de bifurcation de cette dernière : *la radiale* et la *cubitale*. Mais, à côté de cette grande voie, il existe des voies accessoires, formées par les anastomoses que présentent entre elles les collatérales qui se détachent des différents segments du tronc artériel principal. Ces anastomoses sont des plus intéressantes, car c'est par elles que peut se rétablir la circulation du membre, lorsque le tronc principal est interrompu en un point quelconque de son trajet.

Entre la *sous-clavière* et l'*axillaire,* il existe deux courants collatéraux, l'un *interne*, l'autre *postérieur*. — Le premier est formé par les anastomoses qui unissent la *mammaire interne* et *l'intercostale supérieure* aux branches thoraciques de l'axillaire (rameau thoracique de l'acromio-thoracique, thoracique supérieure, petites thoraciques, mammaire externe, thoracique dorsale). — Le deuxième est constitué par les anastomoses de la scapulaire supérieure et de la scapulaire inférieure ; ces anastomoses se font surtout dans les fosses sous-scapulaire et sous-épineuse.

Au-dessous de l'extrémité inférieure de l'*axillaire*, il existe un courant collatéral qui occupe toute l'étendue de la face postérieure du membre supérieur. Comme il est facile de le voir sur nos schémas de la circulation artérielle du membre supérieur (fig. 416 et 418), cette voie collatérale est formée de haut en bas : par les anastomoses successives de la circonflexe postérieure, de l'humérale profonde, des récurrentes radiale et cubitale postérieures, de l'interosseuse postérieure et des rameaux ascendants de la portion carpienne de la radiale ou de la dorsale du carpe.

A côté de cet important courant collatéral postérieur, signalons : le *courant collatéral interne du bras,* formé par les anastomoses des deux collatérales internes, de l'humérale et de la récurrente cubitale antérieure ; — et *les deux courants collatéraux antérieurs de l'avant-bras,* constitués par les anastomoses de l'interosseuse antérieure et de l'artère du médian avec les artères de la main.

Ces anastomoses entre les collatérales nées de la voie artérielle principale sont surtout nombreuses au voisinage des articulations. Aussi trouvons-nous au niveau de l'épaule, du coude et du poignet, de riches réseaux anastomotiques, le plus souvent disposés de façon à former des cercles péri-articulaires ou plus exactement péri-épiphysaires.

Au niveau de *l'épaule,* il existe un cercle artériel des plus nets, autour de la partie supérieure du col chirurgical de l'humérus. Ce cercle est formé par l'anastomose à plein canal des circonflexes antérieure et postérieure. De ce cercle partent de nombreux rameaux ascendants qui vont s'anastomoser avec des rameaux descendants de la sus-scapulaire et de la branche scapulaire de l'acromio-thoracique (voy. fig. 416).

Au niveau *du coude,* la disposition est beaucoup plus complexe (voy. fig. 419 et 420). Il existe deux cercles artériels verticaux, l'un interne, l'autre externe. Le premier résulte de l'anastomose des deux branches de bifurcation antérieure et postérieure de la collatérale interne inférieure de l'humérale avec les deux récurrentes cubitales ; il entoure l'épitrochlée ; on peut donc lui donner le nom de *cercle épitrochléen.* — Le deuxième résulte de l'anastomose des deux branches terminales de l'humérale profonde avec les deux récurrentes radiales ; il entoure l'épicondyle ; c'est le *cercle épicondylien.* Le cercle épitrochléen et le cercle épicondylien sont unis par des anastomoses transversales. Ces anastomoses, peu marquées au niveau de l'extrémité supérieure des os de l'avant-bras, sont beaucoup plus nettes au niveau de l'extrémité inférieure de l'humérus. En avant, il existe ordinairement plusieurs rameaux étendus de la branche antérieure de la collatérale interne inférieure à la branche de bifurcation antérieure de l'humérale profonde. Ces rameaux sont quelquefois remplacés par un vaisseau unique, volumineux, que Siraud (Artères des os longs, Paris, 1895), regarde comme formé par l'anastomose à plein canal de deux artères qu'il décrit sous les noms de *branches transverses épicondyliennes et épitrochléennes.* En arrière, il existe toujours une forte anastomose transversale entre la branche postérieure de la collatérale interne inférieure et la branche correspondante de l'humérale profonde. — L'ensemble de ces deux anastomoses transversales antérieure et postérieure constitue autour de l'extrémité inférieure de l'humérus un cercle complet : *cercle épiphysaire inférieur de Siraud.*

Les anastomoses que contractent entre elles ces différentes branches constituent un réseau dont les mailles entourent complètement l'articulation du coude. A la partie postérieure du coude ce réseau périarticulaire est décomposable en deux réseaux secondaires : l'un superficiel, l'autre profond. Le réseau superficiel est placé sur l'aponévrose et la face postérieure du tendon du triceps; le réseau profond est immédiatement appliqué sur le périoste et la capsule articulaire. Ces deux réseaux communiquent d'ailleurs largement au niveau de la face postérieure de l'épicondyle et de l'épitrochlée. Henle les décrit sous le nom de *rete cubitale*.

Au niveau du *poignet*, il existe sur la face antérieure et la face postérieure de la capsule de l'articulation radio-carpienne deux riches réseaux anastomotiques. Le *réseau antérieur* (*rete carpeum volare*) est formé par les anastomoses des deux artères transverses du carpe venues de la radiale et de la cubitale, de la branche de bifurcation antérieure de l'interosseuse antérieure et des rameaux ascendants de l'arcade palmaire profonde. Le réseau postérieur (*rete carpeum dorsale*) est constitué par la réunion des anastomoses des deux interosseuses, et des branches ascendantes de la dorsale du carpe (voy. fig. 423 et fig. 424).

BRANCHES DE L'AORTE THORACIQUE

L'aorte thoracique, que nous avons étudiée dans le chapitre consacré au grand tronc artériel, donne un grand nombre de branches collatérales. On peut diviser ces branches en : *branches viscérales*, qui naissent de la partie antérieure du vaisseau, et *branches pariétales* qui naissent de sa partie postérieure. Les premières sont : les *bronchiques, œsophagiennes, médiastines* ; les autres comprennent les *intercostales aortico-thoraciques*.

ARTÈRES BRONCHIQUES

Les artères bronchiques sont le plus souvent, d'après les recherches de Haller (Disput. anatom. sel. III, 4), au nombre de trois : une droite et deux gauches. Cependant il n'est pas rare de voir leur nombre réduit à deux ou élevé à quatre.

Elles naissent, en général, de la face inférieure de la crosse aortique, près du point où l'aorte se recourbe pour devenir aorte thoracique. Ordinairement, la bronchique droite naît par un tronc commun avec une des bronchiques gauches. Quelquefois une bronchique droite naît d'une artère intercostale, celle du troisième espace le plus souvent.

Les artères bronchiques se dirigent en dehors et un peu en bas; comme les bronchiques naissent à gauche de la ligne médiane, la droite passe en avant de l'œsophage, un peu au-dessous du point où cet organe est en rapport avec l'origine des bronches. Chemin faisant elle donne des rameaux aux nombreux ganglions qui l'environnent, à la trachée, à l'œsophage et au péricarde. Après un trajet de 2 à 3 cm., elle s'applique sur la face postérieure de la bronche droite.

L'artère bronchique gauche, dès son origine, se place sur la face postérieure de la bronche gauche. Elle donne quelques rameaux à l'œsophage, aux ganglions médiastinaux, aux parois de l'aorte et même à l'oreillette gauche, d'après Sappey.

Les deux artères bronchiques accompagnent les bronches, se ramifiant avec elles. Sur tout leur trajet. elles donnent des branches nombreuses à la bronche sur laquelle elles sont appliquées, aux parois des vaisseaux pulmonaires, aux ganglions lymphatiques, au tissu cellulaire.

Leur terminaison a prêté à de nombreuses discussions ; elle sera étudiée avec le poumon.

ARTÈRES MÉDIASTINES

On donne ce nom à des artérioles fort petites, qui naissent de la face antérieure de l'aorte thoracique et se portent dans les nombreux ganglions du médiastin, dans le tissu cellulaire sous-pleural, à la paroi postérieure du péricarde et même à la face supérieure des piliers du diaphragme (Ar. phrenicæ sup.). Ces artérioles s'anastomosent avec des rameaux venus des intercostales et de la mammaire interne.

ARTÈRES ŒSOPHAGIENNES

Ces artères sont en nombre variable ; on en compte généralement de quatre à six. De petit volume, elles se détachent de l'aorte au niveau des points où ce vaisseau est en contact avec l'œsophage. Leur trajet est très court ; elles décrivent de nombreuses flexuosités dans l'atmosphère celluleuse de ce conduit avant de s'engager entre les fibres musculaires. Elles se divisent ensuite en rameaux ascendants et descendants, qui se divisent à leur tour et forment dans la tunique sous-muqueuse un véritable plexus (voy. t. IV, p. 197). A ces œsophagiennes aortiques, il faut ajouter d'autres rameaux œsophagiens venant des intercostales, des artères bronchiques, de la sous-clavière quelquefois, et des artères thyroïdiennes inférieures. — Des rameaux de la coronaire stomachique et d'autres venus des diaphragmatiques inférieures se rendent dans la partie inférieure de l'œsophage.

ARTÈRES INTERCOSTALES AORTIQUES

Le nombre des artères intercostales naissant de l'aorte thoracique varie de trois à douze. En général, on en compte neuf qui vont aux neuf espaces inférieurs; les intercostales des trois premiers espaces sont fournies par un tronc commun venu de l'artère sous-clavière. Mais il n'est pas très rare de voir l'aorte donner douze artères intercostales ; dans ce cas, le tronc des intercostales supérieures manque ou est très réduit, ne donnant que des rameaux musculaires postérieurs.

Le calibre des artères intercostales est sensiblement égal en haut et en bas ; peut-être les troncs inférieurs sont-ils un peu plus volumineux que les troncs supérieurs.

Origine. — Les intercostales aortiques se détachent de la face postérieure de l'aorte, tout près de la ligne médiane ; les deux artères d'un même segment vertébral naissent au même niveau, et à 2 ou 3 mm. l'une de l'autre. Je ne les ai jamais vu naître par un tronc commun.

Direction. — Les artères intercostales se dirigent en dehors et en haut ; cette direction ascendante est d'autant moins marquée que l'on examine des rameaux plus inférieurs, si bien que les artères des derniers espaces intercostaux sont horizontales ou même descendantes. Dans les cas où l'aorte donne toutes les artères intercostales, les troncs des trois premiers espaces naissent au point où l'aorte achève sa réflexion ; ils montent verticalement sur les faces latérales de la colonne et se recourbent au niveau de l'espace intercostal qu'ils abordent par sa partie inférieure.

Pour mieux fixer la direction des intercostales, j'ai jalonné sur le squelette leur origine, et j'ai vu que l'artère du quatrième espace naît au niveau du bord inférieur de la 5e vertèbre dorsale ; — que l'artère du 5e naît au niveau du bord supérieur de la 6e vertèbre ; — celle du 6e au niveau du bord inférieur de la 6e vertèbre ; celle du 7e espace au milieu de la 7e vertèbre ; — celle du 8e espace au milieu de la 8e vertèbre ; — celle du 9e espace, au milieu de la 9e vertèbre, un peu plus près du bord inférieur que du bord supérieur ; — celle du 10e espace, au niveau du disque, entre la 9e et la 10e vertèbre dorsale ; — la 11e à 2 cm. au-dessus de l'origine de la diaphragmatique inférieure ; la 12e à 1 cm. au-dessus de l'artère rénale.

Trajet et rapports. — Les artères intercostales passent sur les faces antéro-latérales des vertèbres correspondantes, appliquées là par de nombreux tractus fibreux qui rendent leur dissection malaisée. Comme l'aorte est située à gauche de la ligne médiane, les intercostales droites sont plus longues que les intercostales gauches et leurs connexions avec les vertèbres sont plus étendues. Les artères intercostales sont entourées d'un lacis veineux très abondant dépendant du système azygos. Les troncs de la grande veine à droite et de la petite veine à gauche, placés sur un plan antérieur, les croisent perpendiculairement. Le canal thoracique, accolé à la colonne osseuse, leur est postérieur. Les rameaux du grand sympathique croisent obliquement leur face antérieure, en rapport encore avec de nombreux ganglions lymphatiques. La plèvre recouvre tous ces organes. Dans ce trajet, le tronc intercostal donne quelques rameaux très grêles aux vertèbres, aux ganglions, à la plèvre, à l'œsophage et au tissu cellulaire du médiastin.

D'après Turner (loc. cit., page suiv.), ces rameaux médiastinaux s'anastomoseraient avec des rameaux de la mammaire interne et formeraient dans le médiastin un large réseau antéro-postérieur. De ce réseau, d'après le même auteur, naîtraient des artères nourricières du poumon.

Arrivée à l'extrémité vertébrale de l'espace intercostal, chaque intercostale se divise en deux branches : une branche externe, *artère intercostale proprement dite,* une branche postérieure, *tronc dorso-spinal.*

Artère intercostale proprement dite.—De volume sensiblement égal à celui du tronc dorso-spinal, chaque artère intercostale gagne l'espace correspondant et le suit jusqu'à son extrémité antérieure. Dans l'espace intercostal, l'artère est au-dessus du nerf intercostal, au-dessous de la veine et sur un plan postérieur. L'artère est donc placée entre la veine et le nerf, mais sur un plan postérieur ; comme la veine est plus volumineuse que l'artère, elle entre souvent en contact avec le nerf, masquant ainsi l'artère placée en arrière. A son entrée dans l'espace intercostal, ce paquet vasculo-nerveux repose sur le muscle intercostal externe et est recouvert seulement par la plèvre pariétale doublée d'une lame fibreuse, plus ou moins épaisse (fascia endothoracica), mais assez transparente pour laisser apercevoir les vaisseaux et le nerf. Puis, nerf et vaisseaux arrivent au contact et s'engagent sous le muscle sous-costal, entre l'intercostal externe et l'intercostal interne, dans la gouttière costale. L'artère chemine ainsi sur une certaine longueur, entre les deux muscles intercostaux, puis elle s'insinue entre les fibres du muscle intercostal interne qu'elle divise en deux couches (Souligoux) (voy. fig. 306). Dans le tiers antérieur de l'espace, l'intercostale s'éloigne de la côte et se place dans la partie moyenne de l'espace, où elle se termine en s'anastomosant avec la mammaire interne. On voit ainsi que l'artère intercostale ne répond à la gouttière costale que dans la partie moyenne de son trajet ; en avant et en arrière elle est au milieu de l'espace.

Branches collatérales. — L'artère intercostale donne de petits rameaux musculaires, peu volumineux, qui se perdent dans les muscles intercostaux. Ses rameaux principaux sont l'*artère inférieure de l'espace* et *la branche perforante latérale.*

L'artère inférieure de l'espace (*arteria supracostalis*) naît de l'artère intercostale au moment où celle-ci aborde l'espace. Elle se dirige en avant et en bas jusqu'au bord supérieur de la côte sous-jacente, qu'elle suit sur toute sa longueur ; si bien que l'on a pu dire qu'il y avait deux intercostales pour chaque espace ; ces deux artères sont unies par des branches volumineuses, obliques en bas et en dehors. Ce sont ces branches qui ravitaillent l'intercostale inférieure et lui conservent son volume (Rieffel). Ces intercostales donnent des rameaux aux muscles intercostaux, au périoste et aux côtes ; elles s'anastomosent avec les deux rameaux de l'intercostale antérieure que la mammaire donne à chaque espace.

La *branche perforante latérale* se détache au niveau de la ligne axillaire, elle perfore obliquement le muscle intercostal externe, puis elle donne quelques rameaux aux muscles voisins, pectoraux, grand dentelé et s'anastomose à plein canal, avec des branches de la mammaire externe et de la thoracique postérieure.

Les artères intercostales inférieures (8ᵉ, 9ᵉ, 10ᵉ, 11ᵉ, 12ᵉ) donnent, en outre, de nombreux rameaux aux insertions costales du diaphragme et s'anastomosent avec les diaphragmatiques inférieures, branches de l'aorte abdominale.

D'après Turner (Brit. and. Foreign medico-chirurg. review, 1865, janvier, page 208) ces artères s'anastomoseraient encore avec un plexus sous-péritonéal fourni par les artères viscérales : si bien qu'on pourrait injecter les artères intercostales par ces artères viscérales (art. rénale, art. pancréatique, mésentérique).

Branche postérieure, *ou tronc dorso-spinal.* — Cette branche forme avec la précédente un angle droit ; elle se dirige en arrière, passe tantôt au-dessous (espaces supérieurs), tantôt au-dessus (espaces inférieurs) du nerf intercostal et après un trajet de quelques millimètres, arrive en regard du trou de conjugaison ; là, elle se divise en deux rameaux : un rameau spinal vertébro-médullaire, un rameau dorsal musculo-cutané.

Le *rameau spinal vertébro-médullaire* pénètre avec le nerf rachidien dans le trou de conjugaison. Il donne des branches fines au nerf, au tissu cellulaire extra-dure-mérien, une branche médullaire qui concourt à former les spinales antérieure et postérieure, et un gros rameau qui pénètre dans le corps de la vertèbre; en réalité, ce rameau *spinal* est *vertébro-médullaire*.

Le *rameau dorsal, musculo-cutané,* continuant la direction du tronc primitif, passe dans l'espace intertransversaire. Il donne constamment un rameau qui se rend aux lames vertébrales et aux ligaments jaunes, puis, il se divise après un trajet variable en branche externe musculaire qui passe en dehors du ligament cervico-transversaire intercostal, chemine entre le sacro-lombaire et le long dorsal et se termine dans ces muscles, et branche interne, musculo-cutanée, qui passe en dedans du ligament cervico-transversaire intercostal, entre le long dorsal et le transversaire épineux, donne des rameaux à ces muscles, puis perfore le trapèze à quelques centimètres de la crête épineuse (rameaux perforants postérieurs) et arrive sous la peau où elle se termine. Le volume de ces branches perforantes postérieures diminue en descendant.

Variétés. — Une ou plusieurs intercostales peuvent faire défaut. Il n'est pas rare de voir deux et même trois intercostales d'un même côté se détacher de l'aorte par un tronc commun. Il est plus rare de rencontrer ce mode d'origine pour les deux artères intercostales du même segment. — Une artère intercostale peut naître à plusieurs centimètres au-dessus de l'espace auquel elle doit se distribuer: elle gagne alors l'espace en question en cheminant obliquement sous la plèvre et croise ainsi la face interne de une ou de plusieurs côtes et des espaces intercostaux correspondants. — Le rameau musculaire de la branche dorso-spinale peut manquer. L'absence du rameau spinal est beaucoup plus rare.

BRANCHES DE L'AORTE ABDOMINALE.

Comme l'aorte thoracique, l'aorte abdominale donne des *branches viscérales* et des branches pariétales. Je décrirai ces branches dans l'ordre suivant lequel elles se détachent du tronc aortique.

ARTÈRES DIAPHRAGMATIQUES INFÉRIEURES

Les artères diaphragmatiques inférieures (*sous-diaphragmatiques*) naissent le plus souvent de la face antérieure de l'aorte immédiatement au-dessous de l'orifice aortique du diaphragme et au-dessus du tronc cœliaque, tout près de la ligne médiane, à quelques millimètres l'une de l'autre et parfois d'un tronc commun. L'artère diaphragmatique inférieure droite naît, presque toujours, un peu plus bas que la gauche. Ces artères se détachent de l'aorte très près de la naissance du tronc cœliaque. Souvent l'une d'elles ou toutes les deux naissent de la partie supérieure de ce tronc, c'est pourquoi Meckel et quelques autres après lui, les ont décrites comme branches du tronc cœliaque. Plus rarement, l'une d'elles provient de la coronaire stomachique. Dès leur origine, les diaphragmatiques inférieures, divergeant à angle aigu, se portent en haut, en dehors et en avant; appliquées par le péritoine sur les piliers du diaphragme, elles longent le bord interne des capsules surrénales.

Dans ce trajet, elles donnent quelques rameaux aux piliers du diaphragme et un rameau peu volumineux qui se dirige transversalement en dehors et va se ramifier sur la face antérieure de la capsule surrénale constituant l'*artère capsulaire supérieure*.

Au niveau de l'entrecroisement des piliers, chaque diaphragmatique se bifurque. La *branche interne* (ou postérieure) petite, monte vers l'orifice œsophagien, autour duquel elle s'anastomose avec la branche homologue du côté opposé. De ce cercle péri-œsophagien se détachent de fins ramuscules qui vont

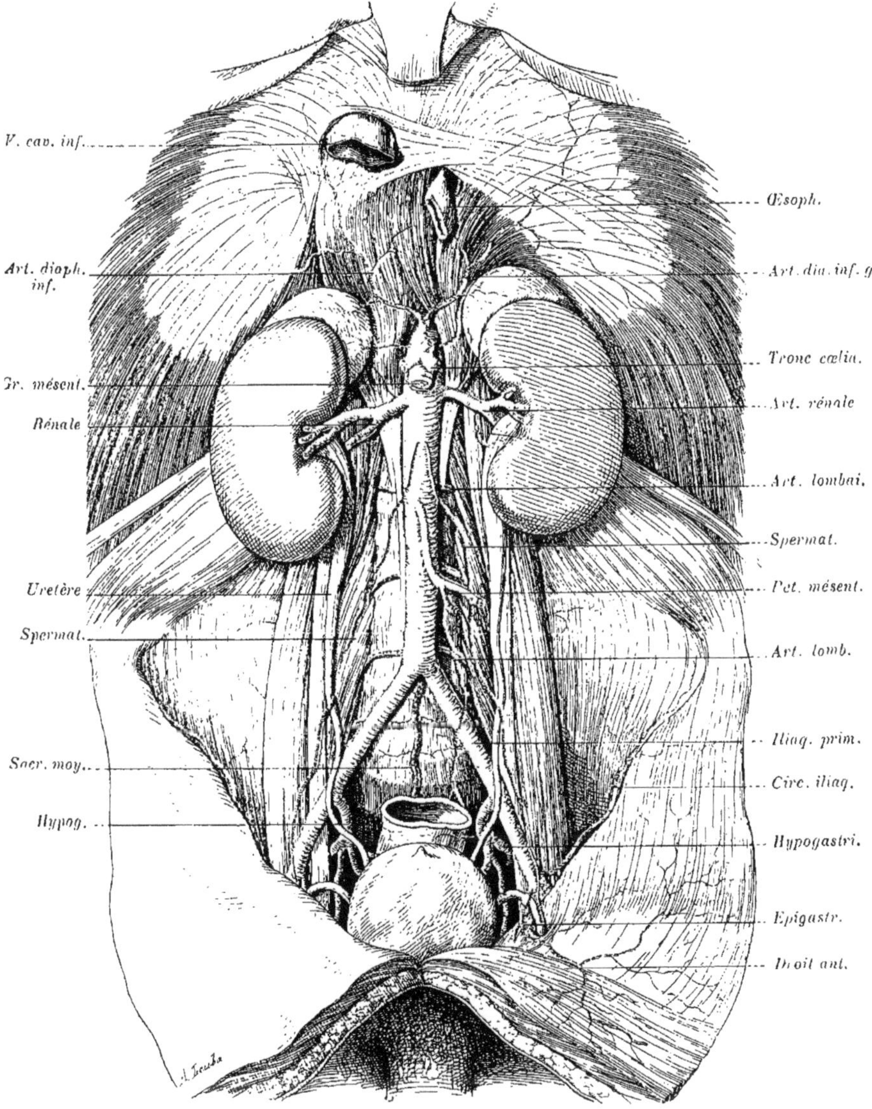

Fig. 428. — Aorte abdominale.

à l'œsophage. Les rameaux de cette branche interne se rendent aux portions vertébrales et lombaires du diaphragme.

La *branche externe* ou antérieure, plus grosse et plus flexueuse, se porte obliquement en dehors et en avant, et se ramifie sur la face inférieure du diaphragme. Ses rameaux terminaux antérieurs vont jusqu'aux insertions costales et xyphoïdiennes du muscle, où ils s'anastomosent avec les rameaux des intercostales inférieures et de la mammaire interne. Les rameaux internes se portent sur le centre phrénique ; ils forment un cercle artériel autour de l'orifice de la veine cave et s'anastomosent sur la ligne médiane avec les rameaux de la diaphragmatique du côté opposé.

La diaphragmatique inférieure droite donne quelques ramuscules qui gagnent le foie par le ligament suspenseur. — Du cercle artériel que j'ai signalé autour de l'orifice de la veine cave partent quelques grêles rameaux qui se rendent aux parois de cette veine ; — la diaphragmatique gauche abandonne quelques rameaux au bord postérieur du foie, au pancréas et à la rate (Henle).

Les artères diaphragmatiques inférieures s'anastomosent encore avec les diaphragmatiques supérieures et les péricardiques par de fins rameaux qui traversent le centre aponévrotique du diaphragme.

Variétés. — Les artères diaphragmatiques inférieures peuvent naître du tronc cœliaque, de la coronaire stomachique, de la rénale, de la mésentérique supérieure, de l'hépatique. — Lauth les a vues naître au-dessous de la mésentérique supérieure et donner trois rameaux à la capsule surrénale. — Les artères diaphragmatiques inférieures peuvent donner naissance aux artères spermatiques ou utéro-ovariennes (Krause), à un rameau hépatique (Cruveilhier). Le volume des diaphragmatiques inférieures peut être très réduit ; dans ce cas, il peut exister une ou plusieurs diaphragmatiques inférieures accessoires.

TRONC CŒLIAQUE.

(Tripus Halleri s. cœliacus, tr. opistho-gastrique de Chaussier, Eingeweidepulsader).

Le tronc cœliaque (de κοιλία, ventre) naît de la face antérieure de l'aorte abdominale, sur la ligne médiane, dans l'angle supérieur de l'orifice aortique du diaphragme, immédiatement au-dessous des diaphragmatiques inférieures et souvent par un tronc commun avec elles.

Sur le squelette, il répond au disque qui unit la douzième dorsale à la première lombaire. Son volume est considérable, presque égal à celui d'une artère rénale. Sa longueur est de 10 à 15 mm. ; Luschka lui donne 3 cm. de long et 9 mm. de diamètre.

Dès son origine, le tronc cœliaque se dirige en avant et légèrement en bas, entouré d'un tissu fibreux très dense qui contient de nombreux filets nerveux du plexus solaire et rend la dissection du vaisseau très laborieuse. A cette enveloppe fibro-nerveuse aboutissent les fibres qui partent de l'angle duodéno-jéjunal (muscle de Treitz). Il est en rapport à gauche et en avant avec le cardia, à droite et en avant avec le lobule de Spigel et en bas avec le bord supérieur du pancréas.

Le tronc cœliaque se divise, *ad modum tridentis*, en trois branches terminales : la *coronaire stomachique*, l'*hépatique*, la *splénique*. Le mode de division du tronc cœliaque est variable : parfois, les trois branches se détachent au même point, c'est la vraie trifurcation ; plus souvent peut-être la coronaire stomachique naît la première à angle droit de la face antérieure du tronc, qui se divise ensuite en hépatique et splénique.

Coronaire stomachique. — La coronaire stomachique, la plus petite des branches du tronc cœliaque, peut naître directement de l'aorte ou de la diaphragmatique gauche; légèrement ascendante d'abord, elle se porte à gauche et en avant vers le cardia et la petite courbure de l'estomac, sur le milieu de laquelle elle *se divise en deux branches* qui suivent la petite courbure jusqu'au pylore, où elles s'anastomosent avec les rameaux de la pylorique. Dans ce trajet parallèle à la petite courbure, l'artère, dont la direction se rapproche beaucoup plus de la verticale que de l'horizontale, est logée entre les deux feuillets de l'épiploon gastro-hépatique.

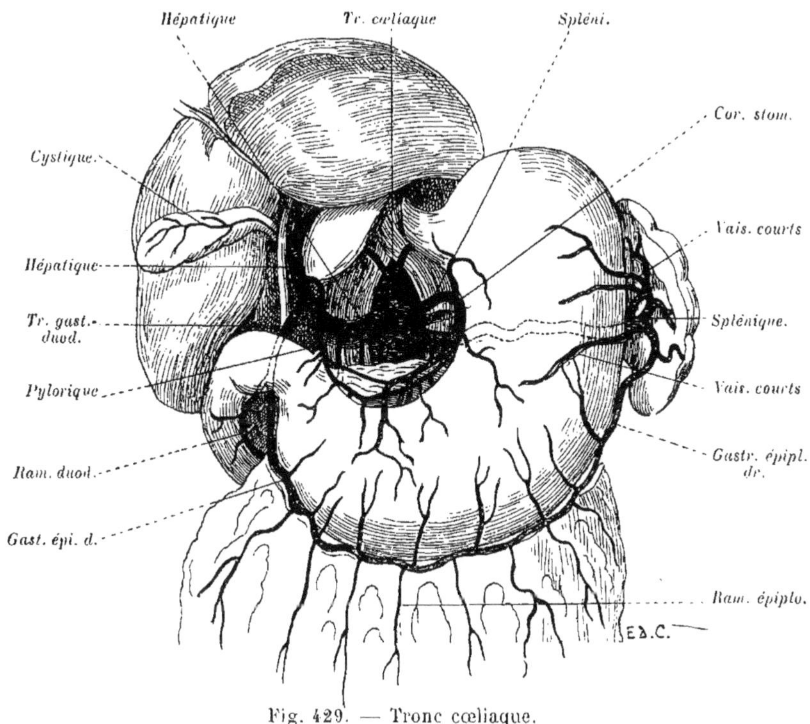

Fig. 429. — Tronc cœliaque.

L'artère coronaire stomachique donne deux et quelquefois trois rameaux *cardio-œsophagiens,* qui remontent vers le cardia et l'œsophage ; et des *rameaux gastriques.* Ces derniers cheminent d'abord sous la lame péritonéale antérieure de l'estomac dans les tuniques duquel elles se ramifient (v. t. IV, pages 233, 234 et suivantes, les terminaisons de ces branches). — Le tronc de la coronaire stomachique donne souvent (Theile) un rameau hépatique, qui se porte dans le lobe gauche du foie.

Artère hépatique (arteria hepatica communis s. propria). — Plus volumineuse que la coronaire stomachique, l'artère hépatique monte obliquement de gauche à droite et d'arrière en avant vers le hile du foie. A son origine, l'artère hépatique, profonde, se dirige obliquement de gauche à droite, d'arrière en avant, au-devant du pilier droit du diaphragme (Luschka), au-dessous du lobe de Spigel sur lequel elle creuse parfois un sillon (Henle) et à la convexité duquel elle accommode sa courbure à concavité supérieure. Puis, elle contourne le flanc gauche de la veine porte et vient se placer sur la face antérieure ou ventrale de ce vaisseau avec lequel elle monte vers le sillon transverse du foie, dans l'épaisseur de l'épiploon gastro-hépatique. Dans un travail récent (Journal de l'anatomie, 1893, pages 238 et suivantes), Retterer s'est attaché à préciser la situation et les rapports réciproques de l'artère hépatique et de la veine porte, insistant sur ce fait que : dans sa *portion initiale,* l'artère hépatique est située en arrière de la veine porte, c'est-à-dire sur un plan plus dorsal ; — que, dans sa partie moyenne, elle contourne le flanc gauche de cette veine pour venir se placer en avant d'elle ; — de sorte que, dans sa *portion terminale,* l'artère est en avant de la veine porte qui la sépare de l'hiatus de Winslow, à gauche et tout près des canaux cholédoque puis hépatique. Elle monte ainsi vers le sillon transverse du foie, où elle se divise en ses deux branches terminales.

Dans son trajet, l'artère hépatique donne quelques petits rameaux qui se portent en bas vers le pancréas et le pylore et trois collatérales importantes, la *pylorique,* la *gastro-duodénale droite* et la *cystique.*

Artère pylorique. — Très grêle, elle naît de l'hépatique au-dessus du pylore, dans l'épaisseur du ligament gastro-hépatique, et se dirige de droite à gauche vers la partie supérieure du pylore, où elle se divise en une branche antérieure et une branche postérieure. Ces branches, qui peuvent naître séparément de l'artère hépatique, vont s'anastomoser avec les branches de la coronaire stomachique sur le tiers inférieur de la petite courbure de l'estomac.

Artère gastro-duodénale. — Je donne à cette artère le nom de *gastro-duodénale, parce qu'elle distribue ses branches au duodénum et à l'estomac ;* classiquement c'est la gastro-épiploïque droite.

Remarquable par son volume et par l'étendue de son trajet, l'artère gastro-duodénale descend à droite du pylore, en arrière de la première portion du duodenum, au-dessous de laquelle elle se divise en deux branches : la *gastro-épiploïque droite* et la *pancréatico-duodénale.*

La *gastro-épiploïque droite* chemine derrière la portion initiale du duodénum et gagne la grande courbure de l'estomac qu'elle longe de droite à gauche pour s'anastomoser, vers la partie moyenne de celle-ci, avec la gastro-épiploïque gauche, branche de la splénique. Elle donne des rameaux ascendants aux tuniques de l'estomac, et des rameaux descendants, très longs et très ténus, au grand épiploon.

La *pancréatico-duodénale,* deuxième branche du tronc gastro-duodénal, naît en arrière de la portion initiale du duodénum et suit la concavité de l'anneau duodénal. Cette artère a été décrite et représentée (t. IV, page 265 et fig. 118) sous le nom d'artère duodéno-pancréatique, appellation logique, car la grande majorité de ses rameaux se rendent au duodénum.

Artère cyrtique. — De petit calibre, elle naît souvent de la branche terminale droite de l'hépatique et gagne le col de la vésicule biliaire pour descendre sur celle-ci et se diviser en branches qui se ramifient les unes sur la face libre du réservoir biliaire, les autres sur sa face adhérente ; ces dernières abandonnent quelques ramuscules au parenchyme hépatique.

Branches terminales. — Les branches terminales de l'artère hépatique se ramifient dans le parenchyme de l'organe en suivant le même trajet que les branches de la veine porte ; comme celles-ci, elles gagnent transversalement les extrémités du sillon transverse et s'engagent dans les gaines tubuleuses formées par la capsule de Glisson, avec les ramifications portes et celles des conduits biliaires.

Leurs rameaux terminaux, bien décrits par Hyrtl (Corros. Anat., p. 101), se rendent au parenchyme du foie, *rameaux parenchymateux ;* aux parois des vaisseaux et conduits biliaires, *rameaux vasculaires et biliaires ;* à la capsule, *rameaux capsulaires ;* ces derniers viennent former sous la capsule un réseau dont les ramuscules se prolongent dans les ligaments hépatiques.

Artère splénique, — *a. lienalis.* — Grosse (7 mm. de diamètre, Luschka), longue et flexueuse, l'artère splénique se porte transversalement de droite à gauche le long du bord supérieur du pancréas, sur lequel elle se creuse une gouttière, vers le hile de la rate. Avant son entrée dans le parenchyme splénique, l'artère se divise en un grand nombre de branches, de 6 à 12, qui pénètrent isolément dans cet organe.

Collatérales. — Dans son trajet, la splénique donne : 1° *Des rameaux pancréatiques,* qui naissent de l'artère dans la gouttière pancréatique et descendent dans le tissu de la glande ;

2° *La gastro-épiploïque gauche,* qui naît de la splénique, à sa sortie de la gouttière pancréatique, à 3 ou 4 cm. de la rate, descend sur la face postérieure de l'estomac et se recourbe pour longer la face postérieure de la grande courbure, *près* du bord libre de celle-ci, puis *sur* ce bord libre ; vers la partie moyenne de la grande courbure, elle s'anastomose avec la gastro-épiploïque droite et se divise, comme celle-ci, en *rameaux ascendants ou gastriques* et *rameaux descendants ou épiploïques.*

3° Les *vaisseaux courts* (artères courtes). — En nombre variable, (trois à six), ils se détachent de la splénique à des intervalles irréguliers, soit sur la portion pancréatique, soit sur une des ramifications de cette artère (voy. fig. 429) et se rendent sur le fond et la partie postérieure de l'estomac, s'anastomosant avec les artères de la grande et de la petite courbures pour compléter le cercle artériel de l'estomac.

TABLEAU RÉSUMANT LES BRANCHES DU TRONC CŒLIAQUE

TRONC CŒLIAQUE	CORONAIRE STOMACHIQUE.		
	HÉPATIQUE.	PYLORIQUE.	
		GASTRO-DUODÉNALE.	PANCRÉATICO-DUODÉNALE.
			GASTRO-ÉPIPLOÏQUE DROITE.
		CYSTIQUE.	
	SPLÉNIQUE.		GASTRO-ÉPIPLOÏQUE GAUCHE.
			VAISSEAUX COURTS.

Variétés. — *Tronc cœliaque.* — Le tronc cœliaque peut être plus long, plus court, ou même manquer complètement ; ses trois branches terminales se détachent alors directement de l'aorte abdominale. Il peut ne donner naissance qu'à deux branches ; ce sont ordinairement l'artère hépatique et l'artère splénique — Il peut fournir des branches surnuméraires : on l'a vu notamment donner une artère duodénale (Th. Lauth), la mésentérique supérieure (Voyez Tiedemann, loc. cit. Taf. XLIX, fig. 2), une artère rénale accessoire, une artère pancréatique, des branches coliques... etc. — Le tronc cœliaque peut donner naissance à trois branches, dont deux normales et une troisième anormale. C'est ainsi que Lauth l'a vu se diviser en : coronaire stomachique, artère hépatique et tronc commun des artères diaphragmatiques ; l'artère splénique se détachait directement de l'aorte abdominale.

Variétés. — *Coronaire stomachique*. — Elle peut naître directement de l'aorte abdominale, ou fournir anormalement un rameau hépatique, une artère splénique accessoire, une ou plusieurs diaphragmatiques inférieures accessoires. Hyrtl a vu une de ces artères diaphragmatiques accessoires, qui présentait un volume très notable, donner, avant d'atteindre le diaphragme, de nombreux rameaux à la grosse tubérosité de l'estomac, à la capsule surrénale gauche et au pilier gauche du diaphragme.

Artère hépatique. — W. Krause a constaté l'absence de l'artère hépatique sur un mort-né qui présentait de graves malformations de tout le système artériel. — L'artère hépatique peut manquer en tant que branche du tronc cœliaque ; elle est alors remplacée par un tronc qui se détache des artères voisines et notamment de l'artère mésentérique supérieure ou de l'artère rénale droite. Il s'agit évidemment dans ces cas de l'hypertrophie de ces petits rameaux insignifiants qu'envoient normalement au foie les artères en question. Il est intéressant de rapprocher ces *artères hépatiques accessoires*, comme les appelle Krause, des *veines portes accessoires*. L'artère hépatique peut fournir normalement, un rameau pour le cardia, plusieurs rameaux pyloriques, la coronaire stomachique, une artère cystique accessoire, une ou plusieurs artères diaphragmatiques inférieures accessoires. — Les deux branches terminales de l'artère hépatique peuvent donner naissance à une artère cystique accessoire, à une ou plusieurs artères diaphragmatiques surnuméraires et même à la coronaire stomachique (Meckel).

L'artère *gastro-duodénale* peut donner anormalement une artère cystique accessoire, une artère hépatique surnuméraire, la coronaire stomachique, une ou plusieurs artères coliques. Barkow a vu une branche de la gastro-duodénale former avec une branche de la gastro-épiploïque gauche ou de l'artère splénique un arc vasculaire occupant la partie moyenne du grand épiploon.

Artère splénique. — L'artère splénique donne souvent naissance à des branches surnuméraires, comme la branche gauche de l'artère hépatique, la colique moyenne, la coronaire stomachique, l'hémorrhoïdale supérieure (Rhode cité par Krause, loc. cit., p. 295). — Parfois sa division est prématurée.

ARTÈRE MÉSENTÉRIQUE SUPÉRIEURE

L'artère mésentérique supérieure naît de la face antérieure de l'aorte, sur la ligne médiane, à 2 cm. au-dessous de l'origine du tronc cœliaque, à peu près au niveau du disque unissant la deuxième et la troisième vertèbres lombaires (voy. t. IV, fig. 109).

Dès son origine, elle se dirige en bas et en avant, au-devant de l'aorte, en arrière du pancréas sur la face postérieure duquel elle trace une empreinte qui sépare le col du corps de cette glande. Entre la mésentérique supérieure et l'aorte passe la veine rénale gauche.

A droite, la M. S. est en contact avec la tête du pancréas ; à gauche, elle suit le bord droit de l'angle duodéno-jéjunal. Elle est entourée d'un réseau fibreux très dense, formé de fibres élastiques et d'abondants filets nerveux ; ce réseau la réunit au tronc cœliaque qui la domine. Bientôt la M. S. émerge au-dessous du bord inférieur du pancréas, croise perpendiculairement la face antérieure de la troisième partie du duodénum, contre lequel elle est directement appliquée. Elle s'engage alors dans l'épaisseur de la racine du mésentère, pour descendre obliquement à droite jusqu'au niveau de l'embouchure de l'iléon dans le gros intestin où elle prend fin en s'anastomosant avec la branche iléale de l'artère iléo-colique. — Longue de 23 à 25 cm., la M. S. décrit une arcade à convexité tournée à gauche et en avant.

Branches. — Par la convexité de son arcade, la M. S. émet un grand nom-

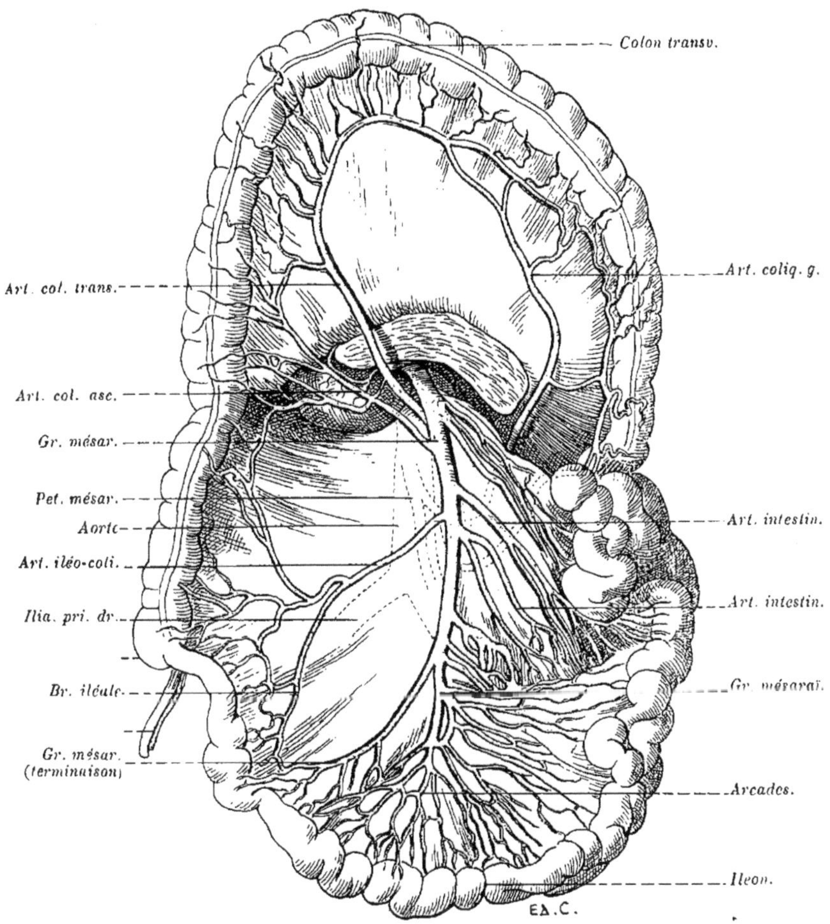

Fig. 130. — Grande mésentérique, d'après Henle.

bre de branches, les *artères intestinales ;* de la concavité de cette même arcade naissent les *artères coliques droites.*

Artères intestinales. — Les artères intestinales sont de deux ordres : les plus volumineuses, au nombre de dix à douze, se détachent de la partie initiale de l'arcade ; les plus petites, huit à douze, émanent de la portion terminale de l'artère. Ces branches cheminent entre les deux feuillets du mésentère ; après un trajet de 7 à 8 cm. pour les grosses, 3 à 5 cm. pour les petites, elles se bifurquent. Les branches de bifurcation s'anastomosent avec celles des artères intestinales voisines et forment ainsi *une première série d'arcades*, à convexité tournée vers l'intestin. De ces arcades partent de nouvelles branches parallèles, quarante à cinquante (Sappey), qui se bifurquent à leur tour et dont les rameaux forment, en s'anastomosant, *une deuxième série d'arcades*, près du bord mésentérique de l'intestin. Les ramuscules qui naissent de cette seconde série d'arcades forment, de la même manière, *une troisième série d'arcades* de laquelle partent les rameaux terminaux, antérieurs et postérieurs, qui se distribuent dans les parois de l'intestin (v. t. IV, pages 274 et 286, fig. 130 et 131).

Par sa concavité, la M. S. donne : 1° l'*artère duodéno-pancréatique gauche* (*artère pancréatico-duodénale des classiques*) ; 2° les *artères coliques droites*.

Artère duodéno-pancréatique gauche. — L'artère *duodéno-pancréatique gauche* naît de la M. S. au point où celle-ci longe le flanc droit de la portion ascendante du duodénum et descend le long de la moitié gauche de l'anneau duodénal (voir tome IV, page 266 et fig. 118) ; elle se distribue au duodénum, accessoirement au pancréas.

Coliques droites. — Ces artères, qui se rendent à la moitié droite du gros intestin, sont au nombre de deux ou trois. On les désigne sous le terme générique de coliques et on les distingue, en général, par les épithètes de supérieure ou ascendante, moyenne ou transversale, inférieure ou descendante. J'estime, avec mon ex-collaborateur Jonnesco et nombre d'autres, qu'il est préférable, pour satisfaire à la fois la logique et la mémoire, de les désigner d'après la portion du gros intestin à laquelle elles se rendent. Ainsi, je décrirai :

1° *Artère du colon transverse (colique supérieure de quelques auteurs, ascendante de certains autres, colique moyenne des Allemands)*. — Elle naît de la mésentérique dans la concavité de l'anneau duodénal, pénètre dans l'épaisseur du méso-colon transverse, se dirige en avant et légèrement à droite et se divise à quelques centimètres du bord mésentérique du colon transverse en deux branches : la branche droite s'anastomose avec l'artère du colon ascendant, la branche gauche avec celle du colon descendant.

2° *Artère du colon ascendant* (*colique droite, transversale, moyenne*). — Elle naît directement du tronc de la mésentérique supérieure ou de l'une des deux autres coliques ; c'est ainsi que le nombre des artères coliques peut être réduit à deux. Elle se dirige à droite et un peu en bas, passe sous le duodénum et se divise avant d'arriver au colon ascendant en deux branches, dont la supérieure s'anastomose avec l'artère du colon transverse et l'inférieure avec l'iléo-colique.

3° *Artère iléo-colique ou iléo-colo-cœcale* (colique inférieure, descendante). Elle termine l'arcade formée par la M. S., et descend à droite, vers l'angle iléo-colique où elle se divise en branches allant au cœcum et à l'iléon.

Comme on le voit, la mésentérique supérieure irrigue tout l'intestin grêle et la moitié du gros intestin ; les branches de l'intestin grêle naissent de la convexité de son arcade, celles du gros intestin se détachent de la concavité de cette arcade.

Artère mésentérique supérieure. — L'artère mésentérique supérieure fournit souvent des branches surnuméraires. On l'a vue donner l'artère hépatique (Kunst), ou la branche droite de cette artère (Haller), l'artère cystique, une artère cystique accessoire (Wilde), l'artère rénale (Cruveilhier), l'artère gastro-duodénale ou une des collatérales de cette artère, un rameau anastomotique pour l'artère hépatique naissant anormalement de l'aorte abdominale, la coronaire stomachique, une artère pancréatico-duodénale accessoire, l'artère colique gauche et l'artère hémorrhoïdale supérieure, plusieurs artères coliques accessoires.

Persistance de l'artère omphalo-mésentérique — On sait que chez l'embryon, la mésentérique supérieure représente la branche intestinale de l'artère omphalo-mésentérique, dont la branche ombilicale va se ramifier sur la vésicule ombilicale. Normalement cette branche ombilicale, satellite du diverticule de Meckel, disparait vers le deuxième mois de la vie intra-utérine. Mais elle peut persister (Hyrtl, Haller). Dans le cas de Hyrtl (Œsterreich, Zeitschr. f. prakt. Heilk, 1850, p. 159), cette artère, née de la mésentérique supérieure, cheminait entre les anses de l'intestin grêle et venait se terminer au niveau de l'ombilic ; elle s'anastomosait là avec l'artère épigastrique et envoyait un rameau dans l'épaisseur du ligament suspenseur du foie.

ARTÈRES CAPSULAIRES MOYENNES

(Atrabilariæ, surrenales, suprarenales mediæ s. aorticæ).

Les artères capsulaires moyennes naissent des faces latérales de l'aorte, à quelques millimètres au-dessus de l'origine des artères rénales. Leur volume est peu considérable. Elles se dirigent transversalement sur la face antérieure des piliers du diaphragme. — Du côté droit l'artère est cachée par la veine cave qui la recouvre complètement; du côté gauche la capsulaire moyenne n'est recouverte que par du tissu cellulaire renfermant de nombreux ganglions. — De chaque côté, un abondant réseau nerveux entoure ces artères.

Branches terminales. — Arrivée au niveau de l'extrémité interne de la capsule surrénale, l'artère dévie légèrement en dehors et donne des branches antérieures et postérieures qui se capillarisent sur les faces correspondantes de l'organe. Ces rameaux forment un réseau auquel viennent aboutir les rameaux des art. capsulaires supérieures, branches de la diaphragmatique inférieure, et celles des capsulaires inférieures venant de la rénale. De ce réseau partent des rameaux qui se rendent au parenchyme de la capsule et au tissu graisseux qui l'enveloppe.

Variétés. — La capsulaire moyenne peut manquer (anomalie rare) ; elle peut être très réduite ; dans les deux cas, elle est suppléée par les capsulaires supérieures et inférieures. Elle peut donner la spermatique ; cette anomalie est plus fréquente à gauche qu'à droite (W. Krause).

ARTÈRES RÉNALES

Les artères rénales, au nombre de deux, naissent sur les faces latérales de l'aorte abdominale, un peu au-dessous de la mésentérique supérieure, au niveau de la deuxième vertèbre lombaire. Leur volume est considérable ; leur calibre atteint 8 mm. d'après Luschka. D'ordinaire les artères rénales se détachent au même niveau ; parfois, la rénale gauche naît à un niveau plus élevé que la droite. Il est classique de dire que les artères se dirigent horizontalement en dehors; mais l'assertion n'est pas d'une exactitude absolue : en effet, ces artères se dirigent obliquement en bas, formant avec l'aorte un angle aigu qui peut descendre jusqu'à 45°. En plus de cette obliquité dans le plan frontal, l'artère rénale décrit une courbe à concavité postérieure qui s'adapte à la convexité du corps vertébral ; cette courbe est beaucoup plus marquée à droite qu'à gauche.

La longueur des deux artères est différente : l'artère droite mesure en moyenne 1 cm. de plus que la gauche.

Rapports. — La *face antérieure* de ces artères est toujours masquée par de gros troncs veineux qui sont : à gauche, la veine rénale assez volumineuse pour déborder le tronc artériel en haut et en bas, à droite, une veine rénale beaucoup plus courte, et, en dedans d'elle, le tronc de la veine cave inférieure presque perpendiculaire à l'artère. La face postérieure des artères rénales repose sur la colonne lombaire, au niveau du point où viennent s'insérer les fibres inférieures des piliers du diaphragme ; elle en est séparée à gauche, par l'anastomose entre la veine rénale, la petite azyos et une veine lombaire, *tronc réno-azygo-lombaire de Lejars*.

Entre l'artère et le plan osseux est une couche celluleuse dans laquelle on trouve un plexus nerveux très abondant, des ganglions lymphatiques et une veine lombaire ascendante, origine des veines azygos.

A quelque distance du hile, les artères rénales se divisent en plusieurs branches qui pénètrent isolément dans le parenchyme rénal ; elles seront étudiées en même temps que le rein.

Branches. — Dans leur trajet, les artères rénales donnent des rameaux qui se rendent à l'atmosphère adipeuse du rein, au bassinet et la partie supérieure de l'uretère. Leur branche collatérale la plus importante et la plus constante est l'artère *capsulaire inférieure*.

Artère capsulaire inférieure. — Cette artère naît de la face supérieure de l'artère rénale ; elle se dirige en haut, appliquée immédiatement sur le pilier correspondant du diaphragme. La capsulaire du côté droit se place immédiatement en arrière de la veine cave ; la gauche est recouverte par le péritoine.

Des deux côtés, la capsulaire est à quelques millimètres en dedans du ganglion semi-lunaire ; de nombreux rameaux du grand sympathique la croisent obliquement. Au niveau de l'angle interne de la capsule surrénale, l'artère gagne la face postérieure de l'organe et s'anastomose là avec la capsulaire moyenne, branche de l'aorte, avec la capsulaire supérieure, branche de la diaphragmatique inférieure. Toutes ces branches forment un réseau superficiel duquel se détachent des rameaux qui pénètrent dans le tissu de la capsule.

Variétés. — Les deux artères rénales peuvent naître par un tronc commun (Portal, Dubrueil, W. Krause, etc.). Elles peuvent suivre un trajet anormal. Krause a vu l'artère rénale droite passer en avant de la veine cave inférieure. — L'origine de l'une ou des deux artères rénales peut être reportée plus haut ou plus bas. Cette origine anormale peut être associée ou non à une ectopie du rein.

Branches surnuméraires. — Les rénales peuvent fournir anormalement : l'artère phrénique inférieure, l'artère hépatique (Kunst), des artères coliques, pancréatiques, spermatiques accessoires, un rameau anastomotique qui descend devant le psoas et se jette dans l'iliaque interne (Meckel), une artère vésicale accessoire, la sacrée moyenne (Cruveilhier).

Artères rénales accessoires. — L'existence d'artères rénales accessoires est une anomalie très fréquente. Le nombre et le volume de ces rénales accessoires sont des plus variables. Lorsqu'il n'en existe qu'une seule, son volume peut atteindre et même dépasser celui de l'artère rénale normale. Ces artères rénales accessoires ont été surtout rencontrées sur des sujets dont les reins avaient conservé leur disposition multilobaire fœtale ; elles peuvent aussi se distribuer à des reins normalement conformés. Les artères rénales accessoires forment trois groupes distincts : lorsqu'elles naissent de l'aorte abdominale dans le voisinage de l'artère rénale normale, elles sont vraisemblablement liées à la segmentation en lobes distincts que présente le rein fœtal ; lorsqu'elles naissent des artères voisines (mésentérique supérieure, hépatique, splénique... etc.), on peut, plus logiquement, les considérer comme résultant du développement anormal des artérioles insignifiantes qu'envoient normalement au rein ou à sa capsule les artères en question ; ou bien encore elles sont associées à un déplacement du rein.

ARTÈRES SPERMATIQUES — UTÉRO-OVARIENNES

Ces artères se rendent au testicule (*artères testiculaires de Chaussier*), ou à l'ovaire et à la trompe (*utéro-ovariennes*).

Les artères spermatiques, au nombre de deux, naissent de la face antérieure de l'aorte tout près de la ligne médiane, à quelques millimètres à peine l'une de l'autre, entre les artères rénale et mésentérique inférieure.

Leur volume est peu considérable et ce qu'elles offrent de plus remarquable c'est la longueur de leur trajet, résultat de la migration de la glande génitale à laquelle elles appartiennent.

Elles quittent l'aorte à angle très aigu et se portent en bas et légèrement en dehors, croisant et contournant la face antéro-latérale du vaisseau sur une longueur de plusieurs centimètres. La spermatique droite passe immédiatement sur la veine cave inférieure qu'elle croise à angle aigu ; la gauche se place sur la face antérieure du psoas. Des deux côtés, les spermatiques croisent l'uretère très obliquement en passant au-devant de ce conduit, avec les veines spermatiques qui les entourent. En avant, les spermatiques sont croisées, la droite par les artères coliques droites, branches de la mésentérique supérieure, la gauche par les artères coliques gauches, branches de la mésentérique inférieure. La spermatique gauche est sous-péritonéale dans toute son étendue ; la droite cachée par la racine du mésentère n'apparaît sous le péritoine que dans sa partie inférieure.

Au niveau du détroit supérieur, les spermatiques passent en dedans du psoas, au-devant de la bifurcation de l'iliaque primitive et se comportent dès lors différemment chez l'homme et chez la femme.

Chez l'homme, l'artère testiculaire descend sur le psoas recouvert de son aponévrose, croisant très obliquement les vaisseaux iliaques externes ; elle est immédiatement sous-péritonéale, en rapport avec le colon pelvien à gauche et la partie terminale de l'iléon à droite. Puis, elle s'engage dans l'orifice profond du canal inguinal qu'elle suit avec les différents éléments du cordon. Au niveau de l'orifice externe du canal inguinal, elle descend dans les bourses, au centre du cordon spermatique, en avant du canal déférent. Au voisinage du testicule, elle se divise en trois ou quatre rameaux qui se répandent dans l'épididyme et le testicule; l'un de ces rameaux se porte en avant vers la tête de l'épididyme et s'anastomose avec l'artère déférentielle, branche de l'hypogastrique.

Chez la femme, l'artère utéro-ovarienne passe dans l'épaisseur du ligament large, sous le ligament infundibulo-pelvien et atteint l'extrémité externe de l'ovaire au niveau de laquelle elle se divise en trois rameaux : l'un se rend à l'ovaire, l'autre à la partie externe de la trompe ; le troisième se porte en dedans, sous le bord adhérent de l'ovaire et s'anastomose avec la terminaison de l'utérine. L'artère est donc ovaro-salpingienne surtout et le nom d'utéro-ovarienne ne lui convient en rien, puisqu'il donne une idée très fausse de sa distribution (Voy. art. utérine).

Les artères spermatiques donnent dans leur trajet quelques rameaux collatéraux à l'uretère, aux ganglions lymphatiques et au tissu cellulaire voisin ; l'un de ces derniers se rend à la capsule adipeuse du rein et a reçu de Haller le nom de *adiposa ima*.

Variétés. — Les spermatiques peuvent naître par un tronc commun ou se détacher de l'aorte abdominale à des niveaux différents. Il n'est pas très rare de les voir naître de la rénale, surtout à gauche, de la capsulaire moyenne ou de la mésentérique supérieure — L'absence de l'une des spermatiques n'est pas exceptionnelle : le testicule reçoit alors son sang par la déférentielle ou la funiculaire, anormalement développées. — Barthol (cité par W. Krause) a vu les deux utéro-ovariennes manquer chez une femme qui présentait un rein unique et quatre capsules surrénales. — Cruveilhier a vu la spermatique droite passer derrière la veine cave inférieure; dans un cas de Bankart, la spermatique gauche passait à travers un anneau veineux que formait la veine rénale gauche.

La spermatique peut donner anormalement: la capsulaire moyenne, une artère colique, une artère hépatique accessoire (Hyrtl).

ARTÈRE PETITE MÉSENTÉRIQUE

C'est la plus basse des collatérales de l'aorte abdominale ; elle naît sur la face antérieure de l'aorte, le plus souvent un peu à gauche de la ligne médiane, à 4 ou 5 cm. au-dessus de la bifurcation du tronc aortique, au niveau du disque qui unit la troisième et la quatrième vertèbre lombaire. Son volume est beaucoup moins considérable que celui de l'artère mésentérique supérieure. Dès son origine, elle se dirige en bas et très légèrement à gauche, appliquée sur la face antérieure de l'aorte par la portion horizontale du duodénum. Peu après avoir émergé sous le bord inférieur du duodénum, environ au niveau de l'iliaque primitive gauche, la M. I. se divise en deux branches d'égal volume : le *tronc des artères coliques gauches* et l'*artère hémorrhoïdale supérieure* (fig. 430 et 431).

Tronc des artères coliques gauches. — Le tronc des artères coliques gauches longe l'artère iliaque primitive gauche et s'engage dans l'épaisseur du mésocolon pelvien ; puis il devient ascendant, passe en avant de l'uretère et des vaisseaux spermatiques, et se divise en deux ou trois branches, *artères coliques gauches*, qui se bifurquent et s'anastomosent entre elles, formant, comme à droite, des séries d'arcades d'où partent les branches terminales qui vont à la moitié gauche du colon transverse, au colon descendant et au colon iliaque. La plus élevée des coliques gauches s'anastomose avec l'artère du colon transverse (colique supérieure droite), qui vient de la mésentérique supérieure ; la plus basse s'anastomose avec l'hémorrhoïdale supérieure. La moyenne se rend à l'anse sigmoïde du colon pelvien, d'où le nom d'*artère sigmoïde* sous lequel elle est souvent décrite.

Artère hémorrhoïdale supérieure. — C'est, à proprement parler, la branche terminale de la mésentérique inférieure et le nom d'*Artère du rectum* lui conviendrait mieux que tout autre ; elle descend dans l'épaisseur du méso-colon pelvien et se place sur la paroi postérieure du rectum. Arrivée à la partie supérieure de l'ampoule rectale, elle se divise en deux branches qui descendent en

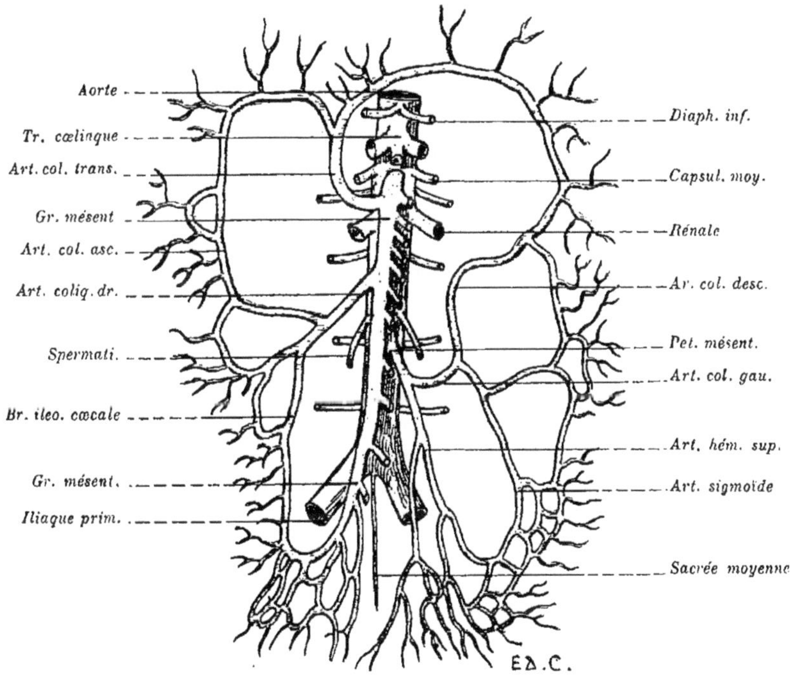

Fig. 431. — Les artères mésentériques, en partie d'après Luschka.

divergeant sur les côtés du rectum (Voir t. IV, p. 380, et fig. 157) jusqu'à l'anus.

Comme on le voit la mésentérique inférieure irrigue la *moitié gauche* du gros intestin jusqu'à l'anus.

Variétés. — L'artère mésentérique inférieure peut manquer. Ses branches coliques, sigmoïdes et hémorrhoïdale supérieure sont alors fournies par la mésentérique supérieure.

Elle peut donner la colique moyenne (artère du colon transverse, une artère hépatique accessoire (Cavasse), une artère rénale accessoire (Krause), et un tronc commun pour deux artères ombilicales (Green).

ARTÈRES LOMBAIRES

Les artères lombaires, *branches pariétales* de l'aorte abdominale, sont en général au nombre de quatre de chaque côté. L'aorte se bifurquant au-dessus de la cinquième vertèbre lombaire, la cinquième intercostale lombaire naît de l'ilio-lombaire.

Ces artères présentent dans leur origine, leur trajet et leur distribution, de grandes analogies avec les artères intercostales dont elles continuent la série.

D'un volume un peu plus considérable que celles-ci, elles naissent par paires sur la face postérieure de l'aorte abdominale, et se portent transversalement en dehors, vers les espaces que laissent entre elles les *apophyses costiformes* des vertèbres lombaires. Le plus souvent elles se dirigent en dehors et légèrement en bas, mais on peut les trouver horizontales ou même légèrement ascendantes.

Les artères lombaires droites sont un peu plus longues que les lombaires gauches, toutefois la différence est moins marquée que pour les intercostales, car l'aorte primitivement à gauche de la colonne dorsale s'est de plus en plus rapprochée du plan médian.

Les artères lombaires, comme les intercostales, décrivent dans le plan horizontal une courbe qui s'adapte à celle de la vertèbre correspondante; après un trajet très court, elles s'engagent sous les arcades fibreuses du psoas et cheminent dans l'intérieur du muscle en avant des branches du plexus lombaire. Au niveau du trou de conjugaison, chacune d'elles se divise en deux branches terminales : l'*intercostale lombaire,* le *tronc dorso-spinal.*

Les lombaires reposent d'abord sur les vertèbres lombaires et le grand ligament vertébral commun antérieur ; en rapport en avant avec l'aorte et plus en dehors avec les réseaux d'origine de la petite veine azygos, avec la veine cave inférieure à droite et de nombreux lymphatiques, ainsi qu'avec la chaîne du sympathique dont les *rami communicantes* s'engagent avec ces artères sous les arcades du psoas.

Dans ce trajet, les artères lombaires émettent quelques branches collatérales très ténues qui se rendent aux ganglions, aux parois des vaisseaux voisins, aux nerfs et surtout à la vertèbre sur laquelle elles reposent. Ces branches collatérales s'anastomosent parfois avec les branches analogues de l'artère sus- ou sous-jacente. — Dans l'épaisseur du psoas, le tronc donne quelques rameaux peu importants au muscle.

Branches terminales. — Les artères lombaires se divisent, comme les intercostales en deux branches : une branche antérieure analogue aux artères intercostales thoraciques ; une branche postérieure, le tronc dorso-spinal.

Intercostale lombaire. — Elle se dirige en dehors, entre le carré des lombes et l'aponévrose du muscle transverse ; elle s'engage ensuite entre le transverse et le petit oblique et donne de nombreux rameaux à ces muscles ; plus loin elle s'insinue entre le grand oblique et le petit oblique et arrive ainsi au bord externe du muscle grand droit, dans la gaine duquel elle pénètre pour s'épuiser dans le muscle. Au niveau du bord externe du muscle droit, l'intercostale lombaire donne des rameaux perforants dont les branches terminales se rendent à la peau. — Parfois l'artère s'épuise dans les muscles larges.

Ces intercostales lombaires s'anastomosent avec les rameaux de l'épigastrique, de la circonflexe iliaque et de l'ilio-lombaire. Du reste, il y a une sorte de balancement entre cette dernière artère et les artères lombaires.

Tronc dorso-spinal. — Cette branche postérieure se comporte comme la branche postérieure des intercostales thoraciques. Elle donne un *rameau spinal, vertébro-médullaire* qui va à la partie terminale de la moelle, dans les nerfs de la queue de cheval et surtout dans le corps de la vertèbre, et un *rameau dorsal musculo-cutané,* volumineux, qui se rend aux muscles de la masse commune, envoyant ses rameaux terminaux jusqu'à la peau.

Variétés. — Une ou plusieurs artères lombaires peuvent faire défaut. — Il n'est pas rare de voir deux artères lombaires se détacher de l'aorte abdominale par un tronc commun. De même, la première lombaire peut naître par un tronc commun avec la dernière intercostale. Meckel a vu toutes les artères lombaires d'un même côté se détacher de l'aorte abdominale par un tronc unique. La quatrième lombaire peut donner naissance à la sacrée moyenne. Dubrueil a vu la première artère lombaire gauche donner une artère capsulaire.

ARTÈRES ILIAQUES PRIMITIVES

Syn. : Art. iliaca communis s. primitiva ; Hüftpulsader.

Les artères iliaques primitives, branches de bifurcation de l'aorte, s'étendent du bord inférieur de la quatrième vertèbre lombaire à l'interligne de l'articulation sacro-iliaque où elles se divisent en deux branches terminales : l'*iliaque externe* et l'*iliaque interne*. — Les iliaques primitives se dirigent obliquement en bas et en dehors; elles interceptent un angle de 65° chez l'homme, de 75° chez la femme. — Leur longueur est différente : l'iliaque primitive droite mesure en moyenne 5 cm. 5 ; l'iliaque primitive gauche n'atteint ordinairement que 4 cm. 7 (Luschka). — Leur calibre est sensiblement égal ; le diamètre de ces vaisseaux est d'environ 11 mm.

Rapports. — *En avant,* les artères iliaques primitives répondent au péritoine sous lequel elles font saillie. Dans le tissu cellulaire sous-péritonéal cheminent au-devant d'elles l'uretère et les vaisseaux spermatiques ou utéro-ovariens. A gauche, l'uretère croise presque perpendiculairement l'iliaque primitive, près de sa terminaison ; à droite, ce conduit, ordinairement situé un peu plus bas, répond à la bifurcation du vaisseau ou même à l'iliaque externe. Les vaisseaux spermatiques cheminent parallèlement aux artères iliaques primitives, mais sont situés un peu en dehors de ces vaisseaux. Les vaisseaux utéro-ovariens croisent au contraire à angle très aigu leur face antérieure. De plus, la face antérieure de l'artère iliaque primitive gauche forme la paroi postérieure de la fossette intersigmoïde (Voy. t. IV, p. 347). — *En arrière*, les artères iliaques primitives reposent sur les parties latérales du corps de la cinquième vertèbre lombaire, puis sur le bord interne du psoas.

Les rapports réciproques des veines et des artères iliaques primitives varient suivant le côté considéré. A droite, la veine chemine sur la face postérieure de l'artère à laquelle elle est intimement accolée. A gauche, la veine est d'abord située en dedans de l'artère et en contact avec elle ; elle s'en écarte ensuite pour passer sous la partie initiale de l'artère iliaque primitive droite, au delà de laquelle elle se réunit à la veine iliaque commune du côté opposé, pour former le tronc de la veine cave inférieure. — Ajoutons encore que la face profonde des artères iliaques primitives est croisée par la cinquième artère lombaire et ses veines satellites et par le tronc du sympathique. — Les ganglions lymphatiques de la chaîne iliaque sont ordinairement placés sur la face antérieure des deux artères iliaques.

Dans leur trajet, les iliaques primitives ne fournissent que des collatérales insignifiantes à l'uretère, aux ganglions voisins, au psoas sous-jacent, au péritoine et à leur veine satellite. — Leurs branches terminales sont l'*iliaque interne ou hypogastrique*, artère du bassin, et l'*iliaque externe,* artère du membre inférieur.

Variétés de l'iliaque primitive. — Les cas d'absence totale sont rares ; dans un cas exceptionnel rapporté par Princeteau (Thèse de Bordeaux, 1884), l'iliaque primitive droite faisait défaut et était suppléée par une troisième artère lombaire très hypertrophiée qui arrivait dans la fosse iliaque et s'y divisait en deux branches qui devenaient l'une l'hypogastrique, l'autre la fémorale. — Les modifications dans la longueur tiennent : les unes à une bifurcation prématurée ou tardive de l'aorte abdominale, les autres à une division précoce ou retardée de l'iliaque primitive elle-même. Les premières ont été étudiées en même temps que l'aorte abdominale. Les deuxièmes sont relativement fréquentes. Le siège de la bifurcation des iliaques primitives varie en effet beaucoup suivant les sujets. Sur 140 cas examinés par Quain, ces artères se bifurquaient deux fois au niveau de la quatrième vertèbre lombaire, 16 fois entre cette vertèbre et le milieu de la cinquième, 99 fois entre le milieu de la cinquième et le bord supérieur du sacrum, 27 fois au-dessous de ce point et 7 fois au niveau de l'articulation sacro-iliaque. — Nous avons dit que l'artère iliaque primitive droite est en général un peu plus longue que celle du côté gauche ; quelquefois, 1 fois sur 4, la gauche est plus longue.

Anormalement, l'iliaque primitive peut donner : l'artère rénale droite (Hyrtl), l'artère spermatique, les troisième, quatrième et cinquième artères lombaires, l'iléo-lombaire, l'artère sacrée moyenne. Ces branches remplacent les branches de même nom qui, à l'ordinaire, naissent de l'aorte. Dans d'autres cas, il s'agit de *branches surnuméraires*. On a surtout rencontré des *artères rénales accessoires;* celles-ci peuvent se distribuer soit à un rein supplémentaire, comme c'était le cas chez ce sujet dont l'observation est rapportée dans la Gazette des hôpitaux (1838, 20 février), soit à un rein normal. Dans un cas de ce genre, Quain (loc. cit., tableau 57, fig. 3) a vu une artère rénale accessoire passer derrière le rein, puis gagner sa face antérieure en contournant le bord externe de l'organe. Dans d'autres cas, l'artère rénale accessoire a un long trajet ascendant derrière l'uretère. — Enfin, on peut voir se détacher des iliaques primitives des branches provenant normalement de l'iliaque externe, ou de l'iliaque interne ; la sacrée latérale supérieure, l'ombilicale, l'obturatrice, la circonflexe... etc.

ARTÈRE ILIAQUE INTERNE

Syn. : pelvica, hypogastrique. — Innere Hüftpulsader.

Branche de bifurcation interne de l'iliaque primitive, l'iliaque interne ou hypogastrique distribue ses nombreuses branches aux viscères intra-pelviens, aux organes génitaux et aux muscles qui tapissent la cavité pelvienne ou revêtent le bassin extérieurement.

Trajet et rapports. — Dès son origine, elle se porte en bas et un peu en

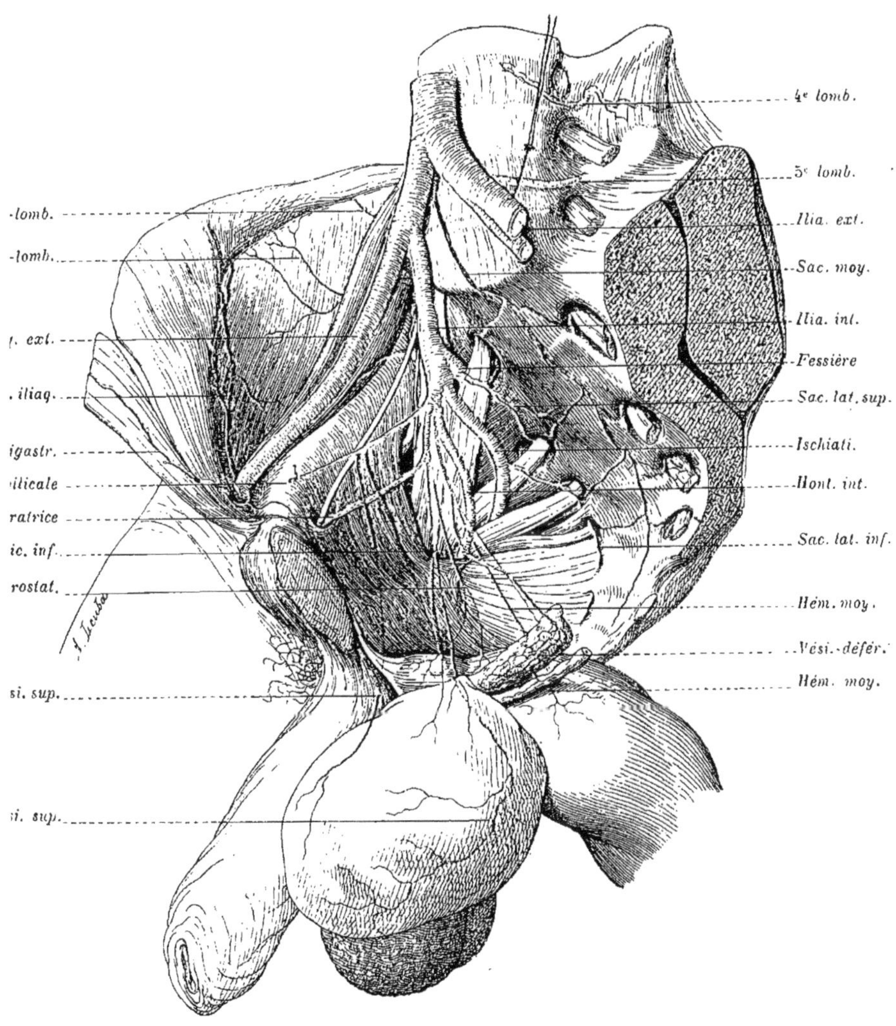

Fig. 432. — L'hypogastrique.

avant, presque verticale; puis, elle croise le bord interne du psoas, pénètre dans l'excavation pelvienne et se dirige en arrière et en bas, décrivant dans l'ensemble une courbe de très grand rayon à convexité antérieure.

Dans ce trajet, l'hypogastrique descend sous le péritoine, sur le bord interne du psoas, dont elle est séparée par la veine iliaque externe qui la croise perpendiculairement. La veine iliaque interne chemine du côté droit en arrière et en dehors de l'artère ; du côté gauche, elle est en arrière et en dedans.

A droite, l'uretère descend en avant des vaisseaux hypogastriques; à gauche, il les croise obliquement.

L'iliaque interne se divise dans la cavité pelvienne en un grand nombre de branches.

Les unes, de beaucoup les plus volumineuses, sortent du bassin, ce sont les *branches extrapelviennes,* au nombre de quatre : la *fessière,* artère de la fesse, l'*obturatrice,* l'*ischiatique,* artères de la cuisse, et la *honteuse interne,* artère du périnée.

D'autres restent dans la cavité pelvienne et se distribuent à ses parois, ce sont les branches *pelviennes pariétales* : *ilio-lombaire* et *sacrée latérale.*

D'autres enfin se rendent aux viscères pelviens : ce sont les branches *intra-pelviennes viscérales.* La nomenclature de ces dernières varie avec les auteurs; je reviendrai sur ce point ; pour l'instant, je me contente de dire qu'on peut, en se basant sur la distribution de ces branches, les répartir en trois groupes, tant chez l'homme que chez la femme : un groupe *antérieur* ou *vésical,* un groupe *moyen* ou *génital,* un groupe *postérieur* ou *rectal.*

Modes divers de ramescence. — Rien de plus variable que le mode de ra-

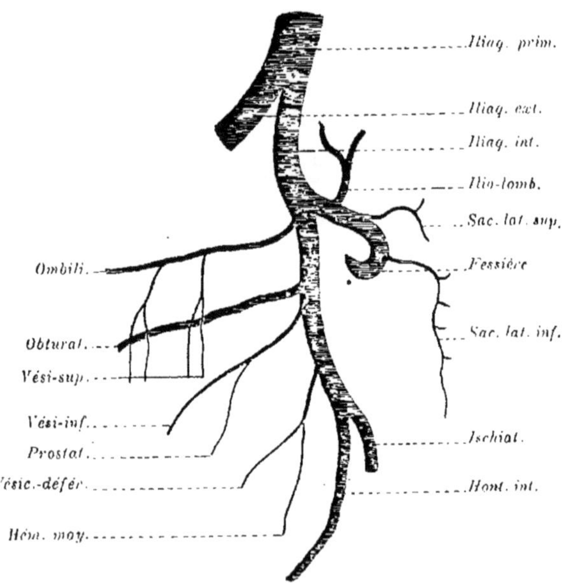

Fig. 433. — Schéma de l'hypogastrique.

mescence de l'hypogastrique. Cependant il suffit d'examiner un certain nombre de pièces pour dégager un type constant dans ses grandes lignes.

Après un trajet dont la longueur varie entre 2 et 4 cm., l'iliaque interne se divise en deux gros troncs, l'un postérieur, l'autre antérieur. — Le tronc *postérieur*, plus volumineux, se dirige en bas et en arrière et sort du bassin au niveau de la partie supérieure de la grande échancrure sciatique, au-dessous du tronc nerveux lombo-sacré qu'il contourne. Il donne dans le bassin *l'ilio-lombaire* et la *sacrée latérale sup.*, et devenu extra-pelvien, prend le nom d'*artère fessière*. — Le tronc *antérieur* descend verticalement au-devant du

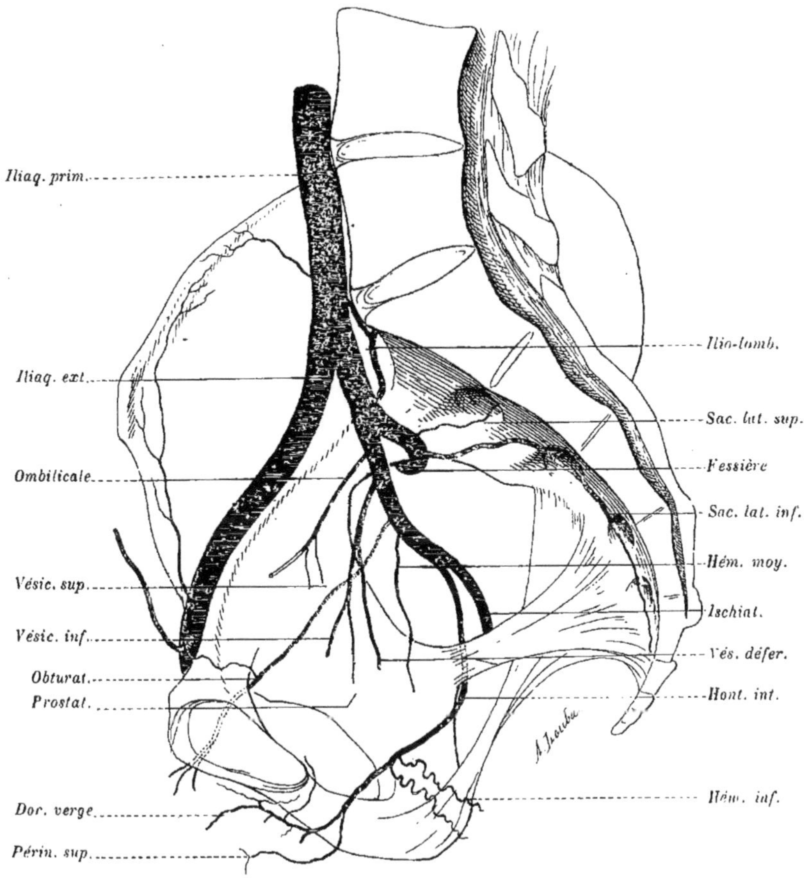

Fig. 434. — Schéma de l'hypogastrique.

plexus sacré, continuant la direction de l'hypogastrique ; au niveau du bord inférieur de l'échancrure sciatique, il se divise en deux branches terminales : *l'ischiatique* et *la honteuse interne*. Mais, avant de se terminer, ce tronc fournit de nombreuses collatérales allant aux viscères pelviens et l'*artère obturatrice*.

Cette disposition répond, je le répète, à la majorité des cas. C'est celle que j'ai fait représenter dans le schéma 433. Mais à côté de ce type, de beaucoup le plus fréquent, il existe de nombreuses variétés.

La disposition que je viens de décrire au tronc postérieur, tronc fessier, est relativement constante. Cependant, surtout dans les cas où l'iliaque interne se bifurque tardivement, les branches de ce tronc, ilio-lombaire et sacrée-latérale, peuvent naître directement de l'hypogastrique au lieu de se détacher du tronc fessier.

La disposition du tronc antérieur est beaucoup plus variable. Il n'est pas rare de le voir se bifurquer prématurément : la honteuse interne et l'ischiatique

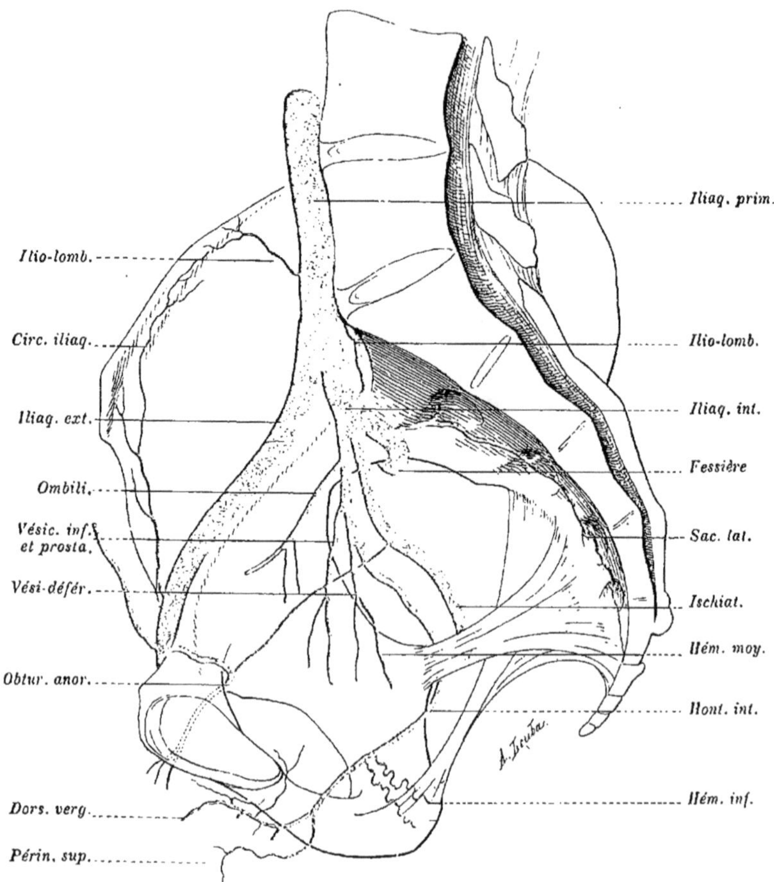

Fig. 435. — Schéma de l'hypogastrique : bifurcation prématurée du tronc antérieur ; l'obturatrice vient de l'iliaque externe par l'épigastrique.

descendent alors côte à côte, la première en avant et en dehors de la seconde. Dans ces cas de bifurcation prématurée du tronc antérieur, la plupart des branches que fournit normalement ce tronc se détachent de la honteuse interne. Le mode d'origine de ces branches, soit sur la honteuse interne, soit sur le tronc antérieur non bifurqué est variable : dans quelques cas, elles naissent isolément, en s'échelonnant de haut en bas. Dans d'autres cas, elles naissent toutes, ou presque toutes, au même niveau comme par un tronc commun (voy. nos schémas). Lorsque cette origine des branches en un même point du tronc antérieur coïncide avec la bifurcation prématurée de ce tronc, on peut dire que l'hypogastrique s'épanouit en *un bouquet de branches terminales*. C'est

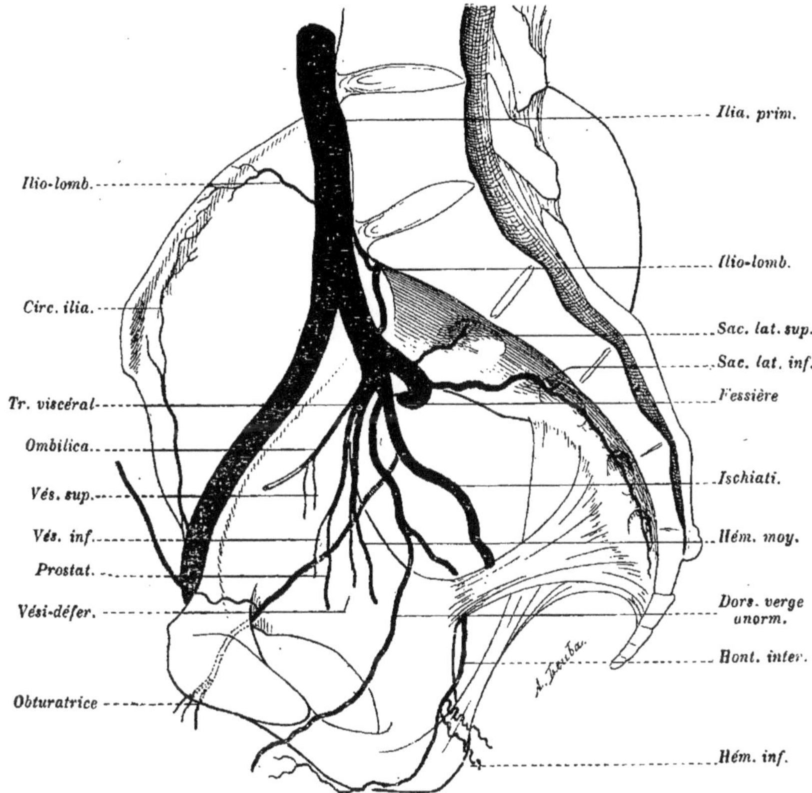

Fig. 436. — Schéma de l'hypogastrique : bifurcation prématurée du tronc antérieur ; la dorsale de la verge a un trajet intra pelvien.

alors la fessière qui constitue la branche de beaucoup la plus volumineuse et semble être la continuation du tronc de l'hypogastrique.

Mode de ramescence ordinaire de l'hypogastrique.

ILIAQUE INTERNE (11 branches)	tronc postérieur	br. collatérales				*ilio-lombaire*
						sacrées latérales.
		br. terminale				*fessière.*
	tronc antérieur	br. collatérales	pariétale			*obturatrice.*
			viscérales	groupe antérieur ou vésical		*ombilicale et*
						vésicales supérieures.
						vésicale inférieure.
				groupe moyen ou génital	hom.	*vésiculo-déférentielle*
						prostatique.
					fem.	*utérine.*
						vaginale.
				groupe postérieur ou rectal		*hémorrhoïdale moyenne.*
		br. terminales				*ischiatique.*
						honteuse interne.

Gaine hypogastrique. — Le tronc de l'hypogastrique et ses branches, les branches intra-pelviennes dans la totalité de leur trajet, les branches extra-pelviennes dans leur partie initiale seulement, cheminent dans le tissu cellulaire sous-péritonéal. Ce tissu est condensé, au-dessus des vaisseaux, en une lame cellulo-fibreuse, souvent infiltrée de graisse, la *gaine hypogastrique*. Cette gaine étudiée dans ses diverses parties et sous des noms divers par Charpy, Pierre Delbet, Drapier, Paul Delbet, etc. a été récemment décrite dans son ensemble et sous le nom de *couverture aponévrotique des vaisseaux pelviens*, par Cerf, élève du Pr Farabeuf, dans une excellente thèse.

La gaine hypogastrique applique les vaisseaux sur la paroi latérale et sur le plancher de l'excavation pelvienne. Comme ces plans sont eux-mêmes recouverts par l'aponévrose

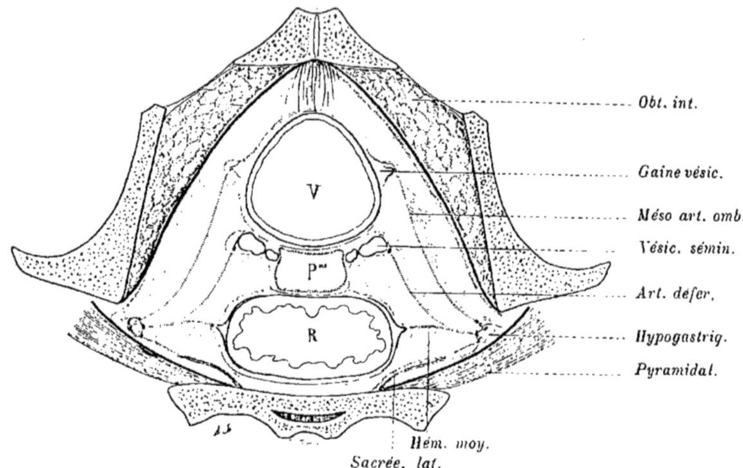

Fig. 437. — Schéma de la gaine hypogastrique. Coupe transversale du bassin : le péritoine a été enlevé, sauf au niveau du cul-de-sac de Douglas où il s'interpose à la vessie V et au rectum R ; la gaine hypogastrique est en bleu.

périnéale supérieure, les vaisseaux cheminent entre deux lames aponévrotiques : l'une, sur laquelle ils reposent, *aponévrose périnéale supérieure*, l'autre, qui les recouvre : la *gaine hypogastrique*. Par-dessus cette dernière s'étale le péritoine.

La disposition de la gaine ou couverture est absolument subordonnée au trajet des vaisseaux. Si nous l'examinons sur une coupe frontale, nous la voyons se détacher de la gaine des vaisseaux iliaques externes, descendre verticalement le long de la paroi latérale du bassin et appliquer contre cette paroi le tronc de l'hypogastrique et l'artère obturatrice ; plus bas, elle est soulevée par les branches viscérales sur lesquelles elle se réfléchit pour revêtir, très amincie, les organes intra-pelviens dans leur portion sous-péritonéale.

Suivie d'arrière en avant, la gaine hypogastrique se détache du sacrum, au niveau des trous sacrés, passe au-devant des vaisseaux sacrés latéraux qu'elle fixe sur la face antérieure du sacrum, et revêt le plexus sacré ; puis, elle rencontre le tronc de l'hypogastrique et les portions pariétales des artères viscérales qu'elle applique sur la paroi latérale du bassin ; enfin, elle vient se perdre, celluleuse, dans le voisinage du trou obturateur, en accompagnant l'artère obturatrice.

Les vaisseaux qui se détachent de l'artère hypogastrique pour se rendre aux viscères pelviens, soulèvent la gaine hypogastrique, formant ainsi des replis ou tentes qui vallonnent l'espace sous-péritonéal et soulevant parfois le péritoine lui-même. Ces mésos aponévrotiques des vaisseaux pelviens constituent aux différents organes : vessie, rectum, etc., autant de petits ligaments ou ailerons latéraux (voy. fig. 437).

Variétés. — La longueur de l'iliaque interne est des plus variables. — Elle peut être très courte ou même manquer ; ses branches naissent alors de l'iliaque externe.

Branches surnuméraires. L'iliaque interne peut fournir anormalement : — l'artère mésentérique supérieure ; — une artère rénale accessoire pour un rein en place ou un rein en ectopie ; — une artère spermatique (artère déférentielle anormalement développée) ; — une artère ilio-lombaire accessoire ; — une ou plusieurs artères sacrées latérales accessoires :

— une artère ombilicale accessoire ; — une artère utérine accessoire ; une artère vaginale ; — une artère vésico-spermatique, qui sort au-dessus de la symphise pubienne et se perd dans le cordon spermatique ainsi que dans le testicule (Dubrueil) ; — un tronc dont naissent une artère vésicale supérieure et un rameau pour le pénis (Luschka) ; — une courte artère du pénis qui se divise immédiatement en artère dorsale de la verge et en artère caverneuse ; — une artère dorsale de la verge qui longe la prostate ; j'ai sous les yeux un cas de cette variété ; — une artère épigastrique accessoire parallèle et interne à l'artère épigastrique normale.

BRANCHES DE L'ILIAQUE INTERNE

Nous étudierons successivement : 1° *branches intra-pelviennes, viscérales ;* 2° *intra-pelviennes pariétales ;* — 3° *branches extra-pelviennes*

I. — BRANCHES INTRA-PELVIENNES VISCÉRALES DE L'HYPOGASTRIQUE.

Les branches viscérales de l'hypogastrique se distribuent aux viscères pelviens. Leur mode d'origine est, comme je l'ai dit, des plus variables. J'ai schématisé les dispositions que l'on rencontre le plus fréquemment. En raison de cette variété, le nombre et la nomenclature de ces branches varient avec chaque auteur.

Un exemple très net de ce désaccord est fourni par l'artère des vésicules séminales et du canal déférent. Cette artère peut se détacher isolément du tronc de bifurcation antérieur de l'hypogastrique ; plus souvent peut-être, elle naît par un tronc commun avec la vésicale inférieure ou l'hémorrhoïdale moyenne. Aussi voyons-nous certains anatomistes la décrire comme une branche autonome alors que d'autres la regardent comme un rameau de la vésicale inférieure ou de l'hémorrhoïdale moyenne. On en pourrait dire autant de l'artère de la prostate, de celles du vagin, etc., etc.

Pour éviter la confusion, conséquence inévitable de ces variétés d'origine, il vaut mieux, me semble-t-il, faire abstraction de l'origine et se baser, pour individualiser les branches viscérales de l'hypogastrique, sur leur distribution.

A ce point de vue, on peut classer les branches viscérales de la façon suivante:

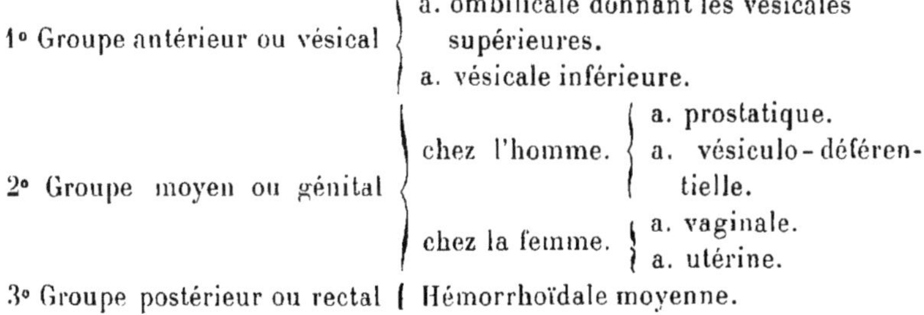

1° Groupe antérieur ou vésical	a. ombilicale donnant les vésicales supérieures.	
	a. vésicale inférieure.	
2° Groupe moyen ou génital	chez l'homme.	a. prostatique.
		a. vésiculo-déférentielle.
	chez la femme.	a. vaginale.
		a. utérine.
3° Groupe postérieur ou rectal	Hémorrhoïdale moyenne.	

ARTÈRE OMBILICALE

Syn. . art. umbilicalis.

Chez le fœtus, l'artère ombilicale, très volumineuse, porte le sang au placenta, organe de l'hématose. — Née de l'hypogastrique dont elle paraît être la continuation, elle passe sur les côtés de la vessie et de l'allantoïde, se réfléchit sur la paroi abdominale pour gagner l'anneau ombilical, et, sortie de l'abdomen, se rend au placenta par le cordon qu'elle contourne en pas de vis. — Après la naissance, la circulation pulmonaire ayant remplacé la circulation placentaire, l'artère ombilicale s'atrophie ; seule sa partie initiale reste perméable, en raison de ce fait qu'elle donne des branches à la vessie.

Donc, chez l'adulte, l'artère ombilicale est transformée, dans la plus grande partie de son trajet, en un cordon plein et ne demeure canaliculée qu'à sa partie initiale. Cette artère se détache de la branche de bifurcation antérieure de l'hypogastrique, se porte en haut et en avant, longeant les parois latérales de la vessie et, devenue cordon fibreux, se réfléchit sur la paroi abdominale pour se terminer avec l'ouraque et la veine ombilicale au noyau fibreux qui occupe la partie inférieure de la cicatrice ombilicale.

Les deux artères ombilicales en se détachant de la paroi pelvienne pour se porter sur les parties latérales de la vessie, soulèvent en une sorte de méso la lame celluleuse qui applique tous les vaisseaux de la cavité pelvienne sur le plancher de cette cavité, lame déjà décrite sous le nom de gaine hypogastrique. Ainsi est formé de chaque côté de la vessie un aileron latéral. En arrivant au niveau de la vessie, les deux feuillets qui constituent cet aileron se séparent et vont passer l'un en avant, l'autre en arrière de la vessie pour se continuer avec les feuillets correspondants de l'aileron du côté opposé.

La vessie est ainsi coiffée par une sorte de gaine celluleuse complète ; mais, alors que cette gaine présente une épaisseur notable sur les côtés et en avant, c'est-à-dire là où la vessie répond au tissu cellulaire sous-péritonéal, elle devient très mince et ne peut plus être isolée là où la vessie répond au péritoine. A ce niveau, en effet, elle se confond absolument avec le *fascia propria*.

Au-dessus de la vessie, la gaine vésicale ne contient plus que l'ouraque et les deux artères ombilicales, insuffisants pour la remplir ; elle se présente alors sous la forme d'une sorte de lame transversale à double feuillet étendue d'une artère ombilicale à celle du côté opposé. Cette lame et la cavité virtuelle qu'elle circonscrit, se terminent en pointe au niveau de l'ombilic.

Comme on le voit, cette gaine vésico-ombilicale (aponévrose ombilico-vésicale de Pierre Delbet, gaine allantoïdienne de Paul Delbet), représente un cône à base pelvienne, se continuant des deux côtés avec la gaine hypogastrique, et à sommet ombilical. Dans le pelvis, cette gaine contient la vessie ; sa cavité est donc réelle. Au-dessus de la vessie, elle ne contient plus que l'ouraque et les deux artères ombilicales ; vide ou presque vide, elle s'aplatit dans le sens frontal et ses deux feuillets antérieur et postérieur se fusionnent en une lame unique.

Dans sa portion restée perméable, l'artère ombilicale donne naissance à deux branches : les *artères vésicales supérieures.*

Artères vésicales supérieures. — Les artères vésicales venant de l'ombilicale sont ordinairement au nombre de deux. D'abord descendantes en bas et en dedans, elles abordent la vessie par ses faces latérales, en soulevant la gaine des vaisseaux hypogastriques et se divisent en plusieurs branches terminales : 1° des *branches descendantes,* très grêles, qui vont s'anastomoser avec l'artère prostatique ; — 2° des *branches antérieures*, qui s'anastomosent avec la petite vésicale antérieure, branche de la honteuse interne ; — 3° des *branches supérieures,* principales, qui s'épanouissent sur la calotte vésicale, sous le péritoine, et s'anastomosent sur la partie moyenne de la vessie avec les branches correspondantes du côté opposé. Elles donnent encore de fins ramuscules qui, par le ligament vésical médian, remontent avec l'ouraque vers l'ombilic.

VÉSICALE INFÉRIEURE

La vésicale inférieure est l'artère du bas-fond de la vessie. Ordinairement peu volumineuse, elle naît de l'hypogastrique ou de l'hémorrhoïdale moyenne et distribue ses branches terminales au bas-fond et au col de la vessie.

Accessoirement elle donne des ramuscules à la prostate, à la portion prostatique du canal de l'urèthre, aux vésicules séminales et au vagin ; ces ramuscules s'anastomosent avec les artères principales de ces organes.

Cette artère manque quelquefois et est alors remplacée par des rameaux vésicaux des artères voisines, vésicales supérieures, prostatique ou déférentielle, qui prennent un développement anormal.

Il est rare que la vésicale inférieure se détache isolément du tronc de bifurcation antérieur de l'hypogastrique. Le plus souvent, elle naît par un tronc qui lui est commun avec l'hémorrhoïdale moyenne, ou plus souvent encore avec les artères prostatique ou déférentielle. Aussi quelques auteurs ont-ils pu considérer les artères prostatique et vésiculo-déférentielle comme des branches de la vésicale inférieure. Je répète qu'en raison de ce fait que ces artères prostatique et vésiculo-déférentielle peuvent naître aussi bien de l'hémorrhoïdale moyenne que de la vésicale inférieure, il est préférable à tous égards de les considérer comme branches autonomes.

Chez l'homme, les branches génitales sont au nombre de deux : l'*artère vésiculo-déférentielle* et l'*artère prostatique.*

ARTÈRE VÉSICULO-DÉFÉRENTIELLE

Née le plus souvent du tronc antérieur de bifurcation de l'hypogastrique, par un tronc commun avec la prostatique ou l'hémorrhoïdale moyenne, l'artère vésiculo-déférentielle se porte en bas et en avant. Elle pénètre dans la loge de la vésicule séminale et s'épanouit en un grand nombre de branches sur la face antéro-supérieure de celle-ci. Ces branches pénètrent pour la plupart dans la vésicule ; quelques-unes se distribuent cependant au bas-fond de la vessie. Avant son épanouissement, la vésiculo-déférentielle fournit toujours un rameau *déférentiel,* et quelquefois un rameau uretéral. Le rameau déférentiel aborde le canal déférent assez près de sa terminaison et se divise en deux branches : une branche *descendante,* courte, qui accompagne le canal jusqu'à la prostate et une branche *ascendante* ou *récurrente* (artère *déférentielle* des auteurs) très longue, dont on peut suivre les rameaux, jusque dans le voisinage de l'épididyme où ils s'anastomosent avec la testiculaire.

ARTÈRE PROSTATIQUE

Branche prostatique de la vésicale inférieure ou de l'hémorrhoïdale moyenne).

L'artère prostatique, que nous décrivons comme une branche autonome, est constante et relativement volumineuse. Née du tronc antérieur de l'artère hypogastrique, soit directement, ce qui est rare, soit par un tronc commun avec la vésicale inférieure, l'hémorrhoïdale moyenne, ou même l'ombilicale, elle se porte en bas, en avant et en dedans. Elle aborde la prostate par sa face latérale et se divise en un grand nombre de branches ; ces branches, difficiles à disséquer, sont perdues au milieu des nombreuses branches veineuses qui serpentent sur les parties latérales de la prostate. Presque toujours, l'artère prostatique envoie quelques rameaux ascendants à la vessie, rameaux qui s'anastomosent avec la vésicale inférieure.

Chez la femme, les branches du groupe génital sont au nombre de deux : l'*utérine* et la *vaginale*. Alors que chez l'homme les branches génitales présentent un calibre assez réduit, chez la femme, en raison de l'importance des organes génitaux intra-pelviens, les deux branches génitales offrent un calibre considérable.

ARTÈRE UTÉRINE

Toujours très volumineuse, l'artère utérine se détache, comme les autres branches viscérales, du tronc de bifurcation antérieur de l'hypogastrique, et se rend à l'utérus.

Le point où elle se termine est assez difficile à préciser ; il varie, d'ailleurs, avec les auteurs. Si quelques-uns anastomosent encore l'utérine, à plein canal, avec l'ovarienne, *vers la partie moyenne du corps utérin*, la plupart la continuent jusqu'à l'*angle supérieur* de l'utérus, où elle s'anastomose avec la terminaison de l'utéro-ovarienne ; ainsi, cette dernière prendrait part à la vascularisation de l'utérus et mériterait bien son nom ; pour les Allemands, c'est l'*uterina* aortica, par opposition à l'*uterina hypogastrica*.

Henle, Hartmann, Sœmmering, Gegenbaur, prolongent l'utérine un peu plus loin et placent l'anastomose *entre l'utérus et l'ovaire*. Ce n'est pas encore assez loin.

En effet, dès 1842, M. J. Weber enseignait que l'utérine est non seulement

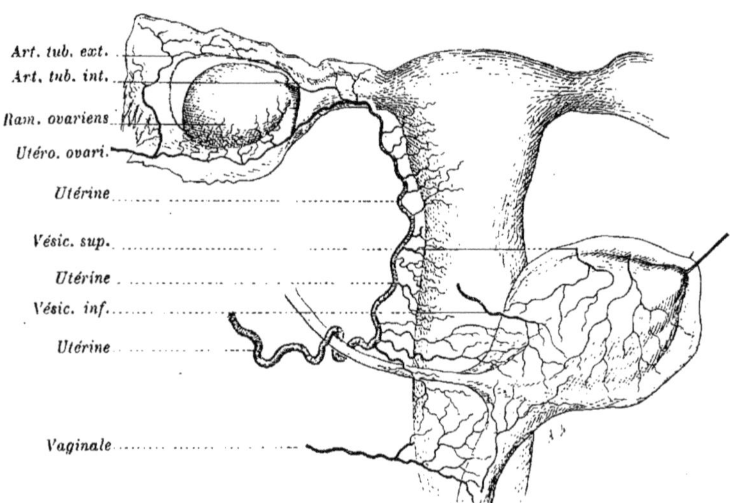

Fig. 438. — L'artère utérine (Schéma).

l'artère de l'utérus, mais aussi l'artère de l'ovaire, l'utéro-ovarienne ne fournissant à cet organe que des rameaux insignifiants. Hyrtl (1846) reconnaissait que l'utérine donne des branches à l'ovaire ; et Theile (Ency. anat.) admettait l'opinion de Weber. Tout récemment (1892), J. Broeckaert a repris, à l'aide d'injections, l'étude de ce sujet intéressant. Ses recherches ont porté sur vingt-trois sujets (quatre fœtus, quatre enfants, quatre nullipares, trois femmes enceintes, huit femmes ayant eu des enfants) : sur tous ces sujets, il a constaté que l'artère utérine se distribue à l'utérus et à ses annexes ; l'utéro-ovarienne n'allant à l'ovaire que d'une façon indirecte, s'arrête à l'*angle externe de l'ovaire* où elle s'anastomose avec la terminaison de l'utérine : c'est de cette anastomose que naissent les artères de l'ovaire. Broeckaert insiste sur ce fait que primitivement, chez l'embryon, les territoires de l'utérine et de l'ovarienne sont complètement séparés : c'est plus tard seulement, à mesure que l'ovaire descend dans la cavité abdominale, que des anastomoses s'établissent entre l'artère génitale primitive et le système artériel utérin.

J'ai injecté un grand nombre d'utérines et d'utéro-ovariennes; j'ai regardé les planches de Hyrtl, celles de Broeckaert et les deux dessins de Souligoux (soc. anat. 1894); il me semble incontestable que l'utérine arrive jusqu'à l'ovaire à l'extrémité interne duquel elle donne quelques rameaux, et qu'elle s'anastomose avec l'ovarienne *au-dessous de l'ovaire*.

L'*anastomose sous-ovarienne* entre les deux artères est de calibre si uniforme qu'il est difficile de dire à quel point finit chacune d'elles. Il ne paraît pas douteux, qu'au cours de la grossesse, l'utéro-ovarienne devienne une voie d'apport pour l'utérus, car, comme l'utérine, l'ovarienne double de diamètre (Broeckaert).

L'artère utérine se dirige d'abord en bas, en avant et en dedans, appliquée à la paroi pelvienne sur une longueur de 6 à 7 cm. ; puis elle se dirige transversalement en dedans. Cette portion transversale est assez courte, puisque, d'après Ricard (Semaine médicale 1887), elle n'a que 2 cm.; enfin, l'utérine se relève, décrit une crosse, dont la convexité regarde le cul-de-sac latéral du vagin, et monte, très flexueuse, le long du bord latéral de l'utérus. Au niveau de l'angle supérieur de ce dernier, elle change de nouveau de direction, redevient horizontale et se termine *sous* l'ovaire.

Rapports. — L'artère utérine, d'abord appliquée sur la paroi latérale du bassin, suit ensuite la base du ligament large, se recourbe *en crosse* au-dessus du cul-de-sac latéral du vagin, remonte le bord latéral de l'utérus et pénètre dans l'aileron postérieur ou ovarien du ligament large, jusqu'à l'extrémité interne de l'ovaire : on peut donc lui considérer, au point de vue de ses rapports, plusieurs portions : portion pariétale, portion intraligamenteuse, portion sus-vaginale, portion latéro-utérine et portion sous-ovarienne.

Dans sa *portion pariétale,* qui répond à la partie initiale de son segment oblique, elle descend sur la paroi latérale du bassin, c'est-à-dire sur l'obturateur interne doublé de son aponévrose; elle est appliquée contre ce plan musculaire par la gaine hypogastrique. — Dans sa portion *intra-ligamenteuse,* elle est accompagnée par des veines très volumineuses qui, bien injectées, la cachent presque entièrement. Elle est entourée à ce niveau par une gaine de tissu cellulaire très résistante, prolongement de la gaine que l'on trouve autour de toutes les branches de l'hypogastrique. C'est ce tissu cellulaire condensé, difficile à dissocier, qui ferme en bas la cavité virtuelle que limitent les deux feuillets du ligament large, et empêche une injection poussée dans l'épaisseur de ce dernier de fuser directement dans le tissu cellulaire péri-utérin.

Au niveau de cette portion incluse dans la base du ligament large, l'utérine est croisée par l'uretère, qui se dirige en bas, en dedans et en avant, passe en arrière de l'artère utérine et en avant des veines qui accompagnent celle-ci. On ne s'accorde pas sur le siège exact du point de croisement : Hallé le place au niveau du bord externe du ligament large; Charpy à 15 mm. des bords de l'utérus; Jaboulay (in th. Blanc, Lyon, 1869) et Ricard à 2 cm. environ de ces bords ; Glantenay (Th. Paris 1891) à égale distance de l'utérus et de la paroi pelvienne. Ayant injecté plus de cent utérines et une centaine d'uretères, dont une bonne moitié sur des cadavres de femmes et ayant noté leurs rapports, je puis dire que toutes ces opinions sont vraies, tous ces chiffres exacts, parce que la situation de l'uretère par rapport au col utérin varie avec les sujets, avec les dimensions du col, avec les déviations provenant d'inflammations antérieures, etc. Sur le cadavre, on le trouve souvent à plus de 2 cm. en dehors du col ; cependant il reste prudent de placer ses pinces *au ras du col,* dans l'hystérectomie vaginale. J'ajoute qu'en hauteur c'est, en général, au niveau de l'isthme utérin que se fait le croisement. Ce croisement est très oblique, si bien que l'artère et l'uretère restent en contact et quelquefois presque parallèles sur une longueur de 10 à 25 mm. Il n'est pas rare de voir une flexuosité de l'artère chevaucher l'uretère ; dans le dessin que nous donnons (voy. fig. 438), une boucle de l'utérine descend en arrière de l'uretère, de telle sorte que l'artère est à la fois en avant et en arrière de l'uretère.

La portion *sus-vaginale* (*crosse de l'utérine de Charpy*) décrit une courbe dont la convexité regarde le cul-de-sac latéral du vagin. Elle est située à 15 mm. au-dessus et à 15 mm. en dehors du fond de ce cul-de-sac (Commandeur, loc. cit.). L'espace compris entre la courbe artérielle et le vagin est rempli par un tissu cellulaire très dense dans lequel cheminent l'uretère et les branches que l'utérine envoie à la partie supérieure du vagin et à la vessie.

Enfin, dans ses portions *latéro-utérine* et *sous-ovarienne,* l'utérine chemine entre les deux feuillets du ligament large, englobée dans les larges plexus veineux et lymphatiques qui l'accompagnent.

Branches. — L'artère utérine fournit de nombreuses collatérales.

1° Un ou deux *rameaux urétéraux* qui se détachent de l'utérine au point où elle est croisée par l'uretère.

2° Des *rameaux vésicaux* et *vaginaux,* au nombre de cinq ou six ; ils naissent de la crosse utérine, se portent en bas et en dedans et se divisent ordinairement en 2 groupes : — un groupe *postérieur,* formé par des ramuscules très grêles, qui se dirigent en arrière et se distribuent au cul-de-sac postérieur du vagin ; — un groupe *antérieur* dont les rameaux constituants, toujours assez volumineux, se distribuent au cul-de-sac antérieur du vagin et au bas-fond de la vessie; comme Ricard (loc. cit.) l'a bien montré, ces rameaux sont en rapport intime avec le segment terminal de l'uretère, qui s'applique sur le cul-de-sac antérieur du vagin avant de pénétrer dans la vessie.

3° Des *rameaux utérins.* Ces rameaux se distribuent au col et au corps. Les ramuscules qui vont *au col* sont remarquables par leur longueur et leurs flexuosités ; avant d'arriver au col, ils se divisent en branches flexueuses qui abordent l'utérus au niveau de ses faces antérieure et postérieure. Ces flexuosités sont en rapport avec la dilatation considérable et relativement rapide que subit le col utérin au moment de l'accouchement. J'ai démontré (Lymphatiques des organes génitaux de la femme, Paris 1888) que, pour la même raison, les lymphatiques du col se comportent de même, se *pelotonnant* sur les côtés du col en petites masses que la dilatation du col déroule.

Les rameaux du *corps* sont au contraire remarquables par leur brièveté. Dès leur origine, ils s'enfoncent dans le tissu utérin. De même que ceux du col ils diminuent rapidement de volume, de sorte qu'au niveau de la ligne médiane, il n'existe plus que des ramuscules insignifiants, c'est pourquoi les sections médianes que nous pratiquons dans l'hystérectomie vaginale se font presque à blanc.

Le nombre des rameaux qui vont au corps et au col de l'utérus a été récemment étudié par Davidson (Morphologische Arbeiten von G. Schwalbe, 1893). D'après cet auteur, ce nombre varierait suivant qu'il s'agit d'un utérus en état de vacuité ou d'un utérus gravide. A l'état de vacuité, le col reçoit en moyenne cinq à six rameaux, le corps huit à neuf environ. Or, sur l'utérus gravide, le col ne reçoit plus qu'une ou deux artérioles : les autres vont au segment inférieur; d'où l'on peut conclure avec Davidson que le segment inférieur de l'utérus gravide, dont l'origine est toujours si discutée, se constitue aux dépens du col de l'utérus.

4° *Rameaux tubaires.* — Les rameaux tubaires sont au nombre de deux ou trois. L'un d'eux plus volumineux mérite le nom d'*artère tubaire interne ;* il pénètre dans l'aileron supérieur au moyen du ligament large et suit le bord inférieur de la trompe, à laquelle il se distribue jusqu'au voisinage du pavillon. Ses divisions terminales s'anastomosent avec l'artère tubaire externe, branche de l'utéro-ovarienne. — Pour les auteurs qui conduisent l'utéro-ovarienne jusqu'à l'utérus, ces rameaux tubaires internes n'appartiennent pas à l'utérine.

5° Des *rameaux ovariens.* — Ils naissent de l'anastomose sous-ovarienne entre l'utérine et l'utéro-ovarienne et se distribuent à l'extrémité interne de l'ovaire.

Branche terminale. — Elle forme, en s'anastomosant sous l'ovaire avec la terminaison de l'utéro-ovarienne, l'*anastomose sous-ovarienne.*

ARTÈRE VAGINALE

Moins volumineuse que la précédente, l'artère vaginale se détache du tronc antérieur de l'hypogastrique, soit isolément, ce qui est rare, soit par un tronc commun avec l'utérine, la vésicale inférieure ou l'hémorrhoïdale moyenne, ce qui est beaucoup plus fréquent.

L'artère vaginale se porte en bas et en avant, soulève la gaine hypogastrique en un petit mésolatéral et vient aboutir à la partie supérieure du bord correspondant du vagin. Elle se divise là en deux branches, antérieure et postérieure, qui s'écartent à angle aigu et viennent s'épanouir sur les faces antérieure et postérieure du vagin. Ces branches de la vaginale se distribuent aux deux tiers inférieurs du vagin. J'ai dit en effet que le tiers supérieur, ou, plus exactement, les culs-de-sac vaginaux recevaient leurs artères de l'utérine. — La vaginale fournit encore des rameaux vésicaux et uretéraux.

Elle s'anastomose en haut avec les branches vaginales de l'utérine, en bas avec l'artère honteuse, artère de la vulve, en avant avec la vésicale postérieure, et enfin au niveau de la ligne médiane, avec la vaginale du côté opposé. — De ces anastomoses sur la ligne médiane résulte, devant et derrière le vagin, une longue artériole médiane dite azygos du vagin (Cerf).

ARTÈRE HÉMORRHOIDALE MOYENNE

De volume très variable, ordinairement plus volumineuse d'un côté que de l'autre, l'artère hémorrhoïdale moyenne se détache de la branche antérieure de l'hypogastrique. Elle naît souvent par un tronc commun avec la vésicale inférieure, la prostatique ou la vésiculo-déférentielle. Elle se dirige en bas et en dedans et se distribue aux parties latérales de l'ampoule rectale. Elle s'anastomose avec l'hémorrhoïdale supérieure, terminaison de la mésentérique et avec les autres branches viscérales de l'hypogastrique.

Variétés des branches viscérales. — J'ai dit que les artères viscérales naissaient ordinairement du tronc de bifurcation antérieur de l'hypogastrique. Mais rien n'est plus variable que leur mode d'origine sur ce tronc : tantôt, elles s'en détachent isolément ; tantôt, deux et même trois d'entre elles peuvent naître par un tronc commun. Les dispositions sont si multiples et si variables que pour individualiser ces branches, j'ai fait absolument abstraction de leur mode d'origine pour ne me baser que sur leur terminaison (voir les trois figures de l'hypo).

Artère ombilicale et artère vésicale supérieure. — L'artère ombilicale peut rester perméable jusqu'à l'ombilic (Otto). — Les deux artères peuvent se fusionner en un tronc unique, à une distance variable de l'ombilic. — L'artère ombilicale peut donner plusieurs branches surnuméraires : des rameaux vaginaux, — une épigastrique accessoire (Lauth). — Il peut n'exister qu'une vésicale supérieure ; on peut par contre en rencontrer 3 et même 4.

Artère vésicale inférieure. — Elle peut donner une artère honteuse interne accessoire (Dubrueil).

Artère vaginale. — Elle peut présenter un développement considérable et s'anastomoser en arc, à la partie inférieure du vagin, avec la vaginale du côté opposé. — MM. Durand et Commandeur ont décrit, venant de l'artère vaginale, un rameau transversal d'assez gros calibre, qui, se portant directement en dedans, pénétrait dans le ligament large, en suivant une direction parallèle à celle de l'utérine au-dessous de laquelle il était placé. Il gagnait ainsi le cul-de-sac postéro-latéral du vagin, et se distribuait à la face postérieure de ce dernier (Province médicale 11 mai 1895).

Artère déférentielle. — *Artère utérine.* — L'artère déférentielle peut remplacer l'artère spermatique. — L'artère utérine peut se diviser en trois branches de même volume (M. J. Weber). — Elle peut donner naissance à une artère qui chemine sur la face postérieure du vagin, au niveau de la ligne médiane (artère azygos du vagin).

L'artère utérine donne quelquefois naissance à l'artère hémorrhoïdale moyenne.

Artère hémorrhoïdale moyenne. — Elle peut manquer ; alors, elle est remplacée par l'artère hémorrhoïdale supérieure. — L'artère hémorrhoïdale moyenne peut fournir l'artère vésiculo-déférentielle ou l'artère vaginale. — Luschka a vu naître l'artère sacrée latérale inférieure de l'hémorrhoïdale moyenne.

BRANCHES INTRA-PELVIENNES PARIÉTALES

ARTÈRE ILIO-LOMBAIRE

Syn. : A. ilio-lumbalis, A. iliaca parva, Hüftlendenpulsader.

L'artère ilio-lombaire se détache ordinairement du tronc de bifurcation postérieur de l'hypogastrique et, plus rarement, du tronc primitif.

Dès son origine, elle se porte en haut et en arrière ; elle chemine d'abord entre la face postérieure du tronc de l'iliaque interne et la face antérieure du tronc nerveux lombo-sacré, croise ensuite le détroit supérieur et s'engage sous le psoas, où elle se divise en deux branches terminales : branche postérieure ou ascendante, branche antérieure ou transversale. Sous le psoas, elle abandonne quelques rameaux à ce muscle ainsi qu'au nerf obturateur (Durand et Commandeur, Province Médicale, 11 mai 1895).

1. **La branche postérieure** (*ramus ascendens s. lumbalis*), qui continue la série des rameaux postérieurs des intercostales thoraciques ou lombaires, se dirige en haut et en arrière, passe sur les ailerons du sacrum ; en regard du trou de conjugaison intermédiaire à la cinquième vertèbre lombaire et au sacrum, et se divise en deux rameaux : rameau musculaire et rameau spinal.

Le rameau *musculaire* passe sous le ligament ilio-lombaire abandonne quelques ramuscules au carré des lombes, et, arrivé dans la région lombaire, se distribue à la masse commune ; il s'anastomose avec la quatrième lombaire, branche de l'aorte abdominale et la cinquième lombaire, branche de la sacrée moyenne.

Le rameau *spinal* pénètre dans le trou de conjugaison sous-jacent à la cinquième lombaire et arrive ainsi dans le canal vertébral, où il se comporte comme les rameaux spinaux des artères intercostales lombaires et thoraciques.

2. **La branche transversale** (*ramus transversus s. iliacus*) se porte transversalement en dehors au-dessous du muscle psoas ; arrivée au niveau du bord postérieur du muscle iliaque, elle se divise en deux rameaux : un *rameau superficiel*, qui chemine sur la face pelvienne du muscle iliaque, donne des branches à ce muscle et s'anastomose avec la circonflexe iliaque et avec les dernières lombaires ; — un *rameau profond*, qui passe entre le muscle et l'os ; il fournit de nombreux ramuscules au muscle, au périoste et un rameau plus important à l'os lui-même, *rameau nourricier* qui pénètre dans un orifice ordinairement situé au voisinage de l'articulation sacro-iliaque.

Variétés — L'I.L. peut manquer ou être très réduite ; elle est alors suppléée par la 5e artère lombaire ; elle peut donner l'artère sacrée latérale supérieure ; inversement, on l'a vue naître de la sacrée latérale supérieure, de l'iliaque primitive, de la fessière, etc.

ARTÈRES SACRÉES LATÉRALES

Syn : A sacra lat. Kreuzpulsader, Heiligbeinpulsader.

Il existe le plus souvent deux artères sacrés latérales : on les distingue en *supérieure* et *inférieure*.

Artère sacrée latérale supérieure. — *L'artère sacrée latérale supérieure* se détache ordinairement de la branche de bifurcation postérieure de l'hypogastrique. Il est plus rare de la voir prendre naissance sur la branche antérieure ou sur le tronc primitif. Cette dernière disposition existait sur la pièce qui a servi de modèle à la fig. 205. Dès son origine, la sacrée latérale supérieure se porte directement en dedans et s'engage dans le premier trou sacré. Avant de disparaître dans ce trou, elle envoie un petit rameau descendant, qui s'anastomose avec la sacrée latérale inférieure et un ou deux petits rameaux transversaux, qui s'anastomosent avec la sacrée moyenne. Parvenue dans le trou sacrée antérieur, la sacrée latérale se divise en deux rameaux terminaux : l'un, *interne ou spinal*, pénètre dans le canal sacré et se distribue à la queue de cheval ; l'autre, *postérieur* ou *musculaire*, sort par le trou sacré postérieur et se distribue à la partie inférieure de la masse commune et à la peau.

Artère sacrée latérale inférieure. — *L'artère sacrée latérale inférieure* se détache, comme la précédente, de la branche de bifurcation postérieure de l'hypogastrique. Après un court trajet transversal, elle descend verticalement en avant du sacrum. Elle est située en avant des trous sacrés, reposant directement sur les nerfs sacrés, et, entre ces derniers, sur le pyramidal. Comme la sacrée latérale supérieure avec laquelle elle s'anastomose, elle est appliquée sur ces organes par une lame aponévrotique très résistante appartenant à la gaine hypogastrique. La s. l. i. se termine ordinairement au niveau de l'articulation sacro-coccygienne, en s'anastomosant avec une branche latérale fournie par la sacrée moyenne.

La sacrée latérale inférieure fournit deux ordres de rameaux : — des *rameaux postérieurs* ou *externes,* qui se dirigent en arrière et un peu en dehors, s'engagent dans les trous sacrés antérieurs et se comportent alors comme le rameau correspondant de la sacrée latérale supérieure; ils sont ordinairement au nombre de quatre ; — des *rameaux antérieurs* ou *internes ;* au nombre de quatre comme les précédents, ils cheminent sur la face antérieure des vertèbres sacrées et s'anastomosent avec les branches latérales de la sacrée moyenne.

Comme on le voit par leur distribution, les sacrées latérales continuent la série des intercostales.

Les sacrées latérales peuvent naître d'un tronc commun. — Les sacrées latérales supérieures manquent parfois : elles sont alors remplacées par des branches naissant de l'iliaque primitive, de l'ilio-lombaire ou de l'ischiatique. — Les sacrées latérales inférieures absentes sont suppléées, en partie ou en totalité, par des rameaux de l'hémorrhoïdale moyenne, de la fessière ou de l'ischiatique. — L'artère sacrée latérale inférieure donne quelquefois la vésicale inférieure ou l'hémorrhoïdale moyenne : elle peut aussi naître de l'artère sacrée latérale supérieure.

BRANCHES EXTRA-PELVIENNES

FESSIÈRE

Syn. : A. glutea, iliaque postérieure, fessière supérieure, Gesæsspulsader.

La fessière, la plus volumineuse des branches de l'hypogastrique, constitue la branche de bifurcation postérieure du tronc principal. Dès son origine, elle se porte en bas et en arrière ; arrivée au niveau du bord supérieur de la grande échancrure sciatique, elle se recourbe et se dirige directement en arrière, passe d'abord entre le nerf lombo-sacré et le premier nerf sacré, puis entre le pyramidal et la partie supérieure de la grande échancrure sciatique sur laquelle elle laisse ordinairement son empreinte, un peu en avant de la symphyse sacro-iliaque. Arrivée ainsi hors du bassin, elle se divise immédiatement en deux branches terminales.

La fessière est accompagnée par deux veines très volumineuses, qui comblent avec elle presque tout l'espace compris entre le bord supérieur du pyramidal et le contour osseux de la grande échancrure sciatique. Ces deux veines cheminent l'une en arrière (c'est généralement la plus volumineuse), l'autre en avant de l'artère : ces veines échangent dans le bassin et au niveau de l'échancrure sciatique de nombreuses anastomoses (Bouisson, Morestin), dont la présence complique la ligature de la fessière à ce niveau.

Le nerf fessier supérieur, né par deux racines du nerf lombo-sacré et de la première sacrée, sort du bassin à côté, mais *en avant et en dehors* de l'artère fessière.

Branches. — Dans le bassin, la fessière fournit quelques branches au pyramidal, à l'os iliaque et à l'articulation sacro-iliaque.

Ses *branches terminales* sont au nombre de deux, l'une, *superficielle*, che-

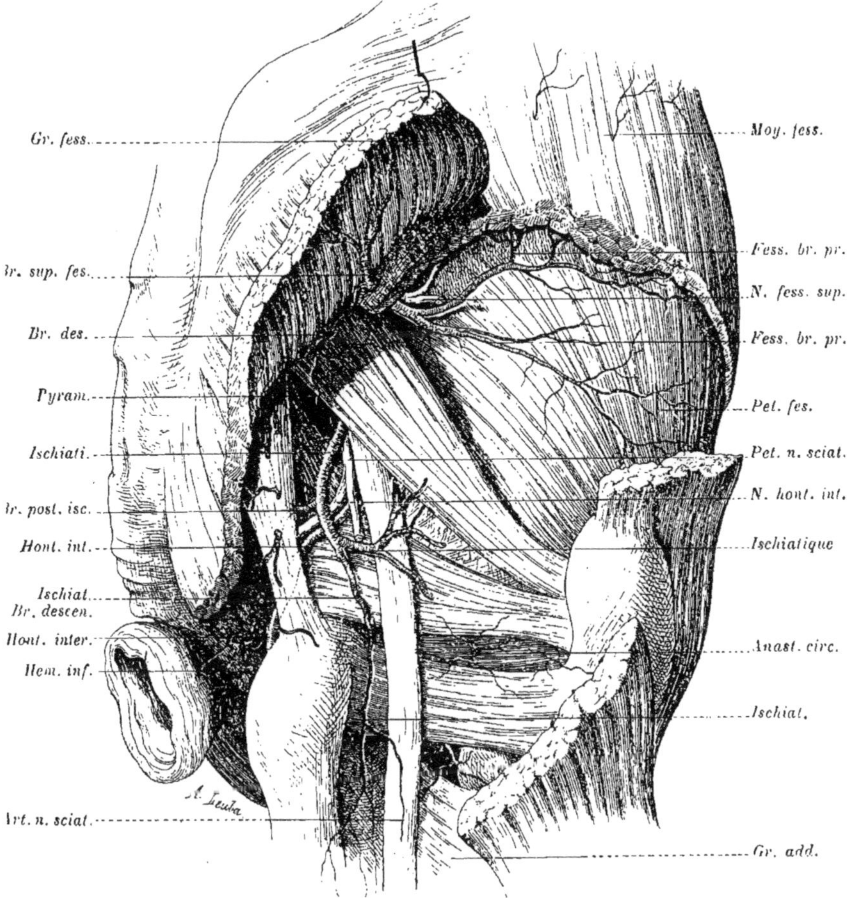

Fig. 439. — Artères fessière et ischiatique.

mine entre le grand et le moyen fessier ; l'autre, *profonde*, chemine entre le petit et le moyen fessier.

Branche superficielle. — La branche superficielle, moins volumineuse que la branche profonde, émerge ordinairement sous une petite arcade aponévrotique dont les deux extrémités s'insèrent sur la partie supérieure de la grande échancrure sciatique et qui donne attache aux fibres postérieures du moyen fessier (voy. fig. 439). Sous le grand fessier, cette branche se divise en plusieurs rameaux : les uns, grêles, remontent vers les origines du grand fessier, tandis que les autres, *volumineux*, descendent parallèlement aux fibres de ce muscle, jusqu'au voisinage de son insertion inférieure.

De cette branche superficielle se détache un rameau, ordinairement assez gros, qui croise la face postérieure du pyramidal au moment où ce muscle sort de la grande échancrure sciatique, donne quelques ramuscules à ce muscle et se perd dans la partie inférieure et postérieure du grand fessier. Ce rameau se détache parfois si près de l'origine de la branche superficielle, qu'on a pu le regarder comme une troisième branche terminale de la fessière (branche descendante de Morestin) ; il s'anastomose avec la br. asc. de l'ischiatique.

Branche profonde. – La branche profonde chemine dans le plan qui sépare le moyen du petit fessier. Très courte, elle se divise presque aussitôt en deux rameaux terminaux, *l'un supérieur, l'autre inférieur*. Le rameau *supérieur* suit les insertions iliaques du petit fessier ; il se distribue à ce muscle, au moyen fessier, à l'os coxal et se termine dans le voisinage de l'épine iliaque antérieure et inférieure en s'épuisant dans le tenseur du fascia lata. Par ses ramuscules ascendants, il s'anastomose, au niveau du bord supérieur de l'os des îles, avec l'ilio-lombaire et la dernière lombaire ; par ses ramuscules terminaux, il s'anastomose avec la circonflexe externe, branche de la fémorale. — Le *rameau inférieur* chemine au-dessous du précédent et dans le même plan que lui ; il donne de nombreuses branches aux grand et petit fessiers, ainsi qu'à la partie supérieure de la capsule de l'articulation de la hanche ; et s'anastomose avec l'ischiatique et la circonflexe externe.

La disposition que je viens de décrire (division de la fessière en deux branches terminales) ne répond pas à la totalité des cas. Chez certains sujets, le rameau descendant de la br. sup. naît au niveau de la grande échancrure sciatique et la branche profonde est dédoublée dès son origine en deux rameaux terminaux. Chez ces sujets, la fessière semble se diviser à sa sortie du bassin, non en deux mais en quatre branches terminales. Dans tous les cas, le tronc de la fessière *n'a pas de portion extrapelvienne,* détail qui a son importance pour la ligature de cette artère puisqu'il oblige à lier *dans le bassin.*

La fessière peut émerger au-dessous du pyramidal. Elle peut fournir anormalement l'artère ischiatique, qui sort alors du bassin au-dessus du pyramidal.

ISCHIATIQUE

Syn. : Fessière inférieure — ischiatica — glutea inferior — Sitzbeinpulsader.

Branche de bifurcation postéro-externe du tronc terminal antérieur de l'hypogastrique, l'ischiatique est, après la fessière, la plus volumineuse des branches de cette artère. Aussi, lorsqu'on veut absolument décrire une branche terminale à l'iliaque interne, est-il plus logique, comme le fait remarquer Theile, de choisir l'ischiatique que la honteuse interne. Après un trajet intrapelvien, dont la longueur est en raison inverse de celle du tronc antérieur, l'ischiatique sort du bassin par la partie inférieure de la grande échancrure sciatique. Arrivée dans la région fessière, elle se divise, après un parcours plus ou moins long, en plusieurs branches terminales.

Rapports. — On peut, au point de vue des rapports, lui considérer : une portion intra-pelvienne, et une portion fessière.

Dans sa *portion intra-pelvienne,* l'artère descend ordinairement en avant du plexus sacré, sur lequel elle est appliquée par la *gaine hypogastrique.* Chez certains sujets, elle sort du bassin en passant au-dessous du quatrième nerf sacré ; chez d'autres, elle s'engage entre le troisième et le quatrième nerf sacrés, ou même entre le deuxième et le troisième : elle chemine alors sur une étendue de 2 à 3 cm. entre le plexus et le pyramidal. — L'ischiatique émerge dans la région fessière, entre le bord inférieur du pyramidal et le bord supérieur du petit ligament sacro-sciatique, *en dedans de la honteuse interne,* qui passe sur le sommet de la petite épine sciatique. Devenue ainsi *fessière,* l'ischiatique descend vers l'ischion, puis elle se porte en dehors et se rapproche du grand nerf sciatique ; dans cette dernière partie de son trajet, l'ischiatique est *en dehors de la honteuse interne* et, sur un plan moins profond que cette dernière, qui n'a pas quitté le plan osteo-ligamenteux formé par les insertions du petit ligament sciatique sur l'épine sciatique.

L'ischiatique est accompagnée par deux veines dont la plus volumineuse, occupe la partie postérieure de l'artère.

Branches. — Dans le bassin, l'ischiatique donne quelques ramuscules au plexus sacré ; dans la région fessière, après un trajet de quelques millimètres à peine, elle se divise en branches terminales :

1° *Une branche supérieure, ascendante,* ordinairement assez grêle, qui croise la face postérieure du pyramidal et s'anastomose avec le rameau descendant de la br. sup. de la fessière ;

2° *Deux branches postérieures,* l'une externe, l'autre interne, qui donnent quelques filets sans importance aux jumeaux et à l'obturateur interne, puis s'enfoncent dans le grand fessier, à la moitié inférieure duquel elles se distribuent. De ces deux branches postérieures, l'*externe* pénètre directement dans le grand fessier en dehors du grand ligament sacro-sciatique, l'*interne,* au contraire, traverse le ligament sacro-sciatique dans l'épaisseur duquel elle se ramifie, avant de pénétrer dans le grand fessier. Comme le fait remarquer Morestin, ces rameaux cheminent dans de véritables canaux fibreux, et sont séparés de la paroi de ces canaux par une couche de graisse molle.

3° *Une branche inférieure,* qui continue la direction du tronc principal, et se distribue aux muscles fléchisseurs de la jambe, au carré crural et à la partie supérieure du grand adducteur. Cette branche inférieure donne constamment un rameau au nerf grand sciatique (A. *comes nervi ischiatici*). Le développement de ce rameau est très variable ; Hyrtl l'a vu descendre jusqu'à la poplitée, dans laquelle il s'abouchait.

La branche inférieure de l'ischiatique s'anastomose avec les deux circonflexes, surtout la circonflexe interne et avec les perforantes, branches de la fémorale profonde.

Variétés. — L'artère ischiatique peut suppléer l'artère fémorale atrophiée : elle descend alors à la partie postérieure de la cuisse, derrière le nerf sciatique, et donne naissance à l'artère poplitée. Cette anomalie est assez fréquente : il en existe un grand nombre d'observations ; il est inutile d'insister sur son intérêt chirurgical. — L'artère ischiatique peut fournir anormalement : l'artère sacrée latérale ; — l'artère vésicale inférieure ou une artère accessoire, — l'artère utérine ; — une artère obturatrice accessoire, qui, derrière le trou sous-pubien, s'anastomose avec l'artère obturatrice proprement dite ; — une artère honteuse interne, qui se sépare de l'ischiatique à la sortie du bassin : — une artère hémorrhoïdale moyenne.

ARTÈRE OBTURATRICE

Syn. : A. obturatoria. Hüftbeinlochpulsader.

L'artère obturatrice se détache ordinairement de l'hypogastrique, mais il n'est pas rare de la voir naître de l'épigastrique. Je reviendrai plus loin sur cette variété qui est assez fréquente.

Lorsque l'obturatrice provient de l'iliaque interne, elle se détache du tronc de bifurcation antérieur de cette artère ; lorsqu'il y a division prématurée de ce tronc en ischiatique et honteuse interne, c'est ordinairement de l'ischiatique que vient l'obturatrice, tandis que la majorité des artères viscérales naissent de la honteuse interne. Dès son origine, l'obturatrice se porte en bas et en avant, cheminant parallèlement au détroit supérieur du bassin, à deux cm. environ au-dessous de lui. Elle arrive ainsi jusqu'au canal sous-pubien, dans l'intérieur duquel elle se divise en deux branches terminales.

Rapports. — *Dans son trajet intra-pelvien*, l'obturatrice chemine contre la paroi latérale du petit bassin, formée à ce niveau par l'obturateur interne

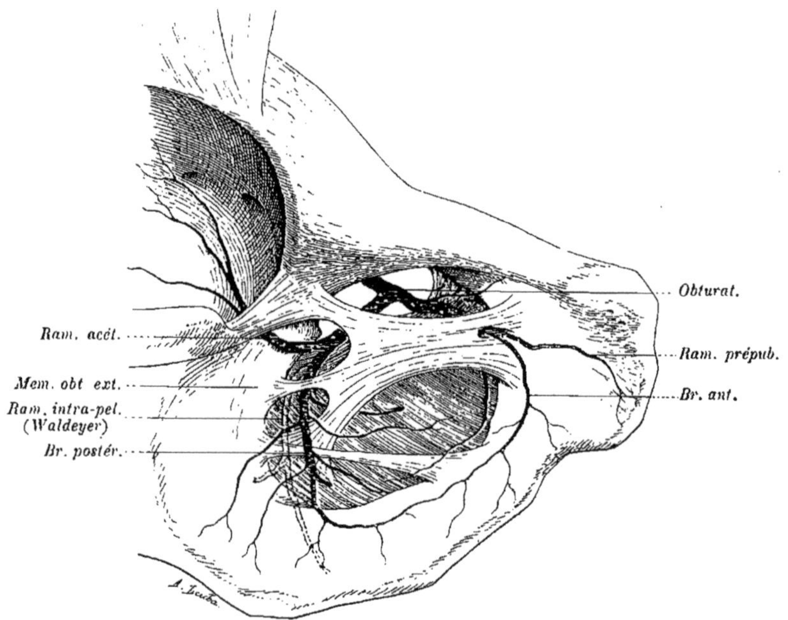

Fig. 440. — L'obturatrice.

recouvert de son aponévrose ; l'artère est appliquée contre le muscle par la gaine hypogastrique. Au-dessus d'elle, chemine le nerf obturateur, qui, né plus haut que l'artère, s'en rapproche graduellement ; au-dessous, se trouve la veine obturatrice. — *Dans le canal sous-pubien*, ces organes conservent leurs rapports respectifs : le nerf est en haut, la veine en bas, l'artère au milieu.

Branches collatérales. — Dans la cavité pelvienne, l'artère fournit plusieurs branches collatérales :

1° Un *rameau iliaque* qui se détache de l'obturatrice tout près de son origine, perfore le fascia iliaca et se distribue au psoas. Ce rameau, constant, peut naître de l'hypogastrique elle-même (Henle) ; — 2° un rameau aux ganglions iliaques externes ; — 3° des rameaux *musculaires :* les uns, externes, s'enfoncent dans l'obturateur interne ; les autres, descendants, se distribuent à la partie supérieure du releveur de l'anus et à l'ischio-coccygien ; — 4° un ou plusieurs rameaux qui se dirigent vers la prostate et la vessie et s'anastomosent avec les artères prostatique, vésicale postérieure et le rameau vésical de la honteuse interne ; — 5° un rameau transversal, *ramus pubicus,* qui se dirige en dedans et s'anastomose derrière la symphyse avec celui du côté opposé ; — 6° un *rameau anastomotique avec l'épigastrique ;* ce rameau se détache de l'obturatrice au moment où elle va entrer dans le canal sous-pubien ; il se dirige directement en haut et se jette dans l'épigastrique. L'existence de ce rameau explique l'origine possible de l'obturatrice aux dépens de l'épigastrique. En étudiant cette importante anomalie, j'indiquerai les rapports de ce rameau artériel avec l'anneau crural (Voir ci-après variétés de l'obturatrice).

Branches terminales. — Les branches terminales de l'obturatrice sont au nombre de deux : l'une *antérieure,* l'autre *postérieure.* Elles suivent le cadre osseux du trou sous-pubien, sous les insertions osseuses de l'obturateur externe, et forment en s'anastomosant un cercle artériel autour de ce trou.

1° *Branche antérieure* (*ramus internus seu anterior*). La branche antérieure se dirige en bas et en avant, et traverse la membrane obturatrice interne ; elle chemine alors entre le muscle obturateur externe, qui la recouvre et la partie du cadre osseux, qui limite en avant le trou sous-pubien. Elle se termine à la partie moyenne de la branche ischio-pubienne, en s'anastomosant avec la branche postérieure. Cette branche fournit des rameaux *osseux et périostiques* qui cheminent transversalement sur la surface angulaire du pubis, et des rameaux *musculaires* qui se distribuent à l'obturateur externe, au moyen et au petit adducteurs.

2° *Branche postérieure.* — La branche postérieure se dirige en bas et en arrière, chemine entre les membranes obturatrices, puis sous l'obturateur externe. Elle se termine au niveau de la partie moyenne de la branche ischio-pubienne en s'anastomosant avec la branche antérieure. — Cette branche donne plusieurs collatérales :

a) Un *rameau intra-pelvien,* souvent très volumineux ; ce rameau, sur lequel Waldeyer a récemment attiré l'attention (Waldeyer, 9ᵉ Congrès de Bâle, 17-20 avril 1895), se détache de la branche postérieure, tout près de l'origine de cette dernière, chemine sur la face pelvienne de la membrane obturatrice interne et vient se terminer sur la face interne de la tubérosité de l'ischion, au périoste de laquelle il se distribue. Souvent, un de ses ramuscules terminaux pénètre dans l'épaisseur de l'ischion. Sur cinq préparations, j'ai constaté quatre fois la présence de ce rameau intra-pelvien représenté fig. 440.

b) Un rameau *acétabulaire,* qui pénètre dans la cavité cotyloïde par l'échancrure ischio-pubienne, fournit quelques artérioles au tissu cellulo-graisseux qui remplit l'arrière-fond de la cavité cotyloïde et une branche qui pénètre dans le ligament rond. — On verra plus loin que cette branche acétabulaire peut être fournie par la circonflexe interne, branche de la fémorale profonde.

c) Des rameaux *perforants,* qui traversent la membrane obturatrice interne et se distribuent à l'obturatrice interne.

d) Des rameaux *musculaires,* qui cheminent avec les branches du nerf obturateur entre les couches musculaires des adducteurs et se distribuent à l'obturateur externe, au petit et au grand adducteurset au carré crural. Ces rameaux musculaires s'anastomosent avec la circonflexe interne et l'ischiatique.

Variétés. — Les variétés les plus intéressantes de l'obturatrice sont relatives à son origine ; elle peut venir anormalement soit de l'iliaque externe, ce qui est rare, soit de l'épigastrique, ce qui est beaucoup plus fréquent.

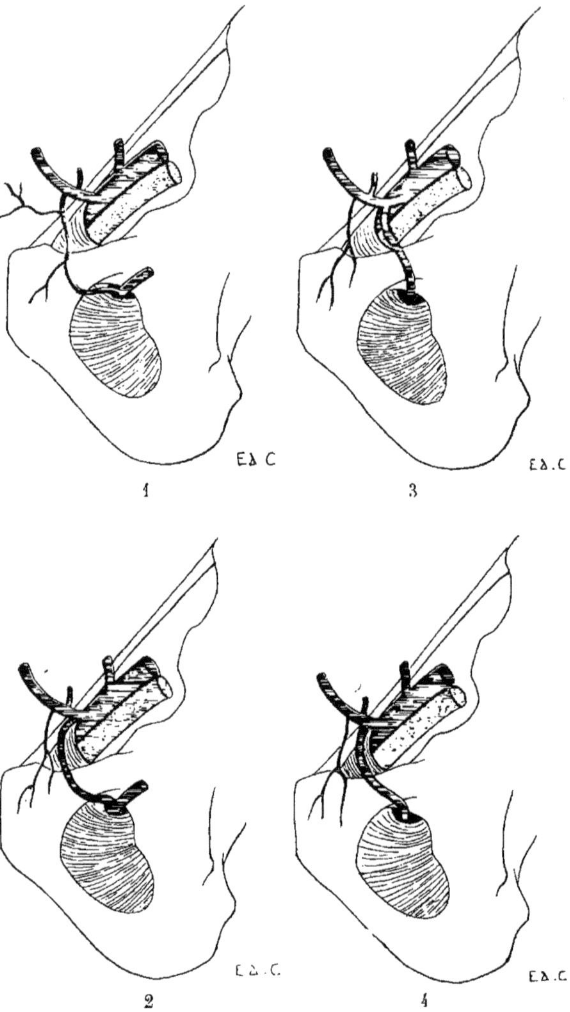

Fig. 441. — Schémas des divers modes d'origine de l'obturatrice.

On sait que, normalement, l'épigastrique et l'obturatrice sont réunies par un petit rameau anastomotique vertical (Schéma 1). Ce rameau anastomotique peut être volumineux ; on dit alors que l'obturatrice naît par deux racines, l'une venant de l'iliaque externe, l'autre de l'épigastrique (Schéma 2). D'après Lauth, ce serait la disposition normale chez le fœtus. Si la racine fournie par l'iliaque externe s'atrophie, on dit que l'obturatrice est fournie par l'épigastrique ou plus exactement que l'obturatrice et l'épigastrique naissent par un tronc commun. La longueur de ce tronc commun a une grande importance au point de vue des rapports de l'obturatrice avec le canal crural. Si ce tronc est très court (schéma 3) l'obturatrice, dans sa portion descendante, est appliquée contre la face interne de la veine iliaque externe et est située en dehors de l'anneau crural. Si ce tronc est plus long (schéma 4), l'obturatrice descend au niveau du bord externe du ligament de Gimbernat, en dedans par conséquent de l'anneau crural.

On conçoit l'importance de ces différentes dispositions pour le chirurgien qui doit débrider le collet d'une hernie crurale étranglée. Aussi ce point d'anatomie a-t-il été l'objet d'un nombre considérable de travaux. On trouvera dans le travail de Pfitzner (anat. Anz. 1889, p. 504 et 508) un historique très complet et la reproduction de la plupart des statistiques fournies par les différents auteurs. — En confrontant ces statistiques et en leur ajoutant les chiffres obtenus par lui, Pfitzner a essayé d'établir la fréquence des différentes dispositions suivant le côté du corps considéré, et suivant le sexe du sujet examiné. Mais il a eu le tort, à mon sens, de réunir sous une même rubrique les cas où l'obturatrice naît de l'épigastrique et ceux où elle se détache de l'iliaque externe et de ne pas tenir compte de la situation qu'affecte l'artère obturatrice anormale par rapport à l'anneau crural. Il en résulte en effet que les chiffres fournis par Pfitzner, toujours intéressants au point de vue anatomique pur, perdent tout intérêt au point de vue chirurgical. D'après Pfitzner, l'anomalie est à peu près aussi fréquente à droite qu'à gauche, comme le montre le tableau suivant.

Fréquence suivant le côté.

	Obtura. naissant de l'hypogas.		Obt. naissant de l'épig. ou de l'il. ext.		Obt. naissant simultanément de l'hypog. et de l'épigastrique ou de l'il. ext.		TOTAL
	D.	G.	D.	G.	D.	G.	
Quain	116	110	43	45	—	4	318
Hesselbach. . , .	20	17	12	15	—	—	64
Schlobig.	34	44	22	12	—	—	112
Pfitzner	69	66	35	36	1	3	210
	239	237	112	108	1	7	704

La naissance anormale de l'obturatrice aux dépens de l'épigastrique ou de l'iliaque externe est plus fréquente chez la femme que chez l'homme, comme le montre le tableau ci-dessous :

Fréquence suivant le sexe.

	Obt. naissant de l'hypog.		Obt. naissant de l'épig. ou de l'il. ext.		Obt. naissant simultanément de l'hypog. et de l'épig. ou de l'il. ext.		TOTAL	
	H.	F.	H.	F.	H.	F.	H.	F.
Quain	127	119	51	59	3	2	181	180
Cloquet	189	159	61	91	—	—	250	250
Hesselbach. . .	20	17	16	11	—	—	36	28
Schlobig	53	25	21	13	—	—	74	38
Krusche	53	10	10	6	—	—	63	16
Pfitzner	103	38	60	21	4	—	167	59
	545	368	219	201	7	2	771	571

L'étude du pourcentage de la disposition anormale chez l'homme et chez la femme amène Pfitzner à une conclusion intéressante : pour la femme, les résultats obtenus par les différents auteurs concordent d'une façon remarquable, puisque les chiffres extrêmes sont 60, 1 0/0 et 66 0/0 ; pour l'homme, au contraire, l'écart est considérable (55, 6 0/0 et 84, 1 0/0). Recherchant la provenance des différentes statistiques, Pfitzner arrive à se demander si les divergences des auteurs, quant à la fréquence de la disposition anormale chez les sujets mâles, ne tiennent pas aux différences de races de ces derniers. On ne peut accepter cette hypothèse qu'avec de grandes réserves car, comme le fait remarquer Pfitzner lui-même, il faut toujours compter avec le hasard dans des statistiques dont la plupart n'ont porté que sur un nombre relativement peu considérable de sujets.

Rameaux surnuméraires. — L'artère obturatrice peut fournir anormalement l'artère ilio-lombaire (Schwegel ; — l'artère vésicale inférieure ; l'artère utérine ; — l'artère dorsale de la verge : — des rameaux accessoires pour la verge ; — une artère périnéale qui passe sous la branche inférieure du pubis et pénètre dans le périnée (Denonvilliers, Bulletins de la Société anatomique, 1836) ; — l'artère épigastrique (Monro).

ARTÈRE HONTEUSE INTERNE

Syn. : pudenda interna, pudenda communis, Schame-pulsader.

L'artère honteuse interne que quelques auteurs regardent, avec Cruveilhier, comme la branche terminale de l'hypogastrique, représente en fait la branche de bifurcation antéro-externe du tronc terminal antérieur de l'iliaque interne.

Trajet. — Après un trajet intra-pelvien de longueur variable, la honteuse interne sort du bassin par la partie inférieure de la grande échancrure sciatique, dans la large fente comprise entre le bord inférieur du pyramidal et le bord

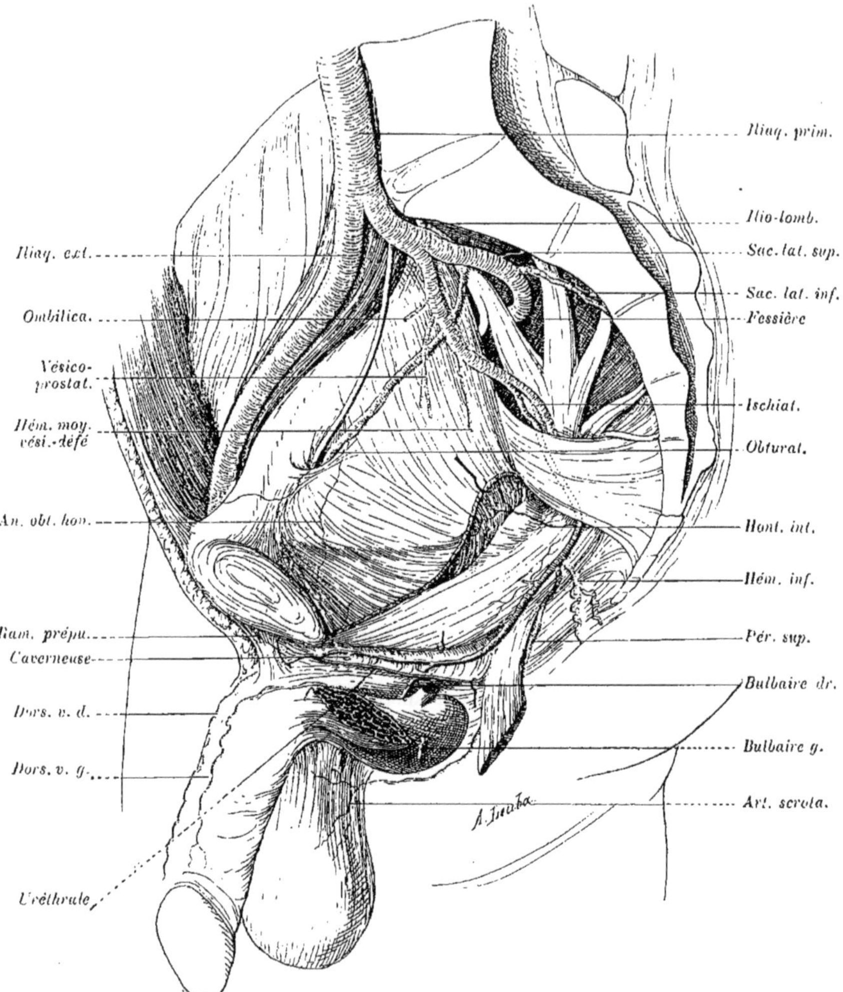

Fig. 442. — La honteuse interne.

supérieur du petit ligament sacro-sciatique, en dehors de l'ischiatique, contourne l'épine sciatique recouverte par les insertions du petit ligament sciatique et entre dans le plancher pelvien par la petite échancrure, avec la veine et le nerf honteux interne qui l'accompagnent. Puis, la honteuse interne se porte en bas et en avant, appliquée à la face pelvienne de l'obturateur interne, par l'aponévrose de ce muscle; elle pénètre dans l'épaisseur du plancher pelvien, entre les deux feuillets de l'aponévrose moyenne (ligament de Carcassonne, plancher uro-génital), remontant légèrement avec la branche ischio-pubienne; arrivée au niveau du bord inférieur du pubis, elle débouche sur la face supérieure du pénis où elle prend le nom de *dorsale de la verge*.

Dans son ensemble, la H. I. décrit une courbe assez régulière, à concavité regardant presque directement en avant (v. fig. 442).

Rapports. — On peut, au point de vue de ses rapports, lui considérer quatre portions : une portion intra-pelvienne, une portion fessière, une portion ischio-rectale et une portion périnéale.

1° *Portion intra-pelvienne.* — La longueur de cette portion intra-pelvienne est très variable et dépend de la disposition du tronc terminal antérieur de l'iliaque interne. Dans la disposition type, cette portion n'a que quelques millimètres de longueur. Dans le cas de bifurcation prématurée du tronc antérieur, elle peut atteindre 5 à 6 cm. ; la honteuse interne donne alors naissance à la plupart des branches viscérales. Elle est recouverte par la gaine hypogastrique qui l'enveloppe et l'applique contre la face antérieure du plexus sacré en avant duquel elle descend. Elle est accompagnée par deux veines, placées l'une en avant, l'autre en arrière d'elle. L'ischiatique descend en arrière et en dedans de la honteuse interne.

2° *Portion fessière.* — Dans sa portion fessière, très courte, la honteuse repose sur la face extra-pelvienne de l'épine sciatique à 2 mm. de son extrémité; elle laisse quelquefois son empreinte sur l'os revêtu des attaches du petit ligament sacro-sciatique. A ce niveau, le nerf grand sciatique est en avant et en dehors de l'artère ; l'artère ischiatique qui est d'abord en dedans et en arrière de la honteuse interne, croise plus bas l'ischion et se porte en dehors d'elle, vers le grand nerf sciatique (Voy. fig. 439).

C'est dans cette situation que tous les atlas d'anatomie, notamment ceux de Marc. Duval, 1853, Bonamy, Broca et Beau, et celui de Bourgery et Jacob (1851), que nous consultons tous avec profit, représentent la honteuse interne.

Le nerf honteux interne, qui accompagne l'artère, est en arrière d'elle, tout à côté, sur le sommet même de l'épine sciatique et sur le commencement du petit ligament sacro-sciatique.

3° *Portion ischio-rectale.* Dans cette troisième portion, longue de 5 cm. environ, la honteuse interne est appliquée contre la paroi externe du creux ischio-rectal. Elle chemine là dans un dédoublement de l'aponévrose de l'obturateur interne. Ce muscle la sépare de la face interne de l'ischion et du trou sous-pubien, sur le secteur inférieur duquel l'artère empiète presque toujours.

4° *Portion périnéale.* — La honteuse interne chemine entre les deux feuillets du plancher uro-génital, immédiatement appliquée contre la branche ischio-pubienne qu'elle longe. Elle est accompagnée par le nerf honteux interne et par trois veines : deux veinules sans importance qui lui sont juxtaposées et une veine beaucoup plus grosse, la honteuse interne proprement dite, qui chemine en dedans d'elle.

Branches. — Dans sa *portion intra-pelvienne,* la H. I. donne quelques petits rameaux au plexus sacré, à la vessie, au muscle obturateur interne et, souvent, l'artère hémorrhoïdale moyenne. Dans sa *portion fessière*, la honteuse interne donne quelques rameaux assez grêles au muscle jumeau supérieur, au pyramidal, et à l'obturateur interne. Ses branches principales se détachent des portions ischio-rectale et périnéale. Ce sont :

1° Une artère fessière, — 2° l'hémorrhoïdale inférieure, — 3° la périnéale superficielle, — 4° la bulbaire, — 5° l'uréthrale, — 6° plusieurs artères ascendantes, — 7° l'artère caverneuse, — 8° et enfin une branche terminale : la dorsale de la verge.

Fessière. — La *branche fessière*, ordinairement assez grêle, contourne le bord inférieur du grand ligament sacro-sciatique et se distribue au grand fessier. Elle s'anastomose avec les branches postérieures de l'ischiatique.

Artères hémorrhoïdales inférieures (*hemorrhoïdales externæ s. infériores*). — Il existe le plus souvent deux et quelquefois trois artères hémorrhoïdales

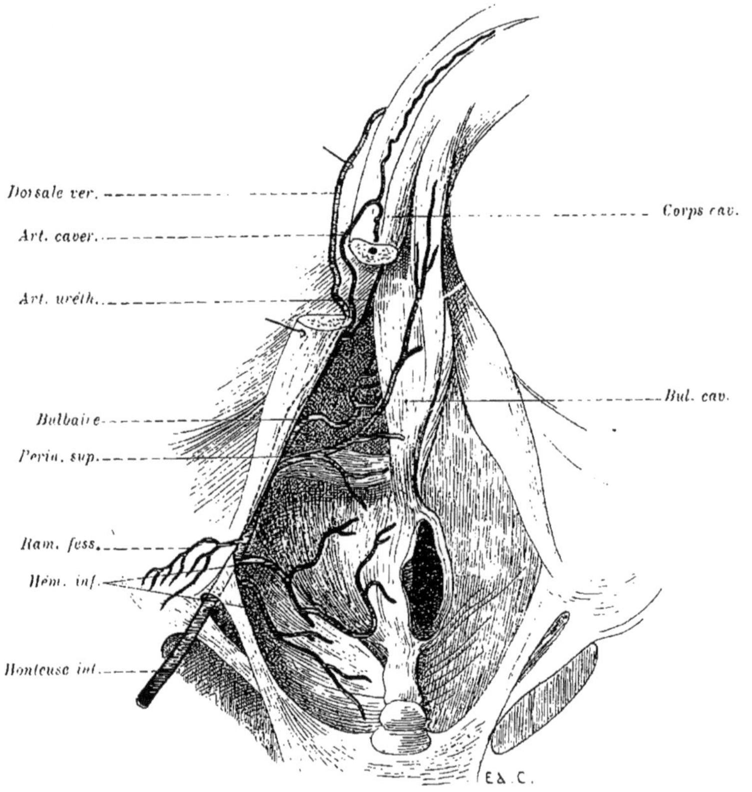

Fig. 443. — L'artère honteuse interne.

inférieures. Elles naissent de la portion ischio-rectale de la honteuse interne, un peu au-dessous de l'épine sciatique. Remarquables par leurs flexuosités, elles se dirigent en bas et en dedans, presque transversalement, dans la graisse de la fosse ischio-rectale ; entourées d'une gaine très résistante, émanation de la gaine de la honteuse (Morestin). Les hémorrhoïdales inférieures se terminent dans la partie inférieure du releveur, dans les sphincters interne et externe et dans la peau de la marge de l'anus. Ces artères s'anastomosent entre elles, avec l'hémorrhoïdale moyenne et surtout avec l'hémorrhoïdale supérieure.

Périnéale superficielle (*Périneale inférieure, a perineæ, Dammpulsader, transverse du périnée de quelques auteurs*). — Elle naît, comme la précédente, de la portion ischio-rectale de la honteuse interne, au niveau du point où cette artère passe au-dessus du muscle transverse superficiel du périnée ; elle se dirige d'abord en bas, puis elle contourne l'insertion ischiatique et le bord postérieur du transverse, qu'elle perfore parfois. Devenue superficielle et horizontale, de profonde et verticale qu'elle était, la périnéale superficielle se dirige d'arrière en avant et de dehors en dedans dans l'interstice qui sépare l'ischio-caverneux du bulbo-caverneux et arrive ainsi à la racine des bourses dans lesquelles elle se termine. L'artère périnéale superficielle suit en somme le grand côté du triangle ischio-bulbaire, recouverte seulement par la très mince aponévrose superficielle du périnée. Chez la femme, la P. S. se termine dans les grandes lèvres.

Dans ce trajet, la P. S. fournit : 1° des rameaux *postérieurs*, qui se distribuent au muscle transverse, au sphincter externe de l'anus et à la peau de la région anale. Parmi ces rameaux, il en est un qui, plus volumineux, est décrit par quelques auteurs allemands sous le nom de *transverse du périnée*. Je signale ce détail, car on pourrait confondre ce rameau avec l'artère bulbaire à laquelle nos classiques ont souvent donné ce nom d'artère transverse du périnée. — 2° Des rameaux *internes*, qui s'épuisent dans le bulbo-caverneux et la peau du périnée. — 3° Des rameaux *externes* qui se distribuent à l'ischio-caverneux et aux téguments de la partie interne de la cuisse.

Les rameaux terminaux de la périnéale superficielle se ramifient dans la partie postérieure des bourses ; les uns, superficiels, se distribuent au scrotum et au dartos ; les autres, profonds, pénètrent dans la cloison médiane du sac scrotal (*artères de la cloison*). Ces rameaux s'anastomosent avec les honteuses externes, branches de la fémorale.

Artère bulbaire (*Syn. : transverse du périnée; a. bulbosa, a. bulbo-uréthrale*). — Toujours très volumineuse, elle se détache à angle droit de la portion périnéale de la honteuse interne en avant de la périnéale superficielle. A son origine elle est, comme le tronc dont elle émane, entre les deux feuillets de l'aponévrose moyenne; elle perfore aussitôt le feuillet inférieur et se dirige transversalement en dedans vers le bulbe. La bulbaire, *vraie transverse du périnée*, est courte, grosse et profonde. Elle pénètre dans le bulbe à *15 mm. environ en avant de son extrémité postérieure* (*Sappey*). Là, elle émet d'abord une *branche récurente* qui se dirige en arrière ; puis elle se recourbe à angle droit et se porte directement en avant, cheminant près de la ligne médiane à côté de la bulbaire du côté opposé, avec laquelle elle s'anastomose. On peut la suivre jusqu'à la partie moyenne du corps spongieux de l'urèthre. Elle fournit de nombreux rameaux au bulbe, au tiers postérieur du corps spongieux et à la muqueuse de l'urèthre ; elle envoie souvent un petit rameau spécial aux glandes de Cooper. — L'artère bulbaire est quelquefois double ; dans ce cas la deuxième artère chemine parallèlement à la précédente et en arrière d'elle. — La bulbaire moins volumineuse chez la femme.

Artère uréthrale (*A. urethralis. A. bulbo-urethralis de Kobelt*). — Elle naît de la honteuse interne à 3 cm. environ en avant de la précédente au niveau de la symphyse. Beaucoup moins volumineuse que la bulbaire, elle se dirige directement en dedans, contenue, elle aussi, à son origine, dans le ligament de Carcassonne. Elle perfore ensuite le feuillet inférieur de ce ligament et pénètre dans le corps spongieux, au moment où celui-ci va se placer dans la rainure résultant de la juxtaposition sur la ligne médiane des deux corps caverneux. Elle se distribue au corps spongieux et s'anastomose en arrière avec la bulbaire, artère du bulbe, en avant avec la dorsale de la verge, artère du gland. — L'uréthrale est plus grêle chez la femme, en raison des dimensions du corps spongieux de l'urèthre.

Rameaux ascendants. — La honteuse interne fournit toujours plusieurs rameaux ascendants qui perforent le feuillet supérieur de l'aponévrose moyenne et pénètrent dans la cavité pelvienne. Trois de ces rameaux méritent une mention spéciale; ils ont été minutieusement étudiés dans la thèse de Cerf.

1° Le premier monte en dedans de l'obturateur interne, ou dans son épaisseur et s'anastomose avec l'obturatrice. — 2° Le deuxième, *rameau vésical antérieur*, se distribue à la paroi antérieure de la vessie en s'anastomosant avec les autres vésicales. — 3° Le troisième, plus grêle, se distribue à la masse graisseuse située en avant de l'aponévrose ombilico-vésicale.

Artère caverneuse (*profunda penis, cavernosa*). — L'artère caverneuse que quelques auteurs regardent comme la branche terminale externe de la H. I., se détache de cette dernière un peu en arrière du bord inférieur de la symphyse; née à angle droit de la honteuse, elle se dirige en bas et en dehors, perfore immédiatement le feuillet inférieur de l'aponévrose moyenne et s'enfonce immédiatement dans le corps caverneux, qu'elle aborde par sa partie supéro-interne. Arrivée au centre de ce cylindre érectile, elle se divise en deux rameaux, l'un, *postérieur*, récurrent et grêle, qui dessert le tiers postérieur du corps caverneux ; l'autre *antérieur*, plus volumineux, qui se distribue aux deux tiers antérieurs de l'organe.

Dorsale de la verge (dorsalis penis). — Au niveau du bord inférieur de la symphyse, la H. I. change de nom, et prend celui de dorsale de la verge. — Elle passe alors entre les faisceaux externes du ligament suspenseur et vient se placer sur la face dorsale de la verge. Elle chemine flexueuse, avec le nerf homonyme, dans la rainure médiane qui résulte de la juxtaposition des deux corps caverneux, parallèlement à la dorsale du côté opposé, dont elle est séparée par la veine dorsale profonde de la verge.

La dorsale de la verge est recouverte par l'enveloppe élastique commune aux deux corps caverneux et par la peau.

Dans son trajet, elle fournit trois ordres de rameaux : — 1° des rameaux *superficiels*, qui se distribuent aux téguments ; — 2° des rameaux *profonds*, qui plongent dans les corps caverneux ; le volume de ces rameaux est en raison inverse de celui de l'artère caverneuse ; — des rameaux *externes,* toujours très grêles, qui contournent les corps caverneux et se terminent dans le corps spongieux de l'urèthre.

Arrivée à la base du gland, elle forme en s'anastomosant avec celle du côté opposé une couronne, de laquelle partent : des *rameaux superficiels* qui se distribuent au prépuce et des *rameaux profonds* qui s'enfoncent dans le gland.

HONTEUSE INTERNE CHEZ LA FEMME

La honteuse interne de la femme présente une disposition analogue à celle de l'homme. — Seul, le volume des branches diffère, en raison du développement inégal dans les deux sexes des organes auxquels ces branches se rendent. L'artère superficielle du périnée, plus volumineuse, donne ses branches terminales à la partie postérieure des grandes lèvres (Art. labiales posteriores), aux petites lèvres et au vestibule (Henle).

La transverse du périnée se rend dans le bulbe du vagin. — L'uréthrale et la caverneuse, plus petites que chez l'homme, se distribuent à l'urèthre et au corps caverneux du clitoris. — La *dorsale du clitoris* est plus réduite encore.

Variétés. — La honteuse interne peut être très réduite ; elle est alors suppléée par les artères voisines, à moins que sa réduction ne tienne à ce que l'une de ses branches, comme la dorsale de la verge, se détache directement de l'hypogastrique. — La honteuse interne peut gagner la face dorsale de la verge sans sortir de la cavité pelvienne. Elle chemine alors dans le tissu cellulaire sous-péritonéal, croise les faces latérales des viscères pelviens et passe sous la symphyse pubienne pour aller rejoindre en avant de cette dernière la honteuse interne du côté opposé Cette anomalie peut être uni ou bilatérale. Elle est relativement fréquente et d'après Krause, Vésale la décrivait comme étant la disposition habituelle. — La honteuse interne peut fournir des branches surnuméraires : une artère prostatique, l'artère ischiatique ou une artère ischiatique accessoire, une artère satellite du grand nerf sciatique, etc....

L'artère périnéale superficielle peut être double. — *L'artère bulbaire ou transverse du périnée* peut manquer. Elle peut être double ; elle naît parfois au niveau de la tubérosité de l'ischion, et se porte alors en avant et en dedans en décrivant de nombreuses flexuosités (W. Krause). Spence a vu une artère bulbaire, dont l'origine était normale se porter en arrière, gagner l'anus, puis revenir en avant, décrivant ainsi une anse à concavité antérieure ; elle peut naître de l'obturatrice (Cruveilhier). Ces anomalies de l'artère bulbaire ont perdu de leur importance depuis l'abandon relatif de la taille périnéale et l'invention de la pince hémostatique. — *L'artère caverneuse* peut manquer ; elle est alors suppléée par celle du côté opposé. Elle peut naître de l'artère correspondante du côté opposé, ou s'anastomoser avec elle (Kobelt).

La *dorsale de la verge* ou du *clitoris* peut naître directement de l'iliaque interne ; dans ce cas, elle chemine ordinairement dans la cavité pelvienne pour gagner le dos de la verge. Elle peut avoir ce trajet intra-pelvien tout en naissant de la honteuse interne ; elle se détache alors de la partie initiale ou intra-pelvienne de ce vaisseau. On l'a vue provenir de l'obturatrice et gagner le dos de la verge en cheminant entre l'obturateur externe et la membrane obturatrice interne (Krause). — La dorsale de la verge peut se réunir avec celle du côté opposé, au niveau de la racine de la verge.

ARTÈRE ILIAQUE EXTERNE

Syn. : a. iliaca ext., s. ant., a. cruralis iliaca, Bauchstück der A. cruralis ; — Aeussere Huftpulsader.

Branche de bifurcation externe ou antérieure de l'iliaque primitive, l'iliaque externe s'étend de la symphyse sacro-iliaque à l'arcade crurale, au niveau de laquelle elle prend le nom de fémorale,

L'iliaque externe, dont le diamètre atteint 12 à 13 mm., est oblique en bas, en avant et en dehors. Rectiligne, chez les jeunes sujets, flexueuse sur les sujets âgés, elle décrit une légère courbe dont la convexité, dirigée en bas et en dedans, fait saillie dans la cavité pelvienne.

Rapports. — *En avant,* l'iliaque externe répond au péritoine; dans le tissu cellulaire sous-péritonéal, cheminent : le *nerf génito-crural* qui croise très obliquement la face antérieure de l'iliaque externe ; l'*uretère,* qui, du côté droit, croise perpendiculairement l'iliaque externe, mais qui, du côté gauche, croise l'iliaque primitive ; le *canal déférent* qui passe en avant de l'iliaque externe un peu au-dessus de l'arcade crurale ; les vaisseaux *utéro-ovariens* qui croisent l'artère avant de pénétrer dans le ligament large ; et, enfin, les veines satellites de l'artère circonflexe iliaque qui passent au-devant de l'iliaque externe pour aller se jeter dans la veine iliaque externe. — Par l'intermédiaire du péritoine, l'iliaque externe droite répond à la portion terminale de l'iléon qui la croise pour aller se jeter dans le cœcum et quelquefois à l'appendice et au repli appendiculo-ovarien ; à gauche, elle répond au segment iliaque du colon pelvien.

En dedans, l'artère iliaque externe répond à sa veine satellite à laquelle elle est intimement unie. Dans l'angle que forment les deux vaisseaux, juxtaposés, se trouvent quelques ganglions et vaisseaux lymphatiques, dont la chaîne repose sur la face antérieure des vaisseaux sanguins.

En arrière et en dehors, l'iliaque externe répond au grand psoas dont elle longe le bord interne, et au petit psoas inconstant, dont le tendon croise la face postérieure des vaisseaux iliaques.

Les vaisseaux iliaques externes sont entourés par une gaine celluleuse que l'on regarde ordinairement comme une dépendance du fascia iliaca et qui se continue en arrière et en dedans avec la gaine hypogastrique.

L'artère iliaque externe donne quelques branches insignifiantes aux ganglions lymphatiques voisins et au psoas. Elle donne en outre deux branches collatérales importantes : l'*épigastrique* et *la circonflexe iliaque.*

Variétés. — La longueur de l'iliaque externe varie avec le siège de la bifurcation de l'iliaque primitive. Quain a donné de la longueur de l'artère iliaque externe les mensurations suivantes ; sur 127 cas, elle avait une fois une longueur de 6 cm. 3, 11 fois entre 11 cm. et 14 cm. ; dans les autres cas la longueur était intermédiaire entre 6 et 14 cm. — Luschka a vu l'iliaque externe présenter une disposition tout à fait anormale : elle formait une courbe à convexité inférieure, de laquelle naissaient toutes les branches de l'artère hypogastrique absente. — L'I. E., dans un cas, se terminait au niveau de l'arcade crurale, l'artère ischiatique était très développée (Green).

Anormalement l'I. E peut donner : une *artère obturatrice,* anomalie à rapprocher des cas où l'obturatrice naît directement de l'épigastrique ; nous reviendrons sur ce sujet important ; — une racine accessoire à une artère obturatrice naissant normalement de l'hypogastrique ; — une *artère épigastrique inférieure* accessoire accompagnant l'artère épigastrique normale (Houel, Dubrueil, Schwegel, Hesselbach), ou la circonflexe iliaque (Hildebrand) ; — une *artère circonflexe iliaque* accessoire volumineuse (Quain, tab. LXXIII, fig. 2) : — une volumineuse artère pour le m. psoas (Quain, 1844, p. 387) ; — une *artère spermatique externe,* — une *sous-cutanée abdominale ;* une *fémorale profonde* 1 fois sur 431 cas, Quain, — 1 fois sur 200. Srb) ; une *honteuse externe* : une artère circonflexe fémorale interne.

ARTÈRE ÉPIGASTRIQUE

Syn. : A. epigastrica inf. s. int. Untere Bauchdeckenpulsader.

L'artère épigastrique naît sur le côté antero-interne de l'iliaque externe, à 8 ou 10 mm. au-dessus de l'arcade crurale. Elle se dirige d'abord en bas et en dedans, parallèlement à l'arcade crurale, se recourbe de bas en haut et d'arrière en avant, pour monter sur la face postérieure du muscle grand droit de l'abdomen ; elle pénètre ensuite dans la gaine de ce muscle, au niveau de l'arcade de Douglas, entre dans l'épaisseur du muscle lui-même et se termine au niveau de l'ombilic en s'anastomosant avec la mammaire interne.

Rapports. — Au point de vue de ses rapports, on peut décrire à l'épigastrique deux portions, une p. initiale, curviligne, et une p. ascendante. — Dans sa portion initiale, l'épigastrique décrit une courbe dont la concavité regarde en haut et en dehors. Cette concavité encadre en bas et en dedans l'orifice péritonéal du canal inguinal, embrassant le canal déférent chez l'homme, le ligament rond chez la femme. La convexité de la courbe artérielle répond à la face supérieure de la veine iliaque externe en arrière et à l'arcade crurale en avant ; elle reste toujours à 2 à 3 mm. au-dessus de l'arcade. Le rayon de courbure est d'autant plus court que l'artère naît plus bas.

Dans sa portion ascendante, l'épigastrique croise d'abord la face postérieure du trajet inguinal. A ce niveau, elle répond en arrière au péritoine qu'elle soulève en une légère saillie, qui indique la limite entre la fossette inguinale moyenne et la fossette inguinale externe.

En avant, elle répond au fascia transversalis qui ferme en arrière le trajet inguinal. Sa situation exacte est d'ailleurs discutée. En France, on admet généralement que l'artère est immédiatement située en dedans de l'orifice péritonéal du canal inguinal. Pour d'autres au contraire, comme His (Archiv. f. Anat. und Phys. 1895) l'artère cheminerait notablement en dedans de cet orifice, à égale distance des ligaments de Henle et d'Hesselbach (Voyez Myologie, page 490). Elle répondrait par conséquent au point faible de la paroi postérieure du canal inguinal. La limite des fossettes inguinales moyenne et externe serait formée par la saillie du ligament d'Hesselbach et l'artère occuperait la partie médiane de la fossette moyenne (*fossa interfovealis de His*). La vérité est que l'épigastrique répond, *le plus souvent*, à l'orifice péritonéal du trajet inguinal, et limite la partie interne du pourtour de cet orifice ; exceptionnellement, l'artère est plus en dedans, et répond alors à la face postérieure du trajet inguinal.

Au dessus, l'artère, toujours sous-péritonéale, est appliquée sur le bord externe puis la face postérieure du muscle droit ; enfin, elle se porte de plus en plus en dedans, s'engage sous l'arcade de Douglas et pénètre dans la gaine du muscle droit. Dois-je rappeler ici que les anatomistes amateurs des causes finales si commodes, font de ces arcades un appareil de protection pour les vaisseaux épigastriques, assertion sans ombre de fondement. Parvenue dans la gaine, l'artère chemine pendant un certain temps entre cette dernière et le corps charnu, puis pénètre dans l'épaisseur de ce dernier. — L'épigastrique est accompagnée de deux veines.

Branches collatérales. — Dans son trajet, l'artère épigastrique fournit plusieurs collatérales.

1° **L'artère funiculaire.** (*Aeussere Samenpulsader; A. cremasterica de Cooper; spermatica externa*). — Elle naît de la crosse épigastrique, pénètre dans le canal inguinal, le plus souvent par un petit orifice particulier et chemine sur la paroi postérieure de ce canal, en arrière du ligament rond et des éléments du cordon spermatique. Elle est placée en dehors de l'enveloppe fibreuse de ce dernier. — Chez l'homme, l'artère funiculaire se distribue au crémaster et aux enveloppes du cordon, elle s'anastomose avec l'artère spermatique, l'artère déférentielle. — Chez la femme, l'artère, très réduite, se perd dans l'épaisseur des grandes lèvres, où elle s'anastomose avec les terminaisons de la honteuse interne.

2° **Le rameau anastomotique avec l'obturatrice.** — Il se détache à quelques millimètres en dedans de l'origine de l'artère funiculaire quelquefois par un tronc commun avec le rameau retro-pubien, et se porte en bas et en dedans, appliqué d'abord sur la paroi postérieure du canal inguinal et le ligament de Gimbernat, puis sur la branche horizontale du pubis, sur la face postérieure de laquelle il se ramifie et s'anastomose avec un rameau ascendant émané de l'artère obturatrice.

3° **Un rameau rétro-pubien.** — Il se détache de l'artère dans sa portion ascendante, se dirige en dedans et en bas en suivant l'arcade de Fallope puis chemine au-dessus et le long de la branche horizontale du pubis ; il distribue au périoste ses ramuscules terminaux qui n'arrivent pas jusqu'à la symphyse et ne s'anastomosent pas avec ceux du côté opposé (Farabeuf). Le rameau rétro-pubien a un trajet parallèle au rameau rétro-pubien de l'obturatrice, mais il est placé bien au-dessus de ce dernier.

4° **Branches musculaires.** — En nombre variable, elles se portent en dehors, cheminent quelque temps sur le muscle transverse, puis pénètre dans son épaisseur.

Branches terminales. — Elles se perdent dans le muscle grand droit de l'abdomen, où elles s'anastomosent avec les branches terminales des artères lombaires et intercostales inférieures et avec la branche terminale interne de l'artère mammaire interne. Quelques rameaux perforent le grand droit et se perdent dans le tissu cellulaire sous-cutané et la peau, comme les rameaux perforants de la mammaire interne. D'autres, au niveau de l'ombilic, se divisent en *rameaux ascendants* qui suivent la grande faux du péritoine et remontent jusqu'au foie, et rameaux descendants qui, le long de l'ouraque, vont jusqu'à la vessie. De Lignerolles a étudié ces rameaux (Thèse Paris) et a signalé des anastomoses, d'ailleurs inconstantes, entre ces rameaux, autour de l'ombilic. « Il existe constamment un rameau qui se détache du tronc à une hauteur variable, en général à la partie moyenne de la région ombilicale et se porte obliquement vers l'anneau fibreux de l'ombilic. Là, il se divise ordinairement en rameaux *ascendants* qui s'anastomosent avec les rameaux venus de l'hépatique, en rameaux *transversaux* qui s'anastomosent avec ceux du côté opposé et en rameaux *descendants*, destinés aux artères ombilicales sur lesquelles ils se ramifient, en y formant, avec d'autres radicules artérielles venues des vésicales, un plexus très riche et très serré. De ces rameaux il n'y a que les transversaux qui fassent parfois défaut; sur plusieurs pièces je les ai cependant trouvés de la façon la plus manifeste... »

Variétés. — Elles sont relativement fréquentes et des plus intéressantes au point de vue chirurgical. L'artère épigastrique peut naître plus haut que d'habitude à 6 cm. au-dessus de l'arcade crurale. Dans ce cas, elle chemine sur un trajet plus ou moins long en avant de l'artère iliaque externe pour s'appliquer ensuite à la face profonde de la paroi abdominale. — Elle peut naître, au contraire, au-dessous de l'arcade crurale, et elle a alors un trajet récurrent plus ou moins long. — Elle peut cheminer plus en dedans que de coutume, au niveau du ligament vésical latéral (méso de l'artère ombilicale). — Au lieu de naître de l'iliaque externe, l'E. naît de l'artère obturatrice : dans ces conditions elle monte verticalement, en passant ordinairement en dedans de l'anneau crural. Cette anomalie a exactement les mêmes conséquences au point de vue opératoire, et la même interprétation que celle dans laquelle on voit l'obturatrice naître anormalement de l'épigastrique. Elle s'explique par le développement anormal de l'anastomose entre l'obturatrice et l'épigastrique, anastomose dont nous avons parlé.

(Voir pour plus de détails sur cette anomalie les anomalies de l'obturatrice).

Branches surnuméraires. — L'E. peut donner naissance à une branche qui plonge dans le petit bassin, en passant derrière la symphyse, et qui arrivée sur le bord inférieur de celle ci se divise en deux branches, la *dorsale du pénis* et l'*artère caverneuse* (Hyrtl). — Quain (loc. cit , p. 460) l'a vue donner une artère clitoridienne suivant le même trajet. — L'E. peut encore donner la circonflexe iliaque, une branche musculaire volumineuse qui pourrait être blessée dans la ponction abdominale (Bérard, Diction. de médecine, I, 128, 1832); — la circonflexe fémorale interne (Fischer, Michelet, Quain, 1 fois sur 391 observations); — une artère honteuse externe accessoire signalée par Dubrueil — Le rameau pubien peut manquer ; il vient alors du rameau anastomotique avec l'obturatrice ; — de même, l'artère funiculaire, qui se détache normalement de l'épigastrique, peut être fournie par une des artères vésicales.

ARTÈRE CIRCONFLEXE ILIAQUE

Syn. : A. circumflexa ilium, epigastrica inf. ext., Kranzpulsader der Hüfte, etc.

Cette branche naît du côté externe de l'iliaque externe, à quelques millimètres au-dessus de l'arcade crurale, en regard ou un peu au-dessous de l'origine de l'épigastrique.

Elle se dirige en haut, en dehors et légèrement en arrière jusqu'à l'épine iliaque antérieure et supérieure où elle se divise en deux branches terminales.

Son volume est en général un peu plus petit que celui de l'artère épigastrique. Flanquée de deux veines, elle chemine d'abord dans un dédoublement du fascia iliaca qui lui forme une sorte de gaine prismatique.

La circonflexe iliaque fournit des collatérales insignifiantes, qui perforent le fascia transversalis et se perdent dans les muscles de la paroi antérieure de l'abdomen. Ses branches terminales sont au nombre de deux : l'une, *ascendante* ou *abdominale*, l'autre *horizontale* ou *iliaque*.

La branche abdominale ou ascendante monte en haut et en dedans, perfore presque dès sa naissance le fascia transversalis, puis, plus haut, le muscle transverse et se perd dans ce muscle, dans le petit oblique, le grand oblique et dans la peau. Elle s'anastomose avec l'artère épigastrique, la sous-cutanée abdominale et les artères lombaires.

La branche *horizontale ou iliaque* continue le trajet du tronc. Elle chemine d'abord en dedans de la crête iliaque, au niveau des insertions supérieures du muscle iliaque, recouverte par une couche graisseuse qui la sépare du péritoine. Plus loin, elle croise la crête iliaque, se place derrière le muscle transverse, perfore ce muscle, chemine entre lui et le petit oblique et se termine en se distribuant à ce muscle. Avant de se terminer, elle a fourni des rameaux *descendants* qui s'anastomosent avec la branche iliaque de l'ilio-lombaire, et des rameaux *ascendants* qui s'anastomosent avec les lombaires. En s'*anastomosant* avec les branches antérieures de l'ilio-lombaire, la circonflexe iliaque forme un long vaisseau qui suit le bord supérieur de l'os des îles ; de cette longue arcade partent des rameaux ascendants qui vont au muscle de l'abdomen et des rameaux descendants qui gagnent les insertions supérieures du moyen fessier et du tenseur du fascia lata.

Variétés. — Elle peut naître de la fémorale, ou de l'iliaque externe par un tronc commun avec l'obturatrice (Schwegel) donner la funiculaire, une honteuse accessoire, la circonflexe fémorale interne (1 fois sur 391, Quain). La C. I. peut également donner des branches ascendantes assez volumineuses pour produire une hémorrhagie abondante au cours d'une ponction d'ascite (Ramsay. Edimb. médic. and. surgic. journal, 1812, VIII, p. 282, 1 fois sur environ 200 cas ; Bogros, Dubrueil, loc. cit., p. 280). Elle peut donner un rameau qui va se ramifier derrière la symphyse pubienne (Monro) et des rameaux musculaires fournis normalement par la circonflexe fémorale externe.

ARTÈRE FÉMORALE

Syn. : Cruralis.

Limites. — L'artère fémorale s'étend de l'arcade crurale, où elle fait suite à l'artère iliaque externe, à l'anneau du troisième adducteur, où elle prend le nom de poplitée.

Sa *direction*, sensiblement verticale, est cependant très légèrement oblique en bas et en arrière : la F. forme un léger coude avec l'iliaque externe, oblique en bas et en dehors. Répondant à la tête du fémur au niveau du pli de l'aine, elle forme avec la diaphyse de cet os un angle aigu ouvert en haut ; le sommet de l'angle se trouve à la jonction des deux tiers supérieurs avec le tiers inférieur de la diaphyse fémorale, là où la F. contourne l'os pour passer du côté de la flexion, dans la région poplitée (fig. 446).

La direction de l'artère est assez bien indiquée par une ligne partant du milieu de l'arcade crurale et allant aboutir à la partie postérieure du condyle interne. Elle est mieux indiquée encore par la dépression verticale que l'on voit sur la face antéro-interne d'une cuisse maigre et que le bout des doigts peut retrouver et suivre sur une cuisse grasse, entre le quadriceps entourant le fémur et la saillie des adducteurs : la F. suit le fond de l'angle dièdre formé par le rapprochement de ces deux masses : c'est le *lit* de l'artère.

Superficielle à son origine, où on peut la comprimer sur la tête fémorale et sentir ses battements dans le triangle de Scarpa, elle devient de plus en plus profonde lorsqu'on descend vers sa terminaison.

Flexueuse, dans son tiers supérieur, surtout quand la cuisse est fléchie, la F. devient rectiligne lorsque la cuisse est dans l'extension.

Rapports. — L'A. F. occupe, tout le long de la cuisse, une gaine prismatique et triangulaire, gaine des vaisseaux fémoraux, formée par la rencontre des masses musculaires de l'extension et de l'adduction, et complétée par une aponévrose qui va des adducteurs aux extenseurs, en passant au-devant des vaisseaux.

R. *avec les muscles et les aponévroses : gaine des vaisseaux fémoraux.* — 1) *Au niveau de l'orifice supérieur de la gaine des vaisseaux fémoraux* (anneau crural de quelques auteurs ; voy. t. II, p. 287), l'artère, qui occupe l'angle externe de cet orifice triangulaire, répond : *en avant*, à l'arcade de Fallope, et, par son intermédiaire, au cordon chez l'homme, au ligament rond chez la femme ; — *en arrière*, à la bandelette de Cooper et à l'insertion pubienne du pectiné ; — *en dehors*, à la bandelette ilio-pectinée, portion renforcée du fascia iliaca, séparant l'artère du psoas iliaque et du nerf crural ; — *en dedans*, à la veine fémorale et au ganglion de Cloquet qui la séparent du ligament de Gimbernat.

Au-dessous du point où l'artère franchit l'anneau, elle contracte des connexions intimes avec le fascia transversalis.

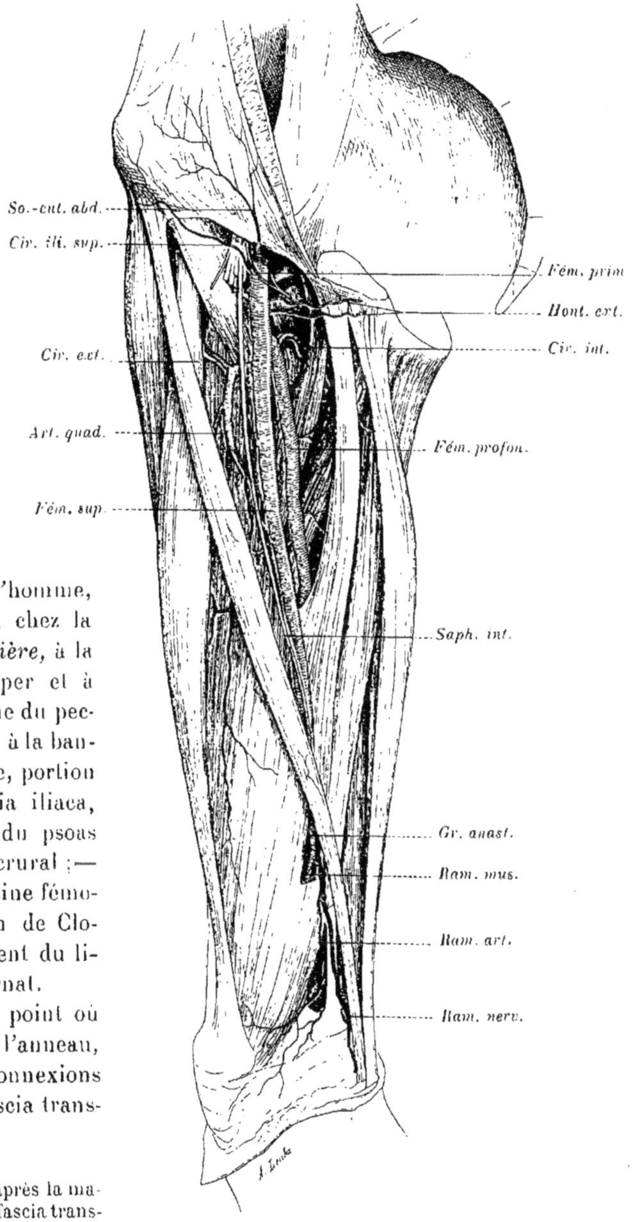

Fig. 444. — Les artères fémorales.

Je rappelle que, d'après la majorité des auteurs, le fascia transversalis s'insère et s'arrête sur le bord postérieur de l'arcade crurale. Cependant Thomson avait déjà remarqué que le fascia transversalis ne s'arrête pas à l'arcade, mais descend en arrière d'elle, et passe au-devant des vaisseaux fémoraux. Swijasheninow ayant repris l'étude du sujet a montré que le fascia transversalis se réfléchissait bien sous l'arcade et passait au-devant des vaisseaux fémoraux sur la gaine celluleuse desquels il vient se perdre, à 2 ou 3 cm au-dessous de l'arcade crurale. Il constitue ainsi à ces vaisseaux, mais seulement dans leur partie supérieure, une gaine surajoutée à laquelle Swijasheninow donne le nom de *gaine infundibuliforme des vaisseaux fémoraux*. J'ai vérifié sur plusieurs cadavres la description de cet auteur et elle m'a paru absolument exacte.

2) *Au niveau de son tiers supérieur.* — Le tiers supérieur de l'artère fémorale descend verticalement dans le triangle de Scarpa. Là, l'artère est en rapport : *en dedans,* avec le pectiné recouvert de son aponévrose ; *en dehors* avec le fascia iliaca et le muscle iliaque ; *en avant,* avec l'aponévrose fémorale, épaisse vers le sommet du triangle, perforée dans son milieu par la saphène interne qui la tasse en un repli falciforme, criblée en haut par les vaisseaux sanguins et lymphatiques et devenue ainsi fascia crebriformis. Répétons cependant, qu'à ce niveau l'artère est séparée de l'aponévrose par le prolongement fémoral du fascia transversalis et qu'il existe là entre ce prolongement et l'aponévrose superficielle un espace interaponévrotique, prévasculaire, que Swijasheninoff a pu injecter. — Enfin, *en arrière,* l'artère répond, d'après les classiques, à l'interstice qui sépare le muscle psoas-iliaque du pectiné ; il m'a paru qu'elle était située le plus souvent un peu en dehors de cet interstice, reposant par conséquent sur le psoas-iliaque, qui la sépare de la capsule articulaire et de la tête fémorale.

3) *Dans son tiers moyen.* — L'artère répond : *en avant,* au couturier, qui, étalé par l'aponévrose dans un dédoublement de laquelle il est contenu, croise très obliquement le vaisseau et, par suite, le recouvre sur une étendue de la largeur de la main ; — *en dehors,* au vaste externe ; — *en dedans* et *en arrière,* au moyen adducteur.

4) *Dans son tiers inférieur,* — l'artère chemine dans le canal de Hunter. On donne ce nom à la partie inférieure, renforcée en avant, de la gaine des vaisseaux fémoraux. Prismatique et triangulaire, ce canal de Hunter est formé :

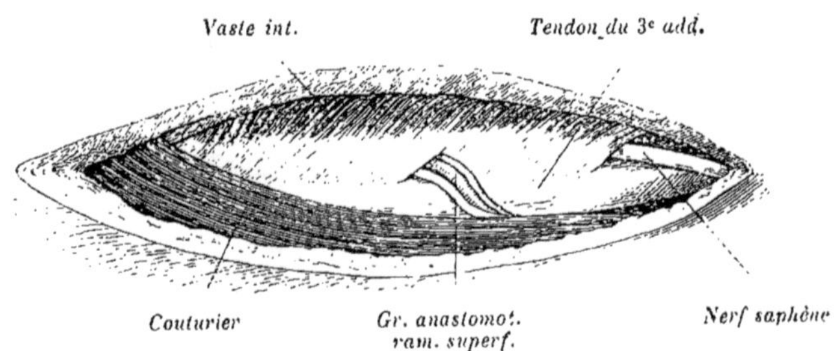

Fig. 445. — Paroi antérieure du canal de Hunter, d'après Farabeuf.

en dehors, *paroi externe,* par l'aponévrose d'origine du vaste interne ; — en arrière, *paroi postérieure,* par la troisième portion du grand adducteur ; — en avant, *paroi antérieure,* par un plan aponévrotique, à fibres transversales, réunissant les deux lèvres de la gouttière musculeuse dans laquelle chemine l'artère, c'est-à-dire allant du tendon du grand adducteur au vaste interne recouvert de son aponévrose. La force et l'étendue de ce plan aponévrotique, qui renforce en avant la gaine des vaisseaux fémoraux, sont très variables ; aussi est-il difficile d'assigner une longueur précise au canal de Hunter ; on lui donne, en moyenne, 10 cm. La paroi antérieure du canal de Hunter présente deux orifices qui livrent passage : le supérieur, à la branche superficielle de l'artère grande anastomotique et aux veines qui l'accompagnent, ainsi qu'à l'accessoire du saphène interne, l'inférieur au nerf saphène interne.

Notre figure 445 (reproduction imparfaite de la fig. 67 du Précis de Manuel opératoire de Farabeuf) montre un type d'émergence de ces vaisseaux et nerfs : il y a de nombreuses variantes, je les signalerai plus loin (v. grande anastomotique).

Il importe de distinguer cette *gaine aponévrotique* qui contient les vaisseaux fémoraux, de la *gaine celluleuse* qui leur est immédiatement appliquée.

Rapports immédiats. — I. *Avec la veine.* — Au niveau de l'orifice supérieur de la gaine des vaisseaux fémoraux, la veine fémorale est placée en dedans de l'artère qu'elle sépare de la portion lymphatique, orifice supérieur du canal crural.

Je rappelle qu'avec Richet, je réserve au tiers interne ou lymphatique de la gaine des vaisseaux, le nom de canal crural (Voy. Quinze leçons d'anatomie pratique, 1re édition, p. 70 et 2e édit., p. 77).

Elle reste interne par rapport à l'artère dans toute l'étendue du triangle de Scarpa ; au niveau de la pointe de ce dernier, elle commence à devenir de plus en plus postérieure. Plus bas, dans le canal de Hunter, elle est nettement située en arrière de l'artère. Là, la face antérieure de l'artère est en rapport avec un canal veineux collatéral ou avec des veinules nombreuses, satellites de la grande anastomotique, qui contournent ses faces latérales pour se jeter dans la veine crurale.

II. *Avec les nerfs.* — La *branche crurale du génito-crural* sort de l'abdomen par l'anneau crural, croise la face antérieure de l'artère et perfore l'aponévrose au niveau de la partie inférieure du fascia crebriformis. — Le *musculo-cutané interne* pénètre dans la loge des vaisseaux fémoraux immédiatement au-dessous du canal crural et se divise en plusieurs rameaux qui passent transversalement en avant et en arrière de l'artère. — Le *rameau profond ou fémoral de l'accessoire du saphène interne* accompagne l'artère dans tout son trajet et sort de la loge par un orifice qui lui est commun avec la grande anastomotique. — Le *nerf du vaste interne* est également accolé à l'artère sur une assez grande longueur. — Enfin, le *saphène interne* accompagne l'artère dans presque toute son étendue et ne l'abandonne qu'au niveau de la partie inférieure du canal de Hunter. Le nerf, d'abord placé en dehors de l'artère, se place en avant et même un peu en dedans d'elle, dans le canal de Hunter ; il décrit ainsi autour de l'artère une spire très allongée.

III. *Avec les lymphatiques.* — Au-devant des vaisseaux fémoraux on rencontre quelques troncs lymphatiques reliant deux ou trois petits ganglions échelonnés le long de la cuisse. Au niveau du triangle de Scarpa, l'artère est en rapport avec les ganglions inguinaux par l'intermédiaire du fascia crebriformis et avec les ganglions profonds qui sont séparés d'elle par la veine et occupent la partie la plus interne de la gaine des vaisseaux.

BRANCHES DE LA FÉMORALE. — Le mode de ramescence de l'artère fémorale présente d'assez grandes variétés ; cependant, dans la grande majorité des cas, l'artère m'a paru se ramifier de la façon suivante : Le tronc principal, auquel quelques auteurs donnent le nom de *fémorale primitive*, fournit, dès sa sortie de l'abdomen, quatre branches : la *sous-cutanée abdominale*, la *circonflexe iliaque superficielle* et les *deux honteuses superficielles*, et quelques rameaux ganglionnaires innominés ; puis, à quelques centimètres au-dessous de l'arcade, il se divise en deux branches de volume à peu près égal : la *fémorale superficielle* et la *fémorale profonde*. La F. S. descend le long de la cuisse, suivant le trajet que nous venons de décrire et ne donne qu'une branche importante : la *grande anastomotique* ; encore celle-ci est-elle plutôt une artère du genou qu'une artère de la cuisse. La F. P., au contraire, répand ses branches dans les masses musculaires de la cuisse et constitue la véritable artère nourricière du segment crural du membre inférieur. Les branches qu'elle fournit peuvent être groupées en deux systèmes : système externe, ou système de la *circonflexe externe*, nourricière des muscles extenseurs ; — système interne, ou système des *perforantes*, formé par la *circonflexe interne*, première des perforantes, et par les *trois perforantes* proprement dites, qui se distribuent aux muscles du groupe interne (adducteurs), et à ceux de la région postérieure (fléchisseurs). Je résumerai la distribution de la fémorale de la façon suivante :

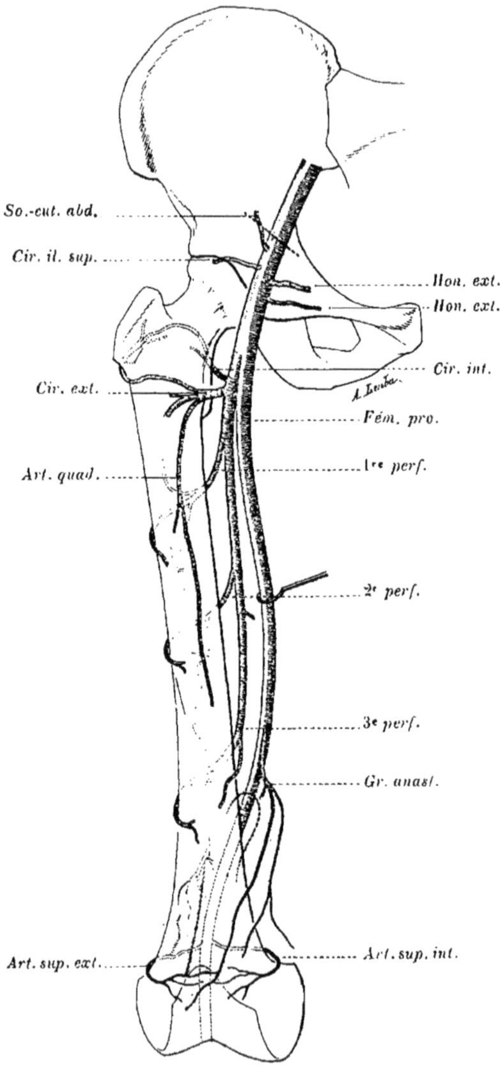

Fig. 446. — Schéma de la fémorale.

F. P. donne	Sous-cutanée abd.		
	Circonflexe iliaque sup.		
	. . . . se divise en :	Fémorale sup.	. grande anastomotique.
		Fémorale prof.	circonflexe externe.
			circonflexe interne.
			première perforante.
			deuxième perforante.
			troisième perforante.
	Honteuse externe sup.		
	Honteuse interne inf.		

Cette disposition répond à la majorité des cas, je m'en suis assuré par de nombreuses dissections.

Il y a pourtant quelques restrictions à apporter à cette description : en effet, la fémorale primitive peut donner naissance à l'une des deux, et même aux deux circonflexes; le territoire de la fémorale profonde perd par cela même, dans ces cas, une bonne partie de son étendue. Je dirai tout à l'heure, en étudiant la fémorale profonde, le degré de fréquence de ces dispositions, que, contrairement à l'opinion de certains auteurs, je considère comme anormales.

Sous-cutanée abdominale (*epigastrica superficialis*). — La sous-cutanée abdominale se détache de la face antérieure du tronc de la fémorale, à environ 1 cm. au-dessous de l'arcade crurale, parfois par un tronc commun avec la circonflexe ; elle se dirige d'abord en avant, perfore l'aponévrose, puis, devient ascendante, croise l'arcade de Fallope, et monte sous la peau de l'abdomen, vers la région ombilicale. Elle donne plusieurs branches qui vont aux ganglions inguinaux, à la peau et au grand oblique. Souvent la sous-cutanée abdominale fournit une branche horizontale qui se dirige vers l'épine iliaque antérieure et supérieure. J'ai vu que cette branche naissait plus souvent de la fémorale même, aussi je la décrirai à part sous le nom de circonflexe iliaque superficielle.

La sous-cutanée abdominale dite encore *épigastrique superficielle*, en raison de son trajet, s'anastomose avec l'épigastrique, la circonflexe iliaque, la mammaire interne et les lombaires.

Circonflexe iliaque superficielle (*Circonflexa ilium superficialis ram. iliaque de l'épigastrique superficielle*). — La C. I. S. est souvent décrite comme rameau externe de la sous-cutanée abdominale ; il m'a semblé que son origine directe sur la fémorale était plus fréquente. Elle se détache de la face antérieure de l'artère fémorale, immédiatement au-dessous de l'artère précédente, perfore l'aponévrose, et, devenue sous-cutanée, se dirige parallèlement à l'arcade de Fallope vers l'épine iliaque antérieure et supérieure, dans le voisinage de laquelle elle se termine en s'anastomosant avec la circonflexe iliaque profonde, branche de l'iliaque externe. Elle donne quelques rameaux aux ganglions externes de la région inguinale.

Artères honteuses externes (*Ar. pudendæ externæ*). — Le plus souvent au nombre de deux, plus rarement au nombre de trois ou de quatre, les honteuses externes s'étendent de la partie supérieure de la fémorale au scrotum, ou aux grandes lèvres. On les distingue en supérieure et inférieure.

Honteuse externe supérieure ou sous-cutanée. — Elle naît de la face interne de la fémorale, immédiatement au-dessus de l'arcade de Fallope, perfore immédiatement l'aponévrose et devient sous-cutanée. Elle se dirige alors directement en dedans, passant ainsi au-devant de la veine crurale, et se divise en deux rameaux : un rameau ascendant qui va se distribuer aux ganglions inguinaux et aux téguments de la région pubienne ; un rameau descendant, qui se distribue aux parties latérales du scrotum. Ce rameau scrotal envoie constamment une ou plusieurs artérioles aux téguments de la verge. Chez la femme, ce rameau inférieur se distribue aux grandes lèvres.

Honteuse externe inférieure ou sous-aponévrotique. — Elle naît de la fémorale immédiatement au-dessous de la précédente, parfois même par un tronc commun. Elle se dirige en dedans, croise la face antérieure de la veine fémorale ; exceptionnellement elle passe *derrière ;* puis elle perfore l'aponévrose au niveau du bord externe du moyen adducteur, et, redevenue sous-cutanée, se distribue au scrotum chez l'homme, aux grandes lèvres chez la femme.

Les deux artères honteuses externes s'anastomosent entre elles et avec les honteuses externes du côté opposé ; elles s'anastomosent encore avec le rameau funiculaire de l'épigastrique, les branches cutanées de l'obturatrice, l'artère périnéale superficielle et la dorsale de la verge.

FÉMORALE PROFONDE

Disposition générale. — J'ai dit que je considérais la fémorale profonde comme branche de bifurcation postérieure de la fémorale primitive et comme tronc d'origine des artères nourricières de la cuisse : circonflexe externe, qui donne l'artère du quadriceps, extenseur de la cuisse, circonflexe interne et perforantes, qui donnent les artères des adducteurs et des fléchisseurs. C'est, du reste, cette description que l'on retrouve dans la plupart des auteurs étrangers (Theile, Henle, Luschka, Quain, etc.) Elle constitue le type ordinaire. Cependant, nos classiques font naître l'artère du quadriceps directement de la fémorale ; sans regarder, bien entendu, cette disposition comme constante, ils la considèrent comme étant la plus fréquente.

Si je m'en rapporte à mes propres constatations, il est loin d'en être toujours ainsi : il y a ordinairement origine commune de la circonflexe externe et de l'artère du quadriceps, et, lorsque celle-ci naît de la fémorale primitive, c'est que la circonflexe externe en naît également.

Srb, qui a publié une statistique très consciencieuse des différentes dispositions de la fémorale profonde, n'a vu que 21 fois sur 200 cas l'artère du quadriceps se détacher du tronc de la fémorale primitive, ou de la fémorale superficielle.

L'existence d'une fémorale profonde type fournissant les deux circonflexes et les perforantes n'est pas un fait constant. Il n'est pas exceptionnel de voir l'une des deux circonflexes, ou même ces deux artères, se détacher de la fémorale primitive. Je reproduis ici les statistiques de Srb indiquant la fréquence relative de ces différentes dispositions. L'examen a porté sur 100 cadavres, soit 200 extrémités.

Type 1. — Artère fémorale profonde normale donnant naissance aux deux circonflexes et aux perforantes — 124 cas avec des réserves pour 26 cas dans lesquels la circonflexe interne naissait au niveau même de la bifurcation de la fémorale primitive.

Type 2. — Circonflexe interne naissant directement de la fémorale primitive, 41 cas.

Type 3. — Circonflexe externe naissant directement de la fémorale primitive, 26 cas.

Type 4. — Circonflexes externe et interne naissant directement de la fémorale primitive, 9 cas ; dans ces 9 cas, deux fois les deux circonflexes naissaient par un tronc commun, sept fois elles se détachaient séparément de la fémorale primitive.

Siège de la bifurcation. — Le siège exact de la bifurcation a été assez discuté autrefois. On est à peu près d'accord aujourd'hui pour admettre qu'il se fait à 4 cm. environ au-dessous de l'arcade crurale. Je ne parle bien entendu que des cas ordinaires, car les exceptions sont fréquentes.

Haller (Icon. anat., fasc. V, p. 10) donne comme point d'origine de la fémorale profonde, le milieu de la distance qui sépare le pubis du petit trochanter. *Muntz* et *Harrison* placent ce point à 1 ou 2 cm. au-dessous du ligament de Poupart, fréquemment plus bas. Pour *Meckel*, au contraire, il est rare que cette distance de deux cent. soit dépassée. C'est aussi l'opinion de Burns qui avait déjà insisté sur l'inexactitude de l'opinion de Bell. élevant la distance à 4 pouces —Theile et Sœmmering donnent 1 pouce et demi à 2 pouces. Les statistiques de Viguerie (Th. de Paris, 1847), Quain, Richet et de Srb, démontrent la réalité du chiffre moyen, et indiquent la fréquence et le degré des variations.

Statistique de Viguerie (300 cas)		
A 2 cm.	du lig. de Poupart	28 fois.
Entre 2 et 4 cm.	—	134 —
— 4 et 6 cm.	—	136 —
— 6 et 8 cm.	—	10 —

Statistique de Quain		
A 13^{mm}	de l'arc. cru.	15 fois.
Entre 13 mm. et 25	—	246 —
— 25 — et 37	—	183 —
— 37 — et 50	—	109 —
— 50 — et 62	—	19 —
— 62 — et 75	—	72 —
A 10 cm.	—	1 —

Srb, dans sa statistique très complète, indique le siège de la bifurcation dans les différents types dont nous avons parlé.

Type 1 (124 cas).	*Type* 2 (41 cas).	*Type* 3 (26 cas).
1 fois à 1 cm. de l'arc. cru.	1 fois à 2 cm. de l'arc. cru.	1 fois au niveau de l'arcade.
4 — 1 — —	1 — 3 — —	1 fois à 1 cm. de l'arc.
13 — 2 — —	7 — 4 — —	1 — 2 — —
39 — 3 — —	23 — 5 — —	1 — 3 — —
38 — 4 — —	5 — 6 — —	13 — 4 — —
21 — 5 — —	4 — 7 — —	1 — 6 — —
8 — 6 — —		2 — 7 — —

Type 4 (variété a.) 2 cas.	*Type* 4 (variété b.) 7 cas.
1 fois à 6 cm. au-dessous	6 fois de 2 à 6 cm. au-dessous
1 — 12 — —	1 — à 11 cm. —

Il semble résulter de cette statistique de Srb que lorsque la circonflexe externe, et surtout la circonflexe interne naissent directement de la fémorale primitive, la bifurcation se fait plus bas. Cela devient frappant lorsque les deux circonflexes se détachent de la fémorale primitive. Dans deux de ces cas, nous voyons l'origine de la fémorale profonde se faire aux distances énormes de 11 et de 12 cm.

Il paraît y avoir une certaine corrélation entre l'origine des circonflexes et le siège de la bifurcation de la fémorale primitive. En revanche, si l'on en croit Srb, l'influence de la taille serait absolument nulle, quoique certains auteurs aient affirmé que chez les sujets de haute stature la bifurcation se faisait plus bas.

Portal et Hyrtl ont signalé la coexistence d'une bifurcation prématurée de l'humérale et de la fémorale. D'après Srb, ce serait là un fait exceptionnel. La signification de la bifurcation prématurée de l'artère humérale me paraît tout à fait différente de celle de la fémorale et, à priori, il est difficile d'admettre une corrélation entre ces deux dispositions.

Volume. — Le volume de la fémorale profonde, lorsque celle-ci affecte sa disposition typique, est sensiblement égal à celui de la fémorale superficielle. Il se réduit lorsque l'une des circonflexes ou les deux se détachent du tronc primitif. Par contre, il peut augmenter dans des proportions notables dans les cas de bifurcation prématurée de la fémorale primitive ; en effet, dans ces cas, et le fait est intéressant à noter, c'est de la fémorale profonde que se détachent les branches fournies normalement par le tronc primitif (sous-cutanée abdominale, circonflexe iliaque superficielle, etc.).

Trajet. — Née le plus souvent de la face postérieure de l'artère fémorale primitive, la F. P. descend verticalement derrière la F. S. Dans quelques cas cependant, elle déborde cette dernière soit en dehors, soit en dedans. D'après Srb, ces déviations latérales du tronc de la fémorale profonde seraient liées au mode d'origine des circonflexes. Il semble que chacune de celles-ci attire de son côté la fémorale profonde ; ainsi, dans les cas où la circonflexe externe naît seule de la fémorale profonde, la F. P. est déviée en dehors ; de même, la F. P. est déviée en dedans lorsqu'elle ne donne naissance qu'à la circonflexe interne. Je m'empresse d'ajouter que cette déviation latérale de la fémorale profonde n'a aucun intérêt pratique lorsque celle-ci naît en sa place normale. Mais, lorsqu'il y a bifurcation prématurée de la fémorale, cette déviation peut prendre une importance considérable, car, grâce à elle, la fémorale profonde tend à se placer *sur le même plan que la fémorale superficielle,* et peut devenir une source de méprise ; d'où le précepte : liez haut, sous l'arcade, pour être sûr de lier la fémorale primitive.

Toujours elle descend en arrière de la fémorale superficielle, en avant du pectiné, s'insinue entre le moyen adducteur et le petit, puis entre le moyen et le grand, et perfore enfin ce dernier, constituant ainsi la 3e des perforantes.

Collatérales. — D'ordinaire, la circonflexe externe et l'artère du quadriceps naissent, comme le montre notre schéma, par un tronc commun ; si bien que l'artère du quadriceps, ou grande musculaire, doit être considérée comme branche de la circonflexe.

Circonflexe externe ou antérieure. — Elle se détache de la partie supérieure du tronc de la fémorale profonde, quelquefois de la fémorale primitive. Elle se porte directement en dehors, entre le droit antérieur et les vastes, et se divise alors en deux branches : l'une transversale, la *circonflexe proprement dite,* l'autre descendante, *l'artère du quadriceps ou grande musculaire superficielle.*

La circonflexe s'enfonce dans l'épaisseur de l'insertion trochantérienne du vaste externe, contourne la partie inférieure du grand trochanter et arrive à la face postérieure de la cuisse où elle s'anastomose avec la circonflexe interne, la fessière et l'ischiatique. Elle fournit constamment un rameau ascendant qui se rend au petit fessier, au tenseur du fascia lata et à la capsule de l'articulation de la hanche.

Artère du quadriceps. — Nos classiques font naître isolément cette artère de la fémorale primitive. Cette disposition existe, mais elle est rare (21 sur 200, Srb). Elle se distribue aux quatre portions du muscle, au tenseur du fascia lata et à la peau de la région externe de la cuisse. Parmi les rameaux qui se distribuent au quadriceps, il en est un, à peu près constant, qui descend verticalement sur la face antérieure du vaste externe, en dehors du bord externe du droit antérieur, et qui se prolonge jusque dans le voisinage de la rotule.

Circonflexe interne ou postérieure. — La circonflexe interne se détache de la fémorale profonde tout près de l'origine de cette dernière, parfois de la fémorale primitive (11 fois sur 200, Srb). Elle se porte en arrière et en dedans, décrivant une courbe à concavité supérieure et externe, qui cravate la partie antérieure du col du fémur. — *En haut,* elle répond à la face inférieure de ce dernier. — *En bas,* elle croise successivement le bord supérieur du pectiné, du petit et du grand adducteur, vient ensuite se placer sous l'obturateur externe et, suivant le bord inférieur de ce dernier, arrive à la face profonde du carré crural, où elle se divise en deux branches terminales.

Avant de se bifurquer, la circonflexe interne fournit : 1° de nombreux *filets périostiques,* qui se ramifient dans le périoste épais sur le bord inférieur du col du fémur, après avoir traversé la partie correspondante de la capsule. Ces branches pénètrent ensuite dans l'épaisseur même de l'os ; d'après Sappey, ces branches s'anastomoseraient avec les artérioles apportées à la tête fémorale par le ligament rond ; j'ai dit ailleurs avec quel insuccès j'ai cherché ces anastomoses; — un *rameau acétabulaire,* constant, mais toujours assez grêle. Cette artériole se détache de la concavité de l'arc décrit par la circonflexe : elle s'applique à la partie inférieure de la capsule articulaire, et, après un trajet de quelques millimètres, pénètre dans la cavité cotyloïde par l'échancrure ischio-pubienne; dans son trajet extra-acétabulaire, cette branche s'anastomose avec un rameau venu de la branche postérieure de l'artère obturatrice, disposition intéressante, car elle explique que la circonflexe int. fournisse parfois l'artère acétabulaire ; 3° des *branches musculaires,* toujours très volumineuses, qui se détachent de la convexité de la courbe décrite par la circonflexe et se rendent dans le pectiné, le petit et le grand adducteur et dans l'obturateur externe. Dans l'épaisseur de ce muscle, les branches fournies par la circonflexe postérieure s'anastomosent largement avec les branches fournies par la circonflexe antérieure et l'obturatrice.

Branches terminales. — Elles sont au nombre de deux : l'une supérieure, ou ascendante, l'autre, inférieure, ou descendante.

La *branche supérieure* rameau trochantérien, monte entre le carré crural et le col du fémur et se termine au niveau de la fossette digitale. Elle fournit de nombreux rameaux à la partie postérieure de la capsule, au périoste de la face postérieure du col, aux obturateurs externe et interne, aux deux jumeaux et au crural. Lorsque cette branche est volumineuse, quelques-uns de ses rameaux perforent la couche des pelvi-trochantériens pour se distribuer à la partie inférieure du grand fessier. Cette branche s'anastomose avec la circonflexe externe et avec l'ischiatique.

La *branche inférieure* descend devant le carré, contourne le bord inférieur de ce muscle et se termine en envoyant des filets dans le grand fessier, le demi-membraneux, le demi-tendineux, le biceps et le nerf sciatique. Elle s'anastomose avec l'ischiatique, la fessière et la première perforante.

Artères perforantes. — Le nombre des perforantes est variable : d'ordinaire, il est de trois, mais peut être réduit à une, ou s'élever à quatre, cinq et six. Leur volume, toujours assez considérable, paraît être en raison inverse de leur nombre. — Les trois perforantes présentent une disposition à peu près identique. Cette disposition rappelle celle que je viens de décrire pour la circonflexe interne, cette dernière pouvant être, d'ailleurs, considérée comme la première des perforantes. Chacune des perforantes se porte directement en arrière et perfore les petit, moyen et grand adducteurs, en passant sous des arcades aponévrotiques ménagées dans l'insertion de ces muscles à la ligne âpre. Avant de s'engager dans ces orifices, elles donnent de nombreux rameaux au périoste fémoral, au vaste interne, aux adducteurs.

Arrivée à la face postérieure de la cuisse, la perforante se divise en trois branches : *la branche supérieure,* ou ascendante, monte et s'anastomose avec la branche descendante de l'artère située au-dessus ; — la *branche inférieure,* ou descendante, s'anastomose de même avec la branche ascendante de l'artère sous-jacente. Ces deux branches fournissent de nombreux rameaux qui se dirigent en arrière et se distribuent au demi-membraneux, au demi-tendineux, au biceps et au grand nerf sciatique. — La *branche moyenne* se dirige transversalement en dehors et s'enfonce dans le vaste externe, auquel elle se distribue.

La perforante supérieure est en général la plus volumineuse : elle passe le plus souvent entre les deux chefs du petit adducteur et entre les chefs supérieur et moyen du grand. Sa branche transversale, généralement assez grêle, passe dans la partie supérieure du vaste externe ; elle envoie quelques ramuscules dans le muscle grand fessier (Theile). Sa branche transversale s'anastomose avec la branche descendante de la circonflexe interne; sa branche descendante s'anastomose avec la branche ascendante de la deuxième perforante. — La deuxième perforante est ordinairement la plus grêle des trois. Elle répond absolument au type général décrit plus haut. — La troisième est représentée par le tronc de la fémorale profonde elle-même. Elle perfore le chef moyen du grand adducteur à 3 cm., en moyenne, au-dessus de l'orifice qui livre passage à la fémorale. Sa branche descendante s'anastomose le plus souvent avec un rameau ascendant que la poplitée fournit au biceps fémoral.

FÉMORALE SUPERFICIELLE

La fémorale superficielle fournit 1° des rameaux musculaires, 2° une artère volumineuse, la grande anastomotique.

Rameaux musculaires. — Ces rameaux musculaires, ordinairement assez grêles, se distribuent au couturier, aux adducteurs et au vaste interne. Dans quelques cas, les branches qui vont au vaste interne peuvent devenir assez considérables et constituer une ou plusieurs *artères accessoires du quadriceps ;* alors le volume de l'artère principale de ce muscle, venant de la circonflexe externe, est réduit d'autant.

Theile insiste sur un de ces rameaux fournis au vaste interne, rameau qu'il décrit sous le nom de « ramus musculo-articularis ». Ce rameau n'est autre que la branche profonde de la grande anastomotique, qui naît quelquefois isolément de la fémorale superficielle. Mais, contrairement à Theile, je ne crois pas que ce soit là une disposition normale.

Grande anastomotique. — (*Articularis genu superficialis; articularis genu suprema, articularis genu superior interna prima*). — Toujours très volumineuse, la grande anastomotique se détache de la partie terminale de la fémorale superficielle. Elle naît de la partie antéro-externe de celle-ci, en avant et quelquefois un peu au-dessus de l'anneau du troisième adducteur;

elle peut naître au niveau même de l'anneau et même un peu en arrière de ce dernier.

Peu après son origine, la grande anastomotique se divise en trois branches : une branche superficielle et deux branches profondes, l'une, verticale, articulaire, l'autre oblique, musculaire.

La *branche superficielle* se porte immédiatement en avant, perfore la paroi antérieure du canal de Hunter et se place sous le couturier.

Rien de plus variable que la façon dont se comportent réciproquement la branche superficielle de la grande anastomotique, le nerf saphène interne et son accessoire au moment où ils traversent la paroi antérieure du canal de Hunter. J'ai cherché à établir le type de cette émergence sur vingt sujets et voici ce que j'ai vu : huit fois la branche artérielle émergeait isolément ; cinq fois l'artère et les deux nerfs sortaient par un même orifice ; sept fois enfin l'artère sortait par le même orifice que le saphène interne, l'accessoire émergeant soit au-dessus, soit au-dessous, par un orifice spécial.

La branche superficielle apparaît sous le bord postérieur du couturier et se place à côté du saphène interne dont elle constitue l'*artère satellite*. Elle accompagne le filet jambier de ce nerf dans un parcours plus ou moins long. Sur des pièces bien injectées, j'ai vu cette branche, devenue très grêle, se prolonger très bas au-dessous de la partie moyenne de la jambe. Cette branche satellite se distribue surtout aux téguments. Constamment elle envoie un rameau qui accompagne le rameau rotulien du saphène interne, et vient prendre part à la constitution du réseau péri-articulaire du genou.

2° La *branche profonde, verticale,* descend parallèlement au tendon du grand adducteur, en avant duquel elle est placée. Cette branche chemine dans une gaine fibreuse très serrée, qui unit le tendon du grand adducteur au vaste interne ; elle abandonne de nombreux rameaux à ce muscle ; s'en dégage au niveau de son bord inférieur et se ramifie sur la face interne du condyle interne où elle s'anastomose avec l'articulaire supérieure et interne.

3° La *branche profonde, oblique* en bas et en dehors, s'enfonce dans le vaste interne ; elle se distribue à ce muscle et à la partie inférieure du crural ; ses filets atteignent la capsule articulaire au niveau du cul-de-sac sous-tricipital.

Variétés. — I. *Anomalies du tronc*. — L'artère fémorale peut être très grêle et s'épuiser dans la cuisse. Dans ces cas, l'artère poplitée semble prolonger l'artère ischiatique anormalement développée. Cette anomalie, relativement fréquente, s'explique par le développement exagéré de la série des anastomoses qui, à la face postérieure de la cuisse, relient l'ischiatique à la poplitée. — La F. peut se dédoubler en deux troncs qui descendent parallèlement l'un à l'autre et se réunissent de nouveau, après un trajet plus ou moins long. Cette anomalie n'est pas exceptionnelle. W. Krause (loc. cit.) en donne une dizaine d'observations.

Branches surnuméraires. — La fémorale peut donner naissance à des branches provenant normalement de l'iliaque interne ou de l'iliaque externe. C'est ainsi qu'on l'a vue fournir l'ilio-lombaire (Mayer), la dorsale de la verge (Friedlowski), l'épigastrique et l'obturatrice. — Elle peut fournir des branches venant normalement de la fémorale profonde, telles que les deux circonflexes. Nous nous sommes expliqués déjà sur cette disposition si fréquente que nombre d'auteurs la regardent comme la disposition normale. — On l'a vu fournir encore des branches venant normalement de la poplitée, comme l'articulaire supérieure du genou. — Signalons l'existence de collatérales anormales proprement dites, comme la grande saphène (a. saphena magna) qui, dans les deux cas de Rug et de Zagorski, atteignait la malléole interne en accompagnant le filet jambier du nerf saphène interne. Cette anomalie est des plus intéressantes, car elle reproduit, très atténuée, il est vrai, une disposition normale chez un grand nombre d'espèces simiennes où cette artère prend une part importante à la formation des artères du pied.

Anomalies des branches. — *Artère sous-cutanée abdominale.* Elle peut naître à la partie moyenne du triangle de Scarpa, ou donner naissance à la circonflexe interne. — *Artères honteuses externes.* Il peut n'en exister qu'une, ou, au contraire, leur nombre est porté à trois ou quatre. L'une d'entre elles peut donner naissance à la dorsale de la verge; elles peuvent prendre part à l'irrigation du testicule (Dubrueil). — *Artère fémorale profonde et ses branches.* J'ai déjà parlé de son origine, et de ses branches. J'ajoute que la fémorale profonde peut donner naissance à un certain nombre de branches surnuméraires comme l'épigastrique (Monro, Tiedemann, Lauth, Dubreuil, etc.), la dorsale de la verge (Tiedemann), des perforantes accessoires, etc. — *Artère grande anastomotique.* Elle peut manquer; se détacher de la poplitée, donner naissance à la grande artère saphène dont j'ai parlé en étudiant les anomalies du tronc de la fémorale.

ARTÈRE POPLITÉE

L'artère poplitée s'étend de l'anneau du troisième adducteur, où elle fait suite à la fémorale, à l'anneau du soléaire où elle se bifurque en ses branches terminales, la *tibiale antérieure* et le *tronc tibio-péronier*. — Sa longueur, d'ailleurs variable suivant les sujets, est en moyenne de 19 cm. (Cruv.); son diamètre moyen est de 7 mm. (Luschka).

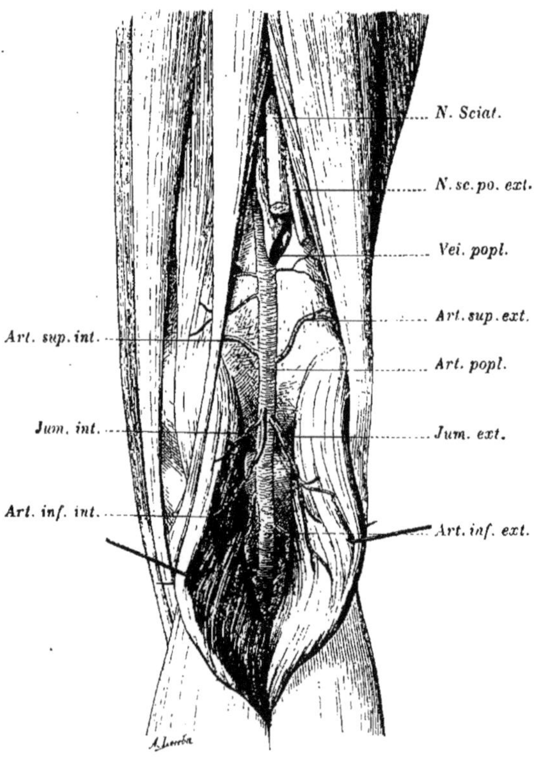

Fig. 447. — L'artère poplitée.

Flexueuse lorsque la jambe est fléchie sur la cuisse, elle devient rectiligne pendant l'extension. Elle descend d'abord un peu obliquement en bas, et en dedans, puis verticalement, suivant le grand axe du losange poplité. Toutefois, l'artère ne répond pas exactement à cette diagonale, mais est située un peu en dedans d'elle. De plus, soulevée dans sa partie moyenne par ce qu'on appelle encore le ligament postérieur de l'articulation du genou, elle décrit une légère courbe à concavité antérieure.

Rapports. — 1° *Rapports avec les parois du creux poplité.* — Dans sa portion supérieure et oblique, l'artère poplitée est recouverte par l'épais corps charnu du demi-membraneux, et le tendon grêle du demi-tendineux, puis chemine entre ces muscles et la face postérieure du fémur. — Dans son tiers moyen elle se dégage de ces muscles et apparaît au fond de ce losange poplité, dont les côtés supérieurs ou longs sont formés par les fléchisseurs de la cuisse, biceps en dehors, demi-membraneux et demi-tendineux en dedans, tandis que les côtés inférieurs, petits, si petits que le losange est presque un triangle, sont constitués par les jumeaux, presque contigus. Là, la P. repose, dit-on, sur la surface triangulaire que limitent les deux branches de bifurcation inférieure de la ligne âpre, *plan poplité*. Ceci n'est pas exact ; il n'y a pas contact entre l'artère et l'os, l'artère est tenue à distance du plan osseux par une couche graisseuse, épaisse d'un centimètre. Un peu plus bas la poplitée descend derrière l'échancrure inter-condylienne, sur le plan fibreux (ligament postérieur des classiques) ; puis elle s'enfonce dans l'interstice des jumeaux, qui bientôt recouvrent complètement l'artère en contact en avant avec la face postérieure du creux poplité.

Dans tout ce trajet, la poplitée reste profonde, tenue à distance de l'aponévrose superficielle par une épaisse couche graisseuse.

2° *Rapports avec les éléments du paquet vasculo-nerveux.* — Ces rapports varient suivant le point considéré. Dans son tiers supérieur, l'artère est accompagnée par la veine, qui est *accolée et adhérente* à sa partie postérieure et externe. Le nerf sciatique poplité interne, diagonale vraie du losange, est sous-aponévrotique, séparé des vaisseaux par une épaisse couche graisseuse. Plus bas, au niveau du tiers moyen de l'artère, ce nerf se rapproche des vaisseaux et s'accole à leur face postérieure quand ceux-ci pénètrent dans l'interstice des jumeaux. Ainsi, dans la région poplitée, nerf, artère et veine sont placés et étagés d'arrière en avant et de dehors en dedans, de la façon suivante : sur un premier plan, immédiatement au-dessous de l'aponévrose, on aperçoit le nerf, plus profondément et un peu en dedans, la veine, collée à l'artère plus profonde et plus interne encore.

Dans l'interstice des jumeaux, le nerf est exactement derrière l'artère, la veine, déviée en dedans, s'est placée à la partie externe de celle-ci. Lorsque la veine poplitée est double, ce qui n'est pas rare au niveau de la partie inférieure de la région, le plus volumineux des deux troncs veineux occupe le côté interne de l'artère, le plus grêle est à son flanc externe. Comme rapport intéressant, il faut encore signaler la saphène externe : superficielle, puisqu'elle est contenue dans un dédoublement de l'aponévrose avec le nerf homonyme, la saphène externe est axiale comme l'artère dans sa partie inférieure. La crosse, par laquelle cette veine va s'ouvrir dans la poplitée, contourne la face interne du nerf sciatique poplité externe et reste encore à distance de l'artère. Mais, l'anastomose qu'envoie la saphène externe à la saphène interne croise, avant de perforer l'aponévrose, la face postérieure de l'artère et court risque d'être coupée, au cours d'une ligature : la chose n'a d'ailleurs pas d'importance.

Les ganglions lymphatiques du creux poplité sont appliqués les uns sur la face postérieure de la veine, au niveau de l'embouchure de la saphène externe, les autres sur les parties latérales de la veine (Sappey). Ces derniers seuls sont en rapport avec l'artère.

Artère et veine sont contenues dans une gaine commune très dense qui rend leur séparation difficile. Dans cette gaine cheminent de très intéressants vasa-vasorum bien étudiés par Hyrtl (Hyrtl, top. anat., t. II, p. 675 — et Ueber normale und abnorme Verhal. der Schlagadern des Unterschenkels, Wien, 1864).

Ces vasa-vasorum naissent en partie des circonflexes du genou, en partie de l'artère poplitée elle-même, et, avant de se terminer dans la paroi artérielle, s'anastomosent par des rameaux ascendants et descendants dans l'épaisseur même de la gaine. Hyrtl insiste sur l'importance de ces vasa-vasorum dans le rétablissement de la circulation collatérale après ligature de la poplitée.

Distribution. — La poplitée émet *cinq artères articulaires* et de nombreux rameaux musculaires dont deux seulement méritent une mention spéciale, les *artères jumelles ;* en tout sept collatérales importantes.

Artères articulaires:
- artère articulaire supérieure et interne,
- artère articulaire supérieure et externe,
- artère articulaire moyenne,
- artère articulaire inférieure et externe,
- artère articulaire inférieure et interne.

Artères musculaires:
- branche supérieure innominée,
- branches inférieures : jumelles.

Artère articulaire supérieure et interne. — Elle naît de la face interne de la poplitée ; son point d'origine, situé au-dessus du bord supérieur du condyle interne, est un peu plus élevé que celui de l'articulaire supérieure et externe. Dans la grande majorité des cas, elle est moins volumineuse que l'externe. Elle chemine au-dessus du bord supérieur du condyle, sous les tendons du demi-tendineux et du demi-membraneux, passe entre le tendon du grand adducteur et le bord externe du fémur, et, arrivée sur la face antérieure de l'extrémité inférieure de cet os, se divise en deux ordres de rameaux : — des rameaux profonds, qui s'engagent sous le vaste interne et se distribuent à ce muscle et au périoste fémoral, en s'anastomosant avec la branche fournie par la grande anastomotique à la portion interne du quadriceps fémoral ; — des rameaux

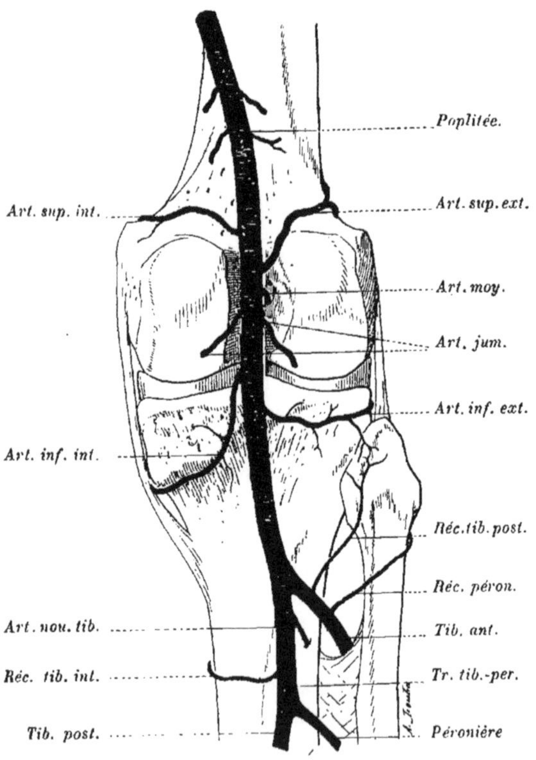

Fig. 448. — Schéma de la poplitée.

superficiels, qui descendent en avant de la capsule, doublée à ce niveau par l'aileron interne de la rotule et prennent part à la constitution du réseau périrotulien (voir plus loin : réseau péri-articulaire du genou).

Artère articulaire supérieure et externe. — Toujours plus volumineuse que l'articulaire interne correspondante, l'articulaire supérieure et externe naît quelquefois par un tronc commun avec celle-ci. Ordinairement, son point d'origine est situé un peu plus bas que le bord supérieur du condyle. De là, elle se dirige en haut et en dehors, suivant un trajet fortement oblique ; elle chemine entre le biceps et le fémur et vient contourner le bord externe de cet os, à deux ou trois centimètres au-dessus du condyle. Au niveau même de ce bord, elle se divise en deux branches terminales : l'une supérieure, l'autre inférieure. Avant de se bifurquer, elle a déjà fourni quelques collatérales à l'insertion supérieure du jumeau externe et du plantaire grêle, au biceps et au périoste fémoral.

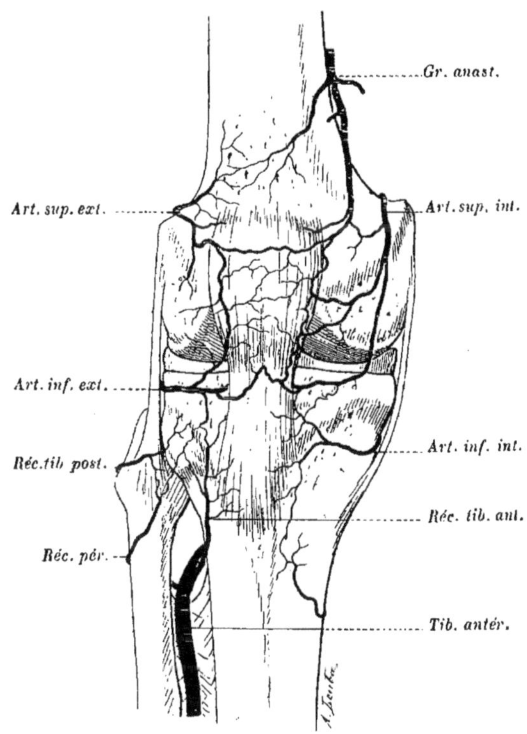

Fig. 449. — Réseau périarticulaire du genou.

La *branche supérieure* ou *musculaire* s'engage sous le crural, et se divise au-dessous de ce muscle en rameaux *périostiques* et en rameaux *musculaires*, qui s'anastomosent avec les rameaux terminaux de la branche profonde ou musculaire de la grande anastomotique.

La branche inférieure ou *articulaire* se dirige vers le bord externe de la rotule, cheminant entre la capsule et l'aponévrose fusionnée avec l'expansion du vaste externe ; au niveau de ce bord, elle descend et s'anastomose avec une branche ascendante de l'articulaire inférieure correspondante. De la convexité de cette arcade juxta-rotulienne partent des rameaux transversaux qui vont prendre part à la constitution du réseau périrotulien. De sa convexité partent des rameaux qui se dirigent en arrière et forment un deuxième réseau, appliqué sur la face externe du condyle externe et l'aileron rotulien correspondant.

Artère articulaire moyenne. — *Syn. articularis genu media seu azygos.* — Souvent double, elle le cède de beaucoup en volume à toutes les autres articulaires. Elle naît directement de la poplitée, dit-on ; mais, le plus souvent elle naît de l'articulaire supérieure et externe. Dès son origine, elle se porte en avant, traverse le plan fibreux intercondylien (faux ligament postérieur) et se ramifie dans le tissu cellulo-adipeux de l'espace intercondylien. Elle donne là de nombreux rameaux aux ligaments croisés, à la partie postérieure de la synoviale et à ses franges, si nombreuses en ce point, et enfin aux deux condyles fémoraux.

Artère articulaire inférieure et interne. — *Syn. : articularis genu inferior interna.* — Son origine est variable. La plupart des auteurs la figurent comme naissant soit au niveau de l'interligne articulaire, soit même au dessous de ce dernier. Dans la plupart des cas, je l'ai vue naître très haut, au-dessus de l'interligne, à la partie moyenne de l'espace intercondylien. Toujours, elle se porte en bas et en dedans, gagne le bord supérieur du poplité, qu'elle longe jusqu'au niveau du ligament latéral interne de l'articulation, passe sous ce ligament et vient se terminer dans le réseau périrotulien. Elle fournit des rameaux à la partie postérieure de la capsule, aux ligaments croisés, au muscle poplité et aux tendons de la patte d'oie. Ses branches terminales se jettent dans le réseau périrotulien.

Artère articulaire inférieure et externe. — *Syn. Articularis genu inferior externa.* — Ordinairement plus petite que la précédente, elle se détache de la poplitée un peu au-dessous de l'interligne articulaire. Il est exceptionnel de la voir naître par un tronc commun avec l'articulaire inférieure et interne. Elle se porte en dehors, cheminant d'abord en arrière du poplité et du ligament arqué, en avant du plantaire grêle et du jumeau externe. Elle contourne ensuite la tubérosité externe du tibia, en passant sous le ligament latéral externe, et se divise dans le voisinage de la tubérosité antérieure en rameaux terminaux.

Dans son trajet, elle fournit de nombreuses collatérales pour le poplité, l'articulation péronéo-tibiale supérieure, la capsule du genou et le ligament latéral externe. — Elle peut donner une articulaire inférieure. — Ses branches terminales se jettent dans le réseau périrotulien, et s'anastomosent avec les autres articulaires.

Artères musculaires. — L'artère poplitée fournit de nombreux rameaux musculaires. Ceux-ci forment deux groupes qui se distribuent aux muscles qui forment le losange poplité: groupe supérieur, groupe inférieur.

Artères musculaires supérieures. — En nombre variable, elles se distribuent surtout au biceps, au demi-tendineux, et au demi-membraneux, accessoirement aux vastes interne et externe et au grand adducteur.

Artères musculaires inférieures. — Dans sa partie inférieure, la poplitée fournit quelques branches sans importance au muscle poplité, et deux artères importantes : les artères jumelles.

Artères jumelles (art. surales). — Ordinairement au nombre de deux, elles naissent quelquefois de la poplitée par un tronc commun. Leur point d'origine est au niveau ou un peu au-dessus de l'interligne articulaire du genou.

Ce sont les plus volumineuses des collatérales de la poplitée; leur volume varie d'ailleurs avec celui des jumeaux.

Elles se dirigent de haut en bas, très obliquement, vers le jumeau correspondant, fournissent quelques rameaux nourriciers au tronc de la poplitée elle-même (Hyrtl), puis se divisent en rameaux superficiels et en rameaux profonds : a) les *rameaux superficiels* descendent sur la face postérieure du jumeau jusque dans le voisinage du tendon d'Achille ; ils se distribuent aux jumeaux et à la peau de la face postérieure de la jambe ; l'un de ces rameaux, *satellite de la veine saphène externe*, chemine dans l'interstice qui sépare les deux jumeaux ; — b) *les rameaux profonds* s'enfoncent dans les jumeaux ; les plus volumineux d'entre eux ne s'épuisent pas dans ces muscles et vont se terminer dans le poplité, le soléaire et le plantaire grêle. — Notons que ce dernier muscle reçoit assez souvent une petite artériole qui se détache directement de la poplitée.

Variétés. — Les anomalies d'origine et de trajet sont fréquentes. L'artère poplitée peut prolonger l'artère ischiatique (voyez var. de fem. et d'ischiatique) ; dans ce cas, elle chemine en arrière de la veine poplitée, disposition qui se rencontre parfois dans les cas d'origine normale de la poplitée (Quain, taf. LXXX, fig. 1). Dans un cas de Stuart (journ. of. anatom. and phy. tome XIII), la poplitée descendait en dedans du jumeau interne, puis s'engageait entre lui et le condyle sous-jacent pour gagner le creux poplité. — Des anomalies de longueur, d'ailleurs assez rares, se rencontrent, soit lorsque le poplité se bifurque prématurément (10 fois sur 227 cas Quain), soit lorsque l'artère se divise tardivement. Il est intéressant de constater que cette anomalie peut se rencontrer en même temps que l'anomalie inverse de l'humérale, c'est-à-dire la bifurcation prématurée de cette artère (Portal, cours d'anat. méd. 1803, III, 238).

La poplitée peut fournir anormalement l'artère anastomotique, une branche du volume de l'artère radiale qui monte à la face postérieure de la cuisse et s'anastomose avec les perforantes (Otto, seltene Beobachtungen, 1824, II, 62) ; — une branche aberrante qui se détache de l'artère au niveau de la partie moyenne du creux poplité pour la rejoindre un peu plus bas ; cette branche peut donner naissance à l'artère articulaire moyenne (Hyrtl, Schlagadern des Unterschenkels, 1864, Taf. II, fig. 1) ; — une artère tibiale postérieure accessoire (Green, variet. in the art. septem. 1830) ; — une petite artère saphène anormalement développée qui s'anastomose au-dessous de la malléole externe avec une branche de la dorsale du tarse (Hyrtl) ; — une artère jumelle interne naissant par deux racines et formant un orifice par lequel passe le nerf sciatique poplité interne. — L'artère nourricière du tibia (Winslow).

Au lieu de se diviser en tibiale postérieure et tronc tibio-péronier, la poplitée peut se diviser en tibiale antérieure, postérieure et péronière, en d'autres termes le tronc tibio-péronier fait défaut (Quain, 1 fois sur 227 cas) ; ou en artères tibiale antérieure et péronière, la tibiale postérieure étant absente (Quain, 6 fois sur 227 cas), ou encore en artère tibiale postérieure et péronière, cette dernière suppléant l'artère tibiale antérieure absente (Tiedemann).

ARTÈRES DE LA JAMBE

ARTÈRE TIBIALE ANTÉRIEURE

La tibiale antérieure fait suite à la poplitée dont elle représente la branche de bifurcation antérieure. Elle s'étend de l'anneau du soléaire au bord inférieur de la branche supérieure du ligament en Y où elle prend le nom de pédieuse. D'abord située dans la loge postérieure de la jambe, elle passe dans la loge antérieure par la partie supérieure, libre, de l'espace interosseux et descend au-devant du ligament interosseux. Sa direction est légèrement oblique en bas et en avant, puis en bas et en dedans. D'abord située près du péroné, elle se rapproche de plus en plus du tibia, si bien que dans le quart inférieur de la jambe elle repose sur la face antérieure de cet os. Elle croise ainsi en diagonale le ligament interosseux.

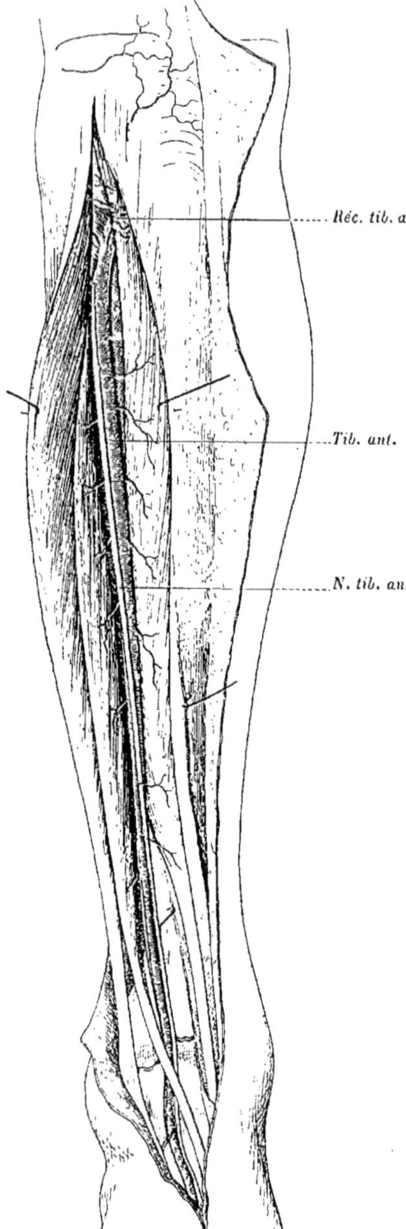

Fig. 450. — L'artère tibiale antérieure.

Sa direction serait bien indiquée, d'après la plupart des auteurs, par une ligne allant du tubercule de Gerdy, ou tubercule du fascia lata, à la partie moyenne de l'espace inter-malléolaire. Comme l'a bien remarqué Marcellin Duval, cette ligne est située en dedans de l'artère. Pour répondre exactement au trajet de cette dernière, la ligne doit partir de la dépression dans laquelle s'enfonce le doigt, en avant de la tête du péroné, *dépression anté-péronière*, pour aboutir au milieu de l'espace inter-malléolaire.

Rapports. — Nous devons étudier ces rapports dans la région jambière postérieure, dans la région jambière antérieure, et, en bas, sous le ligament frondiforme (voy. t. II, p. 292, fig. 190 et 191).

La portion de la T. A. qui appartient à la région jambière postérieure est plus ou moins longue, mais elle est constante; dans nombre de cas, elle n'a pas moins de 2 cm. Dans cette première portion, l'artère est située tout contre le ligament interosseux sur un plan un peu antérieur à celui du tronc tibio-péronier, qui descend en arrière et en dedans d'elle. La T. A. passe ensuite dans la loge antérieure de la jambe par la partie supérieure, libre, de l'espace interosseux.

Dans la loge antérieure de la jambe, la T. A. répond en *arrière*, et dans ses trois quarts supérieurs, au ligament interosseux; sa gaine est unie à ce ligament sur une longueur de plusieurs centimètres, par des tractus fibreux plus ou moins serrés, mais il me paraît exagéré de dire avec Hyrtl et les Allemands que l'artère chemine dans un véritable canal aponévrotique résultant du dédoublement de la membrane interosseuse (*Can. fibrosus vasorum tibialium* de Hyrtl, Hyrtl, loc. cit., p. 29). D'après Rieffel (Union méd., sept.

1894), cette disposition existe mais est exceptionnelle. Plus bas, vers le quart inférieur de la jambe, l'artère se place sur la face externe du tibia.

En avant, la T. A. répond d'abord à l'interstice qui sépare le jambier antérieur de l'extenseur commun en haut, du long extenseur propre du gros orteil plus bas. Très profonde dans la moitié supérieure de la jambe, l'artère l'est un peu moins, dans le quart inférieur.

En dedans, elle est contiguë au muscle jambier antérieur. — *En dehors*, elle répond d'abord à l'extenseur commun, ensuite à l'extenseur propre.

Au niveau de la branche supérieure du ligament en Y, l'artère repose sur la partie antérieure de la capsule de l'articulation tibio-tarsienne, enfouie dans le tissu graisseux qui abonde en ce point. Les tendons engainés par les frondes ligamenteuses (voir myologie, p. 293 et fig. 191) sont situés en avant d'elle, toujours séparés du vaisseau par le pilier profond du ligament frondiforme. A ce niveau, le tendon du long extenseur propre croise la face antérieure de l'artère, aussi, au niveau du pied, nous le trouverons en dedans de la pédieuse.

L'artère tibiale antérieure est accompagnée de deux veines qui cheminent l'une en avant, l'autre en arrière d'elle. Ces veines échangent de nombreuses anastomoses transversales qui rendent difficile la dénudation de l'artère, au cours d'une ligature. Le *nerf tibial antérieur*, situé en dehors de l'artère à la partie supérieure de la jambe, est situé en dedans d'elle inférieurement : il croise l'artère en passant sur sa face antérieure ; dans quelques cas (4 ou 5 fois sur 450, d'après Marcellin-Duval), l'entrecroisement ne se fait pas, et le nerf suit la face externe du vaisseau dans toute sa longueur.

La tibiale antérieure est également accompagnée par trois ou quatre troncs lymphatiques profonds ; le ganglion tibial supérieur, situé au niveau du tiers supérieur de la jambe, est appliqué contre le ligament interosseux, à côté de l'artère.

Distribution. — La tibiale antérieure fournit les branches suivantes :

L'artère récurrente tibiale postérieure, — l'a. récurrente péronière de Theile, — l'a. récurrente tibiale posté. — des a. musculaires, — l'a. malléolaire interne, — l'a. malléolaire externe.

Les trois premières de ces artères naissent du segment de la tibiale antérieure situé dans la région postérieure de la jambe. Elles sont ordinairement très grêles, ce qui explique pourquoi la plupart des auteurs les passent sous silence. J'ai toujours rencontré la récurrente péronière et très souvent la récurrente tibiale antérieure. En revanche, le ramus supremus décrit par Luschka m'a paru très inconstant.

Ramus supremus (Luschka). — Sous le nom de ramus supremus, Luschka décrit une artériole naissant de la partie initiale de la tibiale antérieure. Cette artériole chemine d'abord au-dessous du poplité, perfore ensuite ce muscle, ou émerge au niveau de son bord supérieur et se termine dans l'échancrure inter-condylienne du fémur ; elle donne des rameaux au tibial postérieur, au long fléchisseur des orteils dans le voisinage de leur origine ; elle pourrait fournir anormalement l'artère nourricière du tibia.

Artère récurrente tibiale postérieure. — Elle naît tout près de l'origine de l'artère, fournit de nombreuses branches au muscle poplité et se termine sur la partie postérieure de l'articulation péronéo-tibiale supérieure.

Artère récurrente péronière (Theile). — *Syn. : art. articulaire de la tête du péroné (M. J. Weber), — fibularis sup. (Krause)*. — M. J. Weber regardait cette artère comme branche de la poplitée. En fait, elle peut provenir de celle-ci ou du tronc tibio-péronier ; mais elle provient, dans la majorité des cas, de la tibiale antérieure.

Elle se dirige en haut et en dehors, contourne le péroné en cheminant au-dessous du long péronier et de l'extenseur commun, donne de nombreux rameaux à ces muscles et vient se terminer au niveau de la partie antérieure de l'articulation péronéo-tibiale. Par ses branches terminales, elle s'anastomose avec l'articulaire inférieure et externe, la récurrente tibiale postérieure et la récurrente tibiale antérieure.

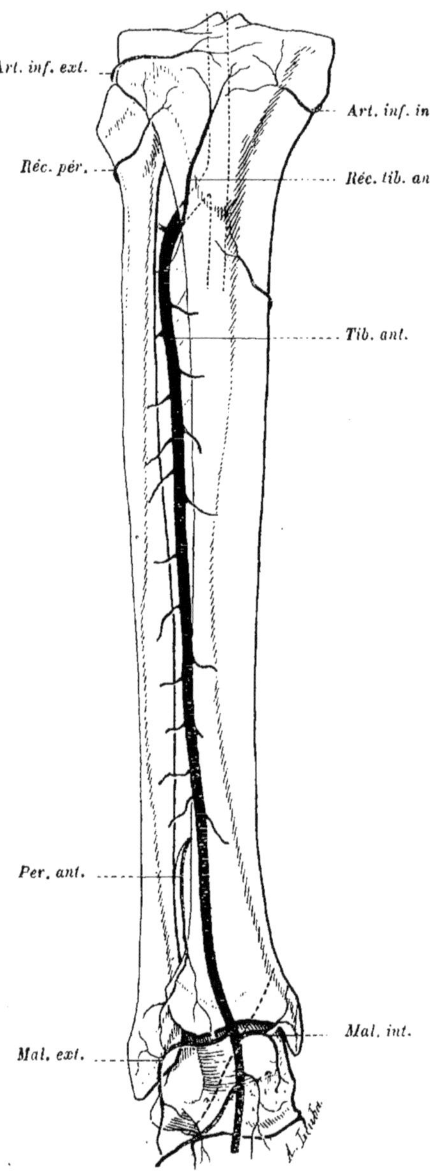

Fig. 451. — Schéma des artères de la jambe, face antérieure.

Artère récurrente tibiale antérieure. — *Syn. : a. tibialis recurrens anterior, a. articularis genu recurrens.* — Elle naît de la tibiale antérieure au moment où cette artère passe entre les deux os de la jambe. Toujours assez volumineuse, elle se dirige en haut, en avant et en dedans, appliquée sur la tubérosité antérieure du tibia et recouverte par le corps charnu du tibial antérieur. Elle émerge au niveau de la partie externe de la tubérosité tibiale antérieure, où elle s'épanouit en ses rameaux terminaux.

Elle fournit des rameaux collatéraux au jambier antérieur, à l'extenseur commun des orteils, à l'articulation péronéo-tibiale supérieure et se termine en s'anastomosant avec les artères articulaires du genou (v. plus loin le réseau péri-articulaire du genou).

Artères musculaires. — Ces artères sont au nombre d'une trentaine environ. Elles sont perpendiculairement implantées sur le tronc principal, et s'enfoncent aussitôt dans les muscles voisins.

Les artères musculaires internes se rendent dans le jambier antérieur ; les externes se distribuent au long extenseur commun, au long extenseur propre, au péronier antérieur et jusque dans les péroniers latéraux.

Artère malléolaire interne. — Ordinairement moins volumineuse que l'externe, elle naît un peu au-dessus de l'interligne de l'articulation tibio-tarsienne, se dirige horizontalement en dedans, passe au-dessous du tendon du jambier antérieur et arrive au niveau du bord antérieur de la malléole interne où elle se divise en deux branches, l'une superficielle, l'autre profonde. La branche superficielle descend sur la face externe de la malléole et se termine en s'anastomosant avec les branches de la tibiale postérieure et de la pédieuse. La branche profonde se perd dans l'appareil ligamenteux interne de l'articulation tibio-tarsienne.

Artère malléolaire externe. — Elle naît de la tibiale antérieure à peu près au même niveau que la précédente. Elle se porte horizontalement en dehors, en passant au-dessous des tendons extenseur commun, extenseur propre et péronier antérieur. Au niveau de la malléole, elle change de direction, et descend verticalement sur le côté externe du tarse.

Dans son trajet, elle fournit des *rameaux cutanés* à la malléole péronière, des *rameaux articulaires* pour l'articulation péronéo-tibiale inférieure et tibio-tarsienne, des *rameaux osseux* qui passent sous les tendons des péroniers latéraux et se distribuent à la face externe du calcanéum. — Elle s'anastomose largement avec la péronière antérieure, la dorsale du tarse et la plantaire externe.

TRONC TIBIO-PÉRONIER

Il commence à la bifurcation de la poplitée dans le canal du soléaire et finit à 4 ou 5 cm. plus bas, où il se divise en : tibiale postérieure et péronière.

Nombre d'auteurs à l'étranger rattachent le tronc tibio-péronier à la tibiale postérieure dont il représenterait la partie supérieure ; ils considèrent la péronière comme une simple collatérale de la tibiale postérieure.

La longueur du tronc tibio-péronier est des plus variables (V. Anomalies). Sa direction est verticale, son volume est le double de celui de la tibiale antérieure.

Rapports. — Recouvert par le soléaire, il repose sur le jambier postérieur. Il est accompagné par deux veines volumineuses et par le nerf tibial postérieur qui est situé en arrière et un peu en dehors de lui.

Il donne deux collatérales.

Récurrente tibiale interne (*Branche périostique cutanée de Sappey*). — Née de la partie supérieure du tronc tibio-péronier, elle contourne le bord interne du tibia, en traversant les insertions du soléaire et se distribue au périoste de la partie supérieure de la face interne du tibia, ainsi qu'aux téguments qui la recouvrent. La récurrente tibiale s'anastomose avec l'artère articulaire inférieure et interne et avec la récurrente tibiale antérieure.

Artère nourricière du tibia (*Nutritia tibiæ*). — L'artère nourricière du tibia, la plus volumineuse des nourricières osseuses (Theile) se détache de la partie interne du tronc tibio-péronier, se porte en bas et en dedans, abandonne quelques rameaux au poplité, au tibial postérieur et au long fléchisseur commun, puis pénètre dans le conduit nourricier. Arrivée dans le canal médullaire, elle se divise en deux branches, l'une ascendante, l'autre descendante.

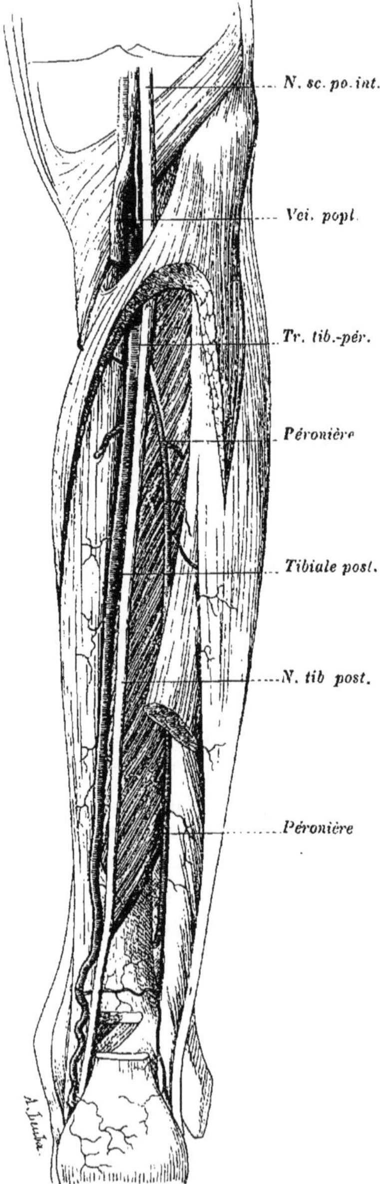

Fig. 452. — Artères de la face postérieure de la jambe.

TIBIALE POSTÉRIEURE

Syn. : tibialis postica

Branche de bifurcation interne du tronc tibio-péronier, la tibiale postérieure s'étend de la terminaison de celui-ci jusque dans la gouttière calcanéenne ou elle se bifurque en *plantaire interne* et *plantaire externe.*

Son volume, deux fois plus considérable que celui de la péronière, est ordinairement en raison inverse de celui de la tibiale antérieure.

La T. P. se dirige d'abord en bas et en dedans, puis elle descend verticalement sur les muscles de la couche profonde qui revêtent la face postérieure du tibia; au bas de la jambe elle s'incurve en avant vers la gouttière calcanéenne. Elle traverse ainsi la région postérieure de la jambe, la gouttière rétro-malléollaire interne et le commencement du canal calcanéen.

Rapports. — Dans sa portion jambière, l'artère, située un peu en dedans de l'axe de la jambe, est en rapport : *en avant,* avec le jambier postérieur et le long fléchisseur commun; elle est appliquée sur ce plan musculaire par le feuillet profond de l'aponévrose jambière postérieure, qui devient d'autant plus épais qu'on l'examine plus bas. — *En arrière,* la T. P. répond au muscle soléaire et plus bas au côté interne du tendon d'Achille.

Dans sa portion malléolaire, la T. P. descend, très sinueuse, derrière la malléole interne. Elle est ici presque superficielle et on la voit battre sous la peau et le double feuillet aponévrotique qui la recouvrent. Elle suit le fond de la gouttière rétro-malléolaire, à égale distance du bord postérieur de la malléole et du tendon d'Achille, ayant en avant d'elle le tendon jambier postérieur et celui du fléchisseur commun ; le tendon du fléchisseur propre du gros orteil est en arrière et plus profondément.

Dans sa portion calcanéenne, l'artère, recouverte par le ligament annulaire interne du cou-de-pied, repose sur la gaine tendineuse du long fléchisseur propre du gros orteil qui la croise.

Dans tout ce trajet, la T. P. est flanquée de deux veines ; le nerf tibial postérieur est en dehors d'elle à la jambe, en arrière d'elle dans la gouttière malléolaire.

La T. P. donne des collatérales de volume médiocre, en nombre indéterminé. *A la jambe,* elle fournit de nombreux rameaux au soléaire, au jambier postérieur et au long fléchisseur commun. Parmi les rameaux du soléaire, il en est deux, qui naissent de la partie supérieure de l'artère et qui ont un volume assez considérable. Dans sa *portion inférieure,* la tibiale postérieure fournit : le *rameau anastomotique;* la *malléolaire postérieure et interne* et les *rameaux calcanéens.*

Rameau anastomotique (*Ramus anastomoticus transversus*). — Il naît de la tibiale un peu au-dessus de la malléole, passe sous le tendon du long fléchisseur propre et s'anastomose avec un rameau analogue venu de la péronière. Cette branche transversale est constante, parfois peu volumineuse, souvent subdivisée.

Artère malléolaire postérieure et interne (*A. malleolaris postica medialis*). — Plus volumineuse que la précédente, cette branche naît de la portion rétro-malléolaire de la tibiale postérieure, passe sous le tendon du long fléchisseur commun et du jambier postérieur et arrive sur la face cutanée de la malléole. Elle s'anastomose avec la malléolaire interne, branche de la tibiale antérieure, et avec les rameaux tarsiens internes de la pédieuse, contribuant à la formation du réseau malléolaire interne.

Rameaux calcanéens (*Ar. calcaneæ mediales*). — Au nombre de deux ou trois, les rameaux calcanéens, ordinairement assez volumineux, se détachent de la tibiale postérieure au moment où celle-ci va pénétrer dans le canal calcanéen. Ils se dirigent en bas et en dedans et se terminent en fournissant de nombreux ramuscules au périoste du calcanéum, au coussinet cellulo-adipeux du talon, à l'abducteur du gros orteil et au court fléchisseur plantaire.

PÉRONIÈRE

Branche de bifurcation externe du tronc tibio-péronier, la péronière descend dans la loge postérieure de la jambe, au bas de laquelle elle se divise en deux branches terminales : la *péronière postérieure* et la *péronière antérieure*.

Le calibre de la péronière est moins considérable que celui des tibiales ; il varie d'ailleurs en raison inverse de celui de ces vaisseaux. Cela est vrai surtout pour la tibiale antérieure, ce qui s'explique facilement par ce fait que c'est la péronière antérieure qui donne la pédieuse dans le cas d'arrêt de développement de la tibiale antérieure.

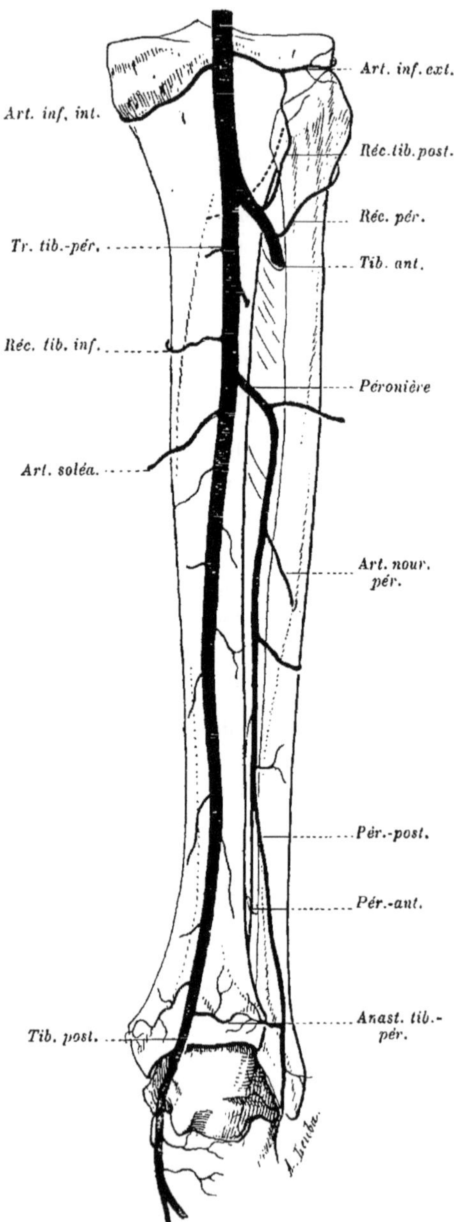

Fig. 453. — Schéma des artères de la face postérieure de la jambe.

Rapports. — La péronière chemine profondément dans la loge postérieure de la jambe, le long de la face postérieure du péroné. Elle est en contact en avant et en haut avec le jambier postérieur qui la sépare de l'os ; plus bas elle repose sur le ligament interosseux. En arrière, elle est d'abord recouverte par le soléaire et le long fléchisseur propre ; en haut ce dernier muscle recouvre l'artère, qui s'engage en bas entre ses faisceaux musculaires.

La péronière fournit de nombreuses branches collatérales. Les *branches postérieures* se distribuent au soléaire, et, plus bas, au fléchisseur propre quand l'artère s'est engagée sous ce muscle. Quelques-unes, plus volumineuses, ne s'épuisent pas entièrement dans son épaisseur, mais contournent le bord postérieur du péroné et vont se distribuer dans les deux muscles péroniers. C'est une de ces dernières qui fournit le plus souvent l'artère nourricière du péroné.

Les *branches internes* se distribuent pour la plupart au jambier postérieur. L'une d'entre elles, plus considérable, constitue le rameau anastomotique péronier (voir tibiale postérieure).

Les branches terminales sont au nombre de deux ; la *péronière postérieure* et la *péronière antérieure.*

Artère péronière postérieure. — La péronière postérieure, plus volumineuse en général que l'antérieure, descend derrière la malléole péronière, sur les tendons des péroniers latéraux et se termine sur le côté externe du calcanéum. Dans son trajet, elle abandonne de nombreux rameaux au long fléchisseur propre du gros orteil, aux tendons des péroniers latéraux et à leur gaine, au tendon d'Achille et aux articulations péronéo-tibiale inférieure et tibio-tarsienne ; ses rameaux *terminaux* se distribuent au périoste du calcanéum et au coussinet sous-calcanéen (*rameaux calcanéens externes*), à l'abducteur du 5e orteil et à l'origine du pédieux.

Par ces rameaux terminaux, la P. P. s'anastomose avec la plantaire externe, la malléolaire externe, la péronière antérieure et la dorsale du tarse.

Artère péronière antérieure (*Peronea antica s. perforans*). — Son volume, ordinairement moins considérable que celui de la précédente, est en raison inverse de celui de la tibiale antérieure, qu'elle peut être appelée à suppléer. Elle traverse obliquement la partie inférieure du ligament interosseux et pénètre dans la loge antérieure de la jambe, où elle descend sous le tendon du péronier antérieur. Elle donne de nombreux rameaux, au péronier antérieur, aux articulations tibio-tarsienne et astragalo-calcanéenne, au périoste de l'extrémité inférieure du péroné et se termine en s'anastomosant avec la malléolaire externe, branche de la tibiale antérieure.

Variétés des artères de la jambe. — Tibiale antérieure. — Nous avons indiqué en étudiant l'artère poplitée les anomalies d'origine de l'artère tibiale antérieure. — Quand la poplitée se bifurque prématurément, l'artère peut cheminer en avant du muscle poplité (Ramsay, Edimb. méd. and surgic. Journal, 1812, VIII, 282, M. J. Weber, Theile, Quain, Hyrtl 1 fois sur 6 cas). La T. A. peut, au lieu de passer à travers le ligament interosseux, contourner le col du péroné avec le nerf sciatique poplité externe (Velpeau, éléments de médecine opératoire, 1839, tome III, page 113). Elle peut descendre dans la loge péronière et reprendre sa place habituelle au niveau de l'articulation tibio-tarsienne (Quain, 8 fois sur 185 cas). Elle peut avoir un trajet superficiel anormal et accompagner le nerf musculo-cutané (Pelletan, Cliniq. chirurg., 1810, p. 111, Velpeau, loco citato, p. 42).

L'artère tibiale antérieure peut manquer ; son absence complète a été signalée par Burns, Otto, Dubrueil, etc. Ordinairement l'absence n'est pas totale ; l'artère est représentée par une branche musculaire se distribuant surtout au muscle poplité et donnant naissance à la récurrente tibiale antérieure. — Le plus souvent, la réduction de l'artère est moins considérable ; on la trouve le long de la jambe, mais elle s'arrête au niveau de l'articulation tibio-tarsienne. Le mode de suppléance de l'artère tibiale antérieure est très intéressant à étudier. Lorsque la portion jambière fait défaut, ce qui est rare, elle est suppléée par une branche perforante de l'artère tibiale postérieure. — Quand l'artère finit au niveau ou un peu au-dessous de l'articulation tibio-tarsienne, elle est suppléée par l'artère péronière antérieure ou encore par des rameaux perforants de la tibiale postérieure. Cette anomalie retentit forcément comme celle où l'artère tibiale antérieure a un développement anormal, sur la disposition des artères du pied.

J'y reviendrai en étudiant ces dernières.

Hyrtl l'a vue donner l'artère articulaire moyenne du genou.

Récurrente tibiale antérieure. — Elle monte le long du bord interne du ligament rotulien pour se jeter dans le réseau périarticulaire du genou (Cruveilhier) ; elle fournit une branche descendante importante au muscle long péronier latéral et à l'extenseur commun des orteils. Cette branche s'anastomose en bas avec l'artère péronière antérieure. L'anomalie est intéressante, car c'est le développement exagéré de ce rameau qui explique l'anomalie dans laquelle l'artère tibiale antérieure descend dans la loge externe de la jambe.

Artère malléolaire externe. — Elle manque et est suppléée par l'artère péronière antérieure.

Artère malléolaire interne. — Elle peut également faire défaut et être remplacée par une branche de l'artère tibiale postérieure.

Tibiale postérieure. — Ses anomalies d'origine ont été étudiées en même temps que le tronc tibio-péronier.

La tibiale postérieure manque ou n'existe que dans le tiers supérieur de la jambe 11 fois sur 211, Quain. Lorsque l'artère tibiale postérieure a un volume réduit, elle peut être renforcée par une branche venue de l'artère péronière. Elle peut aussi être renforcée d'une façon récurrente en quelque sorte, par l'artère plantaire profonde fournie dans ce cas par l'artère tibiale antérieure. Je reviendrai sur cette anomalie en étudiant les artères du pied. — Elle peut perforer la partie inférieure du ligament interosseux et se jeter dans la tibiale antérieure.

Branches surnuméraires. — L'artère tibiale postérieure donne à la partie moyenne de la jambe une branche qui perfore le ligament interosseux et va se jeter dans la tibiale antérieure ou même dans la pédieuse (Banckart). — Une de ces branches antérieures, anormales, peut donner naissance à une partie des artères du dos du pied.

Quain a vu, 2 fois sur 211, l'artère péronière renforcée par une branche importante de l'artère tibiale postérieure *(artère grande saphène)*.

L'artère malléolaire postérieure et interne peut faire défaut et être suppléée par l'artère malléolaire antérieure et interne (Hyrtl).

Artère péronière. — L'artère péronière est une artère dont les anomalies sont extrêmement fréquentes, puisque sur 109 préparations Quain a rencontré 31 fois des anomalies de cette artère. Le plus souvent il s'agit d'une augmentation de volume de ce vaisseau (25 fois sur les 31 cas). — L'absence totale est rare. La P. est alors suppléée par la tibiale postérieure et la malléolaire externe, branche de la tibiale antérieure, ou par une branche venue de la tibiale antérieure et suivant le trajet habituel de la péronière dans toute son étendue.

Comme je l'ai dit, il est plus fréquent de la voir suppléer la tibiale antérieure ou la tibiale postérieure, ou les deux à la fois. — Lorsque la tibiale postérieure est réduite, c'est la P. qui donne l'artère nourricière du tibia. — Quand l'artère péronière antérieure supplée la tibiale antérieure, elle fournit les artères de la face dorsale du pied en très grande partie ou en totalité. De même, l'artère péronière peut fournir les artères plantaires interne et externe dans le cas d'atrophie de la tibiale postérieure. Elle peut fournir encore une artère péronière accessoire, qui descend parallèlement à l'artère normale en s'anastomosant avec elle (Hyrtl) ou bien chemine superficiellement.

ARTÈRES DU PIED

FACE DORSALE

PÉDIEUSE

La pédieuse s'étend du bord inférieur du ligament frondiforme, où elle continue la tibiale antérieure, à l'extrémité postérieure du premier espace interosseux dans lequel elle plonge pour se continuer, à plein canal, avec la terminaison de la plantaire externe.

Sa direction, sensiblement parallèle à l'axe du pied, est représentée par une ligne menée de la partie moyenne de l'espace inter-malléolaire à la partie postérieure du premier espace interosseux. Son volume, très variable, est en raison inverse de celui de la plantaire externe et de la péronière antérieure.

Rapports. — Relativement superficielle, l'artère est recouverte : 1° par la peau et le tissu cellulaire dans lequel se trouvent les origines de la veine saphène interne et les branches terminales du musculo-cutané ; — 2° par l'aponévrose dorsale superficielle ; — 3° par l'aponévrose du pédieux ; — 4° par le chef interne de ce muscle qui la recouvre et dont le tendon croise obliquement le vaisseau. — L'artère passe sur les os du tarse, tête de l'astragale, scaphoïde, deuxième cunéiforme et sur les ligaments qui unissent ces os.

Le tendon de l'extenseur propre du gros orteil chemine parallèlement à l'artère, à un centimètre en dedans d'elle.

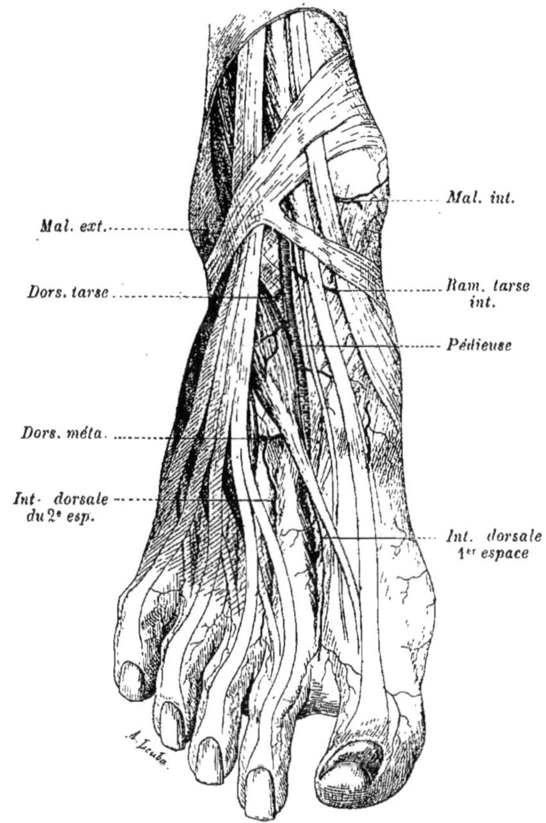

Fig. 454. — Les artères de la face dorsale du pied.

Branches. — 1° Dorsale du tarse. — Cette branche, assez volumineuse, naît de la partie externe de la pédieuse, sur le scaphoïde ; elle se porte en avant et en dehors, cheminant sur la face supérieure des os du tarse, sous le pédieux. Elle se termine au niveau du bord externe du pied en s'anastomosant avec une branche de la plantaire externe ou avec la dorsale du métatarse.

Elle fournit des rameaux aux os sous-jacents, aux articulations, au muscle pédieux, aux tendons des extenseurs des orteils, et aux téguments.

Hyrtl a décrit comme constante une petite artériole qui traverse le sinus du tarse ; cette artériole naît ordinairement de la dorsale du tarse tout près de l'origine de cette artère, et pénètre dans le canal astragalo-calcanéen qu'elle parcourt dans toute son étendue. Leboucq (Anatom. Anzeig. 1886, page 18) a montré que, chez l'embryon de 12 mm., cette artère avait un volume considérable ; à ce moment, elle sépare les deux ébauches du calcaneum ; plus tard elle s'atrophie. L'anomalie décrite par Hyrtl (large anastomose entre la tibiale antérieure et postérieure dans le sinus du tarse), n'est que l'exagération de cette disposition.

La dorsale du tarse s'anastomose avec la péronière antérieure, la malléolaire externe, la dorsale du métatarse et la plantaire externe.

Dorsale du métatarse. — Cette branche, la plus *volumineuse* des collatérales de la pédieuse, naît au niveau de l'articulation métatarso-cunéenne. Elle se porte en avant et en dehors, cheminant sur l'extrémité postérieure des métatarsiens au-dessous du pédieux, et se termine au niveau de l'extrémité postérieure du cinquième métatarsien, en s'anastomosant avec une branche de la dorsale du tarse avec laquelle elle forme l'*arcade dorsale du tarse.* Elle fournit des *rameaux postérieurs* aux os du tarse, aux articulations, au pédieux, et des *ra-*

meaux antérieurs. Ces derniers constituent les interosseuses dorsales des deuxième, troisième et quatrième espaces. Chacune de ces interosseuses descend sur la face supérieure des interosseux dorsaux ; arrivée au niveau de l'espace interdigital, c'est-à-dire un peu en avant de l'articulation métatarso-phalangienne, elle se divise en deux branches qui constituent les collatérales dorsales correspondant à l'espace dans lequel chemine l'interosseuse.

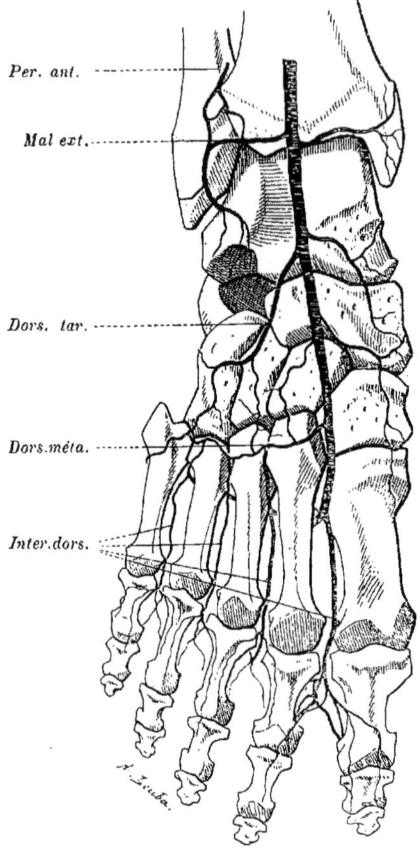

Fig. 455. — Schéma des artères de la face dorsale du pied.

Au niveau de l'extrémité postérieure de l'espace interosseux, chaque interosseuse dorsale communique par une anastomose verticale (perforante postérieure) avec la portion transversale de l'artère plantaire externe.

De même, au niveau de sa bifurcation, elle communique avec la partie terminale de l'interosseuse plantaire correspondante par les perforantes antérieures.

La disposition de ces artères perforantes est des plus variables. Le volume des perforantes postérieures est quelquefois plus considérable que celui de la partie initiale de l'interosseuse dorsale correspondante. Dans ce cas, l'interosseuse dorsale semble continuer la perforante postérieure et venir, par l'intermédiaire de cette dernière, de l'artère plantaire externe. Cette disposition m'a paru fréquente. D'après Meyer (loc. cit.), ce serait la disposition typique. — Le volume des perforantes antérieures est non moins variable : dans quelques cas, il est assez considérable pour que la perforante antérieure semble être la prolongation de l'interosseuse, qui paraît aller se jeter dans l'interosseuse plantaire correspondante.

Dans tous les cas, les artères interosseuses dorsales sont d'ordinaire assez peu développées et les collatérales dorsales des orteils auxquelles elles donnent naissance sont normalement très atrophiées.

3° **Interosseuse dorsale du premier espace.** — Elle naît de la partie terminale de la pédieuse, au moment où cette artère plonge dans le premier espace interosseux. Son volume est beaucoup plus considérable que celui des autres interosseuses. Cette artère chemine dans le premier espace, sur la face dorsale du premier interosseux ; arrivée au niveau de l'articulation métatarso-phalangienne du gros orteil, elle donne deux branches : l'une, interne, forme le tronc commun des deux collatérales dorsales du gros orteil ; l'autre, externe, constitue la collatérale dorsale interne du deuxième orteil. Aussitôt après avoir fourni ces deux branches, que l'on ne doit pas considérer comme branches terminales, elle devient verticale, se dirige vers la plante, constituant ainsi la perforante antérieure du premier espace et se bifurque en deux branches terminales : l'une, interne, est le tronc commun des collatérales plantaires du gros orteil ; l'autre, externe, est la collatérale plantaire du deuxième orteil. Au niveau de sa bifurcation, elle reçoit l'interosseuse plantaire du premier espace. C'est l'interosseuse dorsale, et non l'interosseuse plantaire qui donne les trois collatérales plantaires internes des orteils.

Je considère cette disposition comme la règle puisque je l'ai trouvée 10 fois sur 12 pieds examinés. Je ne puis donc regarder comme normale la disposition indiquée par les classiques qui considèrent l'interosseuse dorsale comme ne donnant naissance qu'aux trois premières collatérales dorsales, et regardent la perforante antérieure du premier espace comme une simple anastomose. Je le répète, dans la grande majorité des cas, cette perforante antérieure m'a paru représenter la continuation du tronc de la première interosseuse dorsale, allant vers la plante donner naissance aux trois premières collatérales plantaires.

FACE PLANTAIRE

PLANTAIRE INTERNE

La plantaire interne représente la branche de bifurcation interne de la tibiale postérieure; j'ai indiqué plus haut le siège habituel de cette bifurcation.

Elle est d'ordinaire assez grêle et beaucoup moins volumineuse que la plantaire externe, qui représente normalement l'artère principale du pied.

Trajet et rapports. — Dès son origine elle se dirige directement en avant, chemine d'abord entre l'abducteur du gros orteil, qui la recouvre, et les tendons du long fléchisseur propre qu'elle croise très obliquement, et vient émerger au niveau du bord externe de l'abducteur, où elle devient relativement superficielle.

Il est difficile de préciser son mode de terminaison. Lorsque l'artère plantaire interne est très grêle, elle ne se bifurque pas, mais vient se terminer soit dans le tronc commun des collatérales plantaires du gros orteil et de la collatérale plantaire interne du deuxième orteil, soit dans l'arcade plantaire, soit dans la collatérale plantaire interne du gros orteil. — Lorsqu'elle est volumineuse, elle peut rester indivise et fournir la collatérale interne du gros orteil. Il est alors fréquent de voir coexister les différents modes de terminaison que je viens de signaler : on voit la plantaire interne fournir plusieurs branches terminales, qui vont se jeter dans les interosseuses plantaires, ou dans leurs branches de bifurcation.

La plantaire interne vient ainsi renforcer une, deux, trois et exceptionnellement la totalité des interosseuses. Ainsi se trouve créée une véritable ébauche de système superficiel sous-aponévrotique, qui se superpose au système profond formé par la plantaire externe. Lorsque la plus externe de ces branches terminales s'anastomose avec un rameau de la plantaire externe, ce qui est peut-être moins rare qu'on ne le croit, il existe une véritable arcade plantaire superficielle, absolument homologue de l'arcade palmaire superficielle. Mais, contrairement à ce que nous trouvons à la main, ce système superficiel est toujours formé par des artères très grêles et le cède de beaucoup en importance au système profond.

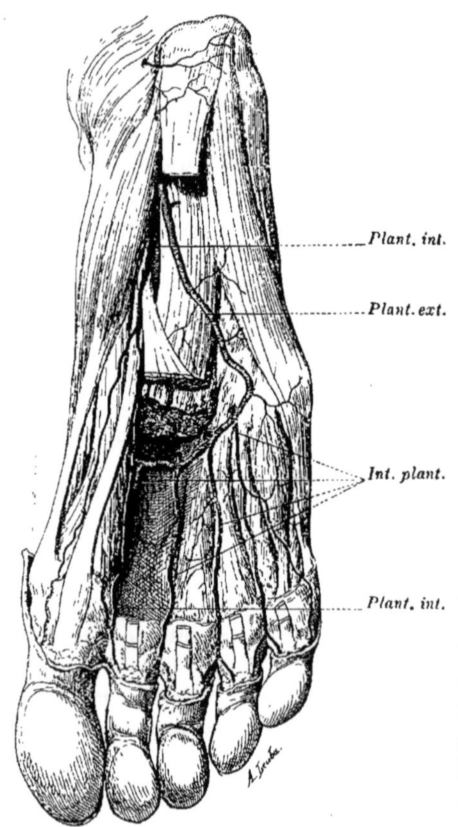

Fig. 456. — Les artères de la face plantaire.

Branches collatérales. — Quel que soit son mode de terminaison, la plantaire interne fournit de nombreux rameaux collatéraux à l'abducteur du gros orteil, au court fléchisseur, aux téguments du bord interne du pied et aux articulations astragalo-scaphoïdiennes, scapho-cunéennes et inter-cunéennes. Parmi ces branches collatérales, il en est une qui mérite une mention spéciale. Toujours assez volumineuse, elle se détache de la plantaire interne, tout près de l'origine de celle-ci, croise la face profonde de l'abducteur et émerge au-dessus de ce muscle dont elle suit le bord supérieur ; elle donne de nombreux rameaux à ce muscle et aux téguments voisins et se termine au niveau de l'articulation métatarso-phalangienne du gros orteil. C'est l'*a. superficialis pedis medialis* de Henle.

PLANTAIRE EXTERNE

La plantaire externe s'étend de la bifurcation de la tibiale postérieure à l'extrémité postérieure du premier espace interosseux où elle se continue avec la pédieuse.

Elle est beaucoup plus volumineuse que la plantaire interne ; son calibre est d'ailleurs en raison inverse de celui de cette artère et de la pédieuse.

La plantaire externe se dirige d'abord en avant et en dehors vers l'extrémité postérieure du cinquième métatarsien. Là, elle change brusquement de direction, croise transversalement l'extrémité postérieure des métatarsiens et vient se terminer au niveau de la partie postérieure du premier espace interosseux.

Dans son ensemble elle décrit une courbe dont la concavité regarde en dedans et en arrière. On peut donc lui considérer deux portions, l'une oblique, l'autre transversale. La portion oblique, qui se moule sur la saillie de la face inférieure du calcanéum doublée par la chair carrée, décrit une courbe à concavité supérieure. La portion transversale, au contraire, appliquée sur la concavité très marquée à ce niveau de la voûte plantaire, décrit une courbe à convexité supérieure.

Rapports. — *Dans sa portion oblique,* l'artère chemine d'abord entre la face profonde de l'abducteur du gros orteil et le chef interne de l'accessoire du long fléchisseur. Elle s'engage ensuite dans la loge moyenne, entre le court fléchisseur plantaire et la chair carrée. Plus loin, au voisinage du cinquième métatarsien, elle se dégage du court fléchisseur plantaire et devient relativement superficielle, recouverte seulement par les fibres obliques externes de l'aponévrose plantaire moyenne. — *Dans sa portion transversale,* l'artère est très profonde ; appliquée sur la face inférieure des têtes métatarsiennes, elle en est séparée par l'origine des interosseux plantaires. Elle est recouverte par l'épaisse masse charnue formée par l'adducteur oblique.

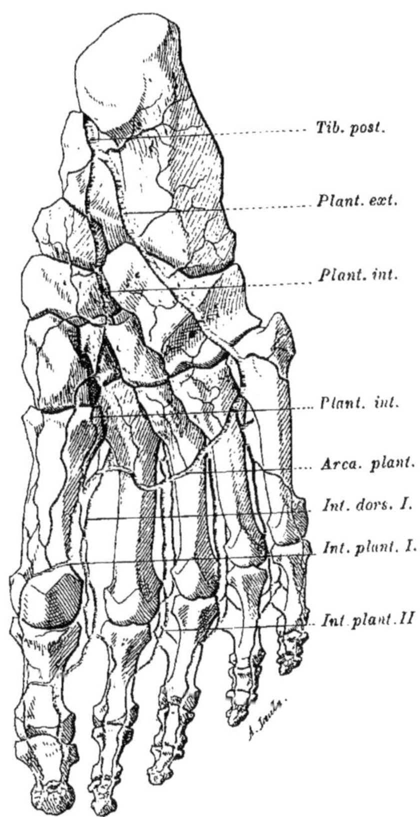

Fig. 457. — Schéma des artères plantaires.

La plantaire externe est accompagnée de deux veines et du nerf plantaire externe. Ce nerf plantaire externe, d'abord situé en dehors de la tibiale postérieure, croise la face profonde de la plantaire externe, tout près de son origine, se place alors à son côté interne et décrit une courbe inscrite dans la courbe que décrit l'artère elle-même. Ses branches superficielles abandonnent le vaisseau au point où l'artère devient profonde. Son rameau profond, au contraire, accompagne l'artère jusqu'au voisinage de sa terminaison.

Branches. — Dans sa première portion, portion oblique, l'artère fournit deux ordres de rameaux :

1° Des *rameaux inférieurs* qui se rendent dans l'abducteur du gros orteil, le court fléchisseur commun, l'abducteur du petit orteil et les téguments ;

2° Des *rameaux supérieurs* qui se distribuent à l'accessoire du long fléchisseur, aux os et aux articulations du tarse. J'insiste sur les rameaux relativement volumineux qui se perdent dans le périoste calcanéen.

Dans sa deuxième portion, portion transversale, l'artère fournit des branches supérieures, des branches inférieures, des branches postérieures et des branches antérieures.

Les *branches supérieures, perforantes postérieures,* sont au nombre de *trois*. Elles perforent l'extrémité postérieure des trois derniers espaces interosseux et se jettent soit dans les interosseuses dorsales, soit dans l'arcade dorsale du tarse. Elles peuvent donner naissance aux interosseuses dorsales ; je reviendrai plus loin sur cette intéressante anomalie. L'anastomose entre la pédieuse et la plantaire externe représente la première des perforantes postérieures.

Toujours assez grêles, les *branches inférieures* se distribuent à l'adducteur oblique.

Les *branches postérieures,* également peu développées, se perdent dans les articulations tarso-métatarsiennes et dans la gaine fibreuse du long péronier latéral.

Les *branches antérieures* sont de beaucoup les plus importantes. Ce sont la collatérale externe du petit orteil et les quatre artères interosseuses.

Collatérale plantaire externe du petit orteil. — La collatérale plantaire externe du petit orteil se détache à la jonction des deux portions de l'artère plantaire. Elle se dirige directement en avant, longeant le bord interne de l'abducteur du petit orteil, croise la face inférieure du court fléchisseur et vient se placer au côté externe du cinquième orteil. Chemin faisant, elle abandonne de nombreux rameaux aux muscles de la région plantaire externe et aux téguments voisins.

Interosseuses plantaires. — Les interosseuses plantaires sont au nombre de quatre : les trois externes présentent la même disposition ; celle du premier espace affecte une disposition spéciale.

Interosseuses des deuxième, troisième et quatrième espaces. — Nées de la portion transversale de la plantaire externe, elles se dirigent directement en avant et cheminent au niveau de l'espace interosseux correspondant. Elles sont appliquées sur les muscles interosseux et recouvertes par les tendons fléchisseurs, les lombricaux et les troncs des nerfs collatéraux des orteils. Au niveau des têtes métatarsiennes, elles passent entre le ligament transverse intermétatarsien, sur lequel elles reposent, et l'adducteur transverse qui les recouvre. Elles se terminent à quelques millimètres au-dessous des articulations métatarso-phalangiennes, où elles se divisent en deux branches, les *collatérales plantaires des orteils.* — La deuxième interosseuse donne la collatérale plantaire externe du deuxième orteil et la coll. int. du troisième ; — la troisième donne la coll. ext. du troisième orteil et la coll. int. du quatrième ; — la quatrième enfin fournit la coll. du quatrième orteil et la coll. int. du cinquième.

Abstraction faite de leurs branches terminales, les interosseuses plantaires fournissent de nombreux rameaux aux muscles adducteurs oblique et transverse du gros orteil et aux articulations métatarso-phalangiennes. — Au niveau même de leur bifurcation, elles reçoivent les perforantes antérieures, venues des interosseuses dorsales, dont elles représentent le principal mode de terminaison.

Interosseuse plantaire du premier espace. — L'interosseuse plantaire du premier espace se détache de la terminaison même de la plantaire externe. Elle se dirige en avant : d'abord appliquée contre la face externe du premier métatarsien, elle croise ensuite son bord inférieur. Elle se divise là en deux branches : la *branche interne* émerge entre les deux chefs du court fléchisseur du gros orteil, contourne la face inférieure du sésamoïde interne, ou glisse entre les deux sésamoïdes, comme son homologue de la main, pour se jeter dans la collatérale plantaire interne du gros orteil, *normalement fournie par l'interosseuse dorsale du premier espace.* — La branche externe émerge parfois, comme la précédente, entre les deux chefs du court fléchisseur du gros orteil et croise alors la face inférieure du sésamoïde externe ; dans d'autres cas, elle contourne la partie externe de l'articulation. Elle vient se jeter dans la partie terminale de la première interosseuse dorsale, au niveau du point où celle-ci se bifurque en tronc commun des collatérales plantaires du gros orteil et collatérale plantaire interne du deuxième orteil.

Comme on le voit d'après cette description, l'interosseuse plantaire du premier espace ne donne naissance ni aux collatérales plantaires du gros orteil, ni à la collatérale plantaire interne du deuxième. Cependant, vous lirez partout que la première interosseuse plantaire fournit les collatérales en question. Certes, cette disposition existe ; elle s'explique d'ailleurs facilement par la terminaison même de l'interosseuse plantaire telle que je la comprends, et il suffit de jeter un coup d'œil sur la fig. 457 pour voir comme elle peut se réaliser ; mais je dois la considérer comme rare, puisque sur les douze pieds que j'ai sous les yeux, dix fois c'est la *première interosseuse dorsale* qui fournit les deux collatérales plantaires du pouce et la collatérale plantaire interne du deuxième orteil.

Variétés des artères du pied. — Les anomalies des artères du pied sont fréquentes, plus fréquentes peut-être que les anomalies des artères de la main. Ici, comme à la main, cette fréquence s'explique par ce fait qu'il s'agit d'une portion du système artériel en voie d'évolution. Nous étudierons successivement les anomalies de la face dorsale et de la face plantaire.

Face dorsale. — Nous avons vu que les artères de la face dorsale étaient pour la plupart fournies par la pédieuse : cela n'est vrai qu'avec certaines restrictions : si la première interosseuse dorsale est, en effet, presque toujours fournie par la pédieuse et si elle a, normalement du moins, un développement assez considérable pour fournir, non seulement les collatérales dorsales, mais encore des collatérales plantaires, en revanche les autres interosseuses dorsales sont souvent fournies par l'arcade plantaire profonde, grâce aux perforantes postérieures. — Il y a là une sorte d'antagonisme entre le système dorsal et le système plantaire, antagonisme que nous avons rencontré à la main. Tantôt c'est le système dorsal qui l'emporte ; il existe alors une dorsale du métatarse très développée qui donne naissance à toutes les interosseuses dorsales ; celles-ci peuvent même être assez considérables pour renforcer les interosseuses plantaires, grâce aux perforantes antérieures. Tantôt, au contraire, le système plantaire empiète sur la face dorsale du pied. Cet empiètement du système plantaire se fait toujours par le même processus, l'augmentation de volume des perforantes postérieures. Lorsque cette augmentation de volume porte sur la perforante postérieure du premier espace, il semble que la pédieuse soit un prolongement dorsal de la plantaire externe. Lorsque cette augmentation porte sur les autres perforantes postérieures, celles-ci se continuent directement avec les interosseuses dorsales qui les prolongent ; la dorsale du métatarse fait alors défaut, ou est extrêmement rudimentaire.

Que le système dorsal soit bien développé ou au contraire rudimentaire, les artères qui le constituent peuvent être fournies, non plus par la pédieuse, mais par la péronière antérieure, anormalement développée. Il existe d'ailleurs tous les degrés dans cette anomalie, depuis ceux où la suppléance est partielle et où la péronière antérieure se borne à renforcer la dorsale du tarse ou la dorsale du métatarse, jusqu'à ceux où elle remplace entièrement la pédieuse et s'empare de tout son territoire.

Face plantaire. — Je viens de montrer que le système plantaire pouvait remplacer en partie le système dorsal, ou être en partie remplacé par ce dernier, je n'y reviendrai pas. — De même, il existe à la face plantaire un antagonisme entre la plantaire externe et la plantaire interne. Celle-ci peut prendre un développement beaucoup plus considérable qu'à l'état normal et donner une partie, voire même la totalité des collatérales plantaires des orteils. — Une anomalie plus intéressante consiste en l'anastomose en arcades d'une plantaire interne bien développée avec une branche de la plantaire externe. Il existe alors deux arcades plantaires, une superficielle, l'autre profonde. Dans ce cas, les artères de la face plantaire reproduisent le type artériel de la main. L'existence de deux arcades plantaires est constante chez quelques espèces simiennes.

Signalons encore l'intervention possible dans la formation de l'arcade plantaire de certaines artères qui, normalement, n'arrivent pas jusqu'à la face inférieure du pied. C'est ainsi que l'on a vu la péronière postérieure donner une partie des collatérales plantaires. Dans un cas remarquable observé par Hyrtl et dont nous avons donné plus haut l'interprétation (voir pédieuse), la tibiale antérieure arrivait à la face plantaire après avoir cheminé dans le canal astragalo-calcanéen.

VOIES ANASTOMOTIQUES DU MEMBRE INFÉRIEUR

Au membre inférieur, le courant artériel principal est unique au niveau de la cuisse et du genou, où il est formé par la fémorale et la poplitée; au niveau de la jambe il se dédouble; il existe là deux courants principaux : l'un antérieur, formé par la tibiale antérieure, qui se prolonge au pied par la pédieuse; l'autre postérieur formé par la tibiale postérieure, qui se continue au pied par la plantaire externe. Mais à côté de ces voies principales, nous trouvons ici, comme au membre supérieur, des voies secondaires, doublant les premières et pouvant au besoin les suppléer.

A la cuisse, il existe une voie secondaire importante, occupant la partie postérieure de ce premier segment du membre abdominal. Cette voie est formée par les anastomoses successives de l'ischiatique, des circonflexes, des perforantes et des artères musculaires supérieures de la poplitée. C'est par cette série d'anastomoses que se rétablit la circulation lorsque la fémorale est oblitérée; c'est elle qui explique cette anomalie relativement fréquente, dans laquelle on voit le tronc artériel principal occuper la région postérieure de la cuisse, tandis que la fémorale est réduite à l'état d'artère nourricière des muscles fémoraux antérieurs.

A la jambe, l'artère péronière constitue une voie secondaire des plus importantes. Par les anastomoses de ses branches terminales avec la pédieuse d'une part, avec la plantaire externe d'autre part, elle peut suppléer soit la tibiale antérieure, soit la tibiale postérieure. Nous avons vu, en étudiant les anomalies des artères de la jambe, combien il était fréquent de voir la péronière suppléer la tibiale antérieure insuffisante et donner naissance à l'artère pédieuse.

Enfin, au *pied,* la plantaire interne constitue un système spécial capable de remplacer en partie ou en totalité la plantaire interne ou la pédieuse atrophiées.

Au membre inférieur comme au membre supérieur, nous trouvons, au niveau des trois grandes articulations, de riches systèmes anastomotiques.

A la hanche, il existe un cercle artériel autour de l'extrémité supérieure du fémur, cercle en tout point comparable à celui qui entoure le col chirurgical de l'humérus. *Ce cercle péri-fémoral supérieur* est formé par les anastomoses des deux circonflexes. En haut, il reçoit toujours une ou plusieurs branches de l'ischiatique ; en bas, il communique avec la première des perforantes ; enfin en dedans, il est toujours relié à l'obturatrice par un ou plusieurs rameaux anastomotiques.

Au niveau *du genou*, le réseau péri-articulaire a une disposition beaucoup plus complexe. Il est essentiellement constitué par deux cercles artériels qui entourent l'un l'extrémité inférieure du fémur, l'autre l'extrémité supérieure du tibia. Le cercle supérieur, *cercle péri-fémoral inférieur*, est formé par l'anastomose des artères articulaires supérieures. On a vu en effet que ces deux artères, après avoir contourné l'extrémité inférieure du fémur, au-dessus des condyles, s'anastomosaient à plein canal par leurs branches articulaires. Cette anastomose est ordinairement située contre l'os, un peu au-dessus du cartilage articulaire. Dans quelques cas elle est doublée par une anastomose secondaire, formée par deux branches des articulaires qui s'unissent en avant de l'insertion rotulienne du quadriceps. Cette insertion rotulienne, comprise entre l'anastomose profonde et l'anastomose superficielle, est ainsi entourée d'un véritable anneau artériel. Le cercle inférieur, *cercle péri-tibial supérieur*, est formé par l'anastomose des deux artères articulaires inférieures. Ces deux artères s'unissent également par deux anastomoses, l'une profonde, sous-jacente au tendon rotulien, l'autre superficielle, croisant la face antérieure de ce tendon. Les deux cercles, supérieur et inférieur, sont reliés par des anastomoses verticales multiples, unies entre elles par de fins rameaux, dont l'ensemble constitue un riche réseau péri-articulaire. Les deux plus importantes de ces anastomoses verticales longent les bords latéraux de la rotule, formant là deux *troncs juxta-rotuliens* dont l'importance et la disposition varient avec les sujets.

Ajoutons enfin que les deux cercles, le périfémoral et le péritibial, sont l'aboutissant de certaines artères. Le cercle périfémoral reçoit la branche articulaire de la grande anastomotique ; le cercle péritibial reçoit la récurrente péronière, la récurrente tibiale antérieure et la récurrente tibiale interne de Cruveilhier.

Le réseau anastomotique que je viens de décrire est situé profondément, et appliqué sur le périoste et la capsule articulaire, mais il émet des branches perforantes qui traversent le surtout tendineux et aponévrotique qui renforce en avant la capsule fibreuse de l'articulation du genou ; ces branches perforantes forment au-dessous des téguments un deuxième réseau. A la partie antérieure du genou, comme à la partie postérieure du coude, nous trouvons donc deux réseaux : l'un superficiel sous-cutané, l'autre profond sous-aponévrotique, communiquant d'ailleurs largement entre eux.

Au niveau de *l'articulation tibio-tarsienne*, il existe un cercle artériel complet autour de l'extrémité inférieure des deux os de la jambe. Ce cercle est formé, en arrière par le rameau anastomotique qui relie la tibiale postérieure, en avant par les deux malléolaires, branches de la tibiale antérieure, qui s'anastomosent, l'externe avec un rameau de la tibiale postérieure, l'interne avec un rameau, toujours très grêle, de la péronière postérieure. Ce cercle artériel communique largement en haut avec la péronière antérieure, en bas avec la dorsale du tarse et avec les rameaux tarsiens internes de la pédieuse.

ARTÈRE SACRÉE MOYENNE

L'artère sacrée moyenne est la branche terminale de l'aorte abdominale. Véritable aorte pelvienne, elle a la même valeur morphologique que l'aorte thoracique et l'aorte abdominale qu'elle continue au-devant du sacrum et du coccyx. — Elle se détache de la face postérieure de l'aorte ordinairement un peu au-dessus de sa bifurcation, plus rarement au niveau de cette dernière; dès son origine elle se porte directement en bas, sur la face antérieure de la cinquième lombaire, contourne le promontoire, suit la face antérieure du sacrum et du coccyx au niveau de la ligne médiane et se termine au-dessous du sommet du coccyx dans l'épaisseur de la glande coccygienne.

Dans ce trajet, elle décrit deux courbes, l'une à concavité postérieure, qui embrasse le promontoire, l'autre à concavité antérieure qui s'applique au rectum. Le calibre de la sacrée moyenne est assez grêle; à l'origine, il est égal à celui d'une intercostale lombaire. — On sait que, chez les animaux munis d'une queue, la sacrée moyenne, *artère caudale*, présente un volume considérable, en rapports avec les dimensions de cet organe.

Rapports. — A son origine, au niveau du corps de la cinquième lombaire, la sacrée moyenne est recouverte par la bifurcation de l'aorte abdominale et par la veine iliaque commune gauche. — Au niveau du sacrum, elle est en rapport : *en avant*, avec la face postérieure du rectum, dont elle est séparée par la gaine fibreuse de cet organe; *en arrière*, elle est en contact immédiat avec l'os et intimement unie au périoste. Lorsqu'elle s'écarte de la ligne médiane, ce qui n'est pas rare, elle peut reposer sur les insertions sacrées du pyramidal. — Au niveau du coccyx, la sacrée moyenne est recouverte par le double faisceau en sautoir du ligament sacro-coccygien antérieur. Lorsqu'il existe un fléchisseur du coccyx elle chemine sous ce muscle (Morestin). Elle est accompagnée par deux veines.

Branches. — La sacrée moyenne fournit de nombreuses collatérales dont la plupart se portent transversalement en dehors, continuant la série des intercostales thoraciques et lombaires. La première de ces artères est la cinquième artère lombaire; elle naît au niveau de la partie moyenne du corps de la cinquième vertèbre lombaire. Lorsque cette artère est bien développée elle se comporte comme les autres artères lombaires; lorsqu'elle est grêle elle est suppléée par un rameau se détachant de l'iliaque primitive ou de l'ilio-lombaire.

Les autres collatérales transversales de la sacrée moyenne, en nombre égal à celui des trous sacrés, théoriquement du moins, se portent transversalement en dehors vers les trous sacrés antérieurs. Au niveau de ces derniers, elles s'anastomosent avec le rameau correspondant de l'artère sacrée latérale. La dernière des collatérales transversales de la sacrée moyenne naît au niveau de l'interligne sacro-coccygien. Elle se porte en dehors, comme les précédentes, et s'anastomose avec la branche transverse de la sacrée latérale inférieure. C'est à tort que certains auteurs regardent les deux branches sacro-coccygiennes de la sacrée moyenne comme les terminales de la sacrée moyenne. Comme nous l'avons dit les branches terminales de la sacrée moyenne se perdent dans la glande coccygienne de Luschka. La sacrée moyenne fournit encore quelques rameaux assez grêles à la paroi postérieure du rectum (voy. t. IV, p. 383).

Glande coccygienne. — Syn : Steissdrüse, Nervendrüse des Beckens. — On désigne sous le nom de glande coccygienne une petite masse arrondie que l'on rencontre au niveau du sommet du coccyx et à laquelle viennent aboutir les branches terminales de la sacrée moyenne. — La glande coccygienne a été découverte par Luschka qui en donna, au double point de vue macroscopique et microscopique, une minutieuse description. (Luschka, der Hirmanhang und die Steissdrüse des Menschens, Berlin, 1866).

La glande coccygienne est située au niveau du sommet du coccyx, ou plus exactement en avant de ce sommet dans une petite fossette que ménagent les insertions coccygiennes du releveur de l'anus. Elle est plongée dans un tissu graisseux abondant. Grosse comme une lentille, elle présente une coloration brun foncé assez spéciale qui permet de la distinguer assez facilement du tissu graisseux qui l'entoure.

Il est rare qu'elle manque. Pour ma part, je l'ai toujours trouvée chez les sujets sur lesquels je l'ai cherchée avec soin. Lorsqu'elle paraît faire défaut, il est probable qu'elle s'est segmentée en nodules invisibles à l'œil nu.

D'après Luschka et Krause (Zur Anatomie der Steissdrüse, Zeitschrift für rat. Medizin 3 te R. B. et X, Heft 2), elle serait essentiellement formée par un stroma de tissu conjonctif dans lequel seraient disséminés des corpuscules de forme variable.

Ces corpuscules, tantôt régulièrement arrondis, tantôt allongés en boyaux, sont constitués par une capsule entourant des cellules polymorphes. La capsule, anhiste pour les petits corpuscules, a une apparence fibreuse pour les corpuscules plus volumineux. Quant aux éléments cellulaires, il est difficile de préciser leur forme ; d'une façon générale, ils sont polyédriques au centre, aplatis à la périphérie des corpuscules.

Le tissu de la glande coccygienne est remarquable par sa richesse en vaisseaux qui viennent de la sacrée moyenne, et en filets nerveux ; ceux-ci se détachent du ganglion coccygien du sympathique ou, lorsque ce ganglion manque, de la partie terminale du cordon du sympathique.

Le mode de terminaison de ces filets nerveux est encore inconnu. Luschka insiste sur la présence de nombreux corpuscules de Vater.

Comme on le voit, les données de l'histologie sont insuffisantes pour établir, d'une façon précise, la signification morphologique de la glande coccygienne. Luschka la rattache au système du sympathique. Gegenbaur, en s'appuyant sur les connexions de cette glande ou pseudo-glande avec la sacrée moyenne et sur les données de l'anatomie comparée, la regarde comme le reliquat des branches spinales de la sacrée moyenne : ces branches se sont atrophiées en même temps que disparaissait la moelle caudale à laquelle elles se distribuaient primitivement.

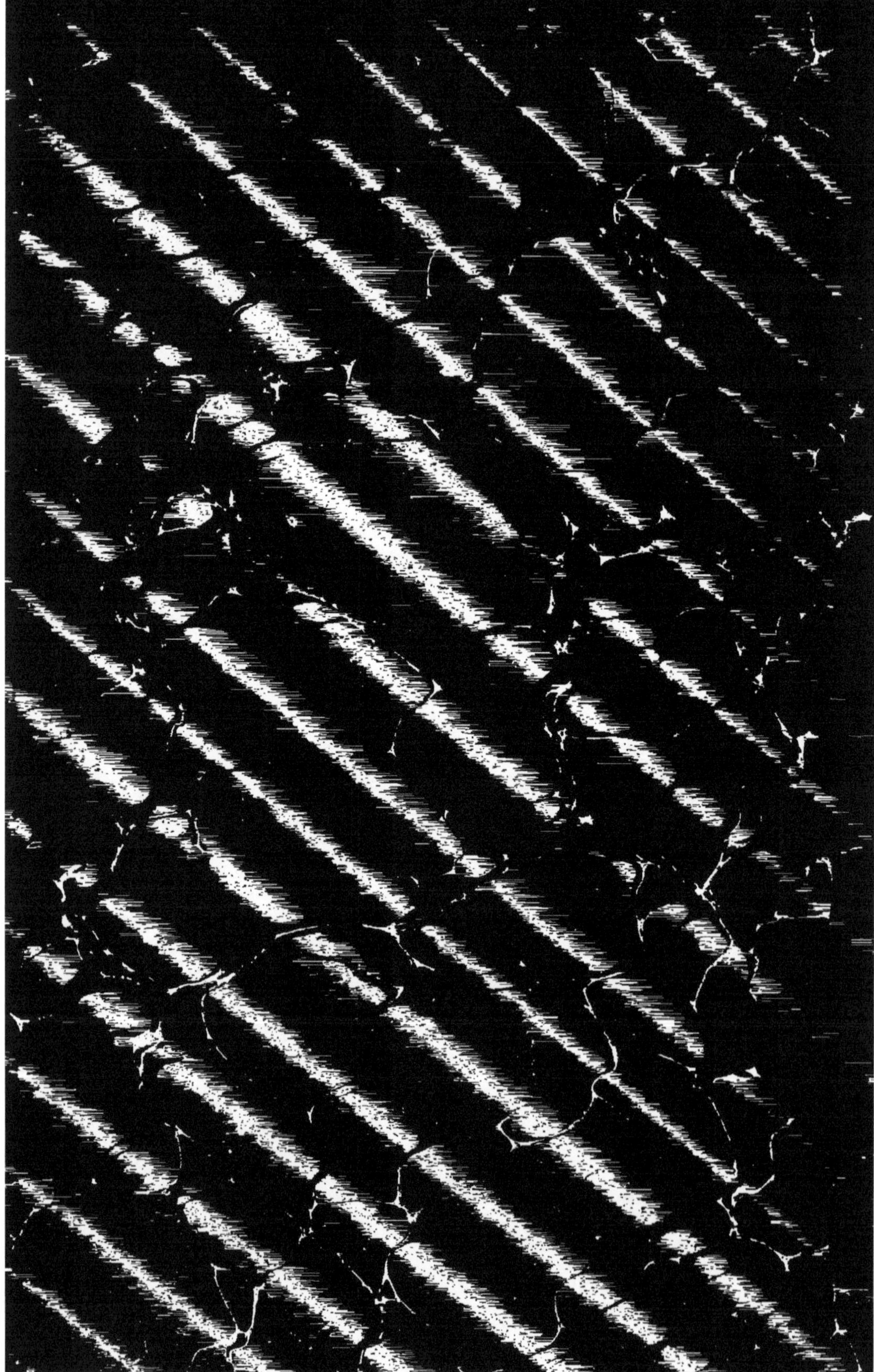

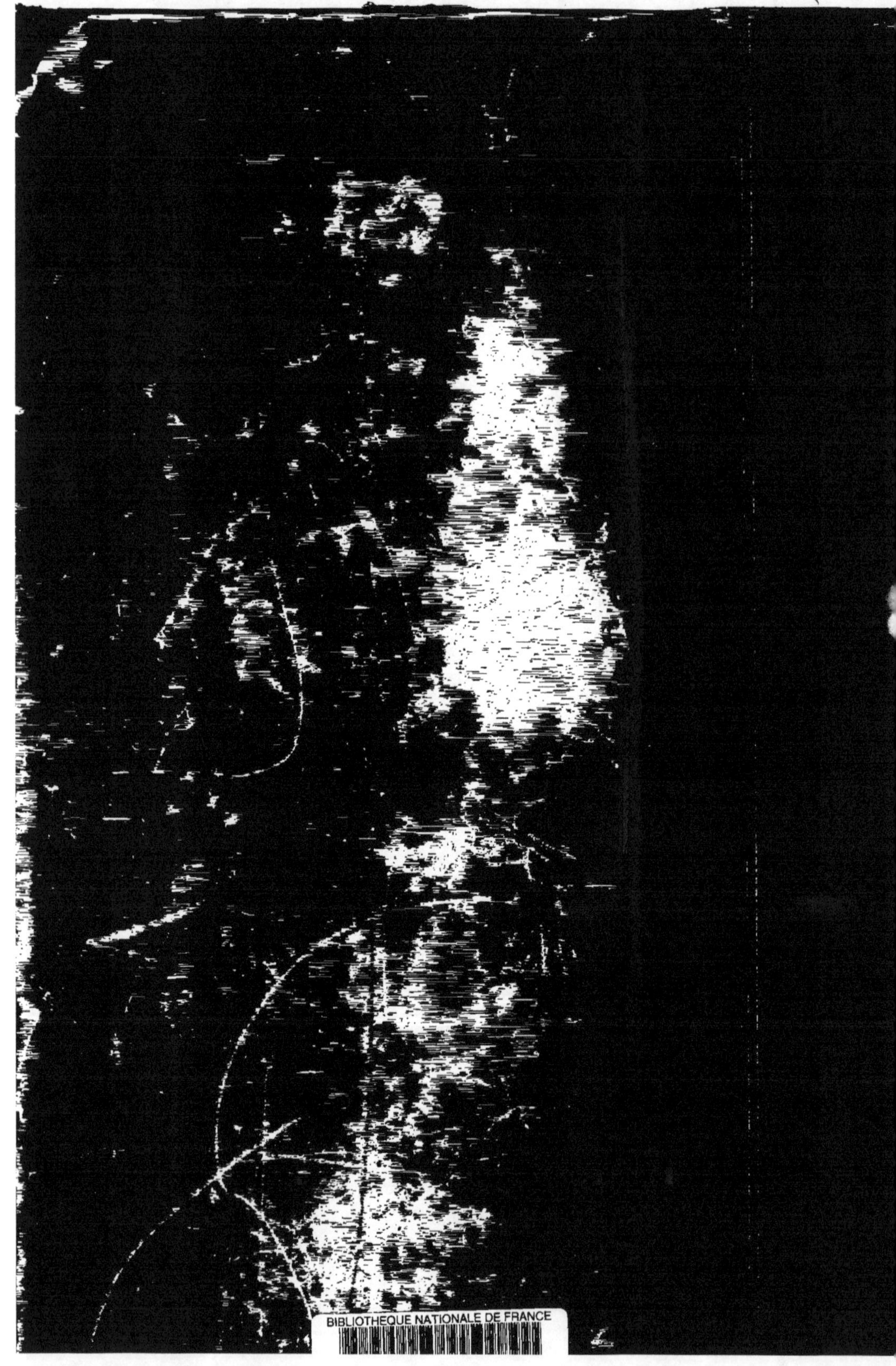

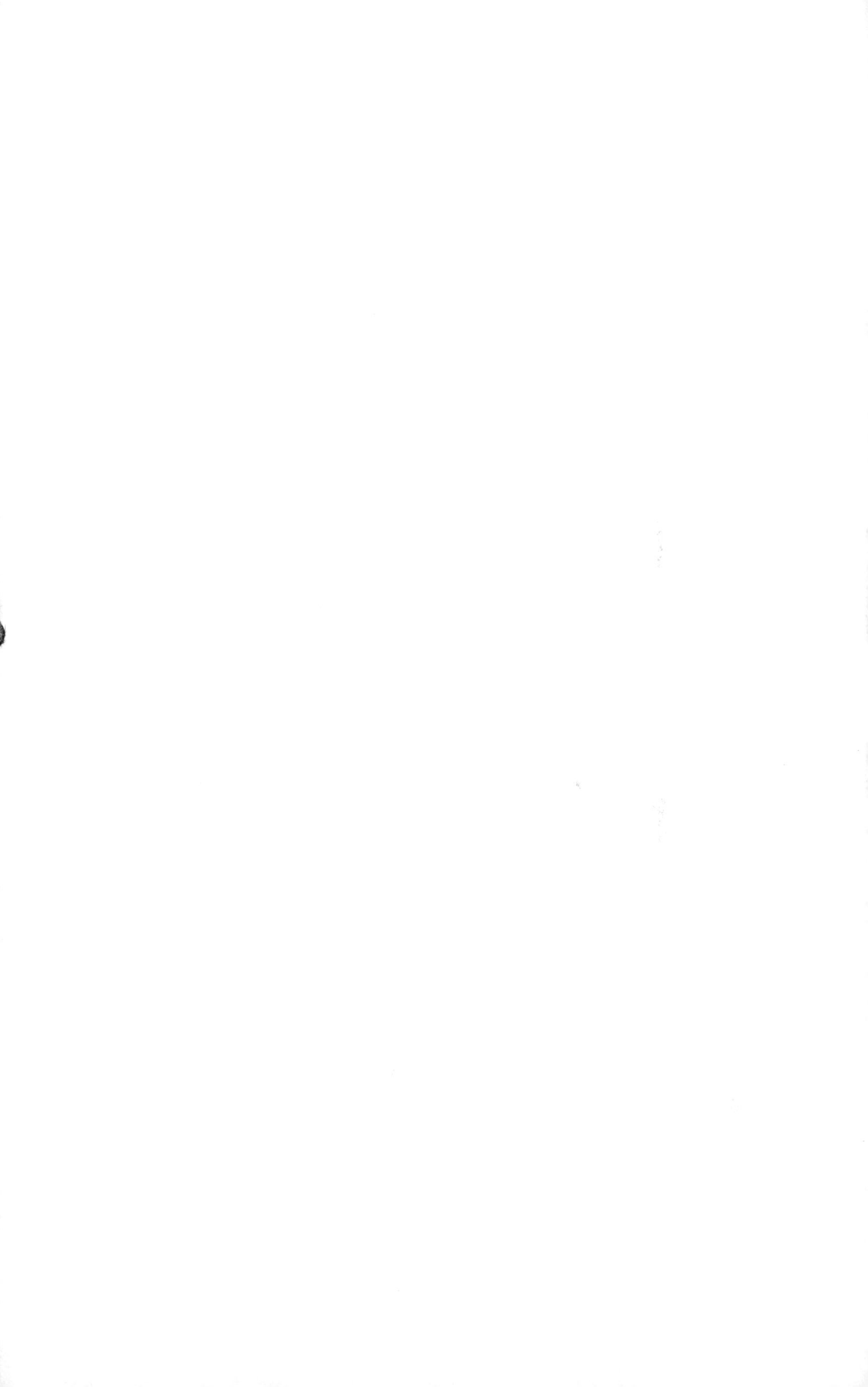

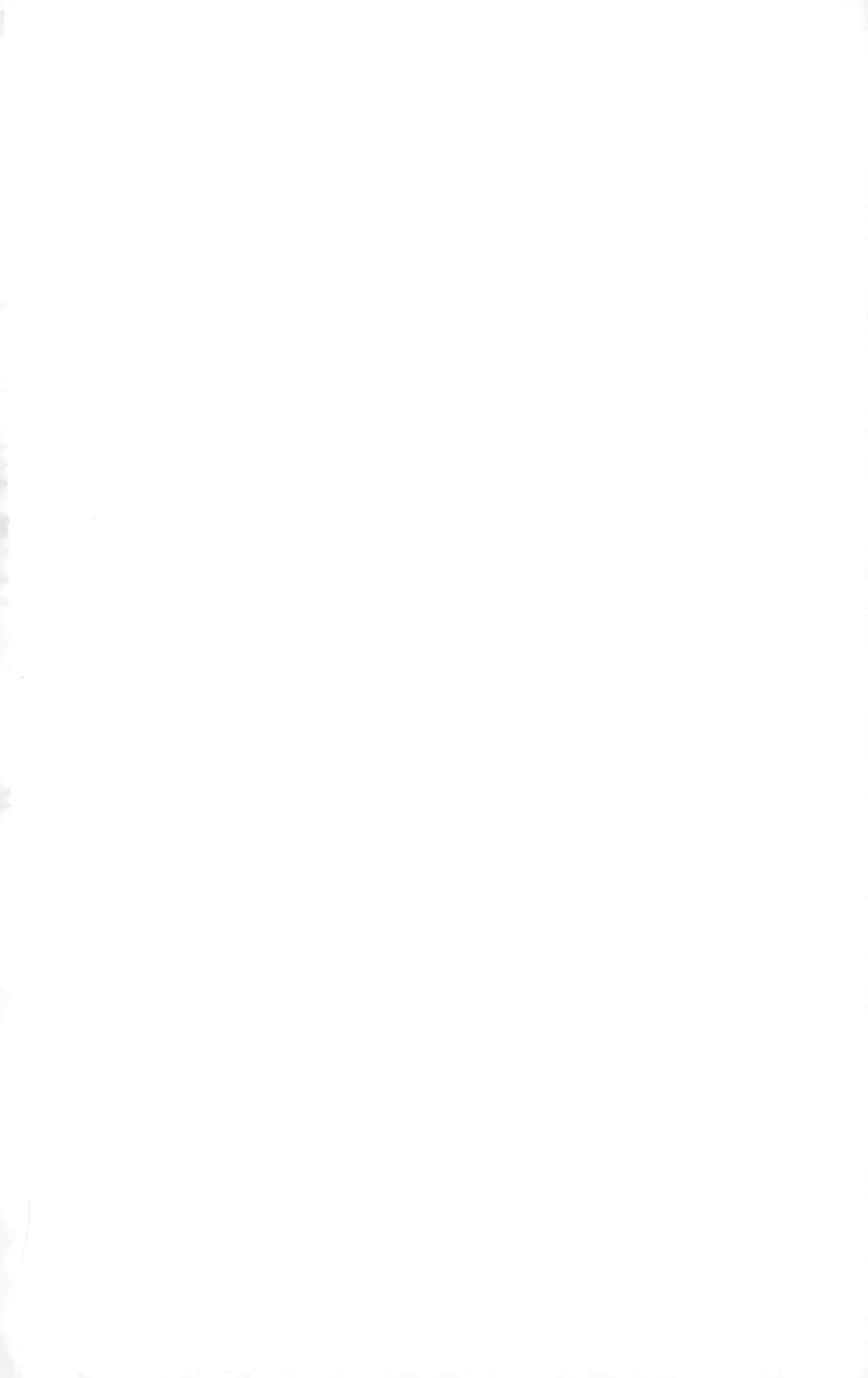

www.ingramcontent.com/pod-product-compliance
Ingram Content Group UK Ltd.
Pitfield, Milton Keynes, MK11 3LW, UK
UKHW012157240726
13966UKWH00002B/395